Epidemiologisch onderzoek

Opzet en interpretatie

Prof. dr. L.M. Bouter
Dr. ir. M.C.J.M. van Dongen
Prof. dr. ir. G.A. Zielhuis

Zesde, herziene druk

Bohn Stafleu van Loghum
Houten 2010

© 2010 Bohn Stafleu van Loghum, onderdeel van Springer Uitgeverij

Alle rechten voorbehouden. Niets uit deze uitgave mag worden verveelvoudigd, opgeslagen in een geautomatiseerd gegevensbestand, of openbaar gemaakt, in enige vorm of op enige wijze, hetzij elektronisch, mechanisch, door fotokopieën of opnamen, hetzij op enige andere manier, zonder voorafgaande schriftelijke toestemming van de uitgever.

Voor zover het maken van kopieën uit deze uitgave is toegestaan op grond van artikel 16b Auteurswet j° het Besluit van 20 juni 1974, Stb. 351, zoals gewijzigd bij het Besluit van 23 augustus 1985, Stb. 471 en artikel 17 Auteurswet, dient men de daarvoor wettelijk verschuldigde vergoedingen te voldoen aan de Stichting Reprorecht (Postbus 3051, 2130 KB Hoofddorp). Voor het overnemen van (een) gedeelte(n) uit deze uitgave in bloemlezingen, readers en andere compilatiewerken (artikel 16 Auteurswet) dient men zich tot de uitgever te wenden.

Samensteller(s) en uitgever zijn zich volledig bewust van hun taak een betrouwbare uitgave te verzorgen. Niettemin kunnen zij geen aansprakelijkheid aanvaarden voor drukfouten en andere onjuistheden die eventueel in deze uitgave voorkomen.

ISBN 978 90 313 7813 5
NUR 876

Ontwerp omslag: Bottenheft, Marijenkampen
Ontwerp binnenwerk: TEFF (www.teff.nl)
Automatische opmaak: Pre Press Media Group, Zeist

Eerste druk, 1988
Tweede, herziene druk, 1991
Derde, herziene druk, 1995
Vierde, herziene druk, 2000
Vijfde, herziene druk, eerste oplage 2005
Vijfde, herziene druk, tweede oplage 2006
Zesde, herziene druk, 2010

'... it is not because the epidemiologist is trying to complicate the issue
– it is because the issue is complicated.'
Lanes SF, Poole CJ Occ Med 1984;26:273

Bohn Stafleu van Loghum
Het Spoor 2
Postbus 246
3990 GA Houten

www.bsl.nl

Inhoud

Voorwoord 7
Bij de tweede druk 8
Bij de derde druk 8
Bij de vierde druk 9
Bij de vijfde druk 10
Bij de zesde druk 11

1 Epidemiologie 13
1.1 Inleiding: het werkterrein van de epidemiologie is breed 13
1.2 Wat is epidemiologie? 14
1.3 Ontwikkelingen in de epidemiologie 25
Aanbevolen literatuur 29

2 Frequentie 31
2.1 Ziektefrequentie en definitie van ziekte 31
2.2 Ziektefrequentie: bestaande of nieuwe ziektegevallen 35
2.4 Tijd: een lastig concept 37
2.5 Maten voor ziektefrequentie 38
2.6 Continue maten van gezondheid en ziekte: gebruik van het gemiddelde 47
2.7 Toepassingen: beschrijvende epidemiologie en gezondheidsstatistiek 49
Aanbevolen literatuur 51
Opdrachten 52

3 Associatie 53
3.1 De epidemiologische functie beschrijft de associatie tussen ziektefrequentie en determinanten 53
3.2 De associatie tussen determinant en ziekte laat zich beschrijven door middel van een lineaire, logaritmische of logistische regressiefunctie 56
3.3 Associatie in soorten en maten 60
3.4 Het gebruik van gemiddelden en standaarddeviaties bij continue gezondheidsvariabelen 69

3.5 Toepassingen: kies je associatiemaat voor een zinvolle beschrijving van een relatie tussen determinant en ziekte 71
Aanbevolen literatuur 74
Opdrachten 75

4 Onderzoeksopzet 79
4.1 Inleiding: de vraagstelling bepaalt de onderzoeksopzet 79
4.2 Het experiment als paradigma voor alle epidemiologische designs met een causale doelstelling 88
4.3 Non-experimentele designs als een gerandomiseerd experiment niet mogelijk is 92
4.4 Klinimetrisch onderzoek naar de kwaliteit van meetinstrumenten is van belang voor de kwaliteit van het epidemiologisch onderzoek en de diagnostiek 110
Aanbevolen literatuur 113
Opdracht 114

5 Validiteit en precisie 119
5.1 Inleiding: resultaten geven niet altijd de werkelijkheid weer 119
5.2 Precisie: bij herhaling hetzelfde resultaat 122
5.3 Validiteit is het ontbreken van bias 126
5.4 Niet alle vertekening is een gevolg van selectiebias, informatiebias of confounding 154
5.5 De externe validiteit geeft de mate van generaliseerbaarheid weer 156
5.6 Voorbeelden 161
Aanbevolen literatuur 162
Opdrachten 164

6 Etiologie 169
6.1 Inleiding: wegwijs in het complexe veld van oorzaak-gevolgredeneringen 169
6.2 Causaliteit 173

6.3	Etiologisch onderzoek 181		9.2	Reproduceerbaarheid en validiteit beschrijven de kwaliteit van diagnostische tests 239
6.4	Etiologisch onderzoek vindt toepassing in de preventieve gezondheidszorg, inclusief de gezondheidsvoorlichting 185		9.3	Diagnostisch-epidemiologisch onderzoek geschiedt in fasen 243
	Aanbevolen literatuur 186		9.4	Verschillende maten voor reproduceerbaarheid van diagnostische tests 248
	Opdrachten 187		9.5	Moderne en klassieke maten voor de validiteit van diagnostische tests 252
7	**Genetische epidemiologie** 189		9.6	Blijf kritisch bij diagnostische claims 262
7.1	Inleiding: zoeken naar genen als determinant van ziekte is speciaal 189		9.7	Een kritische houding is extra van belang bij vroegdiagnostiek 272
7.2	Familieonderzoek vooral voor aandoeningen die sterk clusteren in families 191		9.8	Prognostiek om het verloop van ziekte te beschrijven 275
7.3	Associatieonderzoeken voor multifactoriële aandoeningen 198		9.9	Uit de voorbeelden blijkt hoe relevant en hoe lastig diagnostisch en prognostisch onderzoek kan zijn 278
7.4	Het belang van samenwerken is groot in de genetische epidemiologie 205			Aanbevolen literatuur 283
7.5	Toepassingen resultaten genetisch-epidemiologisch onderzoek: opsporen van gevoelige groepen 206			Opdrachten 284
	Aanbevolen literatuur 208		**10**	**Interventie** 291
8	**Plotselinge uitbraken** 209		10.1	Inleiding: onderzoek naar bedoelde effecten verschilt van dat naar onbedoelde effecten 291
8.1	Inleiding: onderzoek naar uitbraken van ziekte is lastig maar reuzespannend 209		10.2	De vraag is altijd: welke interventie bij wie te vergelijken, en ten aanzien van welke effecten 293
8.2	Surveillance om tijdig alarm te kunnen slaan 211		10.3	De analyse van data uit experimenteel onderzoek richt zich op een valide schatting van het effect 302
8.3	Designs voor epidemiologisch onderzoek naar plotselinge uitbraken; detectivewerk en systematisch onderzoek 216		10.4	Experimenten zijn onmogelijk en onnodig voor onderzoek naar onbedoelde effecten 304
8.4	Stapsgewijs aan de slag bij plotselinge uitbraken 222		10.5	Uit de voorbeelden blijkt het brede toepassingsgebied van het gerandomiseerde gecontroleerde experiment 306
8.5	Interpretatie van gegevens over vermeende plotselinge uitbraken blijft moeilijk 226			Aanbevolen literatuur 312
8.6	Soms zijn er voor het bestuderen van uitbraken en clusters bijzondere benaderingen nodig 227			Opdrachten 313
	Aanbevolen literatuur 231			**Register** 315
	Opdrachten 232			
9	**Diagnostiek en prognostiek** 237			
9.1	Inleiding: diagnostiek en prognostiek geven beschrijvende informatie voor klinische besluitvorming 237			

Voorwoord

Zowel hulpverleners in als consumenten van de gezondheidszorg worden in toenemende mate geconfronteerd met de resultaten van epidemiologisch onderzoek. De laatste decennia is duidelijk geworden dat een optimale gezondheidszorg niet bestaat uit het klakkeloos toepassen van al het technisch mogelijke. Beheersing van de kosten is inmiddels een algemeen aanvaarde doelstelling. Voor het maken van een rationele keuze tussen therapieën of voorzieningen is onderzoek naar de effectiviteit onontbeerlijk. De behoefte aan dergelijk onderzoek wordt ook in ons land in toenemende mate gesignaleerd, zowel in de medische en de paramedische sector als in de hoek van de alternatieve geneeswijzen. Ook over de oorzaken van gezondheid en ziekte komen met de regelmaat van de klok op epidemiologisch onderzoek gebaseerde uitspraken in de publiciteit. Daarbij is een lastig fenomeen dat de informatie over ongezonde gewoonten en gedragingen vaak tegenstrijdig lijkt. Veelal ontbreekt een helder inzicht in de opzet en uitvoering van het desbetreffende onderzoek en blijft het onduidelijk wat de precieze betekenis is van de resultaten.

Het voor u liggende boek beoogt een leidraad te zijn bij het verwerven van een dergelijk inzicht. Epidemiologie wordt erin primair opgevat als de methodenleer van onderzoek dat betrekking heeft op gezondheid en ziekte in menselijke populaties. Resultaten van epidemiologisch onderzoek worden slechts mondjesmaat besproken. Verwijzingen naar onderzoeksuitkomsten dienen uitsluitend als voorbeeld en illustratie van methodische overwegingen. Niet alle vormen van epidemiologisch onderzoek komen aan bod. Zo blijven de principes van epidemiologisch veldonderzoek, volgend op een plotselinge uitbraak van een ziekte, grotendeels onbesproken. De nadruk ligt op het opzetten en interpreteren van onderzoek. Daarom wordt nagenoeg geen aandacht besteed aan de statistische analyse van onderzoeksgegevens.

De tekst is opgebouwd als een leerboek, maar zal zich naar verwachting ook uitstekend lenen voor individuele bestudering en als naslagwerk. Om die reden zijn antwoordsuggesties opgenomen voor de opgaven die volgen op ieder hoofdstuk en is het boek voorzien van een register; de hierin opgenomen trefwoorden zijn in de tekst cursief gedrukt.

In het onderwijs wordt in toenemende mate aandacht geschonken aan epidemiologie. Tot op heden ontbrak een Nederlandstalig leerboek dat een breder veld dan toepassing in de geneeskunde alleen bestrijkt. Omdat veel studenten de voorkeur geven aan een Nederlandse tekst meenden wij dat een dergelijk boek in een behoefte zou voorzien. Mede op grond van ervaringen met eerdere concepten zijn we van mening dat de voorliggende tekst geschikt is voor een breed scala aan universitaire opleidingen (bijvoorbeeld: Gezondheidswetenschappen, Geneeskunde, Algemene Gezondheidszorg en Lichamelijke Opvoeding) en instituten voor Hoger Beroepsonderwijs (hbo) die opleiden tot beroepen in de gezondheidszorg (bijvoorbeeld: hbo-v, Fysiotherapie, Diëtetiek, Maatschappelijke Gezondheidszorg en de lerarenopleiding Gezondheidskunde). Vanwege deze brede doelgroep is getracht om de voorbeelden die worden gebruikt zoveel mogelijk te kiezen uit recent Nederlands onderzoek dat betrekking heeft op verschillende facetten van de gezondheidszorg.

Zoals het een goed leerboek betaamt, zult u er geen enkele oorspronkelijke gedachte in aantreffen. Alle ideeën zijn direct of indirect afkomstig van de grondleggers van de moderne epidemiologie. Bronvermelding is uitsluitend toegepast daar waar het gaat om een uitgebreid voorbeeld. De precieze oorsprong van veel behandelde materie is veelal niet meer te achterhalen. Dat is voor een leerboek ook minder relevant. We hebben ons in het bijzonder laten inspireren door de visies op de opzet en interpretatie van epidemiologisch onderzoek van onder anderen Olli Miettinen, Alvan Feinstein, Jennifer Kelsey, Kenneth Rothman, David Sackett, Milton Weinstein en Harvey Fineberg. Aan de lezer die zich verder in de materie zou willen verdiepen, worden de handboeken die zijn geschreven door deze vooraanstaande epidemiologen van harte aanbevolen. Uiteraard hebben ook de contacten met allerlei collegae in het vakgebied, met wie wij in het verleden hebben samengewerkt, hun stempel op de inhoud van het boek gedrukt. Dat geldt met name voor Ferd Sturmans, wiens baanbrekende werk voor de epidemiologie in Nederland voor beide auteurs de eerste kennismaking met het vak vormde. Op deze plaats willen we tevens een woord van dank richten tot Paul Knipschild, die ons met vele Nederlandse voorbeelden terzijde stond en het boek in conceptvorm van minutieus commentaar voorzag. Waardevolle reacties op delen van de tekst ontvingen we van Mayke Arts, Pascal Bisscheroux, Piet van den Brandt, Carla Frederiks, Meindert Haveman, Maria Jansen, Chris van Keulen, André Knottnerus, Bart Koes, Pieter Leffers, Wouter Schouten, Sjoerd Terpstra, Carel Thijs en Riekie de Vet. Zonder de tekstverwerkende kwaliteiten van Thum Aarts, Riny Bodifée en Lia Gray was het manuscript nooit op tijd afgekomen.

Ondanks al deze assistentie is het onvermijdelijk dat het boek een aantal fouten en onvolkomenheden bevat. Deze komen uiteraard voor rekening van de auteurs, die zich aanbevolen houden voor opmerkingen en suggesties die de gebruikswaarde van een volgende editie kunnen verhogen.

Lex Bouter
Martien van Dongen
Maastricht, september 1987

Bij de tweede druk

Bij het voorbereiden van de tweede druk hebben we dankbaar gebruikgemaakt van het feit dat de uitgever het aanbrengen van wijzigingen niet aan restricties heeft gebonden. Daardoor was het mogelijk om een groot aantal kleine en enkele grotere ongerechtigheden in de tekst te herstellen. Met hulp van het Medisch en Maatschappelijk Informatiecentrum (MEMIC) van de Rijksuniversiteit Limburg zijn alle tabellen in hoofdstuk 3 geactualiseerd. Tevens is de suggestie van een aantal recensenten opgevolgd en is er aan ieder hoofdstuk een beknopte lijst met aanbevolen literatuur toegevoegd. Daarin worden boeken en artikelen genoemd waarin de lezer een nadere uitwerking kan vinden van onderwerpen die in het desbetreffende hoofdstuk aan de orde kwamen.

Een groot aantal collega's en studenten heeft ons geholpen door het geven van commentaar of door het stellen van kritische vragen naar aanleiding van de eerste druk. Op het gevaar af anderen tekort te doen, willen we met name onze dank uitspreken voor de bijdragen van Pieter Leffers, Fons Kessels, Marlène Kruijen, Gregor Franssen, Jan Burema en Ton Ambergen. Ook in de toekomst houden we ons aanbevolen voor op- of aanmerkingen die een verdere evolutie van de tekst kunnen stimuleren.

Lex Bouter
Martien van Dongen
Maastricht, september 1990

Bij de derde druk

De belangrijkste wijziging betreft de toevoeging van een tiende hoofdstuk over meta-analyse. De methoden en technieken van literatuuronderzoek zijn feitelijk pas sinds het verschijnen van de eerste druk goed tot ontwikkeling gekomen. Inmiddels is een en ander redelijk uitgekristalliseerd en kan systematisch literatuuronderzoek in zijn diverse verschijningsvormen veelvuldig in wetenschappelijke tijdschriften worden aangetroffen. Sedert enkele jaren maakt het onderwerp meta-analyse deel uit van de postdoctorale cursus die door ons enkele malen per jaar, veelal in conferentiecentrum Rolduc te Kerkrade, wordt verzorgd. Door het toevoegen van dit tiende hoofdstuk vallen de inhoud van boek en cursus weer samen.

Een andere wijziging betreft het verplaatsen van de passage over associatiematen van hoofdstuk 4 naar hoofdstuk 2. Geïnspireerd door een recente cursus van Olli Miettinen is de tekst over frequentie- en associatiematen bovendien uitgebreid en gemodificeerd en is een aantal figuren en schema's over dit onderwerp toegevoegd.

Andermaal is met hulp van het Medisch en Maatschappelijk Informatiecentrum (MEMIC) hoofdstuk 3 geactualiseerd. Ook zijn de opgaven van aanbevolen literatuur aan het eind van elk hoofdstuk waar nodig herzien, en is in de tekst een groot aantal wijzigingen aangebracht op grond van onze voortschrijdende inhoudelijke en didactische inzichten. Daarbij werden we geholpen door kritische vragen en opmerkingen van studenten en collega's. Onze dank gaat in dit kader met name uit naar Pim Assendelft, Sandra Beurskens, Gerrie Bours, Walter Devillé, Miranda Dirx, Jacques van Eijk, Gregor Franssen, Marion Holkamp, Fons Kessels, Jeanne van Loon, Marian Maaskant, Nico de Neeling, Gerben ter Riet, Rob Scholten, Petra Sijpkes en Eric van Wijlick. We hopen dat de gebruikers van dit boek ook in de toekomst hun commentaar aan ons kenbaar zullen willen maken.

Lex Bouter, Instituut voor Extramuraal Geneeskundig Onderzoek, Vrije Universiteit Medisch Centrum, Amsterdam
Martien van Dongen, Capaciteitsgroep Epidemiologie, Faculteit der Gezondheidswetenschappen, Universiteit Maastricht
Amsterdam/Maastricht, december 1994

Bij de vierde druk

Op de drempel van een nieuw millennium hebben we met veel genoegen de door de uitgever geboden kans aangegrepen om het boek andermaal te actualiseren. De bloeiperiode van de epidemiologie lijkt nog allerminst ten einde. Met name de sterk toegenomen belangstelling voor 'evidence-based medicine' en de in brede kring gevoelde behoefte aan 'systematic reviews' hebben geleid tot een grote populariteit van de epidemiologie. Immers, dat is het vakgebied waarin de benodigde methoden en technieken van patiëntgebonden onderzoek centraal staan. Ook in Nederland, dat de twijfelachtige eer heeft vermoedelijk wereldwijd de meeste geregistreerde epidemiologen per 100.000 inwoners te hebben, neemt de belangstelling voor onderwijs op dit gebied nog steeds toe. Dat geldt ook voor de postdoctorale cursus met dezelfde titel als het boek, die reeds tien jaar lang ten minste tweemaal per jaar door ons wordt verzorgd in conferentiecentrum Rolduc te Kerkrade.

Ook bij de voorliggende revisie hebben wij veel profijt gehad van onze eigen ervaringen met het boek als onderwijsmateriaal, kritische vragen van cursisten, alsmede de bereidheid van een groot aantal collega's om gedetailleerd commentaar te leveren op een of meer hoofdstukken. In dit verband zijn we veel dank verschuldigd aan Rob de Bie, Dick Bezemer, Maarten Boers, Jacqueline Dekker, Christel van Gool, Han Kemper, Bart Kiemeney, Annette Moll, Patty Nelemans, Raymond Ostelo, Agnes Schuurman, Maurits van Tulder, Jos Twist, André Verbeek, Arianne Verhagen, Matty Weijenberg, Daniëlle van der Windt en Maurice Zeegers.

De voorspoedige ontwikkeling van het vakgebied heeft geleid tot steeds volumineuzer leerboeken. Ons boek was daarop geen uitzondering, maar de vierde herziene druk breekt met de trend doordat er twee hoofdstukken komen te vervallen. Het hoofdstuk over gezondheidsstatistiek was overbodig geworden doordat inmiddels in uitgebreide en periodiek herziene overzichten wordt voorzien door de Volksgezondheid Toekomst Verkenning en de Staat van de Gezondheidszorg. De inleidende paragraaf over de organisatie van de Nederlandse gezondheidsstatistiek is behouden en toegevoegd aan hoofdstuk 2. Het hoofdstuk over besliskunde is verwijderd, omdat deze discipline zich heeft ontwikkeld in een richting die verder buiten de epidemiologie is komen te staan. Bovendien hebben we zelf geen ervaring kunnen opdoen met besliskundig onderzoek en wordt het ook niet beoefend in onze directe professionele omgeving. Ten opzichte van de vorige druk zijn de voorbeelden en de aanbevolen literatuur waar nodig geactualiseerd, en zijn op talrijke plaatsen delen van de tekst herzien op geleide van de gemaakte opmerkingen en onze eigen voortschrijdende inhoudelijke en didactische inzichten. We hebben niet de illusie dat het boek hiermee perfect is geworden en houden ons ook ditmaal aanbevolen voor commentaar en constructieve kritiek.

Lex Bouter, Instituut voor Extramuraal Geneeskundig Onderzoek, Vrije Universiteit Medisch Centrum,

Amsterdam
Martien van Dongen, Capaciteitsgroep Epidemiologie,
Faculteit der Gezondheidswetenschappen, Universiteit
Maastricht
Amsterdam/Maastricht, november 1999

Bij de vijfde druk

Na zeventien jaar en vier drukken was het boek toe aan een grote onderhoudsbeurt. Een aantal recentelijk tot ontwikkeling gekomen onderdelen van de epidemiologie ontbrak, terwijl sommige passages waren verouderd en ook de voorbeelden hier en daar inmiddels een onbedoeld historisch aspect hadden gekregen. Het is echter niet makkelijk om een eigen tekst ingrijpend te wijzigen. We zijn daarom zeer verheugd dat Gerhard Zielhuis bereid was om tot het team van auteurs toe te treden en het voortouw te nemen in de revisie. Hij kent het boek door en door en heeft het vanaf de eerste druk gebruikt in zijn Nijmeegse onderwijs aan studenten Geneeskunde en Biomedische Wetenschappen. Gerhard heeft het bijzonder grondig aangepakt en van elk hoofdstuk een, soms ingrijpend, herziene versie voorgelegd aan de beide andere auteurs.

Sinds het verschijnen van de eerste druk is het bestuderen van plotselinge uitbraken, van bijvoorbeeld infectieziekten, in westerse landen weer belangrijker geworden. Daarnaast heeft zich de genetische epidemiologie sterk ontwikkeld. Omdat de methoden in deze twee gebieden ten dele afwijken van de algemene epidemiologische principes, zijn hierover twee nieuwe hoofdstukken aan het boek toegevoegd. Ook het terrein van systematisch literatuuronderzoek heeft het afgelopen decennium enorm aan belang gewonnen. Maar omdat dit gebied niet tot de kern van de epidemiologie behoort en er inmiddels uitstekende leerboeken over zijn verschenen, is besloten om dit hoofdstuk uit de vijfde druk weg te laten. In feite is de gehele inhoud van het boek opnieuw onder de loep genomen. Dat leidde onder meer tot afzonderlijke hoofdstukken voor frequentie- en associatiematen en tot het verdwijnen van veel tekst die strikt genomen niet tot het terrein van de epidemiologie behoort. We hebben getracht ons te concentreren op de methodologische concepten van het vakgebied. Ook zijn alle voorbeelden verplaatst van de hoofdtekst naar een in een kader gepresenteerde casus.

We hebben in de vijfde druk tevens een aantal didactische vernieuwingen doorgevoerd en het boek aangepast aan de nieuwe huisstijl van de uitgeverij. Aan het begin van elk hoofdstuk worden nu leerdoelen geformuleerd en het hoofdstuk wordt afgesloten met een samenvatting van de behandelde stof in de vorm van kernpunten. Deze corresponderen vrijwel volledig met de titel van de paragraaf waarin het betreffende onderwerp wordt behandeld. Lezers kunnen zo naar verwachting beter hun weg vinden door het boek. Hiertoe is ook het register ingrijpend aangepast en beperkt tot methodologische begrippen. Deze termen worden cursief gedrukt op de plaats waarnaar het register verwijst. Als unificerend kader wordt thans in elk hoofdstuk een centrale rol gegeven aan de epidemiologische functie. Naar verwachting zal het boek hierdoor voor studenten beter aansluiten op het onderwijs in de epidemiologische data-analyse en de biostatistiek. Aan het eind van elk hoofdstuk wordt aanbevolen literatuur genoemd, gericht op verdieping van de besproken stof.

In het huidige tijdsgewricht mogen verwijzingen naar relevante websites uiteraard niet ontbreken. Deze veranderen echter frequent en het aanbod breidt zich snel uit. Daarom is besloten om op de website van de uitgever (www.bsl.nl/epidemiologischonderzoek) een geannoteerd overzicht te bieden van per hoofdstuk geordende verwijzingen naar het internet. Op deze website zijn ook de antwoordsleutels van de opdrachten per hoofdstuk te vinden, alsmede de errata bij de vijfde druk, informatie over Nederlandse epidemiologieopleidingen en korte biografieën van de auteurs. De bij het boek behorende website zal regelmatig worden geactualiseerd. Tot slot willen we graag onze dank uitspreken voor alle gebruikers van het boek die ons met vele opmerkingen en suggesties terzijde stonden. We zijn in het bijzonder erkentelijk voor de uitgebreide hulp die we van Bart Kiemeney en Teun Bousema ontvingen bij het schrijven van nieuwe hoofdstukken over respectievelijk de genetische epidemiologie en plotselinge uitbraken. Vanzelfsprekend houden we ons aanbevolen voor commentaar van gebruikers op deze ingrijpend herziene versie van het boek.

Lex Bouter, Instituut voor Extramuraal Geneeskundig Onderzoek, Vrije Universiteit Medisch Centrum, Amsterdam
Martien van Dongen, Department of Epidemiology, Faculty of Health, Medicine and Life Sciences, Universiteit Maastricht
Gerhard Zielhuis, Afdeling Epidemiologie en Biostatistiek, Universitair Medisch Centrum St Radboud, Nijmegen
Amsterdam/Maastricht/Nijmegen, januari 2005

Bij de zesde druk

In vergelijking tot de vijfde druk zijn de wijzigingen in de zesde druk minder ingrijpend. Maar ze zijn niet onbelangrijk, want juist doordat de tekst voor de vijfde druk grotendeels werd herschreven, was het van belang om na een aantal jaren gebruik nog eens goed naar de formuleringen te kijken. En ook naar de ervaringen met de doorgevoerde didactische vernieuwingen. Dat heeft geleid tot een groot aantal kleine verbeteringen en een ingrijpender herziening van de twee hoofdstukken die nieuw aan de vijfde druk werden toegevoegd: Genetische epidemiologie en Plotselinge uitbraken.

Ook ditmaal hadden we hulp van collega's die ons met opmerkingen en suggesties terzijde stonden: Teun Bousema, Martina Cornel, Annet Dallmeijer, Susan Hahné, Jeanine Hautvast, James Huddleston Slater, Mark Nielen, Raymond Ostelo, Willy-Anne van Stiphout, Bernard Uitdehaag, Nicole Vogelzangs, Laura Welschen, Daniëlle van der Windt. Een bijzonder woord van dank voor Bart Kiemeney en Sita Vermeulen, die zorg droegen voor de herziening van hoofdstuk 7. De auteurs zijn zeer erkentelijk voor al deze hulp. Maar we blijven vanzelfsprekend verantwoordelijk voor de resterende onvolkomenheden in het boek. We stellen het zeer op prijs als gebruikers ons daarop willen attenderen.

Lex Bouter, College van Bestuur, Vrije Universiteit, Amsterdam
Martien van Dongen, Department of Epidemiology, Faculty of Health, Medicine and Life Sciences, Universiteit Maastricht
Gerhard Zielhuis, Afdeling Epidemiologie, Biostatistiek en HTA, Universitair Medisch Centrum St Radboud, Nijmegen
Amsterdam/Maastricht/Nijmegen, januari 2010

Epidemiologie

Leerdoelen

Na bestudering van dit hoofdstuk is de lezer in staat:
1 het werkterrein van de epidemiologie te beschrijven aan de hand van enkele voorbeelden;
2 een definitie te geven van epidemiologie in termen van object en methode;
3 een toelichting te geven op onderdelen van de epidemiologische functie en van deze functie een voorbeeld te geven;
4 voorbeelden te geven van toepassingen van epidemiologisch onderzoek;
5 de belangrijkste historische en actuele ontwikkelingen in de epidemiologie te schetsen.

1.1 Inleiding: het werkterrein van de epidemiologie is breed

Dit eerste hoofdstuk is bedoeld als een introductie waarop de volgende hoofdstukken voortborduren. Achtereenvolgens zal kort worden ingegaan op de begripsomschrijving en het object van de epidemiologie, op de kenmerken van de epidemiologie en van epidemiologisch onderzoek, en op de vraag voor wie kennis van de epidemiologie belangrijk is en waarom. Ten slotte zal een korte schets gegeven worden van de historische en hedendaagse ontwikkelingen in het vakgebied.

Om de lezer een eerste indruk te geven van het werkterrein van de epidemiologie en de aard van epidemiologisch onderzoek, geven we verspreid over dit hoofdstuk zeven korte voorbeelden.

De zeven onderwerpen die in de casus ter sprake worden gebracht, verschillen inhoudelijk nogal. Niet alleen zijn de ziektebeelden totaal verschillend, ook de uitspraken die over de betreffende ziekte gedaan worden verschillen: een aantal casus (1.1, 1.2, 1.5 en 1.6) gaat over oorzaken van ziekte, andere (1.4 en 1.7) gaan over diagnostiek of prognostiek, of over effecten van interventie (1.1, 1.3 en 1.5). Wat hebben deze casus nu gemeenschappelijk? De voorbeelden hebben alle betrekking op onderzoek naar ziekte en gezondheid van mensen. Bovendien verwijzen alle casus naar een epidemiologische benadering van de desbetreffende gezondheidsproblemen: men telt ziektegevallen in groepen en doet uitspraken over kansen op ziekte bij individuen.

Casus 1.1 Scheurbuik en citrusvruchten

James Lind, een Engelse scheepsarts, deed in 1747 een inventief experiment bij patiënten met scheurbuik. Scheurbuik ('scurvy' of 'scorbutus' in het Engels) is een ziektebeeld dat gekenmerkt wordt door onder andere bloedend tandvlees, inwendige bloedingen, stijve ledematen en een ruwe huid. Scheurbuik kwam destijds veel voor bij de bemanning van zeeschepen. Lang nadat Lind zijn waarnemingen deed, zou aan het licht komen dat scheurbuik primair veroorzaakt wordt door een tekort aan vitamine C (ascorbinezuur), dat nodig is voor de aanmaak van collageen, een stof die zorgt voor sterke bloedvaten.

James Lind selecteerde aan boord van zijn schip tien gevallen met hetzelfde stadium van de ziekte. Twee patiënten kregen cider voorgeschreven, twee vitrioolelixer, twee zeewater, twee nootmuskaat in combinatie met een veelgebruikt geneesmiddel op basis van knoflook en mosterdzaad, en twee patiënten kregen per dag twee sinaasappelen en een citroen. Alleen bij de patiënten die de laatstgenoemde behandeling kregen, trad een snelle genezing op. Het ontbreken van inzicht in het mechanisme waarmee scheurbuik door citrusvruchten wordt genezen en voorkomen, bleek geen beletsel voor effectieve maatregelen. Toch zou het nog vele jaren duren voordat in de zeevaart citrusvruchten ingang vonden als preventie van de gevreesde scheurbuik.

(Bron: Lind J. A treatise of the scurvy in three parts. Containing an inquiry into the nature, causes and cure of that disease, together with a critical and chronological view of what has been published on the subject. London: A. Millar; 1957.)

1.2 Wat is epidemiologie?

1.2.1 EPIDEMIOLOGIE BESTUDEERT DE FREQUENTIE VAN ZIEKTE IN MENSELIJKE POPULATIES

'Epidemiologie' is een term die weinig mensen vertrouwd in de oren klinkt. De meesten zullen er hun tong over breken wanneer ze het woord voor de eerste maal willen uitspreken. De meeste professionals in de gezondheidszorg en het gezondheidsonderzoek hebben slechts een flauwe notie van wat met 'epidemiologie' wordt bedoeld. Anders is het gesteld met het begrip 'epidemie'. Dit begrip roept bij de meeste mensen de voorstelling op van een plotselinge uitbraak van een besmettelijke ziekte, zoals griep of darmstoornissen. Dat het bekende begrip 'epidemie' en het relatief onbekende begrip 'epidemiologie' nauw aan elkaar verwant zijn, zal geen verbazing wekken. Het met elkaar associëren van beide concepten kan verhelderend werken, maar bergt ook een gevaar in zich. Een te enge interpretatie van het begrip 'epidemie' leidt namelijk algauw tot misverstanden over de vraag wat epidemiologie is en waarmee de hedendaagse epidemiologie zich bezighoudt.

De term 'epidemie' is afgeleid van de Griekse woorden 'epi' (= op) en 'demos' (= volk). Epidemieën zijn verschijnselen (plagen, ziekten) die als het ware op een volk (populatie) geworpen zijn. De epidemiologie is de leer of de wetenschap ('logos' = leer) die zich met de bestudering van deze verschijnselen bezighoudt. Strikt genomen zouden we van humane epidemiologie moeten spreken om aan te geven dat het gaat om menselijke populaties. Voor het gemak zullen we echter in dit leerboek kortweg het woord epidemiologie gebruiken. Onder een *epidemie* verstaat men een opmerkelijke toename in de mate van vóórkomen van bepaalde ziekten of ziekteverschijnselen in een bepaald tijdvak (weken, maanden, jaren, decennia). De nieuwe frequentie van de ziekteverschijnselen wordt dus impliciet vergeleken met het tot dan toe gebruikelijke achtergrondniveau. Wanneer ziekten of ziekteverschijnselen gedurende langere tijd op een constant hoog frequentieniveau in een populatie aanwezig zijn, spreekt men van een *endemie*. Malaria, bijvoorbeeld, is endemisch in veel tropische gebieden en reizigers wordt aangeraden zich daartegen met profylactische medicatie te beschermen.

De termen 'epidemie' en 'endemie' kunnen in verband met het voorkomen van allerlei verschillende ziekten worden gebruikt. Dus niet alleen de besmettelijke ziekten, maar ook chronische ziekten, letsel door ongevallen en andere gezondheidsproblemen. De in dit hoofdstuk beschreven zeven casus geven daarvan een goede doorsnede. Dat we niettemin geneigd zijn deze termen eerder met acute besmettelijke ziekten dan met andere typen ziekten te associëren, valt te verklaren uit de ontwikkelingen in het verleden, toen besmettelijke ziekten op de voorgrond stonden (zie paragraaf 1.3).

In aansluiting op het voorgaande kan men de epidemiologie als volgt karakteriseren:
– In de epidemiologie vormt ziekte de centrale variabele (zie paragraaf 1.2.2).
– In de epidemiologie gaat het om het vóórkomen van ziekte in menselijke populaties (zie paragraaf 1.2.3).
– De epidemiologie beschouwt het voorkomen van ziekte veelal in relatie tot het voorkomen van andere verschijnselen. Het gaat daarbij om factoren waarvan men vermoedt dat ze van invloed zijn op het ontstaan van de desbetreffende ziekte (*etiologische factoren*), een indicatie geven van de aanwezigheid van de ziekte in kwestie (*diagnostische factoren*), of samenhangen met het verloop van de ziekte (*prognostische factoren*) (zie paragraaf 1.2.4).

1.2.2 ZIEKTE BIJ MENSEN IS HET OBJECT VAN EPIDEMIOLOGISCH ONDERZOEK

De centrale variabele in de epidemiologie en in epidemiologisch onderzoek is ziekte. De epidemioloog is geïnteresseerd in de mate van voorkomen (frequentie) van ziekten onder de bevolking. Daarmee is het object van onderzoek in de epidemiologie omschreven: ziekte bij mensen. 'Ziekte' dient in dit verband ruim te worden geïnterpreteerd. Zoals reeds is aangegeven, kan het gaan om allerlei verschillende aandoeningen: infectieuze maar ook niet-infectieuze, acute maar ook chronische, somatische maar ook psychische. Ziekte kan in dit verband duiden op allerlei verschijnselen binnen een continuüm van volledige gezondheid tot en met sterfte aan een bepaalde aandoening. Vooral wanneer in een epidemiologische context ziekte gemeten wordt met het doel relaties met andere variabelen te onderzoeken, is het noodzakelijk het fenomeen waarin men geïnteresseerd is, zo nauwkeurig mogelijk af te bakenen. Het ligt immers voor de hand dat de aard en de sterkte van de relaties met de desbetreffende factoren specifiek zijn voor verschillende omschrijvingen van het ziektebeeld of het ziektestadium. Bovendien zal het gezondheidsprobleem waarin men geïnteresseerd is niet altijd een ziekteproces of de uitkomsten daarvan betreffen; het kan ook gaan om een handicap of letsel ten gevolge van een trauma. Omdat een term die al deze aspecten omvat ontbreekt, wordt in dit boek toch overwegend gekozen voor het begrip 'ziekte'. In hoofdstuk 2 wordt nader ingegaan op het operationaliseren en meten van de verschillende aspecten van gezondheid en ziekte.

1.2.3 HET VASTSTELLEN VAN FREQUENTIES IS DE METHODE VAN EPIDEMIOLOGISCH ONDERZOEK

In de epidemiologie gaat het om de bestudering van ziekte en de hieraan gerelateerde variabelen in menselijke populaties. Dierproeven en waarnemingen in cel- of orgaanculturen of aan levenloze materie behoren derhalve niet tot het domein van de epidemiologie. Het vaststellen van ziekte en aan ziekte gerelateerde variabelen gebeurt in epidemiologisch onderzoek doorgaans op het niveau van het individu. Het analyseren van de bevindingen en het trekken van conclusies naar aanleiding van de bevindingen gebeurt vervolgens op groepsniveau. De interpretatie van de onderzoeksuitkomsten en de toepassing van de verworven kennis kunnen plaatsvinden zowel op het groepsniveau (volksgezondheid) als op het niveau van individuen (gezondheidszorg). Daarbij worden frequenties op groepsniveau geïnterpreteerd als kansen op het niveau van het individu. Ieder individu uit de onderzoekspopulatie wordt daarbij gezien als een vertegenwoordiger van een groep individuen met (overwegend) dezelfde kenmerken. In epidemiologisch onderzoek gaat het om het vaststellen van de ziektefrequentie per groep en van verschillen in ziektefrequentie tussen groepen met verschillende kenmerken. Per individu wordt vastgesteld of de ziekte al dan niet aanwezig is en vervolgens wordt geteld hoeveel zieke individuen er in de totale groep zijn. Aldus ontstaat de *epidemiologische breuk*:

$$\frac{\text{aantal zieke individuen}}{\text{totaal aantal personen in de groep waaruit deze zieke individuen afkomstig zijn}}$$

Deze breuk is de grondvorm van verschillende frequentiematen (zie hoofdstuk 2). De breuk krijgt het karakter van een *incidentiemaat* indien in een groep gedurende een bepaalde periode het aantal nieuwe gevallen van of nieuwe personen met de desbetreffende ziekte wordt geteld. De breuk krijgt het karakter van een prevalentiemaat indien in een groep op een bepaald moment of gedurende een bepaalde periode het aantal bestaande gevallen van of aanwezige personen met een ziekte wordt geteld. Frequentiematen zijn tevens risicomaten: ze geven voor de mensen die tot de desbetreffende groep behoren aan wat de kans is op het krijgen c.q. het hebben van een ziekte. In principe gebeurt het berekenen van de incidentie uitsluitend onder personen die daadwerkelijk kans hebben om de ziekte in kwestie te krijgen (population at risk). Personen van wie bijvoorbeeld bekend is dat ze immuun zijn voor de ziekte of dat ze het orgaan missen waarin de ziekte zich ontwikkelt (bijvoorbeeld de baarmoeder bij onderzoek naar baarmoederhalskanker of de appendix bij onderzoek naar blindedarmontsteking), dienen buiten beschouwing te worden gelaten. In hoofdstuk 2 zal op het meten van ziekte nader worden ingegaan. In dat hoofdstuk zal ook een aantal meer specifieke frequentiematen worden gepresenteerd.

Ziekte en gezondheid zijn niet homogeen verdeeld over de bevolking. Aan dit gegeven ontleent de epidemiologie in feite haar bestaansrecht. De epidemiologie is er in de eerste plaats op uit om verschillen in het vóórkomen van gezondheidsproblemen tussen en binnen menselijke populaties in kaart te brengen. Het distributiepatroon van een ziekte onder de bevolking wordt duidelijk wanneer men nagaat wat de verschillen in frequentie zijn tussen groepen personen op verschillende tijdstippen, op verschillende locaties en met verschillende individuele kenmerken. Verschillen in de tijd kunnen zich onder andere manifesteren als verschillen tussen seizoenen of verschillen over een reeks van jaren en decennia. Verschillen tussen geografische locaties kunnen bijvoorbeeld betrekking hebben op continenten, landen, regio's binnen een land, stad versus platteland, of wijken binnen een stad. Persoonskenmerken die gepaard kunnen gaan met verschillen in ziektefrequentie, zijn bijvoorbeeld leeftijd, geslacht, ras, erfelijke aanleg, beroep en specifieke gedragskenmerken. Een onderverdeling van de populatie in subpopulaties op basis van tijd, plaats en persoonskenmerken geeft aldus inzicht in de spreiding van het ziekterisico en kan leiden tot de identificatie van risicoperioden, risicogebieden of risicogroepen. Het in kaart brengen van het distributiepatroon van een ziekte behoort tot het domein van de *beschrijvende epidemiologie*. De tak van de epidemiologie die de oorzakelijke factoren tracht te identificeren die aan de frequentie van ziekte ten grondslag liggen, wordt de verklarende of *analytische epidemiologie* genoemd.

1.2.4 DETERMINANTEN BEPALEN DE ZIEKTEFREQUENTIE

Naast de centrale variabele (ziekte) spelen in de epidemiologie ook de factoren een rol die aan het voorkomen van ziekte gerelateerd zijn. Het gaat hierbij om drie verschillende categorieën: etiologische, diagnostische en prognostische factoren.

In de epidemiologie wordt voor deze factoren de term 'determinanten' gebruikt. Individuen kunnen gelijktijdig of achtereenvolgens aan tal van verschillende *determinanten* worden blootgesteld. In de eerste plaats zijn epidemiologen geïnteresseerd in determinanten die in oorzakelijke zin (mede) verantwoordelijk zijn voor het ontstaan van een ziekte (etiologische factoren) of die, zodra de ziekte eenmaal in gang is gezet, van invloed zijn op het verloop van het ziekteproces (prognostische factoren). Epidemiologen kunnen ook op zoek gaan naar de factoren die onderscheiden welke personen wel en welke niet een bepaalde ziekte hebben (diagnostische factoren).

De factoren die het ontstaan of het verloop van een ziekte beïnvloeden, zijn in drie categorieën in te delen: genen, gedrag en omgeving. Genetische eigenschappen en biologische kenmerken die gedeeltelijk genetisch zijn vastgelegd, zijn belangrijke, maar moeilijk te manipuleren determinanten. Aangrijpingspunten voor interventie liggen veeleer in allerlei omgevings- en gedragsfactoren waarmee de mens vrijwillig of gedwongen in aanraking komt (bijvoorbeeld voeding, roken, alcohol, drugs, seksuele gewoonten, micro-organismen, omgevings- en beroepsexposities). Ook preventieve en therapeutische interventies kunnen als determinant gezien worden. Men kan dan bijvoorbeeld denken aan allerlei medische en paramedische verrichtingen, zoals een dieetvoorschrift, een operatie, een geneesmiddel, bestraling of fysiotherapeutische behandeling. Maar ook een compleet behandelingsprotocol of een bepaalde voorziening (bijvoorbeeld de trombosedienst of het consultatiebureau voor zuigelingen) kan in dit verband als een interventie worden opgevat.

Over de determinanten van veel ziekten is nog maar weinig bekend. Vaak zijn er slechts aanwijzingen, die via onderzoek nader onderbouwd dienen te worden. De epidemiologie heeft als taak om uit te zoeken welke determinanten bij (de verschillende fasen van) een ziekte horen, hoe sterk het verband is tussen iedere determinant en de ziekte, en wat de relatieve bijdrage is van elk van deze determinanten aan het voorkomen van de ziekte.

Bij iedere ziekte en bij iedere ziektefase zijn altijd meerdere determinanten van belang. Met behulp van een notatie in symbolen kan dit als volgt worden weergegeven:

$$Z = f(D_i)$$

Deze *epidemiologische functie* – in statistische termen een regressievergelijking – stelt dat het voorkomen van de ziekte (Z) een functie is van een serie van k determinanten (D_i, met i=1, ..., k). In deze vergelijking is de ziekte de afhankelijke variabele of uitkomstvariabele. De determinanten fungeren in de formule als onafhankelijke variabelen. Om de sterkte van de relatie tussen het voorkomen van de determinant en de ziekte uit te drukken, kunnen verschillende *associatiematen* worden gebruikt. Sommige associatiematen zijn gebaseerd op het berekenen van het verschil in ziektefrequentie tussen personen die wel en personen die niet aan de determinant in kwestie zijn blootgesteld (of tussen personen die zijn blootgesteld aan verschillende waarden of categorieën van de determinant). Dit zijn de verschilmaten (bijvoorbeeld het attributief risico). Andere associatiematen zijn gebaseerd op het berekenen van de ratio van de ziektefrequenties van personen die wel en personen die niet aan de determinant zijn blootgesteld (of van personen die aan verschillende niveaus van de determinant zijn blootgesteld). Dit zijn de verhoudingsmaten (bijvoorbeeld het relatief risico). In hoofdstuk 3 zullen de belangrijkste associatiematen worden behandeld. Hoewel in een epidemiologisch onderzoek meestal één determinant centraal staat, moet men, wil men goed zicht krijgen op de relatie tussen deze determinant en de ziekte, doorgaans ook andere determinanten meten en betrekken bij de opzet van het onderzoek en de analyse van de resultaten.

1.2.5 CONFOUNDERS EN EFFECTMODIFICATOREN ZIJN VAN INVLOED OP DE STERKTE VAN ASSOCIATIES

Twee categorieën van andere determinanten zijn in dit verband in het bijzonder van belang: effectmodificatoren en confounders. Een *effectmodificator* is een determinant die van invloed is op de relatie tussen de centrale determinant en de ziekte. Dit betekent dat de associatiemaat die gebruikt wordt om de relatie tussen de centrale determinant en de bestudeerde uitkomst te kwantificeren (bijvoorbeeld het relatief risico), andere uitkomsten te zien geeft voor verschillende waarden van de effectmodificator. Zo kan de effectiviteit van een pijnstiller voor kinderen anders zijn dan voor volwassenen. Leeftijd is dan een effectmodificator. Een *confounder* is een verstorende variabele, die verantwoordelijk is voor een vertekende weergave van de relatie tussen de centrale determinant en de ziekte. Die vertekening vindt zijn oorsprong in een samenhang tussen de confounder en de centrale determinant en een gelijktijdige relatie tussen de confounder en de ziekte. Een voorbeeld: bij het onderzoek naar de vraag of een hoge vetconsumptie leidt tot een verhoogde kans op het krijgen van een hartinfarct kan men twee groepen samenstellen, bestaande uit individuen met een hoge, respectievelijk een lage vetconsumptie, en vervolgens in elk van beide groepen de frequentie van nieuwe hartinfarcten vaststellen. Nu doen mensen met een hoge vetconsumptie in het algemeen minder aan lichaamsbeweging dan mensen met een lage vetconsumptie. Bovendien zijn er aanwijzingen dat weinig lichaamsbeweging op zichzelf een risicofactor is voor een hartinfarct: mensen met weinig lichaamsbeweging lopen meer risico op een hartinfarct dan mensen met veel lichaamsbeweging, ongeacht of ze nu veel of weinig vet eten. In het geconstateerde effect van de vetconsumptie op de hartinfarctfrequentie zit dus voor een deel óók het effect van lichamelijke inactiviteit ingebouwd: het geconstateerde effect van de vetconsumptie geeft een overschatting van het werkelijke effect. Lichaamsbeweging is daarom een confounder van de relatie tussen vetconsumptie en hartinfarctfrequentie. Confounding is te herleiden tot het gegeven dat in een populatie een aantal determinanten naast elkaar opereren. Het probleem daarbij is dat confounding het zicht op de werkelijke relatie tussen de centrale determinant en de ziekte vertroebelt. In onderzoek dat erop gericht is oorzaak-gevolgrelaties te identificeren, is het daarom noodzakelijk om confounding te elimineren. In de praktijk komt het erop neer dat men de associatie tussen de centrale determinant en de ziekte probeert te onderzoeken binnen iedere afzonderlijke categorie van de confounder en de uitkomsten hiervan vergelijkt met de associatie tussen de centrale determinant en de ziekte in de totale, ongedeelde populatie. In bovenstaand voorbeeld wordt dan gekeken naar de associatie tussen vetconsumptie en hartinfarctfrequentie binnen de groep mensen met veel lichaamsbeweging én binnen de groep mensen met weinig lichaamsbeweging.

Zowel in de opzet als in de analysefase van een onderzoek kan men maatregelen nemen om de invloed van verstorende variabelen uit te schakelen. Het zal duidelijk zijn dat wat in het ene onderzoek een confounder is, in een ander onderzoek naar dezelfde ziekte (of in een andere analyse van hetzelfde onderzoek) als centrale determinant kan gelden. In het bovenstaande voorbeeld zijn lichaamsbeweging en vetconsumptie in die zin uitwisselbaar.

De eerder gepresenteerde formule van de relatie tussen determinant en ziekte kan nu als volgt uitgebouwd worden:

$$Z = f_{M_i}(D \mid C_i)$$

Deze vergelijking zegt het volgende. Het voorkomen van de ziekte (Z) is een functie (f) van de centrale determinant (D). Het gaat erom de sterkte van de associatie tussen Z en D te meten, rekening houdend met (na correctie voor) eventuele confounders ($\mid C_i$). De sterkte van de associatie kan verschillen, afhankelijk van de waarden die weer andere variabelen, modificatoren (M_i) van het effect van de centrale determinant op de ziekte, aannemen. In hoofdstuk 5 zal nader op confounding en effectmodificatie worden ingegaan. Eerder is reeds gesignaleerd dat het aantonen van associaties tussen determinanten en ziekte in oorzaak-gevolgonderzoek geen doel op zich is. Waar het vooral om gaat is dat er argumenten voor de causaliteit van deze associaties op tafel komen. In hoofdstuk 6 wordt een aantal richtlijnen gegeven voor het causaal interpreteren van associaties. Een voorwaarde is dat onderzoek naar de associatie tussen een determinant en een bepaalde ziekte zodanig wordt opgezet, uitgevoerd en geanalyseerd, dat de associatie zuiver wordt gemeten. Afhankelijk van de specifieke aard en context van de vraagstelling, kiest men daartoe een bepaalde onderzoeksopzet. In hoofdstuk 4 zullen de belangrijkste onderzoeksopzetten de revue passeren. Het streven is erop gericht een onderzoeksopzet te maken die geldige (valide) en reproduceerbare (precieze) conclusies ten aanzien van de associatie tussen determinanten en ziekte mogelijk maakt. Terzijde merken we op dat niet alle epidemiologisch onderzoek gericht is op causaliteit. In diagnostisch onderzoek staat de sterkte van de associatie centraal en is causaliteit onbelangrijk. En wanneer wordt gezocht naar een eenvoudige manier om personen met een hoog of een laag risico, of met een goede of slechte prognose, van elkaar te onderscheiden, geldt hetzelfde.

1.2.6 DRIE BRONNEN VAN VERTEKENING DOMINEREN DE EPIDEMIOLOGIE

Een onderzoek noemt men geldig (valide) als de schatting van de associatie tussen de centrale determinant en de ziekte uit het onderzoek overeenkomt met de werkelijke associatie. Fouten in het onderzoek resulteren in *bias*: een vertekende weergave van de werkelijke associatie (gebrek aan validiteit). Deze fouten kunnen gemaakt worden in alle fasen van het onderzoek: de ontwerpfase, de uitvoeringsfase en de analysefase. Fouten in de opzet en tijdens de uitvoering zijn het ergst, omdat ze achteraf meestal niet meer te herstellen zijn. Met het oog op een ordelijke presentatie van het grote aantal verschillende manieren waarop bias in een epidemiologisch onderzoek kan worden geïntroduceerd, worden vaak drie hoofdvormen onderscheiden: vertekening als gevolg van fouten bij de samenstelling van de groepen die men wil vergelijken om inzicht te krijgen in de relatie tussen centrale determinant en ziekte (selectiebias); vertekening als gevolg van fouten bij de meting van de onderzoeksvariabelen (determinanten, ziektevariabele) bij de leden van de onderzoekspopulatie (informatiebias); en vertekening als gevolg van het feit dat onvoldoende wordt afgerekend met het verstorende effect van andere determinanten (confounders) op de relatie tussen centrale determinant en ziekte (confounding). In hoofdstuk 5 komen deze vormen van vertekening nader aan de orde.

Bij het opzetten van een epidemiologisch oorzaak-gevolgonderzoek zijn behalve validiteit ook precisie en efficiëntie belangrijke streefdoelen. Gaat het bij *validiteit* om een zo goed mogelijke overeenkomst tussen de gevonden associatie en de werkelijke associatie tussen determinant en ziekte, *precisie* (reproduceerbaarheid) houdt in dat het aantal waarnemingen voldoende groot is om een toevalsbevinding uit te sluiten. De kunst is nu om met behoud van validiteit en precisie zo efficiënt mogelijk te werken, dat wil zeggen de inspanningen en de uitgaven die gedaan worden te minimaliseren. Onderzoek is immers duur. Besparingen zijn vooral mogelijk op de omvang van de onderzoekspopulatie, het aantal en de aard van de metingen (observaties) bij de deelnemers aan het onderzoek, en de tijd die nodig is om de meetgegevens te verzamelen. Epidemiologen bestuderen zelden de hele populatie waarover zij uitspraken willen doen, maar baseren deze uitspraken over relaties tussen determinanten en ziekte op onderzoek van een steekproef van deze populatie. Uit het oogpunt van *efficiëntie* is het dan ook zaak om de omvang van de steekproef zo klein mogelijk te houden en toch voldoende zekerheid te verkrijgen dat de verkregen schatting van de sterkte van het verband tussen determinant en ziekte dicht in de buurt ligt van de werkelijke waarde van dat verband. De uitdaging is dan om vooral die categorieën personen in de steekproef te selecteren die de meeste informatie kunnen leveren over de relatie tussen de centrale determinant en de ziekte.

Eerder is er al op gewezen dat het belangrijk is de ziektevariabele valide en precies te meten. Hetzelfde geldt vanzelfsprekend ook voor de andere variabelen: de centrale determinant, de confounders en de effectmodificatoren. Ook deze metingen moeten voldoende valide en reproduceerbaar zijn. De validiteit wordt gewaarborgd door een goede operationalisatie van het te meten concept, een concrete meetprocedure en een correcte uitvoering hiervan. De reproduceerbaarheid (precisie) hangt af van de mate waarin herhaalde metingen van hetzelfde concept bij dezelfde individuen dezelfde meetuitkomsten te zien geven. Een bijkomende eis die vaak wordt gesteld aan meetinstrumenten in epidemiologisch onderzoek, is die van hanteerbaarheid. Gezien de aard en de setting van het onderzoek (grote aantallen, dikwijls gezonde individuen) gaat de voorkeur uit naar metingen die snel uitvoerbaar, goedkoop en weinig belastend zijn. In hoofdstuk 3 wordt aandacht besteed aan het meten van variabelen in het kader van epidemiologisch onderzoek. Een epidemiologisch onderzoeker kan, afhankelijk van de beslissingen die worden genomen tijdens het uitdenken van het onderzoek, op allerlei verschillende onderzoeksdesigns uitkomen. De behoefte om te schematiseren en gemakkelijk met elkaar te kunnen communiceren heeft er echter toe geleid dat binnen de epidemiologie een beperkt aantal designs tot 'prototypen' is verheven. Het gaat hierbij om globale onderzoeksschema's, die zich op enkele cruciale punten van andere schema's onderscheiden. Voorbeelden zijn het humaan experiment (randomized controlled trial), het cohortonderzoek, het patiëntcontrole-onderzoek en het dwarsdoorsnedeonderzoek. Deze onderzoeksdesigns komen uitvoerig aan de orde in hoofdstuk 4.

Casus 1.2   Schizofrenie en cannabis

Van de Nederlandse 18-jarige jongeren heeft circa 40% ooit cannabis gebruikt. Van alle huidige gebruikers van 12-18 jaar gebruikt de helft meer dan zes joints per maand en 10% zelfs meer dan veertig joints per maand.

Nadat eerdere dwarsdoorsnedeonderzoeken aanwijzingen hadden gegeven voor een verband tussen cannabisgebruik en schizofrenie, werden rond de millenniumwisseling vijf grote cohortonderzoeken gepubliceerd die aannemelijk maken dat er sprake is van een causale relatie. In Nederland werd dit onderzoek gedaan op basis van gegevens uit de 'Netherlands Mental Health Survey and Incidence Study' (NEMESIS), een cohortonderzoek onder 7076 volwassenen in de leeftijd van 18-64 jaar bij wie metingen werden uitgevoerd in 1996, 1997 en 1999. Met behulp van vragenlijsten en interviews werden leefomstandigheden, leefgewoonten (waaronder het gebruik van cannabis) en andere persoonskenmerken vastgesteld. Aan de laatste meting deden nog 4848 personen mee. De diagnose schizofrenie werd gesteld aan de hand van interviews en daarna bevestigd door psychiaters en psychologen.

De analyse vond plaats bij 4045 personen die volgens de eerste meting geen voorgeschiedenis hadden met schizofrenie of symptomen daarvan. In de periode van drie jaar follow-up bleek het risico op schizofrenie en andere psychotische stoornissen ruim 3,5 keer zo groot voor degenen die ooit cannabis hadden gebruikt. Dit effect kon niet verklaard worden doordat gebruikers een andere psychiatrische voorgeschiedenis hadden of doordat ze ook andere middelen gebruikten. Correctie voor andere verstorende variabelen (leeftijd, geslacht, etniciteit, burgerlijke staat, opleiding, werk, stedelijkheid en ervaring met discriminatie) verlaagde het relatieve risico tot ongeveer 2,8. Er bleek een dosis-responsrelatie te bestaan: wie vroeger meer cannabis gebruikte, had later een (aanzienlijk) groter risico op schizofrenie. Voorts wijzen de resultaten op effectmodificatie: bij psychologisch kwetsbare personen bleek het risico op schizofrenie bij cannabisgebruik groter dan bij stabiele personen die cannabis gebruikten. De resultaten komen overeen met die uit buitenlands onderzoek. Op grond van deze bevindingen concluderen de onderzoekers dat cannabisgebruik waarschijnlijk een oorzakelijke factor is bij het ontstaan van schizofrenie en daarom via voorlichting teruggedrongen dient te worden.

(Bron: Smit F, Bolier L, Cuijpers P. Cannabisgebruik waarschijnlijk oorzakelijke factor bij het ontstaan van latere schizofrenie. Ned Tijdschr Geneeskd 2003, 147: 2178-83.)

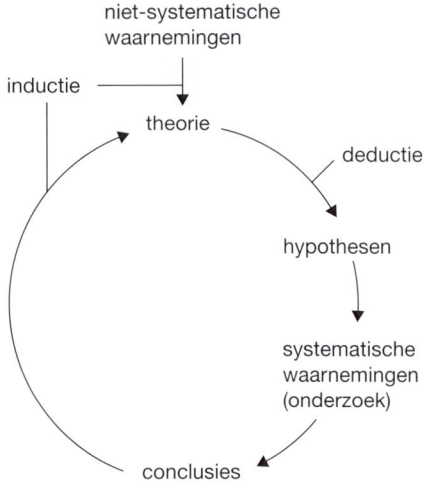

Figuur 1.1 Empirische cyclus.

1.2.7 DE VRAAGSTELLING SPECIFICEERT DE EPIDEMIOLOGISCHE FUNCTIE EN IS EEN CENTRAAL ONDERDEEL VAN DE EMPIRISCHE CYCLUS

De epidemiologische functie is in feite de formele uitdrukking van de vraagstelling van het onderzoek. De vraagstelling of cannabisgebruik bij mensen het risico op schizofrenie vergroot (casus 1.2), kan men weergeven met de functie:

$$P(\text{schizofrenie}) = f_{Mi}(\text{cannabisgebruik} \mid C_i)$$

Hoe komen epidemiologen aan een vraagstelling? Vraagstellingen komen niet uit de lucht vallen. Vaak zijn toevallige waarnemingen en gebeurtenissen aanleiding om een bepaald onderwerp bij de kop te pakken. Vaak ook wordt de nieuwsgierigheid gewekt door resultaten van eerder onderzoek of door de rapportage van onderzoeksresultaten van anderen. Onderzoekers krijgen dan behoefte om de resultaten te bevestigen (confirmatie), tegen te spreken (contradictie), te weerleggen (falsificatie) of nader te specificeren (elaboratie). Soms is er ook behoefte om de zwakke elementen in het design van eerder onderzoek te verbeteren. Door de opeenvolging van onderzoeken met vraagstellingen die voortkomen uit eerder onderzoek, neemt het begrip van hoe het betreffende stukje van de werkelijkheid in elkaar zit gestaag toe. Men drukt dit ook wel uit met het begrip 'empirische cyclus'. In zijn meest eenvoudige vorm kan de *empirische cyclus* worden voorgesteld zoals in figuur 1.1 is weergegeven.

De onderzoeker gaat uit van een bepaalde theorie: een uitspraak of een samenhangende reeks van uitspraken met een algemeen geldend karakter. Zo'n theorie is doorgaans mede gebaseerd op waarnemingen van concrete gebeurtenissen. Deze waarnemingen hoeven niet per definitie systematisch te zijn. Soms hebben ze betrekking op voorvallen waar de onderzoeker toevallig mee geconfronteerd wordt. Meestal zijn er echter ook systematisch verzamelde waarnemingen: de resultaten van eerder verricht onderzoek over hetzelfde onderwerp, uitgevoerd door de onderzoeker zelf of door anderen. Dergelijk eerder onderzoek zal lang niet altijd een epidemiologisch karakter hebben. Het kan bijvoorbeeld om een laboratoriumonderzoek met proefdieren of weefselkweken gaan.

Het integreren van al deze systematische en niet-systematische waarnemingen tot een theorie gaat niet automatisch. Het vereist de nodige creativiteit en inventiviteit. Dit proces van concrete waarnemingen naar een meer abstract, algemeen geldend beeld van de werkelijkheid wordt *inductie* genoemd. Om meer zekerheid te krijgen over de geldigheid van de ontwikkelde theorie kunnen nieuwe – systematische – waarnemingen worden verricht. Hiervoor moeten eerst, uitgaande van de theorie, hypothesen worden geformuleerd.

Een *hypothese* is een toetsbare stelling of uitspraak, dat wil zeggen een uitspraak die op grond van waarnemingen in de praktijk al dan niet kan worden aanvaard. Dit proces van een abstracte theorie naar één of meer te toetsen hypothesen heet *deductie*. In feite correspondeert het deductieproces met het vertalen van een globaal onderzoeksidee in één of meer onderzoeksvraagstellingen. Anders dan figuur 1.1 misschien suggereert, is niet alle systematisch opgezet onderzoek hypothesetoetsend. Er is ook onderzoek met een meer verkennend karakter (exploratief onderzoek). Dergelijk onderzoek wordt vooral verricht met betrekking tot nieuwe en nog relatief onontgonnen problemen en heeft tot doel veelbelovende hypothesen te genereren. Ook de bevindingen uit dit soort onderzoek dragen bij aan de wetenschappelijke theorievorming.

Voor het toetsen van een hypothese of het verkennen van een nieuw probleemgebied is, zoals gezegd, empirisch onderzoek noodzakelijk. Dergelijk onderzoek omvat de volgende verschillende fasen:

1 Formuleren van de onderzoeksvraagstelling (probleemstelling);
2 Maken van een onderzoeksopzet (design):
 – selectie van de onderzoekspopulatie (specificeren van het steekproefkader, van de procedure voor het trekken van de steekproef, van de inclusie- en de exclusiecriteria);
 – selectie van de meetinstrumenten (herleiden van de begrippen in de onderzoeksvraagstelling tot meetbare variabelen; zo nodig ontwikkelen van meetinstrumenten en van criteria ten behoeve van de classificatie van de onderzoekspersonen met betrekking tot ieder kenmerk);
 – selectie van meetmomenten (tijdstip van observaties);
 – selectie van (statistische) analysetechnieken;
3 Uitvoeren van het onderzoek (verrichten van de observaties; de gegevensverzameling);
4 Analyseren van de onderzoeksresultaten:
 – frequentie van de meetwaarden van de relevante variabelen (univariabele analysen; beschrijvend van aard);
 – relaties tussen variabelen (bi- en multivariabele analysen; beschrijvend dan wel verklarend);

5 Interpretatie van de onderzoeksresultaten (conclusies).

De empirische cyclus kan daarom worden uitgebouwd op de wijze die is weergegeven in figuur 1.2.

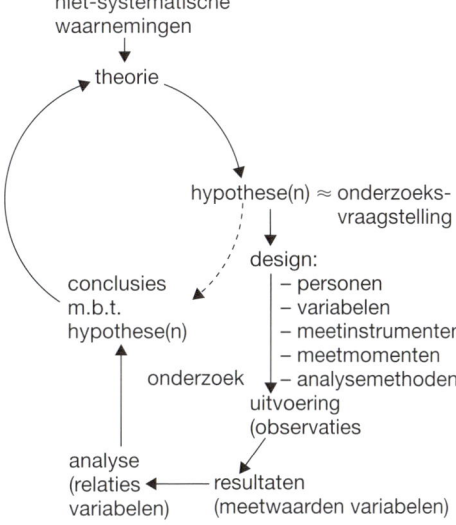

Figuur 1.2 Onderzoek als element van de empirische cyclus.

De resultaten van één onderzoek kunnen een theorie zelden maken of breken. Een theorie representeert de stand van de kennis over een bepaald onderwerp op een bepaald moment. Meestal is veel onderzoek nodig voordat een theorie voldoende in de empirie verankerd is. In feite betekent ieder onderzoek een hernieuwde rondgang door de empirische cyclus, of liever de empirische spiraal, die zich moeizaam een weg baant in de richting van een steeds betere beschrijving van de werkelijkheid. En het moge duidelijk zijn dat juist de combinatie van resultaten van epidemiologisch en medisch-biologisch (laboratorium)onderzoek helpt om het wetenschappelijk inzicht te verdiepen.

Casus 1.3 Streptomycinebehandeling voor patiënten met tuberculose

Hoewel het onderzoek van Lind (zie casus 1.1) ook als een experiment gekenschetst kan worden, is het gebruik van gerandomiseerde interventieonderzoeken naar de effectiviteit van behandeling in de geneeskunde pas ontstaan na de Tweede Wereldoorlog. In 1948 werd het prototype van de klinische trial gepubliceerd door de Britse Medical Research Council (MRC).

Het betrof een experiment bij patiënten met longtuberculose. Aanleiding voor het experiment was dat streptomycine na de Tweede Wereldoorlog slechts beperkt voorradig was in Groot-Brittannië. Toepassing bij patiënten met bepaalde vormen van tuberculose was onomstreden, maar wat er van het geneesmiddel over was, was volstrekt ontoereikend om te kunnen gebruiken voor alle overige typen van tuberculose, waaronder longtuberculose. De MRC besloot van de nood een deugd te maken en een experiment te doen om het effect van streptomycine te bestuderen bij patiënten met longtuberculose.

Uit zes klinieken werden 107 patiënten gerekruteerd en door randomisatie ingedeeld in twee groepen, zonder dat de betreffende patiënten om toestemming was gevraagd of was verteld in welke groep ze waren ingedeeld. Random toewijzing geschiedde binnen subgroepen op basis van geslacht en onderzoekscentrum. Van de patiënten kregen er 55 streptomycine, 52 kregen niets.

Het resultaat was statistisch significant: in de behandelde groep waren binnen een halfjaar 4 van de 55 patiënten overleden, tegen 14 van de 52 patiënten in de controlegroep. Hiermee was aangetoond dat streptomycine ook effectief is bij de behandeling van longtuberculose.

(Bron: Medical Research Council. Streptomycin treatment of pulmonary tuberculosis. BMJ 1948, 2: 169-82.)

1.2.8 BESCHRIJVEN OM TE WETEN WAT ER AAN DE HAND IS; VERKLAREN OM TE KUNNEN INTERVENIËREN

Op het onderscheid tussen de beschrijvende epidemiologie en de verklarende epidemiologie is al in paragraaf 1.2.3 gewezen. De *beschrijvende epidemiologie* houdt zich bezig met de bestudering van het vóórkomen van ziekten, al of niet in relatie tot bepaalde kenmerken. Zo wordt er veel beschrijvend epidemiologisch onderzoek gedaan naar het bestaan van sociaaleconomische verschillen in gezondheid en veranderingen daarin na invoering van allerlei beleidsmaatregelen om die verschillen te verkleinen. Ook risicostratificatie, diagnostisch onderzoek en onderzoek naar prognostische modellen zijn voorbeelden van beschrijvend epidemiologisch onderzoek.

De *verklarende epidemiologie* daarentegen zoekt naar factoren die het voorkomen van ziekten kunnen verklaren. Het gaat er dan niet alleen om aan te tonen dát er een associatie bestaat tussen de determinant(en) enerzijds en het ontstaan van de ziekte of het verloop anderzijds, maar ook dat er sprake is van een oorzakelijke (causale) relatie. Vermoedelijke etiologische determinanten worden ook wel risicofactoren genoemd. Wanneer getracht wordt een oorzakelijk verband aan te tonen, kan de vraag blijven bestaan of en hóe de betreffende determinant nu werkelijk de ziekte veroorzaakt. Wanneer bijvoorbeeld aangetoond wordt dat ontstekingsprocessen samenhangen met en voorafgaan aan bepaalde vormen van depressie, blijft de vraag bestaan of de relatie werkelijk oorzakelijk is of dat andere variabelen verantwoordelijk zijn voor beide. In hoofdstuk 6 zal nader worden ingegaan op de (on)mogelijkheden van het aantonen van oorzaak-gevolgrelaties in epidemiologisch onderzoek.

Een belangrijke toepassing van de beschrijvende epidemiologie is het diagnostisch onderzoek, dat wil zeggen onderzoek naar determinanten die een (vroege) diagnose van de ziekte mogelijk maken. Diagnostische factoren zeggen iets over de aanwezigheid van de ziekte, maar behoeven geenszins causaal met de ziekte te zijn verbonden. En als er al een causaal verband is, zal het veelal de ziekte zijn die van invloed is op de diagnostische testuitslag. Van belang is slechts dat diagnostische factoren sterk geassocieerd zijn met de aanwezigheid van de aandoening die men wil diagnosticeren, teneinde gevallen van deze ziekte op valide (geldige) wijze in een vroeg stadium te kunnen identificeren. Ook in situaties van diagnostiek is men op zoek naar de juiste vorm van de epidemiologische functie:

$$Z = f(D_i)$$

Anders dan bij de etiologische functie is de aandacht bij diagnostische functies niet gericht op één determinant, maar op de totale set van diagnostische factoren. Hoewel er wel sprake kan zijn van afhankelijkheid van diagnostische kenmerken en zelfs van statistische interactie, zijn er bij diagnostisch onderzoek geen confounders of effectmodificatoren. Diagnostische factoren kunnen klachten en symptomen zijn, maar ook bevindingen bij lichamelijk onderzoek of uitslagen van (laboratorium)tests. Soms dragen ook persoonskenmerken (leeftijd, geslacht enzovoort) bij aan de diagnostische functie en ook risicofactoren kunnen diagnostische betekenis hebben. In hoofdstuk 9 wordt nader ingegaan op diagnostiek als onderwerp van epidemiologisch onderzoek.

1.2.9 DE VERSCHILLENDE STADIA VAN HET VERLOOP VAN EEN ZIEKTE BIEDEN DE AANGRIJPINGSPUNTEN VOOR EPIDEMIOLOGISCH ONDERZOEK

De diverse vraagstukken waarmee de epidemiologie zich bezighoudt, laten zich uitstekend indelen aan de hand van een algemene schets van het verloop van een ziekte.

We zullen een willekeurige ziekte als voorbeeld nemen: borstkanker. In een populatie van gezonde vrouwen komen diverse kenmerken voor die te boek staan als potentiële determinanten van borstkanker: de vrouwen hebben verschillende genetische profielen; sommige vrouwen hebben kinderen, andere niet; sommige hebben overgewicht, andere niet; de leeftijd van de vrouwen verschilt; sommige vrouwen hebben eerder een goedaardig gezwel in een borst gehad, andere niet enzovoort. Bij enkele vrouwen uit deze populatie zal een beginnend tumorproces ontstaan; de kans dat dit zal gebeuren is de resultante van de aanwezige etiologische determinanten (risicoprofiel). Aanvankelijk bevindt de tumor zich in een preklinisch stadium en is hij zelfs met de meest gevoelige technieken niet aantoonbaar. Bij de meeste, maar niet alle, vrouwen zal de tumor vervolgens doorgroeien tot een aantoonbaar preklinisch stadium en vervolgens tot een stadium waarin de tumor zich via klinische manifestaties blootgeeft. Het tempo waarin dit gebeurt, zal echter van geval tot geval verschillen. Zodra de ziekte eenmaal manifest is, kunnen er weer verschillende dingen gebeuren. Bij sommige patiënten zal het kankergezwel zich uitzaaien, bij andere niet. Sommige vrouwen overlijden snel als gevolg van de tumor, andere blijven langer in leven, en weer andere overlijden uiteindelijk aan een andere ziekte.

Ook nu weer zijn er verschillende determinanten die het verloop van de ziekte bepalen. Indien van iedere vrouw uit de beginpopulatie precies bekend zou zijn welke ziektestadia zij achtereenvolgens doorloopt en met welke snelheid de verschillende stadia in elkaar overgaan, zou het *natuurlijk verloop* van de ziekte gereconstrueerd kunnen worden. Het natuurlijk of spontaan verloop is de ontwikkeling van de ziekte bij de leden van een goed gedefinieerde populatie, zonder dat er sprake is van ingrijpen in het ziekteproces. Er is weinig bekend over het natuurlijk verloop van de meeste aandoeningen. Dit is niet verwonderlijk. In de eerste plaats geldt dat sommige fasen van het ziekteproces niet of niet bij iedereen zichtbaar te maken zijn vanwege technische beperkingen. In de tweede plaats geldt dat het meestal niet ethisch is om, wanneer eenmaal bekend is dat de ziekte er is, van ingrijpen af te zien. Een van de taken van de epidemiologie is om meer duidelijkheid te verschaffen over het natuurlijk verloop van allerlei aandoeningen. De gezondheidszorg zit ondertussen echter niet stil. Sommige vrouwen krijgen het advies om af te vallen of om met de pil te stoppen, en volgen deze raad ook op. Sommige vrouwen worden uitgenodigd om deel te nemen aan een screening op borstkanker door middel van mammografie of lichamelijk onderzoek en geven aan deze uitnodiging gehoor. Andere vrouwen verrichten regelmatig borstzelfonderzoek. Bij vrouwen bij wie kanker wordt vermoed omdat er een knobbeltje wordt ontdekt, wordt een biopt van het borstweefsel genomen. Sommige vrouwen bij wie borstkanker is ontdekt, worden bestraald, andere krijgen chemotherapie, weer andere ondergaan een borstsparende operatie of een operatie waarbij de gehele borst wordt verwijderd. Zo vinden vanuit de gezondheidszorg allerlei interventies plaats, die mogelijk het verloop van de ziekte zullen beïnvloeden. Door de processen nauwkeurig te beschrijven in goed gedefinieerde populaties, geeft epidemiologisch onderzoek inzicht in het *klinisch verloop* van een ziekte. Vervolgens kan men de determinanten bestuderen die op dit verloop van invloed zijn.

Determinanten (risicofactoren) die een rol spelen op een moment dat de ziekte nog niet aanwezig is, of op een moment dat de ziekte al wel aanwezig maar nog niet gedetecteerd is, worden etiologische factoren genoemd. Voorbeelden zijn roken, zich al dan niet laten inenten en andere vormen van riskant of preventief gedrag. Ook omgevingsfactoren zijn voorbeelden van etiologische factoren. Voorbeelden zijn luchtverontreiniging en sanitaire omstandigheden. Tot de etiologische factoren behoren tevens interventies die zijn gericht op de (ogenschijnlijk) gezonde bevolking. Voorbeelden hiervan zijn immunisatiecampagnes, gezondheidsvoorlichting en andere maatregelen in de sfeer van profylaxe en preventie. Etiologische factoren kunnen aan de basis staan van het ontstaan van een ziekte (initiatoren) of een reeds in gang gezet ziekteproces bevorderen (promotoren).

Factoren die van invloed zijn op het verdere verloop van een ziekte, nadat deze aan het licht gekomen is door middel van diagnostiek of screening noemt men prognostische factoren. Deze factoren zeggen iets over de vermoedelijke afloop van de ziekte: ze beïnvloeden de prognose. De prognostische factoren kunnen voor een deel dezelfde zijn als de etiologische factoren (bijvoorbeeld: roken bij bepaalde long- en vaataandoeningen). Ook therapeutische interventies worden, als determinanten van het klinisch verloop van een ziekte, tot de prognostische factoren gerekend. In vergelijking met het onderzoek naar etiologische factoren is het onderzoek naar prognostische factoren nog relatief weinig ontwikkeld.

Behalve naar variabelen die het ziekteverloop in oorzakelijke zin bepalen of voorspellen, gaat de aandacht van de epidemiologie ook uit naar variabelen die louter iets zeggen van de aanwezigheid van de verschillende stadia in het ziekteverloop: de diagnostische factoren.

Casus 1.4 Diagnostiek van de ziekte van Alzheimer

De ontwikkeling van nieuwe behandelingen voor alzheimerdementie maakt het verbeteren van de diagnostiek in een vroeg stadium van deze aandoening noodzakelijk. Defecten in het kortetermijngeheugen blijken een consistent fenomeen bij patiënten met de ziekte van Alzheimer, maar omdat deze verschijnselen ook voorkomen bij andere aandoeningen, zoals depressie, is een goede differentiële diagnose niet eenvoudig. In een Engels onderzoek werd aan vier groepen patiënten, te weten 26 personen met milde ziekte van Alzheimer, 43 patiënten met twijfelachtige dementie, 37 patiënten met een majeure depressie en 39 gezonde controles, een gecomputeriseerde testbatterij voorgelegd. Een visueel-ruimtelijke associatieve leertest gaf de resultaten die zijn weergegeven in tabel 1.1.

De onderzoekers concludeerden dat de betreffende test goed in staat is om patiënten met de ziekte van Alzheimer te onderscheiden van depressieve personen en gezonde personen. Bovendien bleek de subgroep van patiënten met twijfelachtige dementie die afwijkend scoorden op de test, in de periode na de test een sterke cognitieve achteruitgang te vertonen. Hoewel de test niet perfect is en bestudeerd werd bij relatief kleine groepen, lijkt hij veelbelovend voor de diagnostiek van beginnende alzheimerdementie.

Tabel 1.1 Alzheimerdiagnostiek met behulp van een visueel ruimtelijke associatieve leertest

	alzheimerdementie	twijfelachtige dementie	depressie	gezond	totaal
testresultaat afwijkend	25	17	3	1	46
testresultaat normaal	1	26	34	38	99
totaal	26	43	37	39	145

(Bron: Swainson R, Hodges JR, Galton C, Semple J, Michael A, Dunn BD, Iddon JL, Robbins TW, Sahakian BJ. Early detection and differential diagnosis of Alzheimer's disease and depression with neuropsychological tasks. Dement Geriatr Cogn Disord 2001, 12: 265-80.)

1.2.8 DE TOEPASSINGEN VAN EPIDEMIOLOGISCH ONDERZOEK: ADEQUATE PREVENTIE, GOEDE DIAGNOSTIEK EN PROGNOSTIEK EN EFFECTIEVE INTERVENTIES

Epidemiologisch onderzoek is geen doel op zich, maar draagt bij aan de kennis over het ontstaan en verloop van ziekten. Deze kennis kan op haar beurt weer benut worden voor gerichte interventies in de preventieve of curatieve gezondheidszorg. Zo zal kennis over oorzaken van ziekten gebruikt kunnen worden voor preventiecampagnes (voorlichting, structurele maatregelen, immunisatie enzovoort). Kennis over het verloop van ziekten en de determinanten daarvan kan worden aangewend voor het opzetten van bevolkingsonderzoek en voor therapeutische interventies.

Kennis kan algemeen toepasbaar zijn, dus los van specifieke tijd- en plaatsgebonden omstandigheden. Toepassing van deze kennis is dan ook algemeen en wereldwijd. Men spreekt ook wel van wetenschappelijke kennis, die als zodanig ook in de wetenschappelijke literatuur en handboeken wordt opgenomen. Veel (beschrijvend) epidemiologisch onderzoek is echter gericht op het verkrijgen van kennis die heel specifiek gebonden is aan tijd en plaats. Men spreekt dan van particularistische kennis. Denk bijvoorbeeld aan het voorkomen van malaria in verschillende delen van de wereld of aan het voorkomen van slaapstoornissen in de buurt van een luchthaven. Deze kennis is particularistisch, dat wil zeggen: geldig voor een bepaald moment en een bepaalde locatie. Dergelijke kennis is van groot belang om het lokale beleid te ondersteunen.

1.3 Ontwikkelingen in de epidemiologie

1.3.1 VAN HIPPOCRATES VIA DOODSOORZAKENREGISTRATIE EN INFECTIEZIEKTEN NAAR HET ONDERZOEK VAN ROKEN EN LONGKANKER

Als epidemioloog 'avant la lettre' benadrukte Hippocrates (circa 470-430 v. Chr.) al het belang van een nauwgezette beschrijving van ziektegevallen. In zijn boek *Over lucht, water en plaatsen* demonstreerde Hippocrates dat gezondheid en ziekte bepaald worden door allerlei waarneembare omgevingsfactoren. Daarna werd het denken over ziekten ruim twee millennia lang bepaald door humorale pathologie (water, aarde, vuur, gal) en was er geen aandacht voor empirische waarnemingen. Pas aan het eind van de zeventiende eeuw kwam de hippocratische benadering weer terug, bijvoorbeeld bij de Italiaan Bernardino Ramazzini (1633-1714), die als clinicus het belang beschreef van het stellen van vragen aan patiënten over hun ziektegeschiedenis, hun eetgewoonten, maar ook hun arbeidsomstandigheden. Hij ging zelfs nog een stap verder door te laten zien dat het zinvol is om vergelijkbare ziektegevallen naast elkaar te zetten om te zoeken naar gemeenschappelijke omstandigheden.

Uit dezelfde tijd stamt het initiatief om doodsoorzaken te noteren, te tellen en te analyseren. De Londense arts John Graunt (1620-1674) wordt gezien als de grondlegger van deze vorm van beschrijvende epidemiologie. Met de komst van de empirische kwantitatieve wetenschapsbeoefening door Galileo Galilei (1564-1642), William Harvey (1578-1657) en anderen werd de basis gelegd voor de verdere ontwikkeling van de epidemiologie.

Het systematisch vastleggen en analyseren van doodsoorzaken leverde een schat aan informatie op, op basis waarvan onderzoekers zoals Farr (1807-1883) fraaie en uiterst relevante rapportages aan de Britse minister voor Volksgezondheid zonden. In die traditie past ook John Snow (1813-1858), die met zijn onderzoek naar de oorzaken van cholera (zie casus 1.5) als een van de eersten een duidelijk voorbeeld heeft gegeven van een epidemiologische benadering.

In de achttiende en vroegnegentiende eeuw boekte de statistiek grote vooruitgang en nam haar invloed ook in de medische wetenschappen toe. Een belangrijk persoon in dit verband is de Franse arts Pierre Louis (1787-1872) die de 'numerieke methode' in de geneeskunde introduceerde en langs statistische weg liet zien dat aderlating ineffectief en zelfs schadelijk was.

Kwantificerend onderzoek van gezondheidsproblemen werd populair in de eerste helft van de negentiende eeuw. Uit die tijd stammen belangrijke ontwikkelingen in de biologie, de pathologie en de 'public health', en de eerste classificaties van ziekten. De Duitse wetenschapper Rudolf Virchov (1821-1902) speelde hierbij een cruciale rol. Behalve een beroemd patholoog was hij ook een groot pleitbezorger van een krachtige aanpak van volksgezondheidsproblemen. Het werk van de Fransman Louis Pasteur (1822-1895) en de Duitser Robert Koch (1843-1910) op het gebied van micro-organismen leidde ertoe dat van veel infectieziekten, waaronder het veelvoorkomende tuberculose, de oorzaak ontdekt werd. Aan Koch hebben we ook een eerste set criteria te danken die men gebruikte om causaliteit in epidemiologisch onderzoek vast te stellen. Rond 1900 was 'epidemiologie' vrijwel synoniem met de epidemiologie van infectieziekten. De betekenis van deze ziekten nam echter af met de ontwikkeling van de bacteriologie. Halverwege de twintigste eeuw werd de epidemiologische benadering in zekere zin herontdekt en ingezet voor de bestudering van chronische ziekten.

De hedendaagse epidemiologie is sterk beïnvloed door het onderzoek naar de relatie tussen roken en longkanker in de periode rond de Tweede Wereldoorlog. Na eerste berichten van een mogelijk verband aan het eind van de jaren dertig, werden in 1950 drie onderzoeken gepubliceerd die een causaal verband tussen roken en het risico op longkanker waarschijnlijk maakten. Een van die onderzoeken was uitgevoerd door Doll en Bradford Hill, twee onderzoekers die in de decennia na deze eerste publicatie nog veel meer onderzoek naar de schadelijke effecten van roken op de gezondheid zouden verrichten. Zij publiceerden in 1964 de resultaten van een groot onderzoek onder Britse artsen, waaruit de oorzaak-gevolgrelatie duidelijk naar voren kwam. Het is ook geen toeval dat Bradford Hill spoedig daarna (1965) een aangepaste set causaliteitscriteria publiceerde, die niet alleen op infectieziekten van toepassing was, zoals de reeds genoemde criteria van Koch, maar ook op niet-infectieuze ziekten.

Uit de bijzonder felle discussies over de relatie tussen roken en longkanker in de jaren 1950 en 1960 wordt duidelijk dat in het ontbreken van een expliciet inzicht in het werkingsmechanisme zowel de kracht als de zwakheid van de epidemiologische benadering schuilt. Mede door dit overtuigende epidemiologische voorbeeld van de relatie tussen determinanten en gezondheidsproblemen nam de belangstelling voor de bijdrage van de epidemiologie aan het oplossen van volksgezondheidsproblemen toe. Ook van de kant van de klinische geneeskunde kwam er geleidelijk meer belangstelling voor de bijdrage die de epidemiologie kan leveren aan diagnostische, prognostische, therapeutische en revalidatievraagstukken. Van groot belang in deze ontwikkeling was de publicatie in 1972 van *Effectiveness and efficiency: random reflections on health services*, waarin Archie Cochrane (1909-1988) een vurig pleidooi hield voor het systematisch gebruik van gerandomiseerde klinische experimenten om de effectiviteit van curatieve en preventieve interventies vast te stellen. De hedendaagse epidemiologie kan worden opgevat als een geslaagde combinatie van de klassieke, niet-experimentele epidemiologische methoden en de vanaf de jaren dertig van de twintigste eeuw tot ontwikkeling gekomen statistische theorie over experimenteel onderzoek.

Casus 1.5   Cholera en drinkwater

De Londense arts John Snow wordt vaak als grondlegger van de epidemiologie ten tonele gevoerd. In 1848 brak in de Londense wijk Soho een cholera-epidemie uit. Binnen tien dagen overleden in één wijk vijfhonderd bewoners aan deze ziekte. De slachtoffers hadden voor een groot deel gebruikgemaakt van de waterpomp in Broadstreet. De werknemers van een plaatselijke bierbrouwerij, die gratis bier kregen en (dus) geen water dronken, kregen geen van allen cholera. Op aandringen van Snow werd de pomp afgesloten en de cholera-epidemie verdween. Hoewel pas later werd ontdekt dat cholera een bacterie als verwekker had, stond dit een adequate preventie dus niet in de weg. Dat Snow geen inzicht had in het werkingsmechanisme, betekende echter niet dat hij zijn interventies lukraak selecteerde: bij nadere bestudering van zijn geschriften blijkt dat hij zich wel degelijk liet leiden door een expliciet idee over de etiologie van cholera.

(Bron: Frost WH, editor. Snow on Cholera. New York: The Commonwealth Fund; 1936.)

1.3.2 EPIDEMIOLOGIE THANS: ONTWIKKELING VAN DE METHODOLOGIE EN TOENAME VAN DE KENNIS VAN ZIEKTEN

De hedendaagse epidemiologie rust op twee pijlers: de epidemiologische onderzoeksmethoden en de inhoudelijke kennis die met deze methoden is verworven. De eerste omvat de wetenschappelijke methodologie, de tweede is onderdeel geworden van de geneeskundige en gezondheidswetenschappelijke kennis. Beide pijlers zijn sedert de Tweede Wereldoorlog enorm in kracht toegenomen. Wie de moeite neemt om recente en oude drukken van geneeskundehandboeken te vergelijken, ontdekt spoedig welke enorme bijdrage de epidemiologie heeft geleverd aan kennis en inzicht omtrent de verspreiding, de determinanten en de interventiemogelijkheden van belangrijke ziekten, waaronder ischemische hartziekten, astma, diverse vormen van kanker, aids, infecties met *Helicobacter pylori* en vele andere. Dit heeft geleid tot specialisaties binnen het vakgebied epidemiologie, zoals kankerepidemiologie, voedingsepidemiologie, psychiatrische epidemiologie en klinische epidemiologie.

Het eerste epidemiologische methodologieboek werd in 1960 gepubliceerd; thans is er genoeg voorhanden om een forse boekenkast te vullen. Allerlei nieuwe onderzoeksdesigns en data-analysemethoden zijn in de afgelopen decennia ontwikkeld, omdat daar in de praktijk van het epidemiologisch onderzoek behoefte aan was ontstaan. Maar ook de snelle ontwikkelingen in de medische wetenschappen en de medische toepassingen dragen bij aan de ontwikkeling van het vakgebied. Met name belangrijk zijn in dit verband de volgende ontwikkelingen:
- het incorporeren van moderne moleculair-biologische technieken in epidemiologisch onderzoek, waardoor niet alleen het fenotype maar ook het genotype bestudeerd kan worden;
- de vooruitgang in de klinische geneeskunde, met tal van nieuwe diagnostische en therapeutische mogelijkheden die de levensduur verlengd en de levenskwaliteit verbeterd hebben, hetgeen heeft bijgedragen aan de ontwikkeling van de klinische epidemiologie;
- het zodanig oplopen van de kosten van de gezondheidszorg dat het aantonen van de effectiviteit en doelmatigheid van interventies een hoge prioriteit heeft gekregen;
- het toenemende bewustzijn bij professionals en algemeen publiek dat gezondheid van de mens voor een belangrijk deel afhankelijk is van de kwaliteit van de (materiële en sociale) omgeving. Juist door menselijk toedoen is deze kwaliteit sterk teruggelopen. Hierdoor blijft er plaats voor de traditionele rol van de epidemiologie bij het aanpakken van volksgezondheidsvraagstukken.

De ontwikkelingen op medisch terrein leiden weer tot nieuwe methodologische uitdagingen en stimuleren daardoor de methodologische ontwikkelingen.

Casus 1.6 De derdegeneratieanticonceptiepil en het risico op veneuze trombose

Al spoedig na de introductie van de eerste orale anticonceptiva in 1960 werd melding gemaakt van een verhoogde kans op trombotische afwijkingen. Dit heeft geleid tot de ontwikkeling van nieuwe typen anticonceptiepillen met een lager oestrogeengehalte (maar met meer progestagenen). Na de eerste generatie pillen volgde de tweede, en later de derde. Weliswaar werd hierdoor het risico op arteriële trombose verminderd, maar voor veneuze trombose bleef een verhoogd risico bestaan. In 1998 concludeerde de Wereldgezondheidsorganisatie dat gebruiksters van moderne orale contraceptiva (met 30-40 microgram oestradiol) drie- tot zesmaal zoveel kans op veneuze trombose hebben als vergelijkbare vrouwen die de pil niet slikken. Hierbij moet wel bedacht worden dat het absolute risico laag is: van minder dan 1 geval van veneuze trombose per 10.000 persoonsjaren dat vrouwen de pil niet gebruiken tot 3 à 6 gevallen per 10.000 persoonsjaren dat vrouwen de pil gebruiken.

Over zogeheten derdegeneratiepillen zijn inmiddels zestien epidemiologische onderzoeken verschenen – zowel cohortonderzoeken als patiëntcontroleonderzoeken – waarin het risico op veneuze trombose wordt vergeleken met dat van anticonceptiepillen van de tweede generatie. Daaruit blijkt dat veneuze trombose bij gebruiksters van derdegeneratiepillen 1,5 tot 4,0 keer vaker voorkomt dan bij gebruiksters van tweedegeneratiepillen. Het risico op veneuze trombose is het hoogst in de eerste jaren dat men dit type pil gebruikt: circa 1 geval per 1000 eerste gebruiksjaren. Men vermoedt dat dit komt doordat de progestagenen in de derdegeneratiepil een ongunstig effect hebben op bepaalde stollingsfactoren in het bloed. Op grond van deze bevindingen wordt thans geadviseerd nieuwe gebruiksters van orale contraceptiva geen derdegeneratie-oralecontraceptiva te verstrekken.

(Bron: Vandenbroucke JP, Rosing J, Bloemenkamp KWM, Middeldorp S, Helmerhorst FM, Bouma BN, Rosendaal FR. Oral contraceptives and the risk of venous thrombosis. N Engl J Med 2001, 344: 1527-35.)

1.3.3 NIEUWE UITDAGINGEN: MOLECULAIRE BIOLOGIE, DEMOGRAFISCHE VERSCHUIVINGEN EN DIVERSIFICATIE VAN HET EIGEN VAKGEBIED

De epidemiologie en de epidemiologen staan de komende decennia drie belangrijke uitdagingen te wachten, met zowel kansen als bedreigingen in het verschiet.

De ontwikkelingen in de biologie

Het is duidelijk dat men met de klassieke meetmethoden in de analytische epidemiologie niet veel nieuwe successen meer zal boeken. Nieuwe ontwikkelingen uit de immunologie, de moleculaire biologie en de genetica zullen geïncorporeerd moeten worden in epidemiologisch onderzoek. Men kan dan denken aan biomarkers (bijvoorbeeld adducten van eiwitten met exogene toxische stoffen) om blootstelling te meten in plaats van vragenlijstmethoden om blootstelling te schatten. Ook het bestuderen van individuele (genetische) gevoeligheid zal bijdragen aan het identificeren van de meest kwetsbare groepen. Verder kan de epidemiologie een grotere rol gaan spelen in het ontdekken of bevestigen van de invloed van biologische factoren (bijvoorbeeld hormoonwaarden in het bloed) op gezondheid en ziekte. Door verbeterde biomedische technologieën kunnen biologische parameters steeds eenvoudiger gemeten worden, waardoor het makkelijker wordt om deze in grote epidemiologische studies te bestuderen. Op deze manier komen de klassieke 'black-box'benadering in de epidemiologie en de mechanistische benadering in de biologie dichter bij elkaar. Dit is thans goed zichtbaar in de snelle ontwikkelingen die plaatsvinden binnen de genetische epidemiologie (zie hoofdstuk 7).

Casus 1.7 Voorspellen van zwangerschapskansen bij ivf

Omdat in-vitrofertilisatie (ivf) een kostbare en voor de patiënt belastende behandeling is, is het voor de behandelend arts en voor de patiënt van belang het succes van de ivf vooraf en gedurende de behandeling goed te kunnen voorspellen. In een cohortonderzoek bij 757 Nijmeegse ivf-patiënten bleken een voorgaande zwangerschap en de leeftijd van de vrouw voorspellend voor de kans op een doorgaande zwangerschap. Maar toen een predictiemodel met deze factoren werd toegepast op een nieuwe populatie van 432 ivf-patiënten uit Eindhoven, bleek dat dit model geen generalisatiewaarde had.

Een tweede predictiemodel, bedoeld voor toepassing op het moment van terugplaatsing van de embryo's, bleek ook in de Eindhovense populatie veel beter te voldoen. Dit model bevatte de volgende factoren: voorgaande zwangerschap, het aantal bevruchte eicellen en het aantal verkregen embryo's dat voldeed aan specifieke kwaliteitsnormen. Van de vrouwen die op basis van dit model een voorspelde zwangerschapskans hadden van minder dan 10%, bleek inderdaad slechts 7% zwanger te worden, terwijl de zwangerschapskans voor de gehele groep circa 30% bedroeg. Toepassing van dit predictiemodel in de praktijk van ivf betekent dat vrouwen met een lage voorspelde kans op zwangerschap onnodige en belastende (voortzetting van) behandeling bespaard kan blijven.

(Bron: Stolwijk AM, Zielhuis GA, Hamilton CJCM, Straatman H, Hollander JMG, Goverde HJM, Dop PA van, Verbeek ALM. Prognostic models for the probability of achieving an ongoing pregnancy after in vitro fertilization and the importance of testing their predictive value. Hum Reprod 1996, 11: 2298-303.)

De ontwikkelingen in de maatschappij

In westerse samenlevingen zijn enorme verschuivingen gaande in de bevolkingskarakteristieken: vergrijzing, fertiliteitscijfers die te laag zijn om de sterfte te kunnen compenseren, etnische verschuivingen door omvangrijke migratie en vergroting van sociaaleconomische verschillen. Deze trends en de gevolgen daarvan voor de verdeling van gezondheid en ziekte zijn het voorwerp van multidisciplinair onderzoek. Epidemiologie kan daarbij een belangrijke rol blijven spelen, maar zal ook haar positie ten dele kwijtraken aan bijvoorbeeld de gedragswetenschappen.

De ontwikkelingen binnen de discipline zelf

Zoals in elke wetenschappelijke discipline in ontwikkeling neemt ook in de epidemiologie de specialisatie toe. Inhoud en methodologieontwikkeling komen steeds meer uit elkaar te liggen, met autonome aandacht voor de verbetering van methoden voor expositieschatting, meetkwaliteit, genetisch-epidemiologische methoden, dosisresponsmodellen, longitudinale designs enzovoort. Daarnaast specialiseren epidemiologen zich in specifieke toepassingsgebieden, hetzij gericht op een bepaalde categorie van ziekten, hetzij op een bepaalde categorie van determinanten. Zo kent men kankerepidemiologie, epidemiologie van veroudering, voedingsepidemiologie, infectieziektenepidemiologie en dergelijke. Ook de klinische epidemiologie heeft zich als een heel aparte specialisatie in de epidemiologie ontwikkeld. Deze vormen van specialisatie zijn onvermijdelijk, maar herbergen ook het risico dat men het zicht op het grote geheel verliest, dat niemand meer vanuit een generalistische aanpak een complex volksgezondheidsprobleem kan aanpakken en dat de resultaten van epidemiologisch onderzoek onvoldoende hun weg vinden in de praktijk van de gezondheidszorg.

Kernpunten

- De epidemiologische functie maakt inzichtelijk hoe de centrale determinant, de confounders en de effectmodificatoren de frequentie van ziekte bepalen.
- Epidemiologie bestudeert de frequentie van ziekte in menselijke populaties.
- Het object van onderzoek is ziekte, de methode van onderzoek is het vaststellen van frequenties. Object en methode worden uitgedrukt in de epidemiologische functie.
- De vraagstelling specificeert de epidemiologische functie en is een centraal onderdeel van de empirische cyclus.
- Wanneer men wil weten wat er met gezondheid en ziekte aan de hand is, praktiseert men de beschrijvende epidemiologie. De verklarende epidemiologie analyseert waarom bepaalde gezondheidsproblemen optreden, en biedt daarmee de basis om te kunnen interveniëren.
- In de verschillende stadia van het verloop van een ziekte schuilen de aangrijpingspunten voor epidemiologisch onderzoek.
- De toepassingen van epidemiologisch onderzoek zijn: adequate preventie, goede diagnostiek en prognostiek, en effectieve interventies.
- De oorsprong van de epidemiologie ligt bij Hippocrates. De introductie van de doodsoorzakenregistratie en de opkomst van de kennis van infectieziekten zijn andere markeringspunten in de geschiedenis van het vakgebied. Maar vooral het onderzoek naar roken en longkanker is bepalend geweest voor de ontwikkeling van de epidemiologie tot wat het nu als vakgebied voorstelt.
- Epidemiologie wordt thans gekenmerkt door methodologieontwikkeling en toenemende kennis van ziekten.
- Nieuwe uitdagingen voor de epidemiologie komen van de moleculaire biologie, de demografische verschuivingen en de verdere diversificatie van de epidemiologie zelf.

Aanbevolen literatuur

Cochrane AL. Effectiveness and efficiency: Random reflections on health services. London: The Nuffield Trust; 1999.
Fletcher RH, Fletcher SW. Clinical epidemiology: The essentials. 4th ed. Baltimore: Lippincott, Williams & Wilkins; 2005.
Frost WH, editor. Snow on cholera. New York: The Commonwealth Fund; 1936.
Grobbee DE, Hoes AW. Clinical epidemiology: Principles, methods, and applications for clinical research. London: Jones and Bartlett Publishers; 2009.
Hebel JR, McCarter RJ. Study guide to epidemiology and biostatistics. 6th ed. London: Jones and Bartlett Publishers; 2006.
Holland WW, Olsen O, du Florey C, editors. The development of modern epidemiology: personal reports from those who were there. Oxford: Oxford University press; 2007.
Last JM, editor. A dictionary of epidemiology. 4th ed. New York: Oxford University Press; 2000.
Morabia A, editor. History of epidemiologic methods and concepts. Basel: Birkhäuser Verlag; 2004.
Rothman KJ. Epidemiology: An introduction. New York: Oxford University Press; 2002.
Rothman KJ, Greenland S, Lash TL. Modern epidemio-

logy. 3rd ed. Philadelphia: Lippincott, Williams & Wilkins; 2008.

Stolley PD, Lasky T. Investigating disease patterns: The science of epidemiology. New York: Scientific American Library; 1995.

Szklo M, Nieto FJ. Epidemiology: beyond the basics. London: Jones and Bartlett Publishers; 2007.

Vandenbroucke JP, Hofman A. Grondslagen der epidemiologie. 6e druk. Utrecht: Bunge; 1999.

Frequentie

2

Leerdoelen

Na bestudering van dit hoofdstuk is de lezer in staat:
1. het begrip ziektefrequentie in verband te brengen met de epidemiologische functie;
2. de begrippen prevalentie en incidentie van elkaar te onderscheiden;
3. een populatie te herkennen als een cohort of een dynamische populatie;
4. tijdsdimensies te onderscheiden die van belang zijn om de ziektefrequentie te kunnen vaststellen;
5. de volgende frequentiematen te berekenen in eenvoudige situaties: prevalentie, cumulatieve incidentie, incidentiedichtheid en sterftecijfers;
6. andere relevante maten voor het beschrijven van het vóórkomen van een ziekte in een populatie te berekenen in eenvoudige situaties: letaliteitspercentage, proportioneel sterftecijfer, levensverwachting en voor kwaliteit of invaliditeit gecorrigeerd verwacht aantal levensjaren (QALY en DALY);
7. de verdeling van continue gezondheidskenmerken in een populatie te beschrijven.

2.1 Ziektefrequentie en definitie van ziekte

Ziektefrequentie begint bij de definitie van ziekte. In het vorige hoofdstuk is duidelijk gemaakt dat de epidemiologie zich richt op het bestuderen van de frequentie van ziekte in menselijke populaties, veelal in relatie tot een of meer determinanten. In formele termen betekent dit het schatten van de parameters van een regressievergelijking, de *epidemiologische functie*:

$$Z = f(D_i)$$

Het vóórkomen van de ziekte (Z) wordt aldus bestudeerd als functie van een serie van k determinanten (D_i, met i = 1, ..., k). In casus 2.1 wordt een vereenvoudigd voorbeeld gegeven van een dergelijke functie en de wijze waarop die gebruikt kan worden. Het voorbeeld gaat over determinanten van zwangerschap. In hoofdstuk 1 werd reeds gewezen op de ruime interpretatie van het begrip 'ziekte' in de epidemiologie. Hoewel zwangerschap niet als een ziekte kan worden aangemerkt, schuilt in het al dan niet zwanger worden, zeker bij een bestaande zwangerschapswens, wel degelijk een aspect van gezondheid.

In latere hoofdstukken zullen we nog vaker en uitvoeriger op die epidemiologische functie terugkomen. In dit hoofdstuk concentreren we ons op het linkerdeel van de vergelijking: het vóórkomen van ziekte. Ziekte is immers de centrale variabele in de beschrijvende en in de analytische epidemiologie. Anders gezegd: het gaat in de epidemiologie om het vóórkomen van ziekte, uitgedrukt in een epidemiologische breuk:

$$\frac{\text{aantal zieke individuen}}{\text{totaal aantal personen in de groep waaruit deze zieke individuen afkomstig zijn}}$$

Casus 2.1 Voorspellen van zwangerschapskansen bij ivf

In casus 1.7 is een onderzoek beschreven waarin prognostische modellen gemaakt zijn die voorspellen welke vrouwen die in aanmerking komen voor in-vitrofertilisatie (ivf) een goede kans op doorgaande zwangerschap hebben, en welke niet. Uit dat onderzoek kwam de volgende epidemiologische functie:

$$P(Z) = 1 / [1+e^{-(-0,3 + 0,8 \times \text{eerder zwanger} - 0,06 \times \text{leeftijd})}]$$

In woorden: de kans op een doorgaande zwangerschap P(Z) kan worden geschat met een logistische regressiefunctie (een wiskundige vergelijking die een S-vormige curve beschrijft die asymptotisch de nul en de één nadert) met intercept −0,3 en waarin de factoren 'eerdere zwangerschap' (ja = 1, nee = 0) en 'leeftijd van de vrouw' (in jaren) zijn opgenomen met een gewicht (regressiecoëfficiënt) van 0,8, respectievelijk −0,06. Deze regressiecoëfficiënten zijn schattingen op basis van het genoemde epidemiologische onderzoek. Uit dit onderzoek bleek tevens dat andere factoren, zoals de aard en duur van de infertiliteit, het basisniveau van follikelstimulerend hormoon (FSH) en de kwaliteit van het sperma, geen wezenlijke bijdrage aan de voorspelling leveren (dat wil zeggen: bij deze factoren in de vergelijking hoorde een regressiecoëfficiënt van ongeveer nul).

Dit voorbeeld blijkt overigens een beperkt realiteitsgehalte te hebben, omdat het model toen het werd toegepast in een andere populatie nauwelijks geldigheid bleek te bezitten. Was het model wel geldig geweest, dan zou bij paren die in aanmerking komen voor ivf op grond van leeftijd en eventuele eerdere zwangerschappen van de vrouw een voorspelling gedaan kunnen worden over de kans op zwangerschap via ivf. Een vrouw met indicatie ivf van 32 jaar met een eerdere zwangerschap zou dan bij toepassing van ivf een geschatte kans van 19% hebben, terwijl die kans bij een vrouw van 42 jaar zonder eerdere zwangerschap slechts 6% zou zijn. Voor een geldig model zou gelden dat deze voorspellingen goed overeenkomen met de frequentie van zwangerschap binnen de betreffende groepen vrouwen die een ivf-behandeling ondergaan. Helaas blijkt deze overeenkomst echter in de praktijk onvoldoende goed te zijn.

(Bron: Stolwijk AM, Zielhuis GA, Hamilton CJCM, Straatman H, Hollander JMG, Goverde HJM, Dop PA van, Verbeek ALM. Prognostic models for the probability of achieving an ongoing pregnancy after in vitro fertilization and the importance of testing their predictive value. Hum Reprod 1996, 11: 2298-2303.)

De epidemiologische breuk, een verhoudingsgetal, geeft de frequentie van zieken (proportie) in de populatie weer. Dit hoofdstuk gaat over de verschillende frequentiematen die in de epidemiologie worden gehanteerd: prevalentie, incidentie, verschillende sterftecijfers en enkele daarvan afgeleide maten. Het is evident dat de geschatte frequentie van een ziekte in een populatie direct afhankelijk is van de wijze waarop de ziekte wordt gedefinieerd en gemeten. Daarom is het goed eerst kort stil te staan bij de verschillende mogelijkheden om het onderliggende ziekte- of gezondheidsconcept waarvan men de frequentie wil vaststellen, te definiëren en te meten.

In de literatuur is zonder veel moeite een groot aantal verschillende definities van *gezondheid* te vinden. De bekendste is die van de Wereldgezondheidsorganisatie (WHO):

> 'A state of complete physical, mental and social well-being and not merely the absence of disease or infirmity'.

Opvallend in deze en vele andere definities van gezondheid is de tendens om gezondheid synoniem te stellen met welzijn en in positieve zin te omschrijven. 'Gezondheid is meer dan de afwezigheid van ziekte' is daarbij het motto. Een ander aspect van veel definities van gezondheid is het dynamische, procesmatige karakter ervan. Gezondheid staat daarbij voor de succesvolle respons van het individu op de wisselende uitdagingen vanuit de omgeving. Ongezondheid of ziekte is in deze visie het gevolg van het overschrijden van de grenzen van het individuele aanpassingsvermogen. Dat kan zowel het gevolg zijn van een te zware belasting als van een gereduceerde belastbaarheid. Aan het concept gezondheid worden doorgaans een somatische, een psychische en een sociale component onderscheiden.

Dergelijke omschrijvingen van gezondheid

bieden weinig houvast voor epidemiologisch onderzoek. Het begrip 'gezondheid' of 'ziekte' zal dan in een meetbare vorm geformuleerd moeten worden. Anders gezegd: het begrip moet worden geoperationaliseerd. Operationalisaties van gezondheid concentreren zich vrijwel zonder uitzondering op datgene wat in de abstracte omschrijving zo wordt verfoeid: de aan- en afwezigheid van ziekte. Afhankelijk van het motief voor het onderzoek, de vraagstelling en de praktische mogelijkheden kiest men daarbij voor een objectieve, een subjectieve of een sociale dimensie.

Bij een objectieve benadering van ziekte is er sprake van ongezondheid op het organisch niveau (disease), voor zover dat van buitenaf kan worden vastgesteld. Centraal staat de diagnose zoals die door een bevoegd deskundige (arts, fysiotherapeut, psychiater, klinisch psycholoog) wordt gesteld. Bij een subjectieve benadering van ziekte is er sprake van ongezondheid op het niveau van het individu (illness). Het gaat om de perceptie van de eigen gezondheid, de ervaren gezondheid, die mede bepalend is voor de kwaliteit van leven. Bij de derde benadering van ziekte is er sprake van ongezondheid op het sociale niveau (sickness). Het gaat daarbij om ziektegedrag, bijvoorbeeld in de vorm van ziekteverzuim of het gebruik van gezondheidszorgvoorzieningen.

Het zal duidelijk zijn dat het lastig is alle dimensies in één universele gezondheidsmaat te vangen. Afhankelijk van het gebruiksdoel dat men voor ogen heeft, zal men kiezen voor één bepaalde dimensie van gezondheid, waarvan dan in de regel slechts één aspect wordt geoperationaliseerd. *Gezondheidsmeting* bij individuen omvat in de eerste plaats alle in de gezondheidszorg gebruikelijke vormen van diagnostiek, zoals die bijvoorbeeld aan de orde komen bij anamnese, lichamelijk onderzoek, analyse van bloedparameters en beeldvormende technieken. De diagnose betreft de objectieve dimensie van gezondheid. Men moet in dit verband niet alleen denken aan de huisartspraktijk of kliniek waar diagnostiek wordt bedreven, maar ook aan de talloze vormen van vroegdiagnostiek (screening) en medische keuringen. In hoofdstuk 9 komt (vroeg)-diagnostiek als vorm van gezondheidsmeting uitvoerig aan de orde.

Metingen van gezondheid op individueel niveau kunnen doorgaans op een hoger niveau worden geaggregeerd om een indruk te krijgen van de gezondheid van groepen en subgroepen van de bevolking. Zo kan men bijvoorbeeld het percentage hartpatiënten berekenen onder de mannen tussen 40 en 50 jaar die werken bij een bekende gloeilampenfabriek in het zuiden des lands. Een dergelijke aggregatie kan zinvol zijn voor beschrijvende epidemiologie, maar ook gebruikt worden voor etiologisch onderzoek. Omdat geldigheid en betrouwbaarheid op individueel niveau in dat geval geen noodzakelijke voorwaarden zijn, doen op dit vlak talrijke aanzienlijk eenvoudiger gezondheidsmaten hun intrede. Voorbeelden van zulke maten voor gezondheid die acceptabel kunnen zijn op geaggregeerd niveau, maar die zonder aanvullende gegevens nauwelijks op individueel niveau bruikbaar zijn, zijn het ziekteverzuim, de consumptie van voorzieningen en de ervaren gezondheid als score op enkele schriftelijke vragen. De operationalisatie van een bepaalde dimensie van gezondheid of van een bepaald aspect uit een dergelijke dimensie wordt een *gezondheidsindicator* genoemd. Uit het voorgaande zal duidelijk zijn dat er een groot aantal gezondheidsindicatoren mogelijk is. Zuigelingensterfte, sterfte aan coronaire hartziekten, het voorkomen van diabetes, het aantal blindedarmoperaties, de opnamecijfers van psychiatrische ziekenhuizen en het gebruik van kalmerende middelen zijn enkele voorbeelden.

Op het eerste gezicht lijkt de objectieve dimensie van gezondheid nauwelijks voor discussie vatbaar te zijn. Immers, een bepaalde aandoening of stoornis is al dan niet aanwezig. Ziekte laat zich doorgaans echter niet aan de hand van een simpele dichotome variabele karakteriseren, omdat de grenzen tussen ziek en niet-ziek niet altijd zo scherp te trekken zijn. Ziek-zijn manifesteert zich doorgaans als een complex beeld van tekenen en symptomen, waarvan de samenstelling in de tijd verandert. Dit met de tijd veranderende beeld van de ziekte noemen we het verloop (zie ook paragraaf 1.2.7). In figuur 2.1 is het *verloop* van een aandoening schetsmatig en vereenvoudigd weergegeven.

In werkelijkheid zal er sprake zijn van een groot aantal symptomen en verschijnselen die zich bij verschillende patiënten in verschillende mate zullen voordoen. Diagnostiek is daardoor een verregaande vereenvoudiging van de complexe fenomenen die in werkelijkheid optreden en lang niet zo objectief als men veronderstelt.

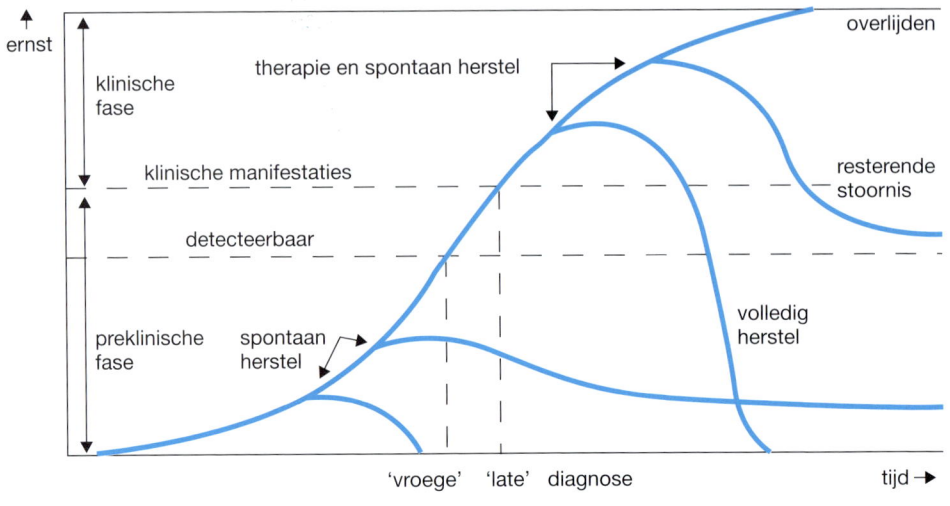

Figuur 2.1 Verschillende mogelijkheden voor het verloop van een ziekte.

Het is zaak de gehanteerde diagnostische criteria (internationaal) te standaardiseren en te operationaliseren, zodat duidelijk is wat wordt verstaan onder een bepaald ziektebeeld. De 'International Classification of Diseases' (ICD), momenteel in de tiende versie beschikbaar, vervult hierbij een belangrijke functie. Voor de epidemiologisch onderzoeker is een uitvoerige beschrijving van de gehanteerde diagnostische criteria, bij voorkeur gebaseerd op genoemde internationale standaarden, noodzakelijk.

Men heeft bij het vaststellen van het vóórkomen van een aandoening in een populatie op een bepaald moment overigens niet alleen te maken met variatie in verschijningsvormen van de aandoening, maar ook met variatie in de ernst van de aandoening. Dit komt doordat zieke individuen een verschillend verloop van de ziekte kunnen vertonen en zich bovendien in een verschillende fase van dat verloop kunnen bevinden.

Gezondheidsindicatoren die zijn gefundeerd in de objectieve dimensie van gezondheid, zoals maten van sterfte en ziekte, worden in dit hoofdstuk uitvoerig behandeld, omdat ze frequent worden gebruikt in epidemiologisch onderzoek. Ook indicatoren voor subjectieve gezondheid en ziektegedrag worden in epidemiologisch onderzoek gerapporteerd. Men moet dan denken aan bijvoorbeeld beperkingen in activiteiten, ervaren gezondheid, medische consumptie en ziekteverzuim. Het meten van beperkingen in activiteiten heeft in epidemiologisch onderzoek zin als maat voor de ernst van een chronische aandoening, maar bijvoorbeeld ook wanneer men het effect van interventies in de fysiotherapie of de revalidatiegeneeskunde wil evalueren. Voor dit doel is een groot aantal gestandaardiseerde meetinstrumenten ontwikkeld in de vorm van interviews, schriftelijke vragenlijsten en observatieschalen. Zo zijn er bijvoorbeeld vele instrumenten die zich richten op de activiteiten van het dagelijks leven (ADL) en zijn er verschillende pijnvragenlijsten.

Meetinstrumenten die de individuele beleving van beperkingen in activiteiten aan de orde stellen, worden gebruikt in het onderzoek naar *kwaliteit van leven* (quality of life). Er zijn inmiddels veel instrumenten beschikbaar voor het meten van de aan gezondheid gerelateerde kwaliteit van leven, variërend van generiek (integraal toepasbaar op alle mogelijke gezondheidsproblemen, ongeacht hun aard en ernst, en zonder onderscheid te maken naar dimensies), via domeinspecifiek (toepasbaar op het lichamelijke, het psychische dan wel het sociale domein van verschillende aandoeningen), tot ziektespecifiek (toepasbaar bij specifieke aandoeningen en/of patiëntengroepen).

De essentie van de subjectieve dimensie van gezondheid is, dat hierin centraal staat hoe een individu de eigen gezondheid beoordeelt. Daarom ligt het voor de hand rechtstreeks hiernaar te vragen. In ons land wordt daarvoor soms de Vragenlijst Onderzoek Ervaren Gezondheid (VOEG) gebruikt. Deze lijst bestond oorspronkelijk uit 48 klachten, maar daaruit is later een verkorte versie van 21 items gemaakt. In de literatuur beschouwt men de VOEG als indicator van algemeen onwelbevinden met betrekking tot de gezondheid. Daarbij is er nog enige controverse over de vraag of dit alleen de lichamelijke aspecten dan wel tevens de psychische en sociale aspecten van de gezondheid betreft. De 'General Health Questionnaire' (GHQ), in Nederland gebruikt onder de titel Algemene Gezondheidsvragenlijst, is een voorbeeld van een indicator van de subjectieve dimensie van gezondheid die zich juist richt op het psychische domein.

Indicatoren van de sociale dimensie van gezondheid liggen onder meer in de sfeer van de medische consumptie. De achterliggende gedachte is, dat, althans op het niveau van populaties, een relatief slechte gezondheid gepaard zal gaan met een verhoogd gebruik van voorzieningen. Medische consumptie kan in gebruiksfrequentie of in geld worden uitgedrukt. Een ander voorbeeld van een indicator van de sociale dimensie van gezondheid is het geregistreerde ziekteverzuim. Grofweg is daarbij de gedachte: hoe hoger het verzuim, hoe ongezonder men zal zijn. In principe kan deze redenering gelden voor zowel het individu als voor bijvoorbeeld de groep werkers in een bepaalde bedrijfstak. Toch is ziekteverzuim een moeilijk te interpreteren en waarschijnlijk minder valide indicator van gezondheid.

2.2 Ziektefrequentie: bestaande of nieuwe ziektegevallen

De epidemioloog richt zich op het vóórkomen onder groepen mensen van verschijnselen die met gezondheid en ziekte samenhangen. Het gaat daarbij om de frequentie waarmee bepaalde toestanden (zoals ziek-zijn) of gebeurtenissen (zoals het krijgen van de ziekte) zich in de bestudeerde populatie voordoen. Per individu wordt vastgesteld of de ziekte al dan niet aanwezig is en vervolgens wordt geteld hoeveel zieke individuen er in de totale groep zijn. Aldus ontstaat de epidemiologische breuk.

Afhankelijk van de manier waarop het aantal zieken wordt vastgesteld en de groep waaruit deze afkomstig zijn wordt afgebakend, kan de epidemiologische breuk verschillende gedaanten aannemen. Het belangrijkste onderscheid daarbij is dat tussen prevalentie en incidentie. *Prevalentie* heeft betrekking op het aantal personen dat op een bepaald moment ziek is. Dit aantal wordt dan gedeeld door het aantal personen in de populatie waartoe de ziektegevallen behoorden. *Incidentie* daarentegen heeft betrekking op het aantal personen dat ziek wordt in een bepaalde periode. Men deelt dan deze nieuwe ziektegevallen door het aantal personen in de populatie aan het begin van (of tijdens) die periode. Frequentiematen zijn tevens risicomaten: ze geven voor de mensen die tot de desbetreffende groep behoren aan wat de kans is op het krijgen respectievelijk het hebben van een ziekte.

Alvorens dieper in te gaan op de diverse frequentiematen die in het epidemiologisch onderzoek worden gebruikt, dient eerst te worden stilgestaan bij de typen populaties die kunnen worden onderscheiden en bij het belang van het begrip 'tijd'.

2.3 TYPEN POPULATIES: COHORT OF DYNAMISCHE POPULATIE

Naast de teller van de epidemiologische breuk is ook de noemer van groot belang: het aantal mensen in de populatie waarin de ziektegevallen worden geteld. Bij het samenstellen van deze populatie heeft men twee mogelijkheden: men gaat uit van een cohort of men bakent een dynamische populatie af.

2.3.1 COHORT

Een *cohort* is een gesloten populatie. Het lidmaatschap van een cohort wordt bepaald door een bepaalde gebeurtenis en is van onbeperkte duur. 'Eens in een cohort, altijd in een cohort', is een stelling die dit principe kernachtig beschrijft. Voorbeelden van cohorten zijn:
1 de kinderen van vrouwen die aan een bepaald wetenschappelijk onderzoek hebben deelgenomen;
2 degenen die in een bepaald gebied in een bepaalde periode werden geboren;

3 degenen die werden opgenomen in een vergelijkende studie naar de werking van diverse pijnstillers;
4 de patiënten die in een bepaalde periode een bepaalde huisarts bezochten met griepklachten;
5 degenen die in september van een bepaald jaar met een opleiding in de gezondheidszorg begonnen.

Voor ieder individu is er een tijdstip (t_0) waarop men in het cohort wordt opgenomen. Dit tijdstip kan voor ieder lid van het cohort hetzelfde kalendertijdstip zijn (zoals in voorbeeld 5), maar dit behoeft niet het geval te zijn (zoals in de andere voorbeelden). Doorgaans wordt het moment van optreden van de gebeurtenissen in een cohort uitgedrukt ten opzichte van t_0, en derhalve in *cohorttijd* in plaats van in *kalendertijd*. Bij een volledige follow-up weet men vanaf t_0 tot aan het einde van de onderzoeksperiode precies wat er met de leden van het cohort gebeurde (in termen van gezondheidsuitkomsten). Met het verstrijken van de tijd stijgt de gemiddelde leeftijd van de leden van het cohort en wordt de omvang steeds kleiner doordat er leden overlijden. Ook komt het voor dat mensen verhuizen, door een huwelijk van naam veranderen, of verdere deelname aan de studie weigeren, waardoor het moeilijk, respectievelijk onmogelijk wordt van alle leden van het cohort de gewenste informatie te verkrijgen. Behalve door dergelijke ongewenste 'loss to follow-up', zal de follow-up van leden van een cohort tevens op reguliere wijze eindigen bij:
– overlijden;
– het diagnosticeren van de bestudeerde aandoening;
– het einde van de gegevensverzameling voor de desbetreffende studie.

Hoewel het lidmaatschap van een cohort van onbeperkte duur is, zijn er dus verschillende – ongewenste of reguliere – manieren waarop de follow-up van een lid van het cohort kan worden beëindigd.

2.3.2 DYNAMISCHE POPULATIE

In tegenstelling tot het cohort heeft de *dynamische populatie* een 'open' karakter. Het lidmaatschap hangt samen met een bepaalde toestand en eindigt zodra een individu niet meer in deze toestand verkeert. Het lidmaatschap van een dynamische populatie is derhalve van variabele duur. Voorbeelden van dynamische populaties zijn:
1 de inwoners van Utrecht;
2 de bewoners van een bepaald gebied die na het krijgen van een hartaanval zouden worden opgenomen in een bepaald ziekenhuis;
3 de patiënten van een vijftal huisartspraktijken;
4 de grieppatiënten boven de 55 jaar in Eindhoven en omgeving;
5 de studenten aan de Universiteit Maastricht.

In tegenstelling tot die van een cohort, behoeven de kenmerken van een dynamische populatie niet te veranderen met de tijd. Zo kan de leeftijdssamenstelling van een dynamische populatie constant blijven, terwijl een cohort steeds ouder wordt. Hetzelfde geldt voor de andere kenmerken van een dynamische populatie. Een dergelijke dynamische populatie noemt men stabiel. Dat de dynamische populatie stabiel is, is een aanname die steeds (impliciet) ten grondslag ligt aan de hieronder te behandelen frequentiematen en tevens aan de associatiematen die in hoofdstuk 3 aan de orde zullen komen. Verschillende individuen zullen in verschillende mate bijdragen aan de ervaringen van een dynamische populatie, want de samenstelling wisselt van moment tot moment. Behalve bij (ongewenste) 'loss to follow-up', doordat men er niet in slaagt de benodigde informatie van sommige leden van de populatie te verkrijgen, zal de follow-up voor een dynamische populatie op reguliere wijze eindigen bij:
– het einde van de toestand die het lidmaatschap definieert;
– overlijden;
– het diagnosticeren van de bestudeerde aandoening;
– het einde van de gegevensverzameling voor het betreffende onderzoek.

Anders dan bij het cohort, waarvan het lidmaatschap van onbeperkte duur is, markeren de eerste drie bovengenoemde reguliere gebeurtenissen die de follow-up beëindigen tevens het einde van het lidmaatschap van de dynamische populatie.

2.4 Tijd: een lastig concept

De factor tijd blijkt een lastig fenomeen bij het onderzoek naar ziektefrequenties en de interpretatie van de uitkomsten daarvan. We zullen dit aan de hand van enkele situaties illustreren.

Frequentiematen, in het bijzonder incidentiematen, zijn tevens risicomaten: ze geven voor de mensen in de betreffende groep aan wat de kans is op het krijgen van een ziekte. Hoewel het begrip 'risico' of 'kans op ziekte' voor de meeste mensen goed te begrijpen is, wordt er vaak onzorgvuldig mee omgesprongen. Wanneer men bijvoorbeeld in de krant leest dat 60-jarige vrouwen een kans van 2% hebben om te overlijden aan een hart- en vaatziekte, dan is dat getal niet te interpreteren. De reden hiervan is dat een tijdsaanduiding ontbreekt: een 2% sterftekans voor 60-jarige vrouwen zou erg hoog zijn wanneer deze betrekking had op de komende 24 uur, de komende week of zelfs het komend jaar. Maar 2% zou juist weer erg laag zijn wanneer dit getal betrekking had op het overlijdensrisico ten gevolge van hart- en vaatziekte gedurende de rest van het leven. Zonder tijdsaanduiding valt deze risicoschatting niet te interpreteren.

Het is duidelijk dat het risico toeneemt naarmate de tijdsperiode langer wordt. De theoretische waarden nemen toe van 0% voor een zeer klein tijdsinterval tot 100% voor een zeer grote tijdsspanne. Het verloop van het risico met de leeftijd kan echter sterk verschillen voor verschillende populaties en verschillende aandoeningen. Zo neemt het jaarlijkse risico op waterpokken de eerste levensjaren sterk toe, maar na de kinderjaren wordt het risico steeds kleiner. De kans op hart- en vaatziekten daarentegen neemt pas sterk toe aan het eind van het leven.

Wanneer men een cohort volgt in de tijd teneinde de frequentie van nieuwe gevallen van een ziekte vast te stellen, krijgt men te maken met het probleem dat een aantal van de cohortleden overlijdt aan andere oorzaken voordat ze de kans krijgen de ziekte in kwestie te ontwikkelen. Dit fenomeen van 'concurrerende risico's' zal verwaarloosbaar klein zijn bij een korte follow-upperiode, maar tot interpretatieproblemen leiden wanneer het cohort lang gevolgd wordt. Een soortgelijk probleem doet zich voor door 'loss to follow-up' om andere redenen (emigratie, verlies van administratieve informatie enzovoort).

Een oplossing voor het probleem van een incomplete follow-up van het cohort is de som te nemen van de individuele episoden van elke onderzoekspersoon in dat cohort. Als een populatie dertig jaar lang wordt gevolgd en een individu uit die populatie sterft na vijf jaar, dan heeft deze persoon vijf persoonsjaren bijgedragen aan de follow-up van het cohort. Andere personen zullen meer of minder jaren hebben bijgedragen, tot een maximum van dertig jaar. Op deze manier ontstaat een 'incidentiedichtheid', een begrip dat later in dit hoofdstuk nog uitvoerig aan de orde komt. Dan zal ook blijken dat deze maat voor incidentie niet zonder meer als risico te interpreteren valt, mede omdat men moet aannemen dat het onderliggende risico op ziekte in de geobserveerde jaren gelijk blijft.

Regelmatig wordt in epidemiologisch onderzoek een ziekte bestudeerd die in de loop van de tijd meer dan één keer per individu kan voorkomen. Onderzoekers moeten dan besluiten of ze alleen de eerste ziekte-episode meenemen of ook de tweede en eventueel volgende episoden. Nog lastiger wordt het bij de informatie in de noemer: welke persoonsjaren van de individuele cohortleden tellen daarin in zo'n geval wel mee en welke niet? In het algemeen doet men er goed aan in dat geval uit te gaan van het concept 'at risk' en alleen die persoonstijd te tellen waarin betrokkene daadwerkelijk risico liep op de ziekte.

Wanneer risico's uitgedrukt worden per persoonstijd, kan men voor verrassingen komen te staan als de tijdeenheid niet nauwkeurig vermeld is. Stel dat een ziektefrequentie wordt gemeten van 47 gevallen in een populatie van individuen die gezamenlijk 1580 persoonsmaanden hebben bijgedragen aan de follow-up van het onderzoek. De bijbehorende ziektefrequentie is dan 47 per 1580 persoonsmaanden, ofwel 0,03 gevallen per maand. Men had voor hetzelfde geld de ziektefrequentie in persoonsjaren kunnen uitdrukken: 47 gevallen per 132 persoonsjaren, ofwel 0,36 gevallen per jaar. Als men dit soort getallen nu vergelijkt met de getallen die voor andere populaties in de literatuur worden opgegeven en men is niet bedacht op de tijdeenheden, of deze zijn zelfs niet vermeld, dan zal men snel tot verwarrende conclusies kunnen komen.

Soms is de onderzoeker niet geïnteresseerd in de ziektefrequentie, maar in de tijd tot aan een bepaalde gebeurtenis (bijvoorbeeld de tijd tot zwangerschap in een vergelijkend onderzoek naar kunstmatige voortplantingstechnieken). Het is dan handig te weten dat (onder een aantal aannames) deze 'wachttijd' gelijk is aan de reciproke van de ziektefrequentie uitgedrukt per eenheid persoonstijd. In bovengenoemd voorbeeld zal, bij een ziektefrequentie van 0,03 gevallen per maand, de gemiddelde tijd 1 / 0,03 = 33 maanden bedragen.

Het is uit deze situatieschetsen en voorbeelden duidelijk dat het begrip tijd een lastig te hanteren concept is in epidemiologisch onderzoek. Dat heeft dan ook geleid tot verschillende ziektefrequentiematen en daarvan afgeleide maten. Bij elke berekening en interpretatie zal steeds de bijbehorende tijdsdimensie betrokken moeten worden. Een consequentie is ook dat frequentiematen zonder inzicht in de gevolgde operationalisatie en berekeningswijze weinig informatief zijn.

2.5 Maten voor ziektefrequentie

2.5.1 PREVALENTIE VOOR BESTAANDE GEVALLEN *op bep. moment*

Het deel (proportie of percentage) van de populatie waarbij een bepaalde gezondheidstoestand op een bepaald tijdstip aanwezig is, wordt de *prevalentie* van die toestand genoemd. De prevalentie van griep bestaat dus uit het aantal griepgevallen op een bepaald moment in de desbetreffende populatie. Daarbij doet het er niet toe of er sprake is van een cohort of van een dynamische populatie. Prevalentie impliceert immers een dwarsdoorsnede van de populatie, een momentopname. Deze momentopname kan voor alle leden van de populatie tegelijkertijd plaatsvinden, maar dat is niet noodzakelijk en ook niet gebruikelijk. Ter illustratie geeft figuur 2.2 het vóórkomen van een aandoening in een cohort van 10 personen weer in de 6 jaar na t_0. Het betreft hier een niet-fatale ziekte, die bij dezelfde persoon meermalen kan optreden. De prevalentie van de ziekte in kwestie is na 2, 4 en 6 jaar respectievelijk 40%, 20% en 20%. Bedenk dat een bepaald follow-upmoment voor verschillende leden van het cohort op een verschillend (kalender)tijdstip kan vallen, zoals in een onderzoek naar zwangerschapsdiabetes, waarbij t_0 het tijdstip markeert waarop vrouwen zwanger zijn geworden.

Op analoge wijze kan de prevalentie in de dwarsdoorsnede van een dynamische populatie worden bestudeerd. In een dergelijk geval zal het tijdstip niet in cohorttijd (sinds t_0) kunnen worden uitgedrukt, maar bijvoorbeeld als gemiddelde tijd die is verstreken sinds de eerste dwarsdoorsnede.

Overigens zal het in de praktijk vrijwel nooit mogelijk zijn om voor alle leden van een populatie (cohort of dynamisch) op exact hetzelfde tijdstip vast te stellen of er sprake is van een prevalent geval of niet. De essentie is dat het per individu wél gaat om een momentopname. De prevalentie is een proportie (percentage) en zal derhalve altijd liggen tussen 0 en 1 (0% en 100%). Naast de (punt)prevalentie worden in de epidemiologische literatuur nog enkele verwante maten gehanteerd. Wanneer bij een dwarsdoorsnede van een populatie wordt nagegaan of een bepaalde toestand bij een individu tot op dat moment ooit aanwezig was, spreken we van *life-timeprevalentie*. Een voorbeeld is het percentage van het aantal werknemers van een bedrijf dat ooit een bedrijfsongeval had bij het bereiken van de pensioengerechtigde leeftijd. Een andere variant is de *periodeprevalentie*, dat is het deel van de populatie dat de desbetreffende ziekte heeft gehad in een bepaalde periode. In figuur 2.2 heeft bijvoorbeeld gedurende de eerste vier jaar van de follow-up 70% van het cohort ten minste eenmaal de desbetreffende aandoening gehad. Uit figuur 2.2 is af te leiden dat de (punt)prevalentie (P) van een aandoening zowel zal samenhangen met het aantal nieuwe gevallen dat met het verstrijken van de tijd ontstaat, als met de gemiddelde duur van de aandoening. Wanneer een prevalentie laag is (minder dan 10%) en er sprake is van een steady state (een constante prevalentie doordat incidentie enerzijds en genezing en sterfte anderzijds met elkaar in evenwicht zijn), kan deze prevalentie worden geschat door het product van de gemiddelde ziekteduur (T) en de hierna te behandelen incidentiedichtheid (ID):

$$P = ID \times T$$

Voor hogere prevalenties geldt:

$$P = [ID \times T] : [1 + (ID \times T)]$$

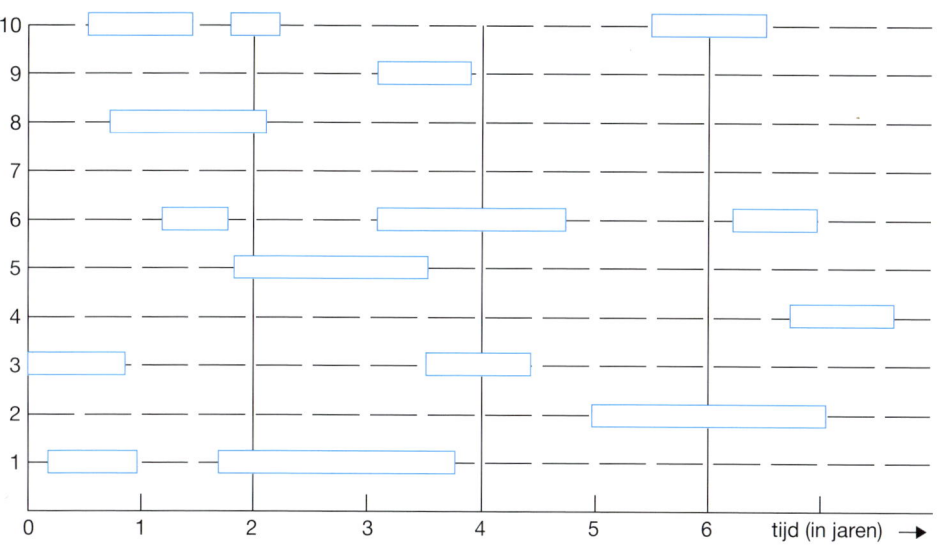

Figuur 2.2 Prevalentie van een aandoening in een cohort van 10 personen.

Merk op dat de noemer van deze formule voor lage prevalenties ongeveer één zal zijn. Bij hogere ID en/of T zal de corresponderende stijging van de prevalentie steeds minder worden. Dat komt doordat dan een substantieel deel van de onderzoekspopulatie de aandoening heeft, en deze dus niet meer kan krijgen. Prevalente gevallen vormen een geselecteerde groep: zij hebben de aandoening tot dusver overleefd, maar zijn (nog) niet genezen. Mede vanwege deze selectie zijn prevalente gevallen minder geschikt voor het doen van onderzoek naar de oorzaken van ziekten (etiologische epidemiologie). Voor wat betreft het bepalen van de behoefte aan zorg en het beslag op de beschikbare middelen, zijn prevalentiecijfers echter doorgaans juist wel het meest adequaat: genezen en overleden patiënten vormen immers geen belasting (meer) voor de gezondheidszorg.

2.5.2 INCIDENTIE VOOR NIEUWE GEVALLEN

Zoals gezegd, wordt in epidemiologisch onderzoek veelal de voorkeur gegeven aan het bepalen van de frequentie van nieuwe ziektegevallen. Daartoe dient een populatie enige tijd te worden gevolgd. De in deze periode optredende nieuwe gevallen van de aandoening worden geïdentificeerd. In meer algemene termen is de *incidentie* het deel van de bestudeerde populatie waarbij een bepaalde ziekte (of een bepaald stadium van de aandoening) in een bepaalde periode voor het eerst optreedt. Zo kan men bijvoorbeeld de incidentie van het eerste hartinfarct bestuderen, maar eveneens de incidentie van een tweede of volgend hartinfarct. Incidentie wordt per definitie bestudeerd in populaties waarvan alle leden in principe kandidaten zijn ('at risk' zijn) voor de gebeurtenissen in kwestie. Zo kan naar de incidentie van het eerste hartinfarct alleen worden gespeurd in een populatie van individuen die nog nooit een hartinfarct hebben gehad. Evenzo ligt het voor de hand om de incidentie van het tweede hartinfarct te bestuderen in een populatie van personen die eerder een hartinfarct kregen en dit overleefden. Omdat men voor het vaststellen van de incidentie afhankelijk is van gebeurtenissen die zich in een populatie voordoen wanneer deze wordt gevolgd over een bepaalde periode, zal het verschil uitmaken of men de incidentie bestudeert in een cohort of in een dynamische populatie.

Cumulatieve incidentie om de kans op ziekte te bepalen

Voor het berekenen van de *cumulatieve incidentie* (CI) worden in principe alle leden van een cohort gedurende een bepaalde periode gevolgd. Deze periode bedraagt vanaf het tijdstip t_0 – dit is doorgaans voor de leden van het cohort een verschillend kalendertijdstip – bijvoorbeeld 1, 5 of 10 jaar. Op tijdstip t_0 zijn alle leden van het cohort per definitie kandidaat voor de desbetreffende gebeurtenis. Een voorwaarde voor lidmaatschap is immers dat men 'at risk' is op t_0, dat wil zeggen dat men vatbaar is voor de aandoening in kwestie en dus op t_0 er (nog) vrij van. De cumulatieve incidentie bestaat uit het deel van de leden van het cohort (op t_0) dat gedurende de follow-up deze aandoening krijgt (zie figuur 2.3). De cumulatieve incidentie is derhalve een proportie (percentage), met als uiterste waarden 0 en 1 (0% en 100%). Voor de interpretatie van een cumulatieve incidentie dient men uiteraard de lengte van de periode te weten waarop deze betrekking heeft. Een probleem bij de interpretatie vormt de (impliciete) aanname dat er geen concurrerende ziekten of doodsoorzaken zullen zijn. Met name voor lange follow-upperioden zal deze aanname veelal niet gerechtvaardigd zijn (zie paragraaf 2.4).

Op den duur zal het deel van het cohort dat nog 'at risk' is voor het krijgen van de bestudeerde aandoening zelfs tot nul teruglopen. Het is dan wat merkwaardig om nog steeds in termen van cumulatieve incidentie naar het cohort te kijken. Om die reden wordt in langlopende cohorten toch vaak de hierna besproken incidentiedichtheid als frequentiemaat gebruikt. De lengte van de periode waarop de cumulatieve incidentie betrekking heeft, kan zowel variabel als van vaste duur zijn, afhankelijk van de wijze waarop het einde ervan is gedefinieerd. Van beide mogelijkheden volgen nu enkele voorbeelden.

Variabele periode:
1 ziekenhuismortaliteit van hartinfarctpatiënten;
2 'life-time incidence' van prostaatkanker;
3 incidentie van postnatale depressie.

Vaste periode:
1 vijfjaarsincidentie van een tweede hartinfarct onder degenen met een niet-fataal eerste hartinfarct;

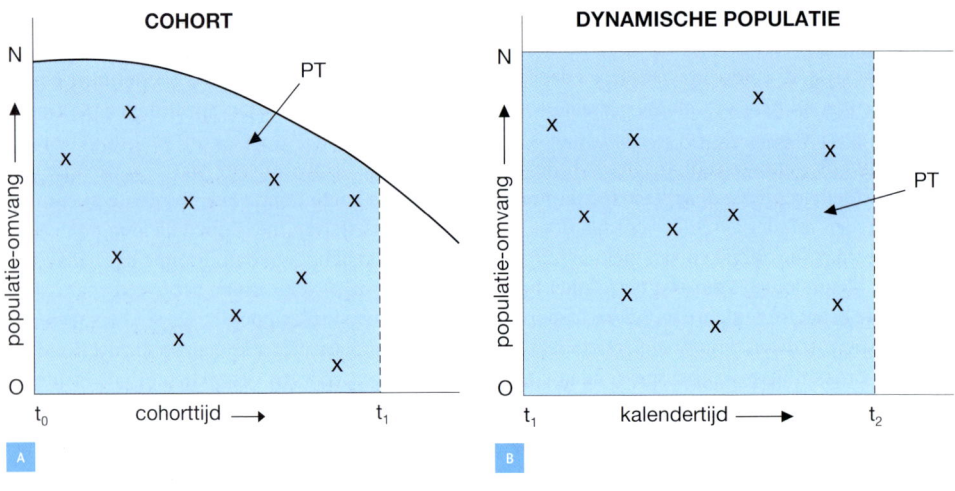

$CI = n/N$
$ID = n/PT$
$CI = ID \times \Delta T$ bij $ID < 0{,}001$ per jaar
$CI = 1 - e^{-ID \times \Delta T}$ bij constante ID
$CI = 1 - e^{-\Sigma_i (ID_i \times \Delta T_i)}$ bij variabele ID
$ID = n/PT$

CI: cumulatieve incidentie.
ID: incidentiedichtheid.
N: aantal nieuwe (incidente) gevallen (x).
N: omvang van de populatie.
PT: geobserveerde persoonstijd (oppervlak onder de curve).
ΔT: tijdsinterval waarvoor CI uit de ID wordt geschat.
Δt: tijdsinterval waarbinnen ID constant is.

Figuur 2.3 Incidentie in een cohort (A) en in een dynamische populatie (B).

2 tienjaarsoverleving na geslaagde operatie van vrouwen met borstkanker met uitzaaiingen in de lymfklieren van de oksel;
3 zuigelingensterfte (1 jaar).

Uit deze voorbeelden blijkt dat *mortaliteit* eveneens een incidentiemaat is. Daarbij is de bestudeerde gebeurtenis het overlijden. De cumulatieve incidentie van sterfte zal op den duur altijd 100% zijn, hetgeen het reeds genoemde nadeel van deze frequentiemaat andermaal duidelijk maakt. Uiteraard zal de cumulatieve incidentie van oorzaakspecifieke sterfte (bijvoorbeeld aan hart- en vaatziekten) ook bij langdurige follow-up minder dan 100% zijn.

Merk op dat de cumulatieve incidentie eveneens kan worden opgevat als het individuele *risico* (R) van een lid van het cohort op tijdstip t_0 om de gebeurtenis in kwestie (c.q. het krijgen van de ziekte) in de loop van de follow-upperiode te ondergaan. Als de cumulatieve incidentie van een tweede hartinfarct binnen vijf jaar 10% bedraagt, is dit tevens de kans die men loopt om een tweede hartinfarct te krijgen na een eerste hartinfarct te hebben gehad (en overleefd). Bedenk wel dat het daarbij om een gemiddeld risico gaat, dat gemodificeerd dient te worden wanneer er relevante karakteristieken van de patiënt in kwestie in de beschouwing worden betrokken. Zo zal het risico aanzienlijk ongunstiger uitvallen wanneer bekend is dat het gaat om een persisterend zwaar rokende 65-jarige man met een te hoge bloeddruk.

In veel epidemiologisch onderzoek speelt de cumulatieve incidentie van bepaalde gebeurtenissen een belangrijke rol. Vandaar dat veel epidemiologisch onderzoek wordt uitgevoerd binnen een cohort. In de hoofdstukken 4 en 10 zullen de desbetreffende onderzoeksvormen nader worden besproken. Bij het bestuderen van oorzaakgevolgrelaties vervullen vergelijkingen van de risico's (cumulatieve incidenties) in cohorten die zijn blootgesteld aan verschillende factoren een centrale rol. In hoofdstuk 3 wordt behandeld hoe hiertoe uit de frequentiematen (risico's) verschillende associatiematen kunnen worden berekend.

Incidentiedichtheid voor dynamische populaties en bij onvolledige follow-up van een cohort

Wanneer men niet de gelegenheid heeft een cohort een tijdlang te volgen, is men voor de kennis van de frequentie waarmee nieuwe gevallen optreden aangewezen op een dynamische populatie. De leden van een dynamische populatie worden gedurende een bepaalde tijd gevolgd teneinde de incidentie van de bestudeerde gebeurtenis (c.q. ziekte of sterfte) vast te stellen. De samenstelling van de populatie die voor deze gebeurtenis kandidaat is, wisselt in de loop van de tijd echter voortdurend. Anders dan bij een cohort het geval is, is in een dynamische populatie ook het optreden van de gebeurtenis zelf een van de mechanismen waarmee individuen aan de populatie worden onttrokken. Bijvoorbeeld: degenen die al met een hartaanval in een bepaald ziekenhuis zijn opgenomen, behoren niet meer tot de dynamische populatie die bestaat uit degenen die zouden worden opgenomen in dit ziekenhuis in geval van een hartaanval. De incidentie in een dynamische populatie wordt niet uitgedrukt ten opzichte van het aantal leden op een bepaald tijdstip (zoals bij een cohort), maar ten opzichte van de totale persoonstijd die is geobserveerd (meestal uitgedrukt in persoonsjaren). De desbetreffende maat wordt *incidentiedichtheid* genoemd (in het Engels: 'incidence density' of 'hazard rate'). De dimensie is daarmee 1/jaar (jaar^{-1}) en de waarden zullen liggen tussen 0 en ∞.

In principe wordt de incidentiedichtheid (ID) berekend door het aantal nieuwe gevallen te delen door het aantal geobserveerde persoonsjaren. Het aantal persoonsjaren komt overeen met de oppervlakte onder de curve die het verloop van de populatieomvang in de tijd weergeeft (figuur 2.3). Zo zal de observatie van 15 gevallen van blaaskanker in een dynamische populatie waarvan 5000 persoonsjaren werden gevolgd, leiden tot een incidentiedichtheid (ID) van 0,003/jaar. Uit deze berekening valt niet af te leiden of men hiervoor gemiddeld honderd personen gemiddeld vijftig jaar, dan wel gemiddeld vijfhonderd personen gemiddeld tien jaar heeft gevolgd. Incidentiedichtheid, ook wel 'force of morbidity' of 'instantaneous risk' genoemd, is een maat voor de snelheid waarmee nieuwe ziektegevallen in de populatie ontstaan. Soms is men slechts gedurende een deel van de persoonstijd 'at risk' voor de bestudeerde aandoeningen. Zo wordt de incidentiedichtheid van sportblessures bijvoorbeeld per honderd sporturen en die van ongevallen op het werk per duizend werkdagen uitgedrukt.

De incidentiedichtheid mag niet zonder meer

worden vertaald naar een individueel risico in een bepaalde periode. Onder bepaalde aannames is het echter mogelijk om uit de incidentiedichtheid in een dynamische populatie de cumulatieve incidentie (voor een fictief cohort) te berekenen. Aannemende dat de incidentiedichtheid constant is over de desbetreffende periode, geldt voor korte tijdsintervallen dat de cumulatieve incidentie (het risico) kan worden geschat uit het product van de incidentiedichtheid en de lengte van het desbetreffende tijdsinterval. In figuur 2.3 is tevens aangegeven hoe, voor langere tijdsintervallen en/of een variabele ID, de CI uit de ID kan worden berekend. Hierboven bleek reeds dat ook in (niet-fictieve) cohorten met een lange follow-upperiode het werken met incidentiedichtheden soms de voorkeur verdient. Immers, naarmate de tijd verstrijkt en een steeds groter deel van het cohort niet meer 'at risk' is, omdat men de aandoening inmiddels heeft gekregen of omdat concurrerende ziekten of doodsoorzaken zijn opgetreden, zal de cumulatieve incidentie minder informatief zijn. In figuur 2.3 is te zien hoe in een cohort de incidentiedichtheid kan worden berekend.

Veel *gezondheidsstatistiek* bestaat uit incidentiecijfers die zijn gebaseerd op een dynamische populatie. Daarbij worden geregistreerde frequenties van gebeurtenissen veelal uitgedrukt ten opzichte van demografische cijfers: het aantal inwoners van een bepaalde regio naar leeftijd en geslacht op een bepaald moment. Voorbeelden zijn: de jaarlijkse incidentie van syfilis in Amsterdam en omstreken; de maandelijkse incidentie van influenza onder 65-plussers; de jaarlijkse incidentie van borstkanker bij vrouwen boven de 40 jaar. Bij dergelijke cijfers is het niet zeker of alle geregistreerde gebeurtenissen ook daadwerkelijk optraden in de dynamische populatie waarvoor de incidentie wordt berekend. Zo kunnen bijvoorbeeld patiënten die elders wonen toevallig (men is op doorreis of op vakantie) of met opzet (de kliniek is in de betreffende aandoening gespecialiseerd) in een bepaald ziekenhuis terechtkomen. Ook de omvang en de samenstelling van de populatie waaraan de geregistreerde frequenties worden gerelateerd, zijn aan fluctuaties onderhevig. Een dynamische populatie is veelal niet volledig stabiel, en men is afhankelijk van de betrouwbaarheid en geldigheid van de beschikbare demografische gegevens, én van het moment waarop deze zijn verzameld. Immers, de individuen in de voor de gezondheidsstatistiek gebruikte dynamische populaties worden niet afzonderlijk gevolgd. Daardoor zal de schatting van het aantal geobserveerde persoonsjaren afhangen van een aantal discutabele aannames. Ook in de analytische epidemiologie wordt veelvuldig van dynamische populaties gebruikgemaakt. Dergelijke onderzoeken hebben veelal de structuur van een patiëntcontroleonderzoek. In hoofdstuk 4 worden de haken en ogen hiervan besproken.

2.5.3 STERFTECIJFERS: EEN BIJZONDERE VORM VAN INCIDENTIECIJFERS

Geheel analoog aan hetgeen in de vorige paragraaf gezegd is over de frequentiematen, kan *sterfte* zowel in een cohort als in een dynamische populatie worden bestudeerd. Sterfte (*mortaliteit*) is de incidentie van overlijden. Derhalve hebben alle eerder genoemde overwegingen bij het bepalen van de cumulatieve incidentie en de incidentiedichtheid ook betrekking op de corresponderende mortaliteitscijfers. In de analytische epidemiologie worden beide varianten naast elkaar gehanteerd, afhankelijk van onder andere de gekozen onderzoeksopzet (zie ook de hoofdstukken 4 en 6). In de beschrijvende epidemiologie wordt vrijwel altijd gekozen voor een formulering in termen van cumulatieve incidentie. Op het eerste gezicht is dit merkwaardig en op de keper beschouwd is het veelal incorrect, omdat men doorgaans uitgaat van de geregistreerde sterfte binnen een dynamische populatie, en bovendien de geobserveerde persoonstijd moet schatten op basis van demografische gegevens. Sterfte of mortaliteit is vermoedelijk de meest gebruikte indicator voor de volksgezondheid. De achterliggende gedachte is dat daar waar de sterfte laag is, de bevolking gezond zal zijn. Deze redenering hoeft echter lang niet altijd op te gaan. De geldigheid van sterfte als gezondheidsindicator zal onder meer afhangen van de categorie gezondheidsproblemen waarop men zich richt. Aandoeningen die niet vaak dodelijk zijn (een lage letaliteit hebben), maar een aanzienlijke en langdurige beperking en handicap ten gevolge kunnen hebben, zijn met deze indicator niet goed te karakteriseren. De populariteit van mortaliteit als gezondheidsindicator op geaggregeerd niveau is voor een groot deel te verklaren uit het feit dat sterfgevallen relatief eenvoudig en eenduidig te registreren zijn. In veel landen gebeurt dat dan ook al geruime tijd, en een vergelijking van sterftecijfers is veelal de enige manier waarop de gezondheid van landen onderling kan worden vergeleken. In publicaties over beschrijvend epidemiologisch onderzoek en de gezondheidsstatistiek kan men verschillende maten voor sterfte aantreffen. Een aantal hiervan wordt hierna besproken.

Brutosterftecijfers voor een eerste indruk

Een *brutosterftecijfer* beschrijft het aantal overledenen gedurende een bepaalde periode (meestal één jaar) in een bepaalde populatie. Veelal wordt dit getal uitgedrukt per 100.000 personen van de desbetreffende populatie. Dergelijke cijfers kunnen worden berekend voor verschillende perioden en voor verschillende populaties. Brutosterftecijfers zijn alleen dan onderling vergelijkbaar als de samenstelling wat betreft bijvoorbeeld leeftijd en geslacht van de populaties goed met elkaar overeenkomt. Immers, dat een populatie die relatief veel ouderen bevat een hoog brutosterftecijfer heeft, zegt nog weinig over de vraag of de leeftijdspecifieke sterfte hoog is in vergelijking tot een andere populatie.

Leeftijdspecifieke sterfte omdat leeftijd zo sterk met sterfte samenhangt

Omdat sterfte nauw samenhangt met leeftijd, worden de sterftecijfers veelal gespecificeerd voor bepaalde leeftijdscategorieën. Afhankelijk van de grootte van de populatie waarover deze worden berekend en van het gebruiksdoel, worden veelal categorieën van vijf, tien of vijftien jaar gebruikt. Andere vormen van het *leeftijdspecifieke sterftecijfer* zijn opgenomen in tabel 2.1. Ook deze sterftecijfers worden berekend over een bepaalde periode en worden bijvoorbeeld uitgedrukt per 10.000 of 100.000 personen van de desbetreffende populatie. De in tabel 2.1 opgesomde leeftijdspecifieke sterftecijfers in het eerste levensjaar worden door de WHO opgevat als een betrouwbare indicator van de kwaliteit van de totale gezondheidszorg, met name voor ontwikkelingslanden. In één adem wordt veelal ook melding gemaakt van de moederlijke sterfte. Dat cijfer betreft de sterfte onder vrouwen tengevolge van complicaties ontstaan tijdens hun zwangerschap, dan wel tijdens of vlak na de bevalling. De moederlijke sterfte is in feite geen leeftijdspecifiek, maar een oorzaakspecifiek sterftecijfer.

Gestandaardiseerd

Om de gezondheid van verschillende populaties met een verschillende leeftijdsopbouw met elkaar te kunnen vergelijken, zal men toch graag de leeftijdspecifieke sterftecijfers voor elk van de populaties weer willen samenvoegen tot één getal. Dit is wat er in feite gebeurt bij het berekenen van het (voor leeftijd) *gestandaardiseerde sterftecijfer*. Daarbij worden de leeftijdspecifieke sterftecijfers zo samengevoegd dat de sterftecijfers van de populaties onderling vergelijkbaar zijn. In geval van (directe) *standaardisatie* voor leeftijd worden de leeftijdspecifieke sterftecijfers van de desbetreffende populatie (de indexpopulatie) toegepast op de leeftijdsverdeling van een gekozen standaardpopulatie. Het resultaat is de verwachte sterfte in de standaardpopulatie die aanwezig zou zijn wanneer daar de leeftijdspecifieke sterftecijfers van de indexpopulatie zouden gelden. In tabel 2.2 is hiervan een eenvoudig rekenvoorbeeld gegeven. In dit voorbeeld worden twee indexpopulaties met behulp van een standaard met elkaar

Tabel 2.1	Enkele leeftijdspecifieke sterftematen
perinatale sterfte	doodgeboren of overleden binnen 1 week na de geboorte na een zwangerschap van ten minste 28 weken
neonatale sterfte	sterfte binnen 4 weken onder levendgeborenen
postneonatale sterfte	sterfte tussen 4 weken en 1 jaar onder levendgeborenen
zuigelingensterfte	sterfte binnen 1 jaar onder levendgeborenen
kindersterfte	jaarlijkse sterfte onder 1-14-jarigen
adolescentensterfte	jaarlijkse sterfte onder 15-24-jarigen

vergeleken. Omdat de opbouw van de populaties sterk verschilt, kunnen de brutosterftecijfers niet zonder meer worden vergeleken. Standaardisatie verhelpt dit euvel.

Sterftecijfers die met behulp van eenzelfde standaard zijn gestandaardiseerd, zijn in principe behalve met de standaard ook onderling vergelijkbaar. Uit tabel 2.2 blijkt dat na standaardisatie voor leeftijd de verschillen in sterftecijfers volledig verdwijnen. Uiteraard kan standaardisatie (in andere voorbeelden) er ook toe leiden dat de verschillen in sterftecijfers afnemen, toenemen of zelfs omdraaien. In het laatste geval heeft de populatie met de hoogste brutosterfte na de standaardisatie de laagste sterfte en vice versa.

Bij het vergelijken van verschillende landen of verschillende regio's binnen één land wordt veelal de sompopulatie als standaardpopulatie gekozen, zoals in tabel 2.2. Bij het bestuderen van trends in de tijd wordt veelal de bevolkingsopbouw in een jaar aan het begin of in het midden van de reeks sterftecijfers als standaard gekozen. In principe is standaardisatie niet alleen voor leeftijd maar ook voor allerlei andere variabelen mogelijk. Dit wordt echter weinig meer toegepast, omdat met de ontwikkeling en verspreiding van computers allerlei vormen van multivariabele analyse eenvoudig kunnen worden toegepast. In dergelijke analysen kan gelijktijdig voor verschillen in meerdere variabelen worden gecorrigeerd.

Een alternatieve wijze om de sterfte in twee populaties te vergelijken bestaat uit het toepassen van de in de standaardpopulatie geldende leeftijdspecifieke sterftecijfers op de leeftijdsopbouw van een indexpopulatie. Men krijgt dan de verwachte sterfte in de indexpopulatie die daar zou optreden wanneer de leeftijdspecifieke sterftecijfers van de standaardpopulatie er zouden gelden. Dit wordt het indirect gestandaardiseerde sterftecijfer genoemd. Het brutosterftecijfer in de indexpopulatie gedeeld door het indirect gestandaardiseerde sterftecijfer vormt de *standardized mortality ratio* (SMR). Een SMR van 1,25 duidt bijvoorbeeld op 25% 'oversterfte' in de indexpopulatie ten opzichte van de standaard. In principe mogen indirect gestandaardiseerde sterftecijfers, en dus ook SMR's, voor verschillende indexpopulaties niet met elkaar worden vergeleken. Ze hebben immers betrekking op verschillende populaties. Wanneer de verschillen in leeftijdsopbouw niet al te groot zijn, blijft de fout die men maakt echter binnen de perken.

Oorzaakspecifieke sterfte als het om de inhoud gaat

Sterfte is voor epidemiologisch onderzoek naar oorzaken en gevolgen van ziekte een veel te grove indicator. Sterftecijfers worden daarom veelal eveneens voor verschillende oorzaken afzonderlijk gegeven, al dan niet voor leeftijd gestandaar-

Tabel 2.2 Voorbeeld van standaardisatie van sterftecijfers (uitgedrukt per 100.000 per jaar)				
	leeftijd	indexpopulatie A	indexpopulatie B	standaardpopulatie
jong	sterfgevallen	50	5	55
	omvang	10.000	1000	11.000
oud	sterfgevallen	4	40	44
	omvang	1000	10.000	11.000
totaal	sterfgevallen	54	45	99
	omvang	11.000	11.000	22.000
bruto-sterftecijfer		491/100.000	409/100.000	450/100.000
gestandaardiseerd sterftecijfer		450/100.000	450/100.000	450/100.000

Verwacht aantal sterfgevallen in de standaardpopulatie op grond van de leeftijdspecifieke sterfte in indexpopulatie A:
[50/10 000 x 11 000] + [4/1000 x 11 000] = 99.
Gestandaardiseerd sterftecijfer: 99/22 000 = 450/100 000.
(Bron: bewerkt naar: Rothman KJ. Modern epidemiology. Boston: Little, Brown & Company; 1986.)

diseerd. Dergelijke cijfers worden meestal berekend op basis van de in veel landen verplichte registratie van doodsoorzaken. Eén voorbeeld van *oorzaakspecifieke sterfte* is al genoemd: de moederlijke sterfte. Andere voorbeelden zijn: kankersterfte; sterfte ten gevolge van ongevallen op de openbare weg; sterfte door zelfdoding. De waarde van dergelijke cijfers zal nauw samenhangen met de geldigheid en betrouwbaarheid waarmee de desbetreffende doodsoorzaak wordt geregistreerd. De doodsoorzaak zal vaak niet zonder meer duidelijk zijn. Dat komt allereerst doordat niet altijd voor het overlijden de juiste diagnose is gesteld en obductie (pathologisch onderzoek na het overlijden) slechts weinig wordt toegepast. Ten tweede is de geregistreerde primaire doodsoorzaak (ook wel het 'grondlijden' genoemd) het resultaat van een vaak complexe redenering. Het gaat er daarbij om de aandoening te kiezen die de aanleiding was tot de reeks gebeurtenissen die de dood tot gevolg had. Die keuze is soms discutabel, in het bijzonder bij ouderen, die veelal lijden aan verschillende chronische aandoeningen (comorbiditeit). Voor de registratie van doodsoorzaken wordt doorgaans de ICD-classificatie gehanteerd of een (vereenvoudigde) afleiding hiervan.

Letaliteitspercentage als maat voor ernst

Het *letaliteitspercentage* ('case-fatality rate') is de proportie van de patiënten met een bepaalde aandoening die ten gevolge van die aandoening overlijdt. In deze maat weerspiegelt zich de ernst van de aandoening (in vergelijking tot andere aandoeningen) en de effectiviteit van de geboden zorg (bij patiënten met dezelfde aandoeningen in verschillende centra). Het letaliteitspercentage zal echter in hoge mate afhangen van de ernst van de aandoening en dus sterk samenhangen met het deel van het spectrum van de aandoening waaruit de patiënten afkomstig zijn (zie ook paragraaf 2.1). Om die reden hoeft bijvoorbeeld het feit dat het (geringe) letaliteitspercentage van thuisbevallingen lager is dan dat van bevallingen in het ziekenhuis geen geldig argument in het voordeel van thuis bevallen te zijn. Immers, het is gebruikelijk om dreigende complicaties op te vatten als een indicatie voor een bevalling in het ziekenhuis. Met andere woorden: ziekenhuisbevallingen zijn gemiddeld riskanter.

In feite is het letaliteitspercentage de oorzaakspecifieke sterfte onder de incidente gevallen met de desbetreffende aandoening. Ook kan het letaliteitspercentage betrekking hebben op riskante interventies, zoals invasieve diagnostiek of chirurgische ingrepen. Het letaliteitspercentage wordt uitgedrukt als een cumulatieve incidentie van (oorzaakspecifieke) sterfte, waarbij niet altijd de periode is geëxpliciteerd waarop het letaliteitscijfer betrekking heeft. Een voorbeeld is het letaliteitspercentage van hart- en longtransplantaties. Dit kan in theorie zowel betrekking hebben op sterfte ten gevolge van de operatie zelf als op de sterfte aan de eruit voortkomende complicaties in de operatiekamer, tijdens de uren of dagen erna, tijdens het desbetreffende verblijf in het ziekenhuis, gedurende het jaar na de operatie, of gedurende het gehele verdere leven. Uit dit voorbeeld wordt duidelijk dat het letaliteitspercentage niet altijd goed te interpreteren valt.

Proportioneel sterftecijfer bij gebrek aan beter

Het *proportionele sterftecijfer* is het deel van alle sterfgevallen in een populatie dat het gevolg is van een bepaalde aandoening. Behalve ten opzichte van de totale sterfte, kan het proportionele sterftecijfer ook worden uitgedrukt ten opzichte van bepaalde groepen doodsoorzaken waarvan de bestudeerde aandoening deel uitmaakt. Zo kan men spreken van proportionele kankersterfte. Bijvoorbeeld de sterfte aan prostaatkanker kan zowel ten opzichte van alle sterfgevallen als ten opzichte van alle sterfgevallen ten gevolge van kanker worden uitgedrukt.

Proportionele sterftecijfers zijn bijzonder lastig te interpreteren. Immers, verschillen in proportionele sterfte kunnen niet alleen door verschillen in frequentie en letaliteit van de bestudeerde aandoening, maar ook door verschillen in frequentie en letaliteit van alle andere aandoeningen tot stand komen. Zo is bijvoorbeeld de proportionele sterfte ten gevolge van ongevallen voor 1- tot 4-jarigen bijna 40% en voor 70- tot 75-jarigen slechts ruim 2%. Toch overlijden er veel meer ouderen ten gevolge van een ongeval dan kinderen. Vanwege dit soort interpretatieproblemen moet over het algemeen aan oorzaakspecifieke sterftecijfers de voorkeur worden gegeven. Hiervoor is echter, behalve over de sterfgevallen, tevens informatie vereist over de omvang van de populatie waaruit deze sterfgevallen voortkomen. Omdat deze informatie lang niet altijd beschikbaar is, moet men zich soms met proportionele sterftecijfers behelpen.

Levensverwachting: hoe lang zal het leven (gemiddeld) nog duren?

Een alternatieve, wat positiever getinte wijze van weergeven van sterftecijfers is mogelijk in de vorm van de *levensverwachting*. Doorgaans wordt deze weergegeven als het aantal gemiddeld te verwachten levensjaren bij de geboorte. Bij de berekening hiervan wordt uitgegaan van de leeftijdspecifieke sterftecijfers voor de op elkaar volgende leeftijdscategorieën, zoals die gelden op het moment van de geboorte. De aanname is derhalve dat deze leeftijdspecifieke sterftecijfers gedurende het leven van een groep in hetzelfde jaar geborenen niet zullen wijzigen. Wanneer deze cijfers zich, bijvoorbeeld door verbetering van de gezondheidszorg, in gunstige zin ontwikkelen, is de bij de geboorte berekende gemiddelde levensverwachting in feite een onderschatting. De (resterende) levensverwachting kan op elke willekeurige leeftijd op analoge wijze worden berekend, door toepassing van de op deze leeftijd volgende, op dat moment geldende, leeftijdspecifieke sterftecijfers. Opvallend is daarbij dat de gemiddelde geschatte leeftijd bij overlijden stijgt met de leeftijd van waaruit de (resterende) levensverwachting wordt geschat. Zo zal een man die bij de geboorte een levensverwachting van 73 jaar had, op 65-jarige leeftijd bijvoorbeeld nog een levensverwachting van 14 jaar hebben. De achtergrond hiervan is dat men op 65-jarige leeftijd al 65 jaar heeft overleefd. Daarmee stijgt de kans om ouder te worden: van honderd pasgeborenen zullen er minder de 80 halen dan van honderd 65-jarigen.

Overlevingskansen en overlevingscurven, de positieve variant van letaliteitspercentages

Het complement van het letaliteitspercentage wordt gevormd door het *overlevingspercentage* of de *overlevingskans*. Dit is de proportie van de patiënten met een bepaalde aandoening die na een zekere periode nog in leven is. Veelgehanteerde voorbeelden hiervan zijn de vijf- en tienjaarsoverlevingspercentages van kankerpatiënten na behandeling. Ook hiervoor geldt een sterke afhankelijkheid van het desbetreffende deel van het spectrum van de ziekte. Zo hebben bijvoorbeeld longkankerpatiënten die bij toeval worden gediagnosticeerd een veel gunstiger vijfjaars-overlevingspercentage dan degenen die zich met duidelijke klachten en symptomen bij de longarts melden.

Een stap verder dan de berekening van de overlevingskans is het tekenen van een overlevingscurve ('survival curve'), waarin de overlevingskans wordt uitgezet tegen de tijd sinds de diagnose (of een ander logisch startpunt). In figuur 2.4 is een (enigszins triviaal) voorbeeld van een *overlevingscurve* voor verschillende categorieën diabetespatiënten gegeven. Uit deze overlevingscurve kan men het overlevingspercentage aflezen voor elke willekeurige tijdsperiode (voor zover er waarnemingen over die periode zijn gedaan). Een dergelijke curve is daarom informatiever dan een enkelvoudig overlevingspercentage. De overlevingspercentages zijn complementair aan de cumulatieve incidentie van sterfte sinds de baselinemeting van het cohort waarop de overlevingscurve betrekking heeft.

Voor het schatten van overlevingscurven zijn verschillende methoden voorhanden. In de epidemiologie gebruikt men veelal een variant zoals beschreven door Kaplan-Meier. Bij deze methode

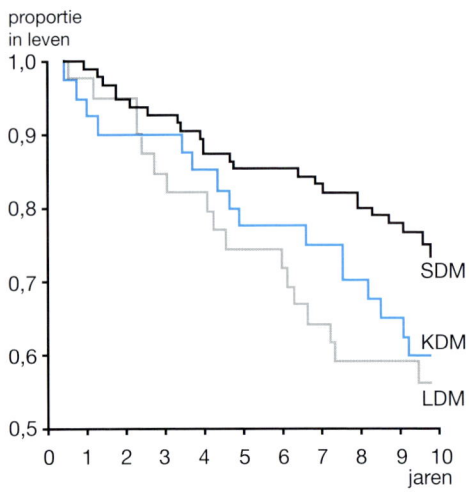

Figuur 2.4 Overlevingscurven voor diabetespatiënten met verschillende duur van de diabetes.
SDM: via screening gedetecteerde patiënten.
KDM: patiënten bekend met diabetes met een duur van 6,2 jaar of minder.
LDM: patiënten bekend met diabetes met een duur van meer dan 6,2 jaar.
(Bron: Europ J Clin Invest 2002;32:927.)

berekent men op ieder moment dat een lid van het cohort overlijdt opnieuw de proportie overlevenden. Het voordeel van de overlevingscurvebenadering is dat men niet alleen kijkt naar de proportie van het gemeten verschijnsel op een bepaald moment, maar ook naar de tijd die verstrijkt voordat dat verschijnsel optreedt (in dit geval is dat sterfte, maar men kan ook denken aan andere uitkomsten, zoals invaliditeit, genezing of zwangerschap).

'Quality-' en 'disability-adjusted life-years' als kwantiteit en kwaliteit allebei tellen

Behalve de duur van het leven, de kwantiteit, dient ook de kwaliteit ervan in de beschouwing betrokken te worden. Gezondheidszorg richt zich immers naast het verlengen van het leven, tevens in belangrijke mate op het veraangenamen ervan. Er bestaat daarom behoefte om aan de te verwachten resterende levensjaren een waarde, een weegfactor, toe te kennen. Doorgaans varieert deze weegfactor of utiliteit van 0 tot 1. Een utiliteit van 0,75 impliceert dat men vier levensjaren, doorgebracht in de betreffende conditie, uitwisselbaar acht met drie levensjaren in volledige gezondheid. Hiermee kan men de voor kwaliteit gecorrigeerde levensverwachting berekenen, uitgedrukt in *quality-adjusted life-years* (QALY's). In zekere zin levert deze benadering slechts een schijnbare exactheid op. Het staat immers allerminst vast wat de kwaliteit van het leven is, gegeven bepaalde gezondheidsproblemen en de daaruit resulterende stoornissen, beperkingen en participatieproblemen.

Inmiddels is er een aantal methoden ontwikkeld om utiliteiten te schatten, maar daar zal in het bestek van dit boek niet verder op worden ingegaan. Voor gebruik op geaggregeerd niveau, onder andere in kostenutiliteitsanalysen, raakt de QALY steeds meer ingeburgerd. Op het terrein van de volksgezondheid worden ook wel soortgelijke, maar iets eenvoudiger maten gebruikt, zoals de gezonde levensverwachting en de *disability-adjusted life-years* (DALY's).

DALY's geven het aantal jaren die iemand verliest door ziekte: dit is een optelsom van het aantal jaren verloren door vroegtijdige sterfte (verloren levensjaren) en de gezonde jaren die 'verloren' gaan door te leven met een ziekte. Met behulp van DALY's kunnen ziekten onderling vergeleken worden als het gaat om hun invloed op de volksgezondheid. In de berekening van DALY's worden namelijk vier belangrijke aspecten meegenomen: het aantal mensen dat aan de ziekte lijdt, de ernst van de ziekte, de sterfte eraan, en de leeftijd waarop de sterfte optreedt. De jaren met ziekte worden met behulp van wegingsfactoren 'gewogen' voor de ernst van de ziekte, zodat ze vergelijkbaar worden met door sterfte verloren levensjaren. Als bijvoorbeeld een ziekte een wegingsfactor van 0,5 heeft, betekent dit dat een jaar leven met deze ziekte equivalent wordt beschouwd aan een halfjaar verloren door vroegtijdige sterfte.

Op dit thema is nog een aantal variaties te vinden. De gezonde levensverwachting is het gemiddeld aantal levensjaren dat mensen mogen verwachten 'in goede gezondheid' door te brengen. Deze gezondheidsmaat combineert levensverwachting en kwaliteit van het leven in één getal. Hierbij wordt gebruikgemaakt van indicatoren die ieder een specifiek soort gezonde levensverwachting omvatten: levensverwachting in goed ervaren gezondheid (LGEG), levensverwachting zonder lichamelijke beperkingen (LZB) en levensverwachting in goede geestelijke gezondheid (LGGG).

2.6 Continue maten van gezondheid en ziekte: gebruik van het gemiddelde

Vaak wordt de afhankelijke variabele in epidemiologisch onderzoek, ziekte, uitgedrukt op een dichotome schaal (ziek versus niet-ziek). De verdeling van ziekte in de populatie laat zich dan eenvoudig beschrijven aan de hand van de aantallen (proporties) zieken. Sommige aspecten van ziekte en gezondheid worden echter niet op een dichotome, maar op een continue schaal gemeten. Voorbeelden zijn bloeddruk, longfunctie, gehoorverlies, cognitief functioneren en kwaliteit van leven. Uiteraard zou elk van deze continue variabelen teruggebracht kunnen worden tot een dichotome variabele (bijvoorbeeld hypertensie ja/nee; kwaliteit van leven goed/slecht), maar dat zou een verlies van informatie betekenen hetgeen niet altijd wenselijk is. In dat geval kan ook de continue variabele zelf als afhankelijke variabele in de epidemiologische functie worden opgenomen. Het linkerlid van de functie is dan niet de kans op ziekte (als proportie berekend), maar het gemiddelde van de betreffende variabele. Overigens wordt dan ook de vorm van de functie anders: de wiskundige vergelijking wordt een *lineaire regressiefunctie* in plaats van een logistische regressiefunctie.

De verdeling van een variabele die op een continue schaal wordt gemeten, laat zich kernachtig samenvatten door twee maten: een maat voor de centrale waarde waaromheen de waarnemingsuitkomsten zich groeperen, en een maat voor de spreiding in de waarnemingen.

Voorbeelden van centrale tendentiematen zijn:
- het *gemiddelde*, de som van alle meetuitkomsten, gedeeld door het aantal metingen;
- de *mediaan*, de waarde waar 50% van de meetuitkomsten boven en eveneens 50% van de meetuitkomsten onder ligt;
- de *modus*, de meetwaarde die het vaakst voorkomt.

Voorbeelden van spreidingsmaten zijn:
- de *standaarddeviatie* (SD) van de gemiddelde meetwaarde, dit is bij benadering de absolute waarde van het gemiddelde verschil tussen de individuele meetuitkomsten en de gemiddelde waarde van alle meetuitkomsten;
- de *interpercentielspreiding*, een zone gemarkeerd door twee meetuitkomsten, waarbinnen een bepaald percentage van de waarnemingen valt;
- de *range*, de afstand tussen de hoogste en de laagste meetwaarde.

Welke centrale tendentiematen en spreidingsmaten berekend mogen worden, hangt af van de schaal waarop het bewuste kenmerk is gemeten en van de vorm van de verdelingscurve van alle meetuitkomsten. Figuur 2.5 geeft bij benadering weer hoe de distributiecurven van twee willekeurig gekozen biologische variabelen – het bloedglucosegehalte en de hemoglobineconcentratie in het bloed – eruitzien.

Veel biologische kenmerken hebben, net als bloedglucose en hemoglobine, een frequentieverdeling die unimodaal (één piekwaarde) en asymmetrisch (scheef als gevolg van een overmaat aan hoge of lage waarden) is. Hoewel de natuurlijke verdeling van veel klinische variabelen de *normale verdeling* (gausskromme) vrij goed benadert, komt zij hiermee zelden exact overeen. De normale verdeling is een theoretische verdeling met unieke statistische eigenschappen. De belangrijkste hiervan is symmetrie, dat wil zeggen dat een vast percentage van de waarnemingen ligt in het gebied dat begrensd wordt door één, twee of meer standaardafwijkingen van de gemiddelde waarde ($\overline{X} \pm 1$ SD: circa 68%; $\overline{X} \pm 2$ SD: circa 95%; $\overline{X} \pm 3$ SD = circa 99%).

Voorwaarde voor het gebruik van een continue variabele als afhankelijke variabele in een epidemiologische regressiefunctie is dat de verdeling van de betreffende variabele ongeveer normaal is. Scheve verdelingen laten zich vaak goed 'normaliseren' door op de oorspronkelijke waarde voor ieder individu een transformatie toe te passen. Dit kan een logaritmische transformatie (ln = natuurlijke logaritme) zijn, een worteltransformatie of een ander type transformatie, afhankelijk van de mate van scheefheid van de verdeling.

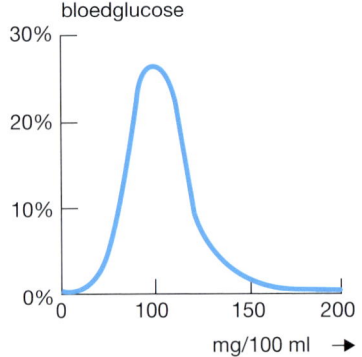
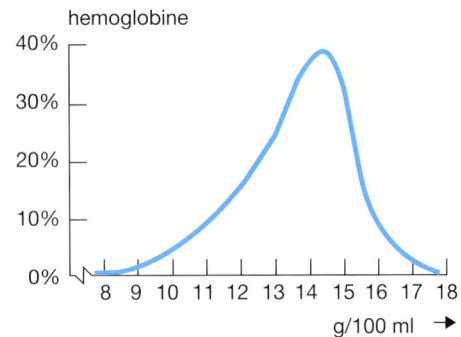

Figuur 2.5 Voorbeelden van frequentieverdelingen van klinische parameters in de open bevolking: bloedglucose en hemoglobine.

2.7 Toepassingen: beschrijvende epidemiologie en gezondheidsstatistiek

De beschrijvende epidemiologie richt zich op het vastleggen van indicatoren van gezondheid en ziekte in populaties. Hiermee wordt inzicht verkregen in het vóórkomen van ziekte onder de bevolking en de trendmatige ontwikkelingen hierin. Dergelijke informatie maakt deel uit van de *gezondheidsstatistiek*.

Wetenschappers gebruiken gezondheidsstatistiek om te zoeken naar trends in gezondheidsindicatoren (variatie in tijd, clustering in gebieden of in bepaalde bevolkingsgroepen), en om op basis daarvan hypothesen te vormen over de oorzaken van ziekten of het effect van bepaalde maatregelen. In etiologisch-epidemiologisch onderzoek (de hoofdstukken 6, 7 en 8) of in therapeutische experimenten (hoofdstuk 10) kunnen deze hypothesen vervolgens worden getoetst. Op vergelijkbare wijze geven verdelingen van deze gezondheidsindicatoren naar kenmerken van de populatie aanleiding tot het vormen van hypothesen. Voorbeelden van dergelijke kenmerken zijn: leeftijd, geslacht, etniciteit, woonplaats, beroep en sociaaleconomische status.

Beleidsmakers en managers maken gebruik van gezondheidsstatistiek om een indruk te krijgen van de behoefte aan en de doelmatigheid van de gezondheidszorg. De blik is daarbij veelal gericht op kosten en productiecijfers. Daarnaast heeft men graag van moment tot moment een genuanceerd inzicht in de beschikbaarheid en het gebruik van voorzieningen, liefst op lokaal en regionaal niveau.

Een beletsel voor het beantwoorden van actuele vragen, zowel in de sfeer van de wetenschap als in die van het management, is dat gezondheidsstatistiek weinig flexibel is. De inhoud en organisatie van de gegevensverzameling dragen in de regel sterk het stempel van het verleden, zijn soms gereguleerd door wetten en veelal zijn er omvangrijke organisaties in het leven geroepen om een continue stroom van gegevens te waarborgen. De behoefte om de resultaten door de jaren heen vergelijkbaar te houden, versterkt de behoudende trend. Iedere verandering in de wijze waarop de gegevens worden verzameld betekent immers een bedreiging voor deze vergelijkbaarheid. Omdat de politiek een grotere invloed op de gezondheidsstatistiek heeft dan de wetenschap, is het systeem van de gezondheidsstatistiek beter afgestemd op beleidsvragen dan op wetenschappelijke problemen.

Er zijn aanzienlijke verschillen tussen deelgebieden van de gezondheidsstatistiek, wat betreft de wijze van verzameling en daaraan gekoppeld de frequentie en de volledigheid waarmee de gegevens worden verkregen. Nederland kent globaal vier hoofdvormen van gegevensverzameling: verplichte registratie, registratie op vrijwillige basis, peilstations en enquêtes.

2.7.1 VERPLICHTE REGISTRATIE

Voor een aantal gezondheidsindicatoren bestaat een wettelijke *registratieplicht*. Dit is het geval voor een aantal infectieziekten en voor de doodsoorzaak bij overlijden. Daarnaast worden in ons land bevolkingsstatistieken bijgehouden op grond van de wettelijk verplichte aangiften van geboorte en overlijden. Het Centraal Bureau voor de Statistiek (CBS) vervult een belangrijke rol in het verzamelen, verwerken en publiceren van deze gegevens. Informatie over infectieziekten wordt verkregen van de Geneeskundige Hoofdinspectie voor de Volksgezondheid, waaraan artsen gevallen van bepaalde infectieziekten moeten melden. Sinds enkele jaren zijn artsen en apothekers verplicht om ernstige bijwerkingen van geneesmiddelen te melden bij het Nederlandse Bijwerkingen Centrum Lareb. Onder ernstige bijwerkingen worden bijwerkingen verstaan die aanleiding gaven tot ziekenhuisopname of verlenging daarvan, aangeboren afwijkingen, arbeidsongeschiktheid of invaliditeit, een levensbedreigende situatie of overlijden.

2.7.2 REGISTRATIE OP VRIJWILLIGE BASIS

Gegevens over een groot aantal andere onderdelen van de gezondheidsstatistiek worden eveneens in principe op basis van volledigheid verzameld, al ontbreekt de wettelijke verplichting daartoe. Dit betreft voor het merendeel productiecijfers van de gezondheidszorg, alsmede informatie over het aanbod van voorzieningen zoals die door een groot aantal instanties wordt verzameld. Omdat veel van de productiecijfers eveneens naar regio, leeftijd, geslacht en diagnose worden verdeeld, leveren deze registraties een belangrijk bijdrage aan de beschrijvende epidemiologie.

Een belangrijk voorbeeld van zo'n registratie is de Landelijke Medische Registratie (LMR), in beheer bij de organisatie Prismant. Dit is de registratie van klinische gegevens van patiënten die worden opgenomen in algemene, academische en categorale (bijvoorbeeld: kinderziekenhuis) ziekenhuizen. Van alle opgenomen patiënten wordt 99% in de LMR geregistreerd. Naast meer op management toegesneden informatie, worden in het kader van de LMR gegevens verzameld over leeftijd, geslacht en woonplaats van de patiënt, de hoofd- en nevendiagnosen, chirurgische ingrepen, aantal verpleegdagen, behandelende specialismen en of er pathologische anatomie werd verricht.

Een ander voorbeeld van vrijwillige registratie op basis van volledigheid betreft de documentatie van incidente gevallen van kanker door de regionale integrale kankercentra (IKC's).

2.7.3 PEILSTATIONS

Andere aspecten van morbiditeit worden niet door een volledige registratie in kaart gebracht, maar door *peilstations* op basis van een steekproef. De verzamelde gegevens worden geëxtrapoleerd naar de totale Nederlandse bevolking. Een voorbeeld van steekproefsgewijze registraties is de Continue Morbiditeitsregistratie die wordt verzorgd door het Nederlands Instituut voor Onderzoek van de Gezondheidszorg NIVEL op basis van een landelijk netwerk van ruim zestig huisartsen, dat 1% van de bevolking bestrijkt.

Een ander voorbeeld is het Privé-Ongevallen Registratiesysteem (PORS) dat door de Stichting Consument en Veiligheid wordt beheerd. Hierin worden de ongevallen opgenomen die niet in het verkeer of in een bedrijf plaatsvinden, en die worden behandeld in (de poliklinieken van) veertien algemene ziekenhuizen (een steekproef van 10%) met een continu bezette eerstehulpafdeling.

2.7.4 ENQUÊTES

Een andere benadering is het houden van periodieke of continue enquêtes onder een steekproef van de bevolking. Zo'n *enquête* kan schriftelijk of door middel van een (telefonisch) interview worden afgenomen. Meestal wordt steeds een nieuwe steekproef uit de bevolking getrokken. We spreken dan van dwarsdoorsnedeonderzoek. Een voorbeeld daarvan is de CBS-gezondheidsenquête die jaarlijks onder ongeveer zesduizend huishoudens wordt gehouden. Wanneer een eenmaal getrokken steekproef gedurende een aantal jaren wordt gevolgd, spreken we van een *panelonderzoek*.

Ook op regionaal niveau streeft men naar het uitvoeren van incidentele of periodieke gezondheidsenquêtes. Het opzetten en uitvoeren van deze enquêtes, alsmede het integreren van de uitkomsten in regionale gezondheidsprofielen, wordt veelal gedaan door Gemeentelijke Gezondheidsdiensten (GGD'en). Dergelijke gezondheidsenquêtes bieden in principe een goede aanvulling op de gegevens die met registraties en peilstations worden verkregen.

Veel van de in Nederland verzamelde gezondheidsstatistiek kan op het internet worden geraadpleegd via het Nationaal Kompas Volksgezondheid en de Nationale Atlas Volksgezondheid.

Kernpunten

- Om een ziektefrequentie te kunnen vaststellen, moet je eerst ziekte definiëren.
- Bepaal eerst of je bestaande of nieuwe ziektegevallen wilt tellen.
- Bepaal het type populatie: een cohort of een dynamische populatie.
- Neem de tijd om de rol van tijd te overdenken.
- Er zijn vele maten voor ziektefrequentie, de belangrijkste zijn prevalentie en incidentie.
- Prevalentiecijfers betreffen bestaande gevallen.
- Incidentiecijfers betreffen nieuwe gevallen.
- Cumulatieve incidentie voor cohorten levert direct inzicht in het ziekterisico.
- Incidentiedichtheid wordt gebruikt voor dynamische populaties en bij onvolledige follow-up van het cohort.
- Sterftecijfers zijn incidentiecijfers.
- Brutosterftecijfers geven een eerste indruk.
- Leeftijdspecifieke sterftecijfers zijn nodig omdat sterfte zo sterk met leeftijd samenhangt.
- Gestandaardiseerde sterfte wordt gebruikt om groepen met verschillende leeftijdsverdeling te kunnen vergelijken.
- Oorzaakspecifieke sterfte wordt toegepast als het om de inhoud/determinanten gaat.

- Letaliteitspercentage wordt gebruikt als maat voor ernst.
- Proportioneel sterftecijfer wordt gebruikt als je niets beters hebt.
- Levensverwachting: hoe lang zal het leven (gemiddeld) nog duren?
- Overlevingskansen en overlevingscurven zijn positief en informatief.
- 'Quality-' en 'disability-adjusted life-years' worden toegepast als kwaliteit en kwantiteit allebei tellen.
- Voor continue kenmerken van gezondheid en ziekte gebruik je het gemiddelde.
- Frequentiecijfers vinden hun toepassing in de beschrijvende epidemiologie en in de gezondheidsstatistiek.

Aanbevolen literatuur

Hollander AEM, Hoeymans N, Melse JM, Oers JAM van, Polder JJ, editors. Volksgezondheid Toekomst Verkenning 2006. Houten: Bohn Stafleu van Loghum; 2006.

Feinstein AR. Clinimetrics. New Haven: Yale University Press; 1987.

International Classification of Functioning, Disability and Health (ICF). Genève: World Health Organization; 2001.

International Statistical Classification of Diseases and Related Health Problems. 10th revision, Version for 2003. Genève: World Health Organization; 1994/2003.

McDowell I, Newell C. Measuring health: A guide to rating scales and questionnaires. 3rd ed. New York: Oxford University Press; 2006.

Miettinen OS. Theoretical epidemiology: Principles of occurrence research in medicine. New York: Wiley; 1985.

Mokkink HGA. Veelvoorkomende misverstanden rond standaarddeviaties en standaardfouten. Ned Tijdschr Geneeskd 2002, 146: 255-9.

Rothman KJ, Greenland S, Lash TL. Modern epidemiology. 3rd ed. Philadelphia: Lippincott Williams & Wilkins; 2008.

Streiner DL, Norman GR. Health measurement scales: A practical guide to their development and use. 4th ed. New York: Oxford University Press; 2008.

Westendorp RGJ. Doodsoorzaken in perspectief. Ned Tijdschr Geneeskd 1998, 142: 1950-3.

Opdrachten

2

1 *Geef bij de volgende voorbeelden aan wat de onafhankelijke en wat de afhankelijke variabelen zijn:*
   a *een studie waarbij wordt nagegaan hoe frequent coronaire hartziekten voorkomen bij mannen en vrouwen in verschillende leeftijdsgroepen;*
   b *een onderzoek waarin wordt nagegaan in hoeverre de aanwezigheid van een chronische ziekte de levensverwachting van 50-jarigen beïnvloedt;*
   c *de relatie tussen de subjectief ervaren gezondheid vóór een bezoek aan de huisarts en die erna;*
   d *een experiment waarin de invloed van een nieuwe pijnstiller met een ander middel wordt vergeleken op de pijnklachten van migrainepatiënten;*
   e *een studie naar de hoogte van het ziekteverzuim voor mannen en vrouwen bij ambtenaren en werknemers in de industrie.*

2 *Bekijk de in paragraaf 2.1 (casus 2.1) gepresenteerde epidemiologische functie die de kans op doorgaande zwangerschap na in-vitrofertilisatie (ivf) beschrijft.*
   Ga met behulp van deze functie na wat de kans is op een doorgaande zwangerschap voor een vrouw van 40 jaar die eerder zwanger is geweest, en wat de kans is voor een vrouw van 18 die niet eerder zwanger is geweest. Idem voor een vrouw van 70. Becommentarieer de berekende kansen.

3 *Leg aan de hand van figuur 2.1 uit wat er met het klinisch spectrum van de ziekte zal gebeuren wanneer er diagnostiek beschikbaar komt om de ziekte in een vroeger stadium te ontdekken.*

4 *Noem bij de voorbeelden van een cohort uit paragraaf 2.3.1 de gebeurtenissen die het lidmaatschap definiëren en de tijdstippen waarop dat gebeurt.*

5 *Geef bij de voorbeelden van een dynamische populatie uit paragraaf 2.3.2 aan welke toestand het lidmaatschap definieert.*

6 *Leg van de voorbeelden van paragraaf 2.5.2 uit waarom het cohorten zijn en geef aan wat het begin en het eind van de reguliere follow-upperiode is.*

7 *Leg uit of de volgende incidentiecijfers voorbeelden zijn van cumulatieve incidentie of van incidentiedichtheid:*
   a *de incidentie van het staken van de studie onder de ingeschrevenen van de open universiteit;*
   b *de incidentie van rugklachten bij de deelnemers van de 'Utrechtse rugschool' in het voorjaar van 2002;*
   c *de incidentie van aids onder kinderen van vrouwen die ooit heroïne gebruikten;*
   d *de incidentie van aids onder Amsterdamse homoseksuelen;*
   e *de incidentie van spataderen onder kappers.*

8 *Neem aan dat de leeftijdspecifieke sterftecijfers in de loop van de vorige eeuw zijn afgenomen. Zal in 1999 de gemiddelde leeftijd van de overledenen hoger, lager of gelijk geweest zijn, vergeleken met de levensverwachting bij geboorte in 1999? En hoe is dat ten opzichte van de levensverwachting bij geboorte in 1986? Verklaar uw antwoord.*

9 *Geef van de in paragraaf 2.7 besproken wijzen van gegevensverzameling aan of deze plaatsvinden in cohorten of in dynamische populaties. Wat is hiervan de consequentie?*

Zie voor de antwoorden op de opdrachten:
www.bsl.nl/epidemiologischonderzoek

3 Associatie

Leerdoelen

Na bestudering van dit hoofdstuk is de lezer in staat:
1. het begrip 'associatie' in verband te brengen met de epidemiologische functie;
2. het begrip 'determinant' toe te lichten en in verband te brengen met de epidemiologische functie;
3. de epidemiologische functie te vertalen in een passend regressiemodel;
4. een regressiecoëfficiënt uit een epidemiologische functie te gebruiken bij de berekening van epidemiologische associatiematen;
5. de volgende primaire associatiematen te berekenen in eenvoudige situaties: attributief risico, relatief risico, odds ratio;
6. de volgende afgeleide associatiematen te berekenen in eenvoudige situaties: attributieve proportie voor geëxponeerden, attributieve proportie voor de totale populatie, potentiële invloedfractie, 'number needed to treat', relatieve risicoreductie;
7. het verband met determinanten te beschrijven voor continue gezondheidsvariabelen.

3.1 De epidemiologische functie beschrijft de associatie tussen ziektefrequentie en determinanten

In de vorige hoofdstukken is duidelijk gemaakt dat de epidemiologische functie de weergave is van de vraagstelling van een epidemiologisch onderzoek. Deze weergave brengt de frequentie van ziekte in verband met een of meer determinanten:

$$Z = f(D_i)$$

In casus 3.1 wordt wederom een voorbeeld gegeven van een dergelijke functie en de wijze waarop die gebruikt kan worden. In hoofdstuk 2 hebben we ons geconcentreerd op het linkerdeel van de vergelijking: de ziektefrequentie. In dit hoofdstuk staan de *regressiecoëfficiënten* in het rechterdeel van de vergelijking centraal. Deze regressiecoëfficiënten geven het verband weer tussen de determinanten (D_i) en de ziektefrequentie Z.

Casus 3.1 Risicofactoren voor hart- en vaatziekten

Een van de eerste grote epidemiologische onderzoeken naar de determinanten van hart- en vaatziekten was de Framingham Heart Study, genoemd naar het kleine stadje Framingham in de Verenigde Staten, waar dit onderzoek in 1949 werd geïnitieerd. De totale volwassen bevolking werd gevraagd deel te nemen aan een periodiek gezondheidsonderzoek. Bij jaarlijkse of tweejaarlijkse metingen werden onder andere bloeddruk, serumcholesterol en lichaamslengte en -gewicht bepaald, en werden via uitvoerige vragenlijsten ook diverse aspecten van de leefstijl (roken, alcoholgebruik enzovoort) gemeten. Via deze metingen, en via gegevens van plaatselijke ziekenhuizen en de sterfteregistratie, kon van deze populatie nauwkeurig de incidentie van en sterfte aan

Tabel 3.1 Determinanten van hart- en vaatziekten en de bijbehorende gewichten in de Framingham Heart Study

determinant	meeteenheid categorieën	coëfficiënt mannen	coëfficiënt vrouwen
constante term	–	$b_0 = -10{,}90$	$b_0 = -12{,}59$
x_1 = leeftijd	jaren	$b_1 = 0{,}071$	$b_1 = 0{,}076$
x_2 = serumcholesterol	mg/100 ml	$b_2 = 0{,}011$	$b_2 = 0{,}006$
x_3 = systolische bloeddruk	mm Hg	$b_3 = 0{,}017$	$b_3 = 0{,}022$
x_4 = relatief gewicht	100 x gewicht/standaardgewicht	$b_4 = 0{,}014$	$b_4 = 0{,}005$
x_5 = hemoglobine	gram%	$b_5 = -0{,}084$	$b_5 = 0{,}036$
x_6 = sigaretten roken	0 = niet, 1 = < 1 pakje per dag, 2 = 1 pakje per dag, 3 = > 1 pakje per dag	$b_6 = 0{,}361$	$b_6 = 0{,}077$
x_7 = abnormaliteit op ECG	nee = 0, ja = 1	$b_7 = 1{,}046$	$b_7 = 1{,}434$

(Bron: Truett J, Cornfield J, Kannel W. A multivariate analysis of the risk of coronary heart disease in Framingham. J Chron Dis 1967, 20: 511-24.)

diverse vormen van hart- en vaatziekten worden vastgesteld. De onderzoekspopulatie is enkele decennia op deze wijze gevolgd. De volgende gegevens hebben betrekking op de eerste twaalf jaar follow-up van het cohort van 2187 mannen en 2669 vrouwen (30-62 jaar) die bij het eerste onderzoek geen coronaire hartziekte hadden. In die periode van twaalf jaar ontwikkelde zich bij 258 mannen en bij 129 vrouwen een coronaire hartziekte, wat neerkomt op een cumulatieve incidentie van 11,8% voor de mannen en 4,8% voor de vrouwen. Deze ziektefrequentie is via een logistische regressiefunctie in verband gebracht met de diverse risicofactoren. De functie had de volgende vorm:

$$P(Z) = \frac{1}{1 + e^{-(b_0 + b_1 x_1 + b_2 x_2 + b_3 x_3 + \ldots + b_k x_k)}}$$

In woorden: de kans om een hartinfarct te krijgen (P(Z)) kan worden geschat op basis van een logistische vergelijking met een constante term b_0 en een gewogen combinatie van diverse determinanten x_i, waarvan de gewichten worden weergegeven door middel van de bijbehorende coëfficiënten b_i.

De verschillende determinanten met hun codering en regressiecoëfficiënten staan, voor mannen en vrouwen afzonderlijk, weergegeven in tabel 3.1.

Met behulp van de formule en de tabel kan men bijvoorbeeld berekenen dat een vrouw van 60 jaar, met een serumcholesterolwaarde van 250 mg%, een systolische bloeddruk van 140 mm Hg, een relatief gewicht van 140, een hemoglobinewaarde van 120 g%, en die per dag 1 pakje sigaretten rookt, maar geen afwijking heeft op het ECG, een kans heeft van 85% om binnen twaalf jaar een hartinfarct te krijgen. Wanneer deze vrouw niet zou roken, maar alle andere kenmerken zouden gelijk zijn, dan zou zij een kans van 83% hebben om binnen twaalf jaar een hartinfarct te krijgen.

Voordat we dieper ingaan op verschillende manieren waarop dit verband in de epidemiologie kan worden weergegeven, zullen we eerst stilstaan bij de diverse soorten determinanten en de diverse typen regressiefuncties.

3.1.1 DETERMINANTEN ZIJN KENMERKEN DIE GEASSOCIEERD ZIJN MET DE ZIEKTE-UITKOMST

Gezondheid, in haar totaliteit of een deelaspect ervan, is, zo hebben we in het vorige hoofdstuk gezien, de afhankelijke variabele in alle vormen van epidemiologisch onderzoek. De aan- of afwezigheid van ziekte of een ziektestadium wordt in epidemiologisch onderzoek bezien als de uitkomst van een of meer op het individu inwerkende factoren, de *determinanten*. Voorbeelden van determinanten of onafhankelijke variabelen zijn: leeftijd, geslacht, vaccinatietoestand, ingestelde therapie, therapietrouw, steun van de levenspartner, bepaalde gewoonten (roken, drinken), of aspecten van de omgeving.

Veelal is gezondheid tevens als determinant in het onderzoek betrokken. Immers, een belangrijke determinant van de gezondheidstoestand in de toekomst zal de huidige gezondheid zijn. Determinanten in etiologisch onderzoek zijn grofweg in drie categorieën in te delen: gedrag, constitutie en omgeving. Tabel 3.2 geeft enkele voorbeelden van elk van deze categorieën.

Tabel 3.2	Voorbeelden van determinanten van gezondheid en ziekte	
gedrag	*constitutie*	*omgeving*
roken	bloeddruk	beroepsexpositie
drinken	gewicht	milieuvervuiling
bewegen	cholesterol	'social support'
voeding	leeftijd	sociaaleconomische klasse
'stress'	geslacht	woonomgeving

Onder het motto 'voorkomen is beter dan genezen' is er binnen de gezondheidszorg in toenemende mate aandacht voor etiologische determinanten van gezondheid en ziekte. De gedachte daarbij is dat preventie zich in het bijzonder zou moeten richten op die determinanten waarvoor geldt dat gerichte interventie zal leiden tot een verlaging van het risico op latere gezondheidsproblemen. Gezondheidsvoorlichting houdt zich met dergelijke determinanten bezig voor zover ze het individuele gedrag betreffen. Organisaties die zich bezighouden met ruimtelijke ordening, of bijvoorbeeld de bedrijfsgezondheidszorg, richten zich vooral op determinanten uit de omgeving. Constitutionele determinanten zijn soms te beïnvloeden door medische interventies (geneesmiddelen, operatie, leefstijladviezen, fysiotherapie).

Factoren als leeftijd en geslacht zijn voorbeelden van niet-beïnvloedbare determinanten. Het heeft alleen maar zin om interventies te richten op factoren die daadwerkelijk een oorzakelijke determinant zijn van het desbetreffende gezondheidsprobleem. Of beïnvloeding van een determinant mogelijk is en ook daadwerkelijk zal leiden tot een verminderd risico, moet blijken uit onderzoek. Dergelijk onderzoek is van cruciaal belang voor een adequate preventie. In de hoofdstukken 6 en 10 zal hierop nader worden ingegaan.

Soms worden etiologische determinanten uitsluitend gebruikt om individuen en groepen met een verhoogd risico voor bepaalde gezondheidsproblemen te identificeren. Of de desbetreffende factor een oorzaak is van het gezondheidsprobleem in kwestie blijft daarbij in het midden. Een bekend voorbeeld is de relatie tussen sociaaleconomische status en ziekte of sterfte. Hoewel opleiding, inkomen of status als zodanig niet tot ziekte of sterfte leiden, helpt een beschrijving van sociaaleconomische gezondheidsverschillen wel om in een bevolking die gebieden, wijken of groepen te onderscheiden die de meeste aandacht nodig hebben van de preventieve en curatieve gezondheidszorg. Een ander voorbeeld van het gebruik van etiologische determinanten is de keuring voor een beroep of een levensverzekering. De hoogte van de te betalen premie wordt in toenemende mate afgestemd op het profiel van de gezondheidsdeterminanten (het zogeheten risicoprofiel) van degene die zich voor de verzekering aanmeldt.

De verdeling van etiologische determinanten in de bevolking varieert met tijd en plaats. Voedselconsumptiepatronen bijvoorbeeld verschillen van land tot land, maar verschuiven ook van generatie op generatie. Hetzelfde geldt voor de mate van milieuverontreiniging, het gebruik van antibiotica, het aantal maanden dat baby's borstvoeding krijgen enzovoort. Voor een inzicht in de distributie van de belangrijkste risicofactoren over de bevolking is men aangewezen op de resultaten van periodieke of incidentele enquêtes onder een steekproef uit die bevolking. Voor Nederland worden deze gegevens samengevat en op het internet gepubliceerd in het Nationaal Kompas Volksgezondheid van het Rijksinstituut voor Volksgezondheid en Milieu (RIVM).

3.1.2 Confounders zijn andere determinanten die verstoren; effectmodificatoren zijn andere determinanten die een verband versterken of verzwakken

Wanneer men onderzoek doet naar *determinanten* van gezondheid en ziekte, richt men zich doorgaans op één specifieke factor waarvan men de (causale) relatie met de betreffende ziekte wil bestuderen. Men vergelijkt daartoe bijvoorbeeld de ziektefrequentie van twee groepen personen, de ene met, de ander zonder de betreffende determinant. Een verschil in ziektefrequentie tussen beide groepen duidt op een relatie tussen de determinant en de ziekte, maar kan alleen oorzakelijk geïnterpreteerd worden als beide groepen voor alle andere relevante determinanten gelijk zijn (de ceteris-paribusclausule). Een verschil in longkankerincidentie tussen een groep zware drinkers en een groep geheelonthouders zal men immers niet snel aan het gebruik van alcohol toeschrijven zolang niet duidelijk is of het percentage rokers in beide groepen gelijk is. Men noemt deze 'overige' determinanten confounders, ofwel verstorende variabelen. Een *confounder* is dus een andere determinant van de ziekte die men bestudeert, die verschillend is verdeeld over de categorieën van de determinant waarin men primair geïnteresseerd is. In epidemiologisch onderzoek is het voorkómen of corrigeren van het effect van confounders een belangrijk, maar lastig onderdeel. In hoofdstuk 5 komen we uitgebreid op het begrip *confounding* terug.

Behalve dat men aandacht moet hebben voor de overige determinanten als potentiële confounders, kunnen deze overige determinanten ook nog een rol spelen als *effectmodificator*. Effectmodificatoren zijn 'overige' determinanten die de sterkte van de relatie die men bestudeert, doen toe- of afnemen. Zo zijn er uit diverse patiënt-controleonderzoeken en cohortonderzoeken aanwijzingen gekomen dat overgewicht het risico op borstkanker verhoogt bij vrouwen na de overgang, maar dit risico juist verlaagt bij vrouwen die nog niet in de overgang zijn. De determinant 'menopauzale status' heeft dus een modificerend effect op de relatie tussen de determinant 'lichaamsgewicht' en de uitkomst 'borstkanker'. Zou men geen rekening houden met dergelijke effectmodificatoren, dan mist men het feit dat het extra risico op de betreffende ziekte niet gelijk is voor alle subgroepen. In hoofdstuk 5 komen we uitvoerig terug op het begrip effectmodificatie.

3.2 De associatie tussen determinant en ziekte laat zich beschrijven door middel van een lineaire, logaritmische of logistische regressiefunctie

Epidemiologische functies van het type $Z = f(D_i)$ beschrijven de relatie tussen de afhankelijke ziektevariabele Z en een of meer determinanten D_i. De functie is een modelmatige voorstelling van deze relatie in de (wiskundige) vorm van een regressievergelijking. In zijn meest simpele vorm beschrijft een regressievergelijking een lineaire relatie van een ziekteparameter met één determinant:

$$Z = b_0 + b_1 D_1 \tag{1}$$

Casus 3.2 geeft een voorbeeld van een dergelijke enkelvoudige *lineaire regressie*. Bij vijf niveaus van dagelijkse sigarettenconsumptie (D_1) is het bijbehorende sterftecijfer aan larynxkanker (Z) berekend en uitgezet. De regressielijn $Z = 1,15 + 0,282 \times D_1$ past vrijwel perfect bij de gegevens uit het onderzoek waarop figuur 3.1 is gebaseerd.

Het is niet moeilijk deze simpele lineaire regressiefunctie uit te breiden met een tweede determinant:

$$Z = b_0 + b_1 D_1 + b_2 D_2 \tag{2}$$

Ook dit is een rechte lijn, maar nu in een driedimensionale ruimte met de ziekteparameter Z op de verticale y-as en de twee determinanten D_1 en D_2 op de horizontale x- en z-assen. De reden om naar twee (of meer) determinanten tegelijk te kijken, is bijvoorbeeld dat een van de twee determinanten de relatie tussen de andere determinant en de ziekte verstoort (confounding; zie paragraaf 3.1 en hoofdstuk 5). Zo zou de dagelijkse alcoholconsumptie, eveneens een determinant voor larynxkanker, die bovendien geassocieerd is met de sigarettenconsumptie, een zinvolle tweede determinant zijn in het voorbeeld van casus 3.2. Door beide determinanten in het model op te nemen, krijgt men een goed beeld van de afzonderlijke bijdrage van ieder van de determinanten aan het vóórkomen van de ziekte. Anders gezegd: men schat zo de bijdrage van beide determinanten, gecorrigeerd voor confounding door de andere determinant.

Casus 3.2 Larynxkanker en roken

Figuur 3.1 laat de gegevens zien van een onderzoek naar het aantal per dag gerookte sigaretten (sig) en het voor leeftijd gestandaardiseerde sterftecijfer per tienduizend persoonsjaren voor larynxkanker (mort). De gegevens passen vrijwel perfect bij een simpele rechte lijn die algebraïsch wordt beschreven als:

Mort = 1,15 + 0,282 × sig

Het intercept (1,15) in figuur 3.1 representeert de sterfte aan larynxkanker wanneer er niet gerookt wordt. De regressiecoëfficiënt (0,282) geeft aan dat in dit model het sterftecijfer per tienduizend persoonsjaren met 0,282 doden toeneemt voor iedere extra dagelijks gerookte sigaret. Aannemend dat er verder geen andere variabelen (confounders) in het spel zijn, geeft de regressiecoëfficiënt van 0,282 het effect van sigaretten roken op de larynxkankersterfte weer. Volgens het model heeft iemand die twee pakjes per dag rookt (vijftig sigaretten) een sterftecijfer van 15,2 per tienduizend persoonsjaren. In vergelijking met tienduizend persoonsjaren niet-roken resulteren tienduizend persoonsjaren straf roken (twee pakjes per dag) in ongeveer veertien extra gevallen van larynxkankersterfte. Men kan ook zeggen dat mensen die twee pakjes per dag roken 15,2/1,15 = 13,3 keer zoveel kans lopen te sterven aan larynxkanker als niet-rokers.

Rechte lijnen, zoals ze worden beschreven met formule (1) en (2), zal men in epidemiologisch onderzoek niet zo vaak tegenkomen, omdat een rechte lijn al snel in conflict komt met de range van mogelijke waarden voor de ziekteparameter Z. Zo kan het incidentiecijfer (het sterftecijfer) nooit negatief zijn, terwijl een lineaire regressiefunctie zoals beschreven in casus 3.1 dat niet uitsluit. Eveneens geldt dat de ziektefrequentie,

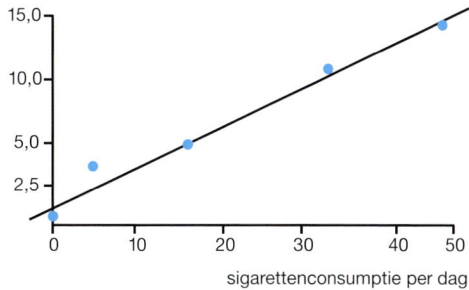

Figuur 3.1 Een lineaire regressiefunctie.
(Bron: Rothman KJ. Epidemiology, an introduction. New York: Oxford University Press; 2002. p. 182.)

uitgedrukt als een kans, per definitie begrensd wordt door de waarden 0 en 1. Voor dit soort veelvoorkomende situaties hanteert men eenvoudige transformaties van de uitkomstvariabele (Z), zodat de regressiefunctie beter past bij de feitelijke gegevens uit epidemiologisch onderzoek.

Veelvoorkomende transformaties zijn de *logaritmische regressiefunctie*:

$$\ln(Z) = b_0 + b_1 D_1 + b_2 D_2 + \ldots \qquad (3)$$

en de *logistische regressiefunctie*:

$$\ln\left(\frac{Z}{1-Z}\right) = b_0 + b_1 D_1 + b_2 D_2 + \ldots \qquad (4)$$

Merk op dat ook de getransformeerde vergelijkingen (3) en (4) in zekere zin toch voorbeelden zijn van lineaire relaties. Het rechterdeel van de vergelijking beschrijft immers een rechte lijn wanneer men de Z-as heeft getransformeerd. Om deze reden wordt de verzameling regressiefuncties die in deze paragraaf beschreven is, in de Angelsaksische literatuur wel benoemd als 'general linear models'.

De 'normale' lineaire regressiefunctie komt primair in aanmerking bij een continue, normaal verdeelde, afhankelijke Z-variabele. Als de primaire determinant dichotoom is (blootgesteld: D_1 = 1; niet blootgesteld: D_1 = 0), is de bijbehorende interpretatie relatief eenvoudig. De ziekte-uitkomst bij de blootgestelden is dan:

$$Z_1 = b_0 + (b_1 \times 1) = b_0 + b_1$$

Voor de niet-blootgestelden is de ziekte-uitkomst:

$$Z_0 = b_0 + (b_1 \times 0) = b_0$$

Het effect van de determinant op de ziekte-uitkomst drukt men dan eenvoudig uit door naar het verschil tussen blootgestelden en niet-blootgestelden te kijken:

$$Z_1 - Z_0 = (b_0 + b_1) - b_0 = b_1$$

De regressiecoëfficiënt b_1 geeft dus direct het verschil in ziekte-uitkomst tussen blootgestelden en niet-blootgestelden wanneer de gegevens passen bij een rechte lijn. Dit verschil staat in de epidemiologie bekend als het *attributief risico* (AR).

Lineaire regressie op basis van logaritmische transformatie van de afhankelijke Z-variabele – met behulp van de natuurlijke logaritme (ln) – past vooral bij continue Z-variabelen die altijd positief zijn. Bijvoorbeeld een pijnscore op een schaal van 0 tot 100. Een logaritme van een negatieve waarde is immers onmogelijk. Wanneer de primaire determinant wederom dichotoom is (blootgesteld: $D_1 = 1$; niet blootgesteld: $D_1 = 0$), dan geeft de regressiecoëfficiënt b_1 het verschil weer tussen de natuurlijke logaritmes van de ziekte-uitkomsten bij blootgestelden en niet-blootgestelden:

$$\ln(Z_1) - \ln(Z_0) = b_1$$

Men kan dit ook schrijven als:

$$\ln\left(\frac{Z_1}{Z_0}\right) = b_1, \text{ ofwel } \left(\frac{Z_1}{Z_0}\right) = e^{b_1}$$

Hieruit blijkt dat de antilogaritme (e-macht) van de regressiecoëfficiënt direct het quotiënt van ziekte-uitkomsten tussen blootgestelden en niet-blootgestelden geeft wanneer de gegevens passen bij een logaritmische functie. Dit quotiënt staat in de epidemiologie bekend als het *relatief risico* (RR).

In de epidemiologie heeft men echter vaak te maken met Z-variabelen die niet continu maar categorisch zijn. Op individueel niveau zijn er veelal zelfs maar twee uitkomsten mogelijk, bijvoorbeeld ziek en niet-ziek, overleden en in leven, hersteld en niet-hersteld, of, in het algemeen, 1 en 0. Op populatieniveau kan op basis van de uitkomsten voor een dichotome Z-variabele bij een aantal individuen de cumulatieve incidentiedistributie beschreven worden, in afhankelijkheid van een of meer determinanten. In feite geeft deze curve voor een willekeurig individu de kans op de ziekte weer bij elk niveau van blootstelling aan de determinant(en). De kans op de ziekte is in dergelijke gevallen doorgaans geen lineaire functie van de blootstelling aan een of meer determinanten. In de regel wordt de relatie tussen de kans op de ziekte en het blootstellingsniveau veel beter beschreven door een sigmoïdale (S-vormige) curve, die tot 0 nadert bij zeer lage blootstelling, en tot 1 bij zeer hoge blootstelling, en die een relatief steile stijging vertoont in het tussengebied: de *logistische regressiefunctie*. Figuur 3.2 geeft een schets van zo'n logistische functie, met de kans op ziekte P(Z) uitgezet als functie van één continue determinant.

Casus 1 beschreef reeds een voorbeeld van een dergelijke logistische regressiefunctie:

$$P(Z) = \frac{1}{1 + e^{-(b_0 + b_1 D_1 + b_2 D_2 + \ldots)}} = \frac{1}{1 + e^{-(LCD)}}$$

waarbij LCD = de lineaire combinatie van determinanten $b_0 + b_1 D_1 + b_2 D_2 + \ldots$

Dan geldt:

$$1 - P(Z) = 1 - \frac{1}{1 + e^{-(LCD)}}$$

$$= \frac{1 + e^{-(LCD)}}{1 + e^{-(LCD)}} - \frac{1}{1 + e^{-(LCD)}} = \frac{e^{-(LCD)}}{1 + e^{-(LCD)}}$$

De term 'odds' is een kansbegrip dat verwijst naar de kans op een bepaalde gebeurtenis of toestand gedeeld door het complement van die kans (1 – kans). In dit geval geldt:

$$\text{odds}(Z) = \frac{P(Z)}{1 - P(Z)} = \frac{\dfrac{1}{1 + e^{-(LCD)}}}{\dfrac{e^{-(LCD)}}{1 + e^{-(LCD)}}} = \frac{1}{e^{-(LCD)}}$$

$$= e^{+(LCD)}$$

De regels van het rekenen met (natuurlijke) logaritmen leren dan:

$$\ln \text{odds}(Z) = \ln \left[\frac{P(Z)}{1 - P(Z)} \right] = \ln e^{+(LCD)} = LCD$$

$$= b_0 + b_1 D_1 + b_2 D_2 + \ldots$$

Logaritmische transformatie van de odds van een dichotome ziektevariabele resulteert dus in een continue afhankelijke variabele die zich goed laat beschrijven als een functie van een lineaire combinatie van een of meer determinanten.

Stel nu dat D_1 in het onderzoek de centrale determinant is, met als mogelijke waarden $D_1 = 1$ (blootgesteld) en $D_1 = 0$ (niet-blootgesteld). Dan geldt voor een persoon uit de blootgestelde groep:

$$\ln \text{odds}(Z)_1 = b_0 + b_1 \times 1 + b_2 D_2 + \ldots$$
$$= b_0 + b_1 + b_2 D_2 + \ldots$$

En voor een persoon uit de niet-blootgestelde groep geldt:

$$\ln \text{odds}(Z)_0 = b_0 + b_1 \times 0 + b_2 D_2 + \ldots$$
$$= b_0 + b_2 D_2 + \ldots$$

Dat impliceert voor twee personen die uitsluitend van elkaar verschillen ten aanzien van de centrale determinant en niet ten aanzien van andere determinanten:

$$\ln \text{odds}(Z)_1 - \ln \text{odds}(Z)_0 = \ln \frac{\text{odds}(Z)_1}{\text{odds}(Z)_0}$$
$$= \ln (\text{odds ratio})$$

In dat geval geldt voor de *odds ratio* (OR) derhalve:

$$\ln OR = (b_0 + b_1 + b_2 D_2 + \ldots) - (b_0 + b_2 D_2 + \ldots) = b_1$$

ofwel:

$$e^{b_1} = e^{\ln OR} = OR$$

In een logistische regressievergelijking weerspiegelt de regressiecoëfficiënt b_1 van de centrale determinant D_1, of liever de antilogaritme (e-macht) e^{b_1} van die coëfficiënt, het zuivere effect van D_1 op de ziektevariabele Z.

Samengevat: de aard van de gegevens uit een epidemiologisch onderzoek bepaalt de vorm van de regressiefunctie tussen determinant(en) en

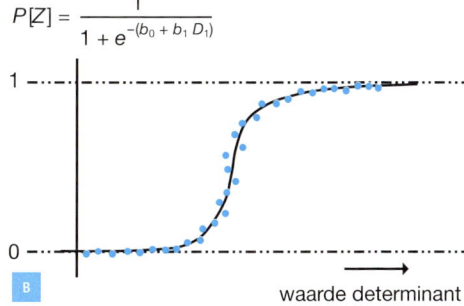

Figuur 3.2 Voorkomen van een dichotome ziektevariabele (Z) als lineaire functie (A), respectievelijk logistische functie (B) van een continue determinant (D)
A: Een slecht passende lineaire functie met de waarde van de ziekte Z (1 = ziek, 0 = niet ziek) uitgezet als functie van één continue determinant D.
B: Een goed passende logistische functie met de kans op Z uitgezet als functie van één continue determinant D.

ziektevariabele. Veelvoorkomende en veelgebruikte regressiefuncties zijn de lineaire, de logaritmische en de logistische functie. Wanneer de gegevens passen bij een van deze functies, dan kan men de bijbehorende regressiecoëfficiënt(en) eenvoudig omrekenen naar epidemiologische associatiematen.

3.3 Associatie in soorten en maten

In de epidemiologie wordt de associatie bestudeerd tussen een of meer determinanten en de frequentie van een ziekte. Hiertoe zijn veel verschillende *associatiematen* beschikbaar, die in de regel gebaseerd zijn op een combinatie van incidenties. In deze paragraaf zullen diverse veelgebruikte associatiematen de revue passeren. Daarbij wordt steeds uitgegaan van het eenvoudigste geval van één dichotome determinant (wel of niet blootgesteld) en één dichotome uitkomst (wel of niet ziek). Complexere situaties zullen in hoofdstuk 4 en 5 aan de orde komen, terwijl de wijze waarop de associatie tussen diagnostische of prognostische determinanten en ziekte wordt gekwantificeerd, zal worden besproken in hoofdstuk 9. In dit hoofdstuk beperken we ons tot de etiologische epidemiologie.

Bij de bespreking van de associatiematen zal onderscheid worden gemaakt tussen cohortonderzoek en patiëntcontroleonderzoek. Deze veelgebruikte (en andere) vormen van (analytisch) epidemiologisch onderzoek zullen in hoofdstuk 4 meer in detail worden besproken. In een cohortonderzoek worden in het blootgestelde en het niet-blootgestelde subcohort de incidente gevallen geïdentificeerd en gerelateerd aan hetzij de omvang van deze subcohorten op t_0, hetzij de in de subcohorten geaccumuleerde persoonstijd 'at risk'. In een patiëntcontroleonderzoek gaat men uit van geïdentificeerde incidente gevallen (meestal in een dynamische populatie) en gaat men hiervan de expositiestatus in het verleden na. Daarna doet men hetzelfde bij een steekproef uit dezelfde (dynamische) populatie: de controlepersonen.

In een cohortonderzoek zal het aantal nieuwe ziektegevallen gedurende de follow-upperiode vastgelegd worden. De ziektefrequentie kan dan berekend worden als de proportie van het totale cohort die ziek wordt (*cumulatieve incidentie* (CI)), of als de dichtheid van het aantal nieuwe ziektegevallen per tijdseenheid (*incidentiedichtheid* (ID)) (zie paragraaf 2.5.2).

3.3.1 HET ATTRIBUTIEF RISICO GEEFT HET RV VERSCHIL IN INCIDENTIES (CID EN IDD)

Een indruk van de associatie tussen determinant en ziekte wordt verkregen door de ziektefrequenties voor verschillende niveaus van blootstelling aan de determinant te vergelijken. In het eenvoudigste geval zijn er slechts twee expositiecategorieën: geëxponeerden (D_1) en niet-geëxponeerden (D_0). In figuur 3.3 is dit visueel voorgesteld voor een cohort en is tevens aangegeven hoe voor beide subcohorten de cumulatieve incidentie (CI) en de incidentiedichtheid (ID) kunnen worden berekend.

Om het effect van de determinant op de ziekte-uitkomst te kwantificeren, ligt het voor de hand beide incidenties van elkaar af te trekken. Dit levert het *attributief risico* (AR), ofwel het *risicover-*

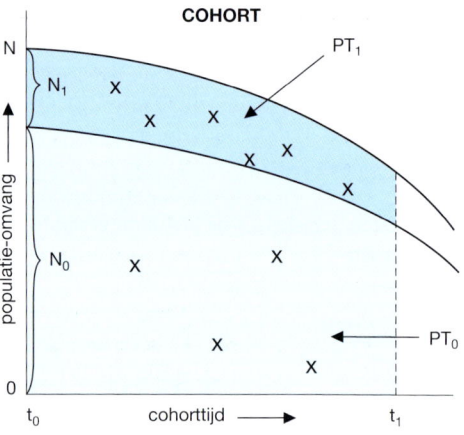

Figuur 3.3 Incidentie bij geëxponeerden en niet-geëxponeerden in een cohortonderzoek.
$CI_1 = n_1/N_1$ $\qquad ID_1 = n_1/PT_1$
$CI_0 = n_0/N_0$ $\qquad ID_0 = n_0/PT_0$
CI: cumulatieve incidentie.
ID: incidentiedichtheid.
n: aantal nieuwe, incidente gevallen (x).
N: omvang van de populatie.
PT: geobserveerde persoonstijd (oppervlak onder de curve).
1: bij geëxponeerden.
0: bij niet-geëxponeerden.

schil. Indien de geëxponeerden (D_1) en de niet-geëxponeerden (D_0) verder in alle opzichten vergelijkbaar zijn, is dit het extra risico (cumulatieve incidentie) dat voor rekening komt van de expositie:

$$AR = I_1 - I_0$$

In deze formulering veronderstelt men dat de associatie oorzakelijk (causaal) van aard is. In hoofdstuk 1 is er al op gewezen dat een causale interpretatie van associaties lang niet altijd geoorloofd is, maar in deze en de volgende paragrafen zullen we er gemakshalve van uitgaan dat dit wel het geval is in de gebruikte voorbeelden.

Zo impliceert een AR van 26 per 10.000 in tien jaar voor de associatie tussen de serumcholesterolspiegel en cardiovasculaire sterfte, dat onder personen met een hoge cholesterolspiegel er 26 per 10.000 in tien jaar zullen overlijden aan een cardiovasculaire aandoening ten gevolge van hun hoge cholesterolspiegel. Anders gezegd: binnen deze groep zou de cardiovasculaire sterfte in tien jaar 26 per 10.000 lager zijn geweest wanneer iedereen een lage cholesterolspiegel had gehad (in plaats van een hoge). Het attributieve risico wordt ook wel risicoverschil of *'risk difference'* (RD) genoemd. Specifiekere maten zijn het *'cumulative incidence difference'* (CID) en het *'incidence density difference'* (IDD). Bij de berekening van het attributief risico kan de incidentie (I) zowel zijn gemeten als cumulatieve incidentie (CI) als in de vorm van incidentiedichtheid (ID).

Indien de determinant een bepaalde interventie is, gebruikt men als afgeleide associatiemaat ook wel de reciproke (1/AR). Deze drukt dan het aantal personen uit die behandeld moeten worden om bij één persoon de beoogde uitkomst (bijvoorbeeld genezing) te realiseren. Deze maat staat bekend als *'number needed to treat'* (NNT = 1/AR). Een NNT van 385 in het bovenstaande voorbeeld impliceert dat 385 personen met een hoge cholesterolspiegel met succes en tien jaar lang moeten worden behandeld om één geval van cardiovasculaire sterfte te voorkomen.

In tabel 3.3 is onder meer aangegeven hoe het attributief risico op basis van cumulatieve incidenties en incidentiedichtheden kan worden berekend. De CID is dimensieloos en geldt voor een te specificeren periode. De IDD wordt doorgaans uitgedrukt in $jaar^{-1}$ (= 'per jaar'). Voor de relatie tussen de twee vormen van het attributief risico geldt dat ze elkaar qua getalswaarde dichter zullen naderen naarmate:
– de follow-upperiode korter is;
– de bestudeerde aandoening zeldzamer is.

Het is gebruikelijk om steeds het laagste risico van het hoogste af te trekken, zodat AR altijd een positief getal is, tenzij de determinant niet met het optreden van de ziekte is geassocieerd. In dat geval geldt: AR = 0.

3.3.2 HET RELATIEF RISICO GEEFT DE VERHOUDING TUSSEN INCIDENTIES (CIR EN IDR)

Een andere mogelijkheid om het effect van de determinant op de ziekte-uitkomst weer te geven is door de incidenties van het blootgestelde en het niet-blootgestelde subcohort op elkaar te delen. Men berekent dan het *relatief risico* (RR):

$$RR = \frac{I_1}{I_0}$$

Een relatief risico van 2,0 op sterfte aan hart- en vaatziekten voor personen met een hoge cholesterolspiegel ten opzichte van personen met een lage cholesterolspiegel impliceert dat personen met een hoge cholesterolspiegel een tweemaal zo groot risico op cardiovasculaire sterfte lopen.

Ook bij het relatief risico kan de incidentie (I) als cumulatieve incidentie (CI) of als incidentiedichtheid (ID) zijn gemeten. De bijbehorende Engelstalige termen, *risk ratio* en *rate ratio*, worden beide afgekort met RR, hoewel men strikt genomen zou moeten spreken van *cumulatieve-incidentieratio* (CIR) respectievelijk *incidentiedichtheidsratio* (IDR). Hierdoor worden de termen zelf ook vaak (niet geheel terecht) als synoniemen gehanteerd. In tabel 3.3 is aangegeven hoe het relatief risico op basis van cumulatieve incidenties en incidentiedichtheden kan worden berekend. Zowel de CIR als de IDR zijn dimensieloos. Voor de twee vormen van het relatief risico kan ook weer worden beredeneerd dat ze elkaar getalsmatig dichter zullen naderen naarmate:
– de follow-upperiode korter is;
– de bestudeerde aandoening zeldzamer is.

Tabel 3.3 Berekening van associatiematen in een cohortonderzoek

	Z	Z̄	
D	n_1	N_1	$CI_1 = n_1/N_1$
D̄	n_0	N_0	$CI_0 = n_0/N_0$
	n_T	N_T	$CI_T = n_T/N_T$

	Z	PT	
D	n_1	PT_1	$ID_1 = n_1/PT_1$
D̄	n_0	PT_0	$ID_0 = n_0/PT_0$
	n_T	PT_T	$ID_T = n_T/PT_T$

$$RR = \frac{CI_1}{CI_0} = CIR \qquad\qquad RR = \frac{ID_1}{ID_0} = IDR$$

$$AR = CI_1 - CI_0 = CID \qquad\qquad AR = ID_1 - ID_0 = IDD$$

$$AP_E = \frac{CI_1 - CI_0}{CI_1} = 1 - 1/CIR \qquad\qquad AP_E = \frac{ID_1 - ID_0}{ID_1} = 1 - 1/IDR$$

$$AP_T = \frac{CI_T - CI_0}{CI_T} = \frac{p(CIR-1)}{p(CIR-1)+1} \qquad\qquad AP_T = \frac{ID_T - ID_0}{ID_T} = \frac{q(IDR-1)}{q(IDR-1)+1}$$

$$p = N_1 / N_T \qquad\qquad q = PT_1 / PT_T$$

Z: ziek
Z̄: niet-ziek
D: geëxponeerd
D̄: niet-geëxponeerd
N: omvang van het (sub)cohort
n: aantal incidente gevallen
PT: geobserveerde persoonstijd
1: bij geëxponeerden
o: bij niet-geëxponeerden
T: in de totale populatie
p: proportie geëxponeerde personen
q: proportie geëxponeerde persoonstijd
CI: cumulatieve incidentie
ID: incidentiedichtheid
CIR: cumulatieve -incidentieratio
IDR: incidentiedichtheidsratio
CID: 'cumulative incidence difference'
IDD: 'incidence density difference'
RR: relatief risico
AR: attributief risico
AP_E: attributieve proportie voor geëxponeerden
AP_T: attributieve proportie voor de totale populatie

Het relatief risico kan waarden aannemen tussen 0 en ∞, waarbij 0 < RR < 1 duidt op een beschermend effect, RR > 1 op een risicoverhogend effect en RR = 1 betekent dat er geen associatie is tussen de determinant en het optreden van de ziekte. Er is een symmetrie tussen RR > 1 en RR < 1. Immers, van elke risicofactor kan een beschermende factor worden gemaakt door de factor weg te nemen, en omgekeerd. Zo is in bovenstaand voorbeeld het RR voor de afwezigheid van een hoge cholesterolspiegel ten opzichte van de aanwezigheid van een lage cholesterolspiegel 0,5. Dit impliceert dat een lage cholesterolspiegel de kans op cardiovasculaire sterfte halveert c.q. met 50% vermindert.

3.3.3 DE HAZARD RATIO GEEFT HET QUOTIËNT VAN TWEE INCIDENTIEDICHTHEDEN

Een andere term voor de incidentiedichtheid is de *hazard rate*. De ratio van twee hazard rates, de *hazard ratio*, is dan ook niets anders dan de reeds genoemde IDR. Reden om hier toch een aparte paragraaf aan te wijden, is het gebruik van hazard ratio's bij het vergelijken van overlevingscurven (zie paragraaf 2.5.3).

Als men een *overlevingscurve* voorstelt als een monotoon dalende lijn, dan wordt de snelheid waarmee deze lijn daalt, bepaald door de hazard rate. Men veronderstelt daarbij dat deze hazard rate ongeveer constant is en geeft daarom het gemiddelde, de incidentiedichtheid. Wanneer men nu de gemiddelde hazard rate van een populatie blootgestelden wil vergelijken met die van een populatie niet-blootgestelden, dan berekent men de hazard ratio. Deze geeft dus de verhouding aan van de snelheden waarmee beide curven afnemen, dus de relatieve snelheid waarmee de populatie niet-zieken kleiner wordt. In het *Cox proportional hazards model* voor de statistische analyse van dergelijke overlevingscurven staan de hazard rates en de hazard ratio centraal. Bespreking van dit model valt echter buiten het bestek van dit boek.

3.3.4 DE ODDS RATIO IS EEN HANDIGE, MAAR INDIRECTE EN LASTIG TE INTERPRETEREN MAAT ALS INCIDENTIES NIET BESCHIKBAAR ZIJN

In een patiëntcontroleonderzoek, waarbij de patiënten en de controles in de regel worden verzameld binnen een dynamische populatie, kan de ziekte-incidentie niet worden vastgesteld. Men kan immers in een patiëntcontroleonderzoek niet nagaan op hoeveel geëxponeerde respectievelijk niet-geëxponeerde persoonstijd de geïdentificeerde incidentie betrekking heeft. Door een steekproef uit de dynamische populatie te trekken, bakent men een controlegroep af en gaat men vervolgens na of de personen in kwestie geëxponeerd of niet-geëxponeerd waren. In figuur 3.4 is een en ander gevisualiseerd voor de situatie waarbij tien patiënten werden geïdentificeerd en twintig controlepersonen willekeurig ('at random') werden gekozen.

Tevens maakt figuur 3.4 duidelijk dat de incidentiedichtheid voor geëxponeerden en niet-geëxponeerden uitsluitend kan worden berekend wanneer de totale geëxponeerde en niet-geëxponeerde persoonstijd bekend is of geschat kan worden. In een patiëntcontroleonderzoek gaat het om het vergelijken van de prevalentie van de expositie in de patiëntengroep met die in de controlegroep. Een gangbare maat hiervoor is de *odds ratio* (OR).

Een 'odds ratio' is het quotiënt van twee 'odds'. 'Odds' is de kans op een bepaalde gebeurtenis of toestand gedeeld door het complement van die kans. In dit geval dus de kans op geëxponeerd zijn gedeeld door de kans op niet-geëxponeerd zijn. De odds ratio wordt dan berekend door de odds voor zieken en de odds voor niet-zieken op elkaar te delen. Men kan de gegevens afkomstig uit een patiëntcontroleonderzoek onderbrengen in een viervelden tabel, zoals tabel 3.4.

Nu geldt:

$$\text{OR} = \frac{\dfrac{a}{a+c}}{\dfrac{b}{b+d}} \Big/ \frac{\dfrac{c}{a+c}}{\dfrac{d}{b+d}} = \frac{ad}{bc}$$

Tabel 3.4	Odds ratio berekend uit een viervelden tabel	
	Z	Z̄
D	a	b
D̄	c	d
	a + c	b + d

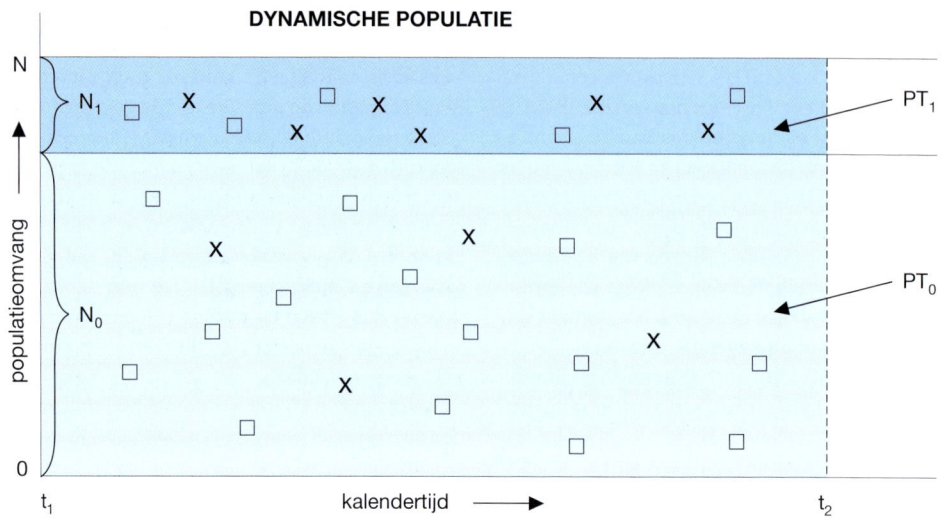

Figuur 3.4 Incidentie bij geëxponeerden en niet-geëxponeerden in een dynamische populatie als basis voor een patiëntcontroleonderzoek.
$ID^1 = n^1/PT^1$.
$ID^0 = n^0/PT^0$.
ID: incidentiedichtheid.
n: aantal incidente gevallen (x).
N: omvang van de populatie.
PT: geobserveerde persoonstijd (oppervlak onder de curve).
1: bij geëxponeerden.
0: bij niet-geëxponeerden.
x: patiënt.
□: controlepersoon.

Hoewel de berekening in tabel 3.4 duidelijk is, is de interpretatie van de OR die hieruit voortvloeit niet bepaald eenvoudig. Gelukkig kan een OR doorgaans als een relatief risico (RR) worden opgevat. In tabel 3.5 is zichtbaar gemaakt dat de OR mag worden geïnterpreteerd als een IDR, onder de aanname dat de selectie van controlepersonen plaatsvindt onafhankelijk van de expositiestatus (zie ook hoofdstuk 4 en 5). De achterliggende redenering is dat het aantal 'at random' gekozen controlepersonen die blootgesteld blijken te zijn geweest proportioneel is aan de bijbehorende persoonstijd, en dat hetzelfde zal gelden voor de niet-blootgestelde controlepersonen. De aanname dat controlepersonen onafhankelijk van de expositiestatus worden gekozen, impliceert vervolgens ook dat zowel voor blootgestelden als voor niet-blootgestelden dezelfde (onbekende) correctiefactor zou moeten worden gehanteerd om uit de geobserveerde persoonstijd de totale persoonstijd te berekenen. In tabel 3.5 blijkt de consequentie van een en ander: OR = IDR.

In tabel 3.6 wordt bovendien aangetoond dat wanneer het gaat om een ziekte met een lage incidentie (vuistregel: ≤ 5%) de OR een goede benadering geeft van de CIR. Nauwkeuriger gezegd: de OR zal de CIR altijd overschatten, maar bij lage incidenties is de afwijking slechts gering.

Omdat de absolute aantallen geëxponeerde en niet-geëxponeerde patiënten en controles uit de berekening wegvallen, geldt ook voor de OR uit een patiëntcontroleonderzoek:

$$OR \approx CIR$$

Associatie

Tabel 3.5 Berekening van associatiematen in een patiëntcontroleonderzoek

	Z	PT
D	n_1	pt_1
$\bar{D}$	n_0	pt_0

with cells: a b / c d

$PT_1 = k \times pt_1$
$PT_0 = k \times pt_0$

$$IDR = \frac{n_1 / (k \times pt_1)}{n_0 / (k \times pt_0)} = \frac{n_1 \times pt_0}{n_0 \times pt_1} = \frac{ad}{bc} = OR$$

$n_1 = a$
$n_0 = c$
pt_1 is proportioneel met b
pt_0 is proportioneel met d

$AP_E = 1 - 1/OR$

$$AP_T = \frac{q(OR-1)}{q(OR-1)+1}$$

$q = pt_1 / pt = b/b+d$

Z: ziek
D: geëxponeerd
$\bar{D}$: niet-geëxponeerd
n: aantal incidente gevallen
PT: totale persoonstijd
pt: geobserveerde persoonstijd
1: bij geëxponeerden
0: bij niet-geëxponeerden
T: in de totale populatie
k: correctiefactor (PT/pt)
a: aantal geëxponeerde patiënten
b: aantal geëxponeerde controles
c: aantal niet-geëxponeerde patiënten
d: aantal niet-geëxponeerde controles
q: proportie geëxponeerde persoonstijd
IDR: incidentiedichtheidsratio
OR: odds ratio
AP_E: attributieve proportie voor geëxponeerden
AP_T: attributieve proportie voor de totale populatie

Hoewel in een cohortonderzoek altijd een relatief risico kan worden berekend (CIR en/of IDR), wordt ook in een cohortonderzoek vaak een odds ratio gerapporteerd. De reden is dat de data van zowel cohortonderzoek als patiëntcontroleonderzoek veelvuldig worden geanalyseerd met logistische regressieanalyse (zie paragraaf 3.2 en hoofdstuk 5) teneinde te corrigeren voor verstorende variabelen. Logistische regressie levert odds ratio's als uitkomst, die dus als IDR of als benadering van de CIR mogen worden opgevat. In figuur 3.5 is te zien hoe bij stijgende incidentie de overschatting van het RR (CIR) door de OR zich ontwikkelt.

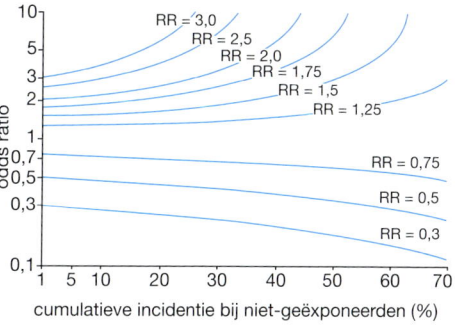

Figuur 3.5 De mate van overschatting van het relatief risico (RR) door de odds ratio bij verschillende cumulatieve incidenties bij niet-geëxponeerden.
(Bron: Zhang J, Yu KF. What's the relative risk? A method of correcting odds ratios in studies of common outcomes. JAMA 1998, 280: 1690-1.)

De slotsom van deze paragraaf is dat de OR in de regel een goede benadering geeft van het relatief risico (RR). Een attributief risico (AR) kan echter nooit worden berekend uit een patiëntcontroleonderzoek: er zijn immers geen incidenties beschikbaar. Hoewel in het bovenstaande wordt uitgegaan van een patiëntcontroleonderzoek op basis van een dynamische populatie, kan een dergelijke studie tevens binnen een cohort worden uitgevoerd (een zogeheten *nested case-control study*).

De interpretatie van de OR en de daarmee berekende andere associatiematen is in dat geval echter precies dezelfde. Wanneer de random steekproeffractie waarmee de controlegroep is gevormd uit de niet-zieken van het cohort bekend is, kunnen uiteraard bij een 'nested case-control

Tabel 3.6 Benadering van de cumulatieve incidentieratio door middel van de odds ratio in cohort- en patiëntcontroleonderzoek

	Z	Z̄	
D	$CI_1 \times n_1$	$(1-CI_1) \times n_1$	n_1
D̄	$CI_0 \times n_0$	$(1-CI_0) \times n_0$	n_0
			N

(met a|b / c|d in middelste cel)

$$OR = \frac{ad}{bc} = \frac{[CI_1 \times n_1][(1-CI_0) \times n_0]}{[(1-CI_1) \times n_1][CI_0 \times n_0]} = \frac{CI_1 \times (1-CI_0)}{CI_0 \times (1-CI_1)}$$

$$= \frac{CI_1}{CI_0} \times \frac{1-CI_0}{1-CI_1} \approx CIR = RR$$

$CI_0 < CI_1 : OR > CIR$
$CI_0 > CI_1 : OR < CIR$

Z: ziek
Z̄: niet-ziek
D: geëxponeerd
D̄: niet-geëxponeerd
N: totale cohort
n: subcohort
1: onder geëxponeerden
0: bij niet-geëxponeerden
a: aantal geëxponeerde patiënten
b: aantal geëxponeerde controles
c: aantal niet-geëxponeerde patiënten
d: aantal niet-geëxponeerde controles
CI: cumulatieve incidentie
CIR: cumulatieve incidentieratio
OR: odds ratio

study' ook de incidenties, het relatief en het attributief risico worden gereconstrueerd.

3.3.5 MET DE ATTRIBUTIEVE PROPORTIES PRESENTEERT MEN DE IMPACT VAN DE DETERMINANT VOOR DE GEËXPONEERDEN OF VOOR DE TOTALE POPULATIE

Van het RR en het AR kunnen diverse andere associatiematen worden afgeleid. Het attributieve risico als proportie van de incidentie in de geëxponeerde groep geeft aan welk deel van de totale incidentie in de geëxponeerde groep toe te schrijven is aan de expositie. Deze maat, die alleen betekenis heeft als het relatief risico groter is dan 1, noemt men de *attributieve proportie voor geëxponeerden* (AP_E).

$$AP_E = \frac{I_1 - I_0}{I_1} = 1 - \frac{1}{RR}$$

Zo impliceert een AP_E van 48% voor cardiovasculaire sterfte bij een hoge cholesterolspiegel, dat onder personen met een hoge cholesterolspiegel 48% van de cardiovasculaire sterfte te wijten is aan deze hoge cholesterolspiegel. Anders gezegd: binnen deze groep zou de cardiovasculaire sterfte 48% lager zijn geweest wanneer iedereen een lage cholesterolspiegel had gehad (in plaats van een hoge).

Alternatieve benamingen voor AP_E zijn *attributief-risicopercentage* (AR%) en *etiologische fractie* (EF) bij geëxponeerden. In tabel 3.3 is aangegeven hoe ook de AP_E op basis van zowel cumulatieve incidenties als incidentiedichtheden kan worden berekend. Ook hiervoor geldt dat de getalswaarden elkaar in de praktijk veelal weinig zullen ontlopen. De AP_E is dimensieloos en wordt uitgedrukt als een proportie (0-1) of percentage (0-100%). De waarde zal 0 zijn in afwezigheid van een associatie en hoger zijn naarmate de associatie tussen risicofactor en het optreden van de ziekte sterker is. Voor de AP_E geldt, net als voor het attributief risico, dat negatieve waarden worden vermeden door de afwezigheid van een preventieve factor op te vatten als risicofactor. In bijvoorbeeld gerandomiseerde klinische trials, waarbij het risico doorgaans het hoogste is in de controlegroep (standaardbehandeling, placebo, minst effectieve interventie) en dus het relatief risico kleiner is dan 1, noemt men de AP_E ook wel de *relatiefrisicoreductie* (RRR):

$$RRR = AP_E = 1 - RR$$

Als in een gerandomiseerde klinische trial blijkt dat de RR van statines ten opzichte van placebo 0,52 is, dan is de RRR 0,48. Anders gezegd: 0,48 van het risico op sterfte wordt weggenomen door deze behandeling van hypercholesterolemie.

Het is ook mogelijk de *attributieve proportie voor de totale populatie* (AP_T) te berekenen:

$$AP_T = \frac{I_T - I_0}{I_T}$$

De totale populatie is een mengsel van geëxponeerden en niet-geëxponeerden. De incidentie van de ziekte in de totale populatie is het gewogen gemiddelde van de incidenties bij de geëxponeerden (proportie: p), respectievelijk bij de niet-geëxponeerden (proportie: 1 − p):

$$I_T = pI_1 + (1 - p)I_0$$

AP_T kan daarom ook als volgt beschreven worden:

$$AP_T = \frac{pI_1 + (1-p)I_0 - I_0}{pI_1 + (1-p)I_0} = \frac{RR - 1}{RR + 1/p - 1}$$

$$= \frac{p(RR - 1)}{p(RR - 1) + 1}$$

Zo impliceert een AP_T van 33% voor cardiovasculaire sterfte en een hoge cholesterolspiegel, dat in de desbetreffende populatie (die dus zowel personen met een lage als met een hoge cholesterolspiegel bevat) 33% van de sterfte te wijten is aan het feit dat een deel van deze populatie een hoge cholesterolspiegel heeft. Anders gezegd: binnen deze populatie zou de cardiovasculaire sterfte 33% lager zijn geweest wanneer iedereen een lage cholesterolspiegel had gehad.

AP_T wordt ook wel aangeduid met *populatieattributief risico* (PAR), *populatieattributief risicopercentage* (PAR%), of *etiologische fractie* (EF).

In tabel 3.3 is weergegeven hoe de AP_T, ook weer op basis van cumulatieve incidenties en incidentiedichtheden, kan worden berekend. Gegeven de twee eerder genoemde voorwaarden zullen ook voor deze maat de getalswaarden elkaar weinig ontlopen. Merk op dat in de alternatieve berekeningswijze in de cumulatieve incidentiebenadering de proportie geëxponeerde personen (p) een rol speelt, terwijl het in de incidentiedichtheidsbenadering gaat om de proportie geëxponeerde persoonstijd (q). Merk tevens op dat wanneer iedereen geëxponeerd zou zijn (p en q zijn 1), de AP_E identiek is aan de AP_T. Ook de AP_T is weer een dimensieloos getal, dat wordt uitgedrukt als proportie (0-1) of percentage (0-100%). De waarde 0 duidt op afwezigheid van een associatie. Naarmate de associatie sterker is, wordt de waarde hoger. Ook voor de AP_T geldt dat negatieve waarden worden vermeden door de afwezigheid van een preventieve factor op te vatten als risicofactor.

Eerder is toegelicht dat de OR in de regel een goede benadering geeft van het relatief risico (RR). Hiervan uitgaande kunnen ook in een patiëntcontroleonderzoek een AP_E en een AP_T worden berekend (tabel 3.5), analoog aan de formules waarmee dit binnen een cohortonderzoek op basis van de IDR en CIR werd gedaan (tabel 3.3). Daarbij wordt dan de prevalentie van de desbetreffende risicofactor geschat op basis van de prevalentie in de controlegroep, in plaats van in de totale populatie. Dit is alleen geoorloofd indien de controlegroep wat betreft de blootstelling aan de risicofactor representatief is voor de totale populatie.

3.3.6 DE POTENTIËLE INVLOEDFRACTIE IS DE ATTRIBUTIEVE PROPORTIE DIE DE IMPACT VAN EEN PREVENTIEVE INTERVENTIE BESCHRIJFT

Een epidemiologische maat die vaak gebruikt wordt in het kader van preventiebeleid is de *potentiële invloedfractie* (in het Engels: *potential impact fraction*, PIF). Deze maat geeft aan welk deel van de incidentie vermeden wordt wanneer door middel van een preventieve maatregel de blootstelling aan een determinant in de populatie afneemt. Als de proportie blootgestelden voorafgaand aan de introductie van de interventie p_a is, en deze proportie daalt door de interventie na verloop van tijd tot p_a' en als de bijbehorende incidentie dan daalt van I_t tot I_t', dan is de potentiële invloedfractie:

$$PIF = \frac{I_t - I_t'}{I_t}$$

Deze epidemiologische maat laat, in tegenstelling tot het attributief risico voor de totale populatie (AP_T), de nuancering toe dat een preventieve interventie de blootstelling meestal slechts bij een deel van de populatie voorkomt of eindigt. Gebruik van de PIF voorkomt dus dat de potentiële effecten van een preventieve maatregel worden overschat. Net als de andere epidemiologische associatiematen kan men de PIF ook uitschrijven in termen van de fractie blootgestelden aan de risicofactor waarop men intervenieert – in dit geval de fractie blootgestelden voor en na de introductie van de (preventieve) interventiemaatregel – en het relatief risico (CIR of IDR):

$$PIF = \frac{I_t - I_t'}{I_t}$$
$$= \frac{[p_a \times RR_a \times I_o + (1-p_a) \times I_o] - [p_a' \times RR_a \times I_o + (1-p_a') \times I_o]}{p_a \times RR_a \times I_o + (1-p_a) \times I_o}$$
$$= \frac{(p_a - p_a') \times (RR_a - 1)}{p_a \times (RR_a - 1) + 1}$$

Daarbij is:
- I_t: incidentie van de ziekte in de totale populatie vóór de interventie;
- I_t': incidentie van de ziekte in de totale populatie na de interventie;
- p_a: proportie van de totale populatie blootgesteld aan risicofactor 'a' vóór de interventie;
- p_a': proportie van de totale populatie blootgesteld aan risicofactor 'a' na de interventie;
- I_o: incidentie van de ziekte in de totale populatie indien risicofactor 'a' afwezig is;
- RR_a: relatief risico op de ziekte voor blootgestelden ten opzichte van niet-blootgestelden aan risicofactor 'a'.

Bij een effectieve preventiemaatregel (vaccinatie, gedragsverandering, wetgeving, infrastructuur, screening) zal een aantal gezonde mensen nooit weten dat zij aan ziekte of dood zijn ontsnapt. Immers, heel veel mensen nemen aan een preventieprogramma deel terwijl slechts enkelen zonder dat programma ziek geworden zouden zijn. Het grote probleem is dat niemand vooraf of achteraf kan aangeven welke individuen zonder de maatregel ziek zullen worden en er dus baat bij hebben (gehad). Dit noemt men de *preventieparadox*: voor ieder individu is de potentiële gezondheidswinst gemiddeld gering, maar voor de gehele bevolking levert deze kleine vermindering van het individuele risico toch een aanzienlijke vermindering van de incidentie op. Zo is het aantal dodelijke verkeersslachtoffers in Nederland aanzienlijk teruggedrongen doordat iedere brommerrijder verplicht is een helm te dragen, terwijl ook zonder deze maatregel de meeste brommerrijders nooit bij een dodelijk verkeersongeval betrokken zouden zijn geraakt. Evenzo geldt dat door een geringe verschuiving in het gemiddelde gebruik van soorten vetten in de voeding (minder verzadigde en meer onverzadigde vetzuren) de totale verdeling van serumcholesterol in de bevolking en daarmee ook de mate van arteriosclerose een heel klein stukje verschuift in de voor gezondheid gunstige richting. De impact van een dergelijke kleine verschuiving voor de bevolking is echter enorm, omdat voor het grote deel van de bevolking dat een slechts matig verhoogd risico heeft, de kans op ernstige complicaties van arteriosclerose een beetje minder wordt. De personen behorende tot de grote groep van personen met een licht verhoogd serumcholesterolgehalte en daarmee een relatief licht verhoogd risico op arteriosclerotische complicaties leveren samen een grotere bijdrage aan het totaal van vermijdbare arteriosclerotische complicaties dan de kleine groep personen met een sterk verhoogd serumcholesterolgehalte en het verhoudingsgewijs sterk verhoogde risico dat daarmee gepaard gaat.

Een hoog-risicostrategie in de vorm van screening op hypercholesterolemie gevolgd door persoonsgerichte interventie – eventueel op maat – bij personen met een sterk verhoogd serumcholesterolgehalte dient primair het individuele belang, dat wil zeggen: het belang van personen met een verhoogd risico die worden opgespoord en 'behandeld'. Een populatiestrategie in de vorm van publieksvoorlichting zonder voorafgaande opsporing van personen met een verhoogd risico dient vooral het collectieve, maatschappelijke belang.

3.4 Het gebruik van gemiddelden en standaarddeviaties bij continue gezondheidsvariabelen

Eerder is aangegeven dat de afhankelijke variabele in epidemiologisch onderzoek eigenlijk altijd een gezondheids- of ziektefenomeen is. Vaak gaat het om een dichotome ziektevariabele, waarvan de frequentie moet worden vastgesteld. Sommige kenmerken van ziekte en gezondheid worden echter op een continue schaal gemeten. Voorbeelden zijn bloeddruk, geboortegewicht en kwaliteit van leven. Als maten om de verdeling van de frequentie van de waarden van dergelijke continue kenmerken bondig samen te vatten, zijn in paragraaf 2.6 reeds de centrale tendentiematen (gemiddelde, mediaan, modus) en de spreidingsmaten (standaarddeviatie, interpercentielspreiding, range) geïntroduceerd. Van deze maten wordt de combinatie van gemiddelde en standaarddeviatie het meest gebruikt, vooral vanwege de aantrekkelijke rekeneigenschappen. Het is zelfs zo dat, als een verdeling van een continu kenmerk niet de vorm heeft van een (statistisch) normale verdeling (klokvormig), men probeert door transformatie (logaritme, wortel) de verdeling alsnog een dergelijke vorm te laten aannemen. Men kan dan toch met gemiddelde en standaarddeviatie van de getransformeerde waarden gaan rekenen en aan het eind het resultaat van de berekeningen weer terugtransformeren naar de oorspronkelijke schaal.

3.4.1 GEBRUIK HET VERSCHIL VAN GEMIDDELDEN VOOR VERGELIJKING VAN GROEPEN OP EEN CONTINUE GEZONDHEIDSVARIABELE

Voor het vergelijken van gemiddelden en standaarddeviaties van twee groepen ligt het voor de hand om beide gemiddelden van elkaar af te trekken en dit verschil te interpreteren in het licht van de beide standaarddeviaties. Een groot verschil bij geringe spreiding maakt meer indruk dan een groot verschil bij grote spreiding, en zeker meer dan een klein verschil bij grote spreiding. Zo komt men in de literatuur over gerandomiseerd klinisch onderzoek en in systematische reviews als maat voor de omvang van het effect van een interventie nogal eens de *standardized mean difference* (SMD) tegen:

$$SMD = \frac{M_1 - M_0}{SD_{1-0}}$$

met M_1 en M_0 de gemiddelden voor beide interventiegroepen en SD_{1-0} de standaarddeviatie van het verschil tussen beide groepen.

Op dit principe zijn ook de statistische procedures gebaseerd voor het vergelijken van gemiddelden: het berekenen van een betrouwbaarheidsinterval rondom het verschil van gemiddelde, de Student t-toets, enkelvoudige variantieanalyse, lineaire enkelvoudige regressie, enzovoort. Voor een bespreking van deze statistische procedures wordt verwezen naar de gangbare statistiekhandboeken.

3.4.2 CORRELATIE EN REGRESSIE ALS JE EEN CONTINUE DETERMINANT EN EEN CONTINUE GEZONDHEIDSVARIABELE MET ELKAAR IN VERBAND WILT BRENGEN

Ook komt het voor dat men twee continue variabelen in een populatie met elkaar in verband wil brengen, bijvoorbeeld zwangerschapsduur en geboortegewicht, zoutconsumptie en bloeddruk, of longfunctie en kwaliteit van leven. In een dergelijk geval begint men met het tekenen van een plaatje, een zogeheten scattergram, waarbij men de (continue) determinant op de x-as uitzet tegen de (continue) gezondheidsvariabele op de y-as. Elk puntje in een dergelijk scattergram stelt een individu uit de populatie voor met een eigen combinatie van waarden voor de determinant en de gezondheidsvariabele. Figuur 3.6 geeft een voorbeeld van zo'n scattergram, maar ook in casus 3.2 vindt men een dergelijk plaatje.

Vaak zal een scattergram de vorm aannemen van een afgeplatte puntenwolk met veel waarnemingen in het midden en weinig waarnemingen aan de uiteinden. De dikte van de puntenwolk zegt iets over de associatie tussen beide variabelen. Als de punten nagenoeg op een rechte lijn liggen (zoals in casus 3.2), dan is er sprake van een sterke associatie. Als daarentegen de punten volledig gespreid liggen tussen beide assen in de figuur en er geen structuur in de puntenwolk te ontdekken valt, dan hebben beide variabelen kennelijk niets met elkaar te maken. Tussen beide

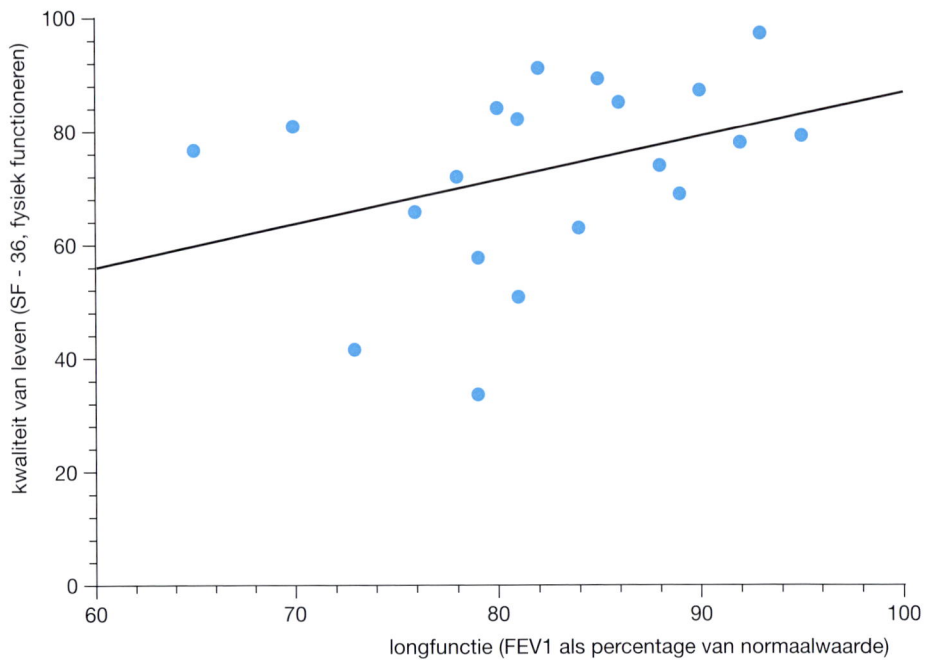

Figuur 3.6 Scattergram met regressielijn en berekende associatiematen.
Score Kwaliteit van leven = 10,86 + 0,75 x longfunctie (FEV$_1$).
Regressiecoëfficiënt = 0,75.
Correlatiecoëfficiënt (Pearson's r) = 0,36 (95%-BI: –0,10 – + 0,69).

extreme situaties (rechte lijn en een amorfe wolk) liggen alle denkbare variaties van 'bolknak' tot 'dunne sigaar'. Hoe dichter de punten bij een denkbeeldige lijn liggen, hoe sterker het verband. Men kan deze lijn ook feitelijk trekken op een zodanige manier dat deze midden door de puntenwolk heen loopt in de richting die de puntenwolk aangeeft. Op deze principes zijn ook enkele statistische maten gebaseerd.

- De *correlatiecoëfficiënt* geeft daarbij een maat voor de dikte van de 'sigaar': hoe dunner de sigaar, dus hoe dichter de punten liggen bij de best passende lijn, des te hoger de correlatiecoëfficiënt.
- Een geheel andere maat is de *regressiecoëfficiënt*. Deze kwantificeert de hoek van de best passende lijn (men noemt dat de regressielijn) met de x-as. Hiermee is ook het verband gelegd met de epidemiologische functie: bij een vraagstelling waarmee men het effect wil bestuderen van een continue determinant op een continue gezondheidsparameter, geeft de regressiecoëfficiënt van de bijbehorende epidemiologische functie tevens de hellingshoek van de best passende lijn in het scattergram, ofwel de mate van verandering in de gezondheidsparameter die gepaard gaat met een verandering van één eenheid op de schaal van de determinant.

Uiteraard gelden voor dit soort berekeningen allerlei voorwaarden (zoals een normale verdeling van de beide continue variabelen en een rechte lijn als best passende functie), maar bespreking van deze technische details valt buiten het bestek van dit boek. Ook daarvoor wordt verwezen naar de gangbare statistiekhandboeken.

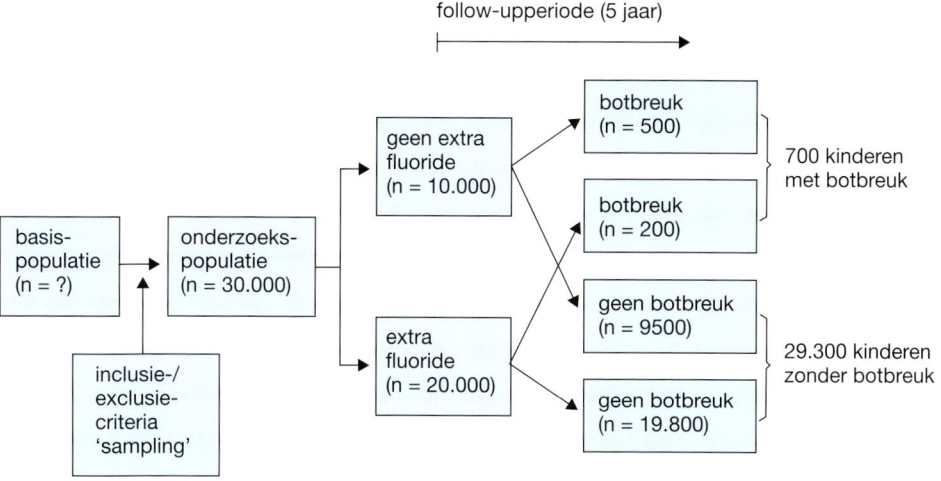

Figuur 3.7 Opzet van een cohortonderzoek naar fluoridegebruik en botbreuken.

3.5 Toepassingen: kies je associatiemaat voor een zinvolle beschrijving van een relatie tussen determinant en ziekte

Associatiematen worden toegepast in elk epidemiologisch onderzoek dat de relatie tussen een of meer determinanten en een gezondheidsparameter bestudeert. De keuze uit de in dit hoofdstuk beschreven associatiematen wordt bepaald door de aard van de variabelen, de aard van het onderzoek en de vraagstelling die men wil bestuderen. Zo zal men attributieve en relatieve risico's berekenen wanneer men wil nagaan of de incidentie van een bepaalde aandoening in een populatie die is blootgesteld aan een bepaalde determinant afwijkt van de incidentie in een populatie die niet daaraan is blootgesteld. Hiertoe zal men gegevens via een of andere vorm van cohortonderzoek gaan verzamelen. Bij een patiëntcontroleonderzoek echter zit men over het algemeen vast aan het berekenen van odds ratio's.

Heeft men eenmaal dit soort basale maten, die uitdrukken hoe sterk het verband is tussen de betreffende determinant en de ziekteparameter, dan zal men voor de betekenis van die bevindingen vaak nog aanvullend een attributieve proportie, een potentiële invloedfractie, een relatiefrisicoreductie of een 'number needed to treat' willen berekenen. Bij continue variabelen volstaan de gebruikelijke statistische grootheden, zoals het verschil van gemiddelden (met standaarddeviatie), de correlatiecoëfficiënt en de regressiecoëfficiënt. Belangrijk is dat in paragraaf 3.2 van dit hoofdstuk ook de regressiecoëfficiënt in brede zin is geïntroduceerd als de kernparameter die het begrip 'verband' in de epidemiologische functie kwantificeert. Afhankelijk van de vorm van deze functie kunnen de diverse associatiematen eenvoudig uit de regressiecoëfficiënt afgeleid worden. Casus 3.3 geeft een – fictief – getallenvoorbeeld om enkele van de hierboven behandelde associatiematen toe te lichten.

Casus 3.3 Fluoride en botbreuken (fictief voorbeeld)

Stel dat men geïnteresseerd is in de vraag of het gebruik van extra fluoride (in tandpasta of in tabletjes) tijdens de jeugd de kans op botbreuken verkleint door een versteviging van de botstructuur. Men besluit deze vraag te gaan onderzoeken bij kinderen van de basisschool. Tijdens het bezoek aan de schoolarts wordt routinematig een aantal gegevens verzameld, onder andere over het gebruik van extra fluoride. Gedurende enkele jaren worden in een bepaalde regio alle kinderen die op de basisschool voor het eerst de schoolarts bezoeken, tot het onderzoekscohort toegelaten. De kinderen worden tijdens hun verblijf op de basisschool gedurende ongeveer vijf jaar gevolgd. Tijdens de follow-upperiode registreren de ziekenhuizen in de regio alle gevallen van botbreuken bij kinderen in de bewuste leeftijdscategorie. Uiteindelijk nemen aan het onderzoek 30.000 kinderen deel. In deze groep bevinden zich 20.000 gebruikers en 10.000 niet-gebruikers van extra fluoride. In figuur 3.7 is de opzet van dit onderzoek weergegeven.

Een analyse van de vraagstelling op basis van de beschikbare informatie van alle onderzoekspersonen zou het resultaat opleveren dat getoond wordt in tabel 3.7.

Tabel 3.7 Analyse van alle proefpersonen uit het cohortonderzoek naar fluoridegebruik en botbreuken

	breuk	geen breuk
F−	500	9.500
F+	200	19.800
	700	29.300

$I_1 = I_{F+}$ = (cumulatieve) incidentie van botbreuken bij fluoridegebruikers:

= 200/20.000 (in 5 jaar) = 1% (in 5 jaar)

$I_0 = I_{F-}$ = (cumulatieve) incidentie van botbreuken bij niet-fluoridegebruikers:

= 500/10.000 (in 5 jaar) = 5% (in 5 jaar)

$RR_{F-/F+}$ = het relatief risico (CIR) op botbreuken bij niet- ten opzichte van wel-fluoridegebruik:

= I_{F-} / I_{F+}

= (500/10.000) : (200/20.000) = 5

$RR_{F+/F-}$ = het relatief risico (CIR) op botbreuken bij wel- ten opzichte van niet-fluoridegebruik:

= I_{F+}/I_{F-}

= (200/20.000) : (500/10.000) = 0,2

$AR_{F-/F+}$ = het extra risico (CID) op botbreuken bij niet-gebruikers ten opzichte van fluoridegebruikers:

= $I_{F-} - I_{F+}$

= (500/10.000) − (200/20.000) = 800/20.000 (in 5 jaar) = 4% (in 5 jaar)

NNT = het aantal kinderen dat vijf jaar lang fluoride moet gebruiken teneinde één botbreuk te voorkomen:

= 1 / AR

= 1 / (800/20.000) = 1/0,04 = 25

AP_{F-} = de proportie van het risico (CI) op botbreuken onder de niet-gebruikers van fluoride die aan dat niet-gebruiken kan worden toegeschreven:

= $(I_{F-} - I_{F+}) / I_{F-}$

= (500/10.000 − 200/20.000) / (500/10.000) = 0,8 = 80%

AP_T = de proportie van het risico (CI) op botbreuken in de totale populatie die aan het niet-gebruiken van fluoride (door een derde van die populatie) kan worden toegeschreven:

= $(I_T - I_{F+}) / I_T$

= (700/30.000 − 200/20.000) / (700/30.000) = 0,57 = 57%

Wanneer mag worden aangenomen dat alle onderzoekspersonen exact vijf jaar zijn gevolgd en dat de botbreuken homogeen verdeeld over deze periode optraden, kunnen de relevante associatiematen tevens op basis van incidentiedichtheden worden berekend:

ID_{F-} = 500 / [(10.000 × 5) − (500 × 2,5)]
 = 0,01026 / jaar

ID_{F+} = 200 / [(20.000 × 5) − (200 × 2,5)]
 = 0,00201 / jaar

$RR_{F-/F+}$ = 5,10
$RR_{F+/F-}$ = 0,196
$AR_{F-/F+}$ = 0,00825 / jaar
NNT = 121 (= aantal kinderen dat één jaar fluoride moet gebruiken om één botbreuk te voorkomen)
AP_{F-} = 0,804 = 80,4%
AP_T = 0,574 = 57,4%

Een binnen dit cohort uitgevoerd patiëntcontroleonderzoek ('nested case-control study') zou op basis van de beschikbare informatie van alle botbreukgevallen en een steekproef van de rest van de onderzoekspopulatie het volgende resultaat opleveren:
- patiënten (botbreuken): n = 700, op basis van de expositiegegevens te verdelen in 500 niet-gebruikers en 200 gebruikers van fluoride;
- controlepersonen geselecteerd uit de ziektevrije populatie (geen botbreuken; 2 controlepersonen per patiënt).

Aannemende dat de botbreuken homogeen verdeeld over de periode van vijf jaar optraden en dat steeds wanneer een botbreuk optrad er twee kinderen uit de resterende ziektevrije populatie voor de controlegroep werden gerekruteerd, zal de verhouding niet-gebruikers versus gebruikers van fluoride in de controlegroep (10.000 + 9500) / 2 versus (20.000 + 19.800) / 2 zijn, hetgeen resulteert in 460 niet-gebruikers en 940 gebruikers van fluoride. Een en ander zal leiden tot tabel 3.8.

Tabel 3.8	Analyse van een nested case-control study naar fluoridegebruik en botbreuken	
	P	C
F–	500	460
F+	200	940
	700	1400

Uit deze tabel kan de OR (IDR) worden berekend, waarmee vervolgens met behulp van de in tabel 3.3 weergegeven formules eveneens een schatting van de AP_E en de AP_T gemaakt kan worden:

$OR_{F-/F+} = (a \times d) : (b \times c) = 5,10$
$OR_{F+/F-} = 0,196$
$AP_{F-} = 1 - 1 / OR = 0,804 = 80,4\%$
$AP_T = q(OR - 1) / [q(OR - 1) + 1] = 0,574$
$= 57,4\%$

waarin $q = b / (b + d) = 460/1400$

Een analyse bij een subgroep van 2100 onderzoekspersonen levert dus voor een aantal associatiematen dezelfde schatting op als een analyse op basis van de totale onderzoekspopulatie bestaande uit 30.000 personen. Merk op dat in dit voorbeeld de wijze waarop de controlepersonen worden gerekruteerd, bepalend is voor de waarde van de OR. Bij de aanpak die hierboven is gekozen en die overeenkomt met hetgeen hierover in figuur 3.2 en tabel 3.5 werd uiteengezet, geldt inderdaad dat OR = IDR. Wanneer de controlegroep op t_0 zou zijn gerekruteerd (en de verhouding niet-gebruikers versus gebruikers van fluoride dus 1 : 2 wordt), was de OR = CIR = 5 geweest. Wanneer de controlegroep zou zijn gerekruteerd uit de kinderen zonder botbreuk na afloop van de follow-up van 5 jaar (en de verhouding niet-gebruikers versus gebruikers van fluoride dus 95 : 198 wordt), was echter de OR = 5,2 geweest. Een dergelijke overschatting van de IDR door de OR zal eveneens optreden bij een patiëntcontroleonderzoek op basis van een dynamische populatie waarbij cases met een steekproef uit de ziektevrije restpopulatie aan het eind van de follow-up worden vergeleken. Deze overschatting zal forser zijn naarmate de incidentiedichtheid van de bestudeerde aandoening hoger is.

Kernpunten

- De epidemiologische functie beschrijft de associatie tussen ziektefrequentie en determinanten.
- Determinanten zijn factoren die geassocieerd zijn met de ziekte-uitkomst.
- Confounders zijn andere determinanten die het zicht op een associatie kunnen verstoren.
- Effectmodificatoren zijn andere determinanten die de bestudeerde associatie versterken of verzwakken.
- De associatie tussen determinant en ziekte laat zich beschrijven in een regressiefunctie: meestal lineair, logaritmisch of logistisch. De bijbehorende regressiecoëfficiënt levert interpreteerbare associatiematen.
- Er zijn nogal wat associatiematen waaruit men een keus kan maken.
- Het attributief risico geeft het verschil in incidenties.
- Het relatief risico geeft de verhouding tussen incidenties.
- De hazard ratio geeft de verhouding van twee incidentiedichtheden.
- De odds ratio is een handige, maar indirecte en lastig te interpreteren maat voor de verhouding van twee incidenties.
- Met de attributieve proportie presenteert men de impact van de determinant voor de geëxponeerden of voor de totale populatie.
- De 'potential impact fraction' is een attributieve proportie om de impact van een preventieve interventie op populatieniveau te beschrijven.
- Ga uit van het gemiddelde en de standaarddeviatie bij continue gezondheidsvariabelen.
- Gebruik het verschil van gemiddelden voor de vergelijking van groepen op een continue gezondheidsvariabele.

- Gebruik correlatie en regressie als je een continue determinant en een continue gezondheidsvariabele met elkaar in verband wilt brengen.
- Een goede keuze uit de beschikbare associatiematen helpt om een zinvolle beschrijving te geven van een determinant-ziekterelatie.

Aanbevolen literatuur

Altman AG. Practical statistics for medical research. London: Chapman and Hall; 1990.

Bland M. An introduction to medical statistics. 3rd ed. Oxford: Oxford University Press; 2000.

Dawson B, Trapp R. Basic & clinical biostatistics. 4th ed. New York: McGraw-Hill/Appleton & Lange; 2004.

Gunning-Schepers LJ. De preventieparadox: weinigen met hoog risico versus velen met matig risico. Ned Tijdschr Geneeskd 1998, 142: 1870-3.

Guyatt G, Rennie D, Meade M. editors. Users' guides to the medical literature: A manual for evidence-based clinical practice. 2nd ed. London: McGraw-Hill Education; 2008.

Houwelingen JC van, Stijnen Th, Strik R van. Inleiding tot de medische statistiek. 2e druk. Maarssen: Elsevier Gezondheidszorg; 2000.

Kahn HA, Sempos CT. Statistical methods in epidemiology. New York: Oxford University Press; 1989.

Miettinen OS. Theoretical epidemiology: Principles of occurrence research in medicine. New York: Wiley; 1985.

Rothman KJ, Greenland S, Lash TL. Modern epidemiology. 3rd ed. Philadelphia: Lippincott, Williams & Wilkins; 2008.

Scholten RJPM. 'Odds' en wat dies meer zij. Ned Tijdschr Geneeskd 1998, 142: 2452-4.

Twisk JWR. Applied longitudinal data analysis foor epidemiology. Cambridge: Cambridge University Press; 2003.

Twisk JWR. Applied multilevel analysis: a practical guide for medical researchers. Cambridge: Cambridge University Press; 2006.

Vandenbroucke JP, Hofman A. Grondslagen der epidemiologie. 6e druk. Utrecht: Bunge; 1999.

Opdrachten

1 In casus 3.1 werd verwezen naar de epidemiologische functie die destijds is opgesteld op basis van onderzoeksgegevens afkomstig uit de Framingham Heart Study om – voor mannen en vrouwen apart – het risico op hart- en vaatziekten te beschrijven als afgeleide van een aantal determinanten. Nadien zijn behalve de Framingham Heart Study diverse andere studies naar de etiologie van cardiovasculaire aandoeningen gebruikt om deze epidemiologische functie te actualiseren en te verfijnen. Een vrij recente ontwikkeling is dat de uitkomsten van dit soort exercities worden vertaald naar een eenvoudig scoresysteem, zodanig dat het totale aantal punten gescoord op een combinatie van risicofactoren correspondeert met een bepaald risiconiveau.

De coëfficiënten in tabel 3.9 zijn met behulp van multipele logistische regressieanalyse afgeleid uit de gegevens van het PROCAM-onderzoek (de Prospective Cardiovascular Münster Study, ofwel de Münster Heart Study). In 1979 ging dit onderzoek van start. Doel was inzicht te krijgen in het effect van een reeks risicofactoren op diverse cardiovasculaire eindpunten, waaronder het optreden van fatale en niet-fatale hart- en herseninfarcten. Werknemers van meer dan vijftig bedrijven en instellingen werden tot het eind van 1985 als onderzoekspersonen gerekruteerd. Na 8 jaar follow-up waren er onder de 4639 van de 4849 40- tot 65-jarige, mannelijke deelnemers die bij de analyse werden betrokken 181 niet-fatale hartinfarcten, 49 fatale hartinfarcten, en 28 gevallen van plotse hartdood geregistreerd. De tabel bevat de coëfficiënten van de epidemiologische risicofunctie.

a Kan op basis van de bovenstaande gegevens het risico op een hartinfarct (majeure coronairaandoening) worden geschat voor een man van 60, met een systolische bloeddruk van 140 mm Hg, een serum-LDL-cholesterolgehalte van 140 mg/dl, een serum-HDL-cholesterolgehalte van 45 mg/dl, een serumtriglyceri-

Tabel 3.9 Coëfficiënten in de epidemiologische risicofunctie uit het PROCAM-onderzoek (8 jaar follow-up)			
variabele	coëfficiënt	p-waarde	aantal (D=1)
leeftijd (jaren)	+0,1001	0,001	
systolische bloeddruk (mm Hg)	+0,0118	0,001	
serum-LDL-cholesterol (mg/dl)	+0,0152	0,001	
serum-HDL-cholesterol (mg/dl)	−0,0450	0,001	
serumtriglyceriden (na logarithmische transformatie) (mg/dl)	+0,3346	0,041	
roken van sigaretten (0 = nee; 1 = ja)	+0,9266	0,001	1444
diabetes mellitus (0 = nee; 1 = ja)	+0,4015	0,047	377
familiegeschiedenis hartinfarct (0 = nee; 1 = ja)	+0,4193	0,011	730
angina pectoris (0 = nee; 1 = ja)	+1,3190	0,001	

dengehalte van 120 mg/dl, en zonder een verhoogd niveau van andere risicofactoren voor een coronairaandoening?
b Valt uit tabel 3.9 met regressiecoëfficiënten af te leiden welke kenmerken een beschermend effect hebben, respectievelijk welke een verhoogd risico met zich meebrengen?
c Behalve de gewichten van de verschillende determinanten in de epidemiologische functie is uit de multivariabele logistische regressieanalyse ook het intercept bekend: –12,3199. Schrijf met behulp van deze additionele informatie de epidemiologische functie uit die voor mannen het achtjaarsrisico op een majeure coronairaandoening het best beschrijft.
d Kan uit de verstrekte informatie worden afgeleid welke van de bovengenoemde determinanten voor een coronairaandoening de belangrijkste is?
e Wat is het risico op een coronairaandoening voor een sigarettenroker ten opzichte van een niet-sigarettenroker (relatieve risico)? Is dit relatief risico hetzelfde voor alle sigarettenrokers?
f Wat is het effect van 10 jaar leeftijdsverschil op het risico op een majeure coronairaandoening?

(Bronnen:
Assman GA, Schulte H, Von Eckardstein A. Hypertriglyceridemia and elevated lipoprotein(a) are risk factors for major coronary events in middle-aged men. Am J Card 1996, 77: 1179-84.
Assman GA, Cullen P, Schulte H. Simple scoring scheme for calculating the risk of acute coronary events based on the 10-year follow-up of the Prospective Cardiovascular Münster (PROCAM) Study. Circulation 2002, 105: 310-15.
Truett J, Cornfield J, Kannel W. A multivariate analysis of the risk of coronary heart disease in Framingham. J Chron Dis 1967, 20: 525-33.
Sullivan LM, Massaro JM, D'Agostino RB. Presentation of multivariate data for clinical use: The Framingham Study risk score functions. Statistics in Medicine 2004, 23: 1631-60.
Dunder K, Lind L, Zethelius B, Berglund L, Lithell H. Evaluation of a scoring scheme, including proinsulin and the apolipoprotein B/apolipoprotein A1 ratio, for the risk of acute coronary events in middle-aged men: Uppsala Longitudinal Study of Adult Men (ULSAM). Am Heart J 2004, 148: 596-601.)

2 In paragraaf 3.3 worden de verschillende associatiematen geïllustreerd aan de hand van het voorbeeld van cardiovasculaire sterfte en hoge cholesterolspiegels.
Tracht zelf de in de tekst genoemde associatiematen te berekenen aan de hand van de in tabel 3.10 gegeven resultaten van het desbetreffende cohortonderzoek met een follow-up van 10 jaar.

3 Ouderdomssuikerziekte (type-II-diabetes) wordt gediagnosticeerd aan de hand van een combinatie van nuchtere en belaste plasmaglucosespiegels. Mogelijk zijn verschillende vormen en combinaties van enigszins verhoogde glucosespiegels voorspellend ten aanzien van het ontstaan van suikerziekte. In tabel 3.11 wordt de incidentie van diabetes weergegeven na 6 jaar follow-up in een cohort bestaande uit personen met normale glucosespiegels of met verschillende combinaties van 'impaired fasting glucose' (IFG), 'impaired glucose tolerance' (IGT), 'normal glucose tolerance' (NGT) en 'normal fasting glucose' (NFG). Gedurende de follow-upperiode was er geen noemenswaardige uitval van onderzoekspersonen.
– Bereken op grond van deze gegevens de CID, IDD, CIR, IDR en OR.
– Bereken tevens NNT, AP_E, AP_T en PIF uitgaande van de cumulatieve incidenties, en interpreteer deze afgeleide associatiematen.

Zie voor de antwoorden op de opdrachten:
www.bsl.nl.epidemiologischonderzoek

Tabel 3.10	Serumcholesterolgehalte en cardiovasculaire sterfte na 10 jaar follow-up	
cholesterol	sterfte aan CHZ	omvang cohort
laag	95	33.330
hoog	194	36.150

Tabel 3.11	Incidentie van diabetes mellitus bij personen met normale en afwijkende glucosespiegels (6 jaar follow-up)		
	N	cases	incidentiedichtheid (per 1000 persoonsjaren)
normaal	1125	51	7,0
IFG en NGT	106	35	51,4
NFG en IGT	80	27	57,9
IFG en IGT	31	20	112,2

(Bron: Vegt F de, Dekker JM, Jager A, Hienkens E, Kosterse PJ, Stehouwer CDA, Nijpels G, Bouter LM, Heine RJ. Relation of impaired fasting and postload glucose with incident type 2 Diabetes in a Dutch population. The Hoorn study. JAMA 2001, 285: 2109-13.)

Onderzoeksopzet

4

Leerdoelen

Na bestudering van dit hoofdstuk is de lezer in staat:
1 bij een vraagstelling een passende onderzoeksopzet te kiezen;
2 bij een vraagstelling een passende onderzoekspopulatie en tijdschaal te bepalen;
3 een globale schets te geven van de opzet van verschillende vormen van experimenteel onderzoek: randomized controlled trial en non-randomized trial;
4 een globale schets te geven van de opzet van de volgende vormen van niet-experimenteel onderzoek: cohortonderzoek, patiëntcontroleonderzoek, cross-sectioneel onderzoek, cohortonderzoek met herhaalde metingen, ecologisch onderzoek, case series en enkele specifieke vormen van genetisch onderzoek;
5 een globale schets te geven van de opzet van klinimetrisch onderzoek.

4.1 Inleiding: de vraagstelling bepaalt de onderzoeksopzet

In dit hoofdstuk wordt uitgelegd hoe epidemiologisch onderzoek moet worden opgezet om geldige conclusies te kunnen trekken over vraagstellingen naar determinanten van gezondheid en ziekte. De nadruk ligt hierbij op epidemiologisch oorzaak-gevolgonderzoek, dat wordt geïnitieerd vanuit een interesse in het causale verband tussen een of meer expositiefactoren en een gezondheidsverschijnsel. Op dit vlak zijn diverse typen onderzoek mogelijk, bijvoorbeeld onderzoek naar de invloed van etiologische en prognostische factoren op het ontstaan, respectievelijk het verloop van een bepaalde aandoening, of onderzoek naar de effectiviteit van profylactische of therapeutische interventies. Het aantal verschillende onderzoeksopzetten is legio. Iedere verandering in de wijze waarop de onderzoekspersonen geselecteerd worden, in de keuze en de toepassing van de meetinstrumenten, of in de tijdschaal waarop de opeenvolgende onderzoeksgebeurtenissen geprogrammeerd zijn, levert in feite een nieuw *onderzoeksdesign* of onderzoeksopzet op. Uit praktische overwegingen, onder andere om de communicatie tussen onderzoekers onderling te bevorderen, is het echter handig een beperkt aantal onderzoeksdesigns te onderscheiden. Ieder design representeert als het ware een klasse van onderzoeksopzetten, die op een of meer cruciale punten van de overige designs verschillen. Deze designs zullen in de volgende paragrafen één voor één worden toegelicht. Eerst echter zullen wij enkele meer algemene opmerkingen maken ten aanzien van de opzet van oorzaak-gevolgonderzoek. Deze kunnen helpen de afzonderlijke designs in een juist perspectief te zien.

De keuze van een bepaalde opzet heeft hoe dan ook consequenties voor de geldigheid en de geloofwaardigheid van de conclusies die uit het onderzoek worden getrokken. Alle onderzoeksdesigns zijn gevoelig voor fouten, zij het in verschillende mate. Hoewel het in dit hoofdstuk primair gaat om de 'architectuur' van epidemiologisch onderzoek en de bouwstijlen waaruit de onderzoeker kan kiezen, kan daarom toch niet helemaal voorbij worden gegaan aan het vraagstuk van foutenbronnen en systematische vertekening (bias) van onderzoeksresultaten. In hoofdstuk 5 zullen deze aspecten diepgaander worden besproken.

Vruchtbaar epidemiologisch onderzoek met een adequate opzet is niet mogelijk zonder een vooraf geformuleerde en voldoende geoperationaliseerde vraagstelling. Een goed begin is ook hier het halve werk.

4.1.1 DE VRAAGSTELLING BEVAT DE TE ONDERZOEKEN KENMERKEN, DE DOELPOPULATIE EN DE (TIJDS)RELATIES TUSSEN DE TE ONDERZOEKEN KENMERKEN

Om aan de basis te kunnen staan van een onderzoek dient een vraagstelling zo veel mogelijk in operationele termen geformuleerd te zijn. Dit bereikt men via een stapsgewijze aanpak, die moet leiden tot 'trechtering' of toespitsing van de *onderzoeksvraagstelling*. De vraagstelling voor een epidemiologisch oorzaak-gevolgonderzoek moet in ieder geval de volgende elementen bevatten:
– de uitkomst die men wil bestuderen (de afhankelijke variabele);
– de determinant die men met de uitkomst in verband wil brengen (de onafhankelijke variabele);
– het domein waarvoor de uitspraak over genoemd verband moet gelden (de doelpopulatie);
– de richting (risico of bescherming) en tijdsdimensie (minuten, dagen, jaren) van het veronderstelde verband.

Het formuleren van een bruikbare onderzoeksvraagstelling is geen sinecure. Uit casus 4.1 blijkt verder dat het operationaliseren van de onderzoeksvraagstelling en het maken van een onderzoeksontwerp activiteiten zijn die niet na elkaar plaatsvinden, maar hand in hand gaan.

Casus 4.1 Beschermt voeding tegen kanker?

De vraag of voeding het ontstaan van kanker beïnvloedt, houdt vele mensen bezig. In deze vorm is de vraag echter niet onderzoekbaar. 'Voeding' staat immers voor een zeer complex gedrag dat resulteert in de opname van allerlei verschillende voedselcomponenten, waaronder eiwitten, vetten, koolhydraten, mineralen, vitaminen, additieven en contaminanten. Welke (combinaties van) voedingsbestanddelen zouden invloed hebben op het ontstaan en beloop van kanker? Weinig vet? Veel voedingsvezel? Vitamine A? Selenium? En wat wordt in het onderzoek onder 'kanker' verstaan? Alle vormen van kanker? Alleen kanker van de epitheliale weefsels? Alleen longkanker? En wat wordt in deze context verstaan onder 'invloed'? Bevorderen of beschermen? Meer of minder nieuwe gevallen (incidentie)? Of een betere, dan wel slechtere prognose (genezing, sterfte)? En hoe zit het met de dosis? Is er alleen effect bij grote hoeveelheden van de voedingscomponent? Moet men rekening houden met een drempelwaarde ('no-effect level')? En bij wie zou het effect moeten optreden? Bij gezonde mensen? Bij kankerpatiënten? Bij mensen met een voorstadium van kanker? Bij bepaalde risicogroepen, zoals rokers of mensen met een bepaald genetisch profiel?

Een meer toegespitste vraagstelling zou kunnen zijn: 'Hebben vrouwen die met de voeding veel vitamine A (retinol plus retinolequivalenten) innemen, minder kans om baarmoederhalskanker te krijgen dan vrouwen die weinig vitamine A innemen?' Heeft men eenmaal de vraagstelling geformuleerd, dan moeten er overigens nog veel praktische vragen beantwoord worden voordat men met het onderzoek kan beginnen. Om welke vrouwen gaat het? Uiteraard vrouwen die nog in het bezit zijn van hun baarmoeder, maar van welke leeftijdscategorie? Hoe worden de nieuwe (incidente) gevallen van baarmoederhalskanker geïdentificeerd? Op grond van klachten, klinische symptomen of met behulp van cyto-histologisch onderzoek? Wat is een hoge en wat een lage vitamine A-inname? Hoe moet de vitamine A-inname worden vastgesteld? Aan de hand van bepaalde bloedwaarden of via voedselconsumptieonderzoek (interviews of dagboekjes om de hoeveelheden geconsumeerde voedingsmiddelen te schatten, die dan met een voedingsmiddelentabel worden omgezet in opgenomen hoeveelheden voedingsstoffen)? Hoe drukt men het verband tussen vitamine A-inname en baarmoederhalskanker uit? In een relatief risico (RR), odds ratio (OR) of een andere associatiemaat. Welke sterkte van het verband verwacht men aan te treffen? Indien men een tweemaal zo kleine kans verwacht (RR = 0,5), moet het onderzoek erop berekend zijn een dergelijk effect aan te kunnen tonen.

De vraag of een hoge (of lage) vitamine A-inname het risico van baarmoederhalskanker beïnvloedt, is het uitgangspunt geweest van verschillende cohortonderzoeken en patiëntcontroleonderzoeken (elders in dit hoofdstuk worden deze onderzoeksopzetten besproken). Bij deze observationele studies liepen de onderzoekers steeds op tegen enkele moeilijk oplosbare problemen:
- het is heel lastig om de vitamine A-consumptie valide en precies te meten;
- het is lastig in te schatten hoe groot de onderzoekspopulatie moet zijn en hoe lang de observatieperiode;
- door de onderlinge verwevenheid van de inname van vitamine A en andere nutriënten is het effect van vitamine A moeilijk te isoleren.

Een experimentele opzet zou een deel van deze bezwaren kunnen wegnemen, maar is in de praktijk lastig te realiseren, omdat enorme aantallen vrouwen en een lange follow-upduur nodig zijn om een effect te kunnen vaststellen. Meer haalbaar is een onderzoek met een vraagstelling die is toegespitst op vrouwen met een verhoogde kans op cervixkanker (bijvoorbeeld vrouwen die op grond van een licht afwijkend screeningstest onder medische controle staan, maar bij wie nog niet therapeutisch wordt ingegrepen): 'Vertonen vrouwen met matige cervixdysplasie die medicamenteus een bepaalde hoeveelheid (extra) bètacaroteen krijgen toegediend, na drie maanden vaker regressie van abnormale celgroei dan vrouwen met matige cervixdysplasie die een placebopreparaat krijgen toegediend?' Hoewel ook nu nog een aantal vragen openstaan (welke vrouwen, welke dosering van bètacaroteen, welke cyto-histologische criteria, welk percentage regressie is relevant enzovoort), is een dergelijke onderzoeksopzet nuttig en uitvoerbaar gebleken.

4.1.2 PARTICULARISTISCHE VRAAGSTUKKEN ZIJN PLAATS- EN TIJDGEBONDEN, ABSTRACTE VRAAGSTUKKEN STAAN LOS VAN TIJD EN PLAATS

Vraagstellingen voor epidemiologisch onderzoek zijn er legio (zie hoofdstuk 1). In dit verband is het relevant te wijzen op het onderscheid tussen *particularistische* en *abstracte* problemen als uitgangspunt voor epidemiologisch onderzoek. Particularistische problemen zijn plaats- en tijdgebonden. Het onderzoek naar dergelijke problemen heeft doorgaans een beleidsonderbouwend karakter. Men kan bijvoorbeeld denken aan beschrijvend onderzoek om de gezondheidstoestand van de bevolking in kaart te brengen of om het niveau van medische consumptie vast te stellen (gezondheidssurveys), aan onderzoek om de kwaliteit van een gezondheidsinterventie te evalueren (gezondheidszorgonderzoek) enzovoort. Meestal heeft men bij particularistisch onderzoek het doel om een frequentie (van ziekte, van blootstelling enzovoort) te schatten, maar onderzoek naar de mogelijke oorzaak van een salmonella-epidemie in een verpleeghuis is ook particularistisch van aard. Aan particularistisch onderzoek zijn veelal directe beleidsconsequenties verbonden. De relevantie van het onderzoek is beperkt tot een specifieke plaats en een specifieke tijdsperiode, die in de vraagstelling ook expliciet genoemd worden. Overigens dienen ook in onderzoek met een particularistische vraagstelling, de gehanteerde onderzoeksmethoden wetenschappelijk te zijn. Abstracte problemen zijn onafhankelijk van plaats en tijd. Het onderzoek van dit soort problemen geschiedt uiteraard ook in een bepaalde tijd en op een zekere plaats (dat wil zeggen: is particularistisch van aard). Deze specifieke aanduidingen worden echter niet in de vraagstelling genoemd, omdat de doelstelling van het onderzoek is conclusies te trekken die onafhankelijk zijn van zulke tijd- en plaatscoördinaten. Meestal is abstract onderzoek gericht op het ontdekken van associaties tussen een determinant en een ziekte, maar bij uitzondering kan ook beschrijvend onderzoek naar de frequentie van een bepaalde uitkomst een abstract karakter hebben (bijvoorbeeld de vraag naar de verdeling van de menopauzeleeftijd wordt uitgevoerd bij Eskimovrouwen om een inzicht te krijgen dat niet wordt vertroebeld door klinische interventies).

Voor zover het oorzaak-gevolgonderzoek betreft, is abstract onderzoek bedoeld om inzicht te krijgen in de relatie tussen determinant(en) en ziekte, zoals deze geldt in de abstracte werkelijkheid. Men kan bijvoorbeeld denken aan een etiologisch onderzoek naar de vraag of alcoholgebruik levercirrose veroorzaakt, of aan een prognostisch onderzoek naar de vraag of roken leidt tot een slechtere prognose voor personen met een afsluiting van de beenarteriën. Bij wetenschappelijk onderzoek naar abstracte problemen is het wel zaak te streven naar zo specifiek mogelijke generalisaties. Het gaat er niet alleen om te leren of er bijvoorbeeld een verband bestaat tussen alcoholgebruik en levercirrose, maar ook hoe sterk dat verband is, en of het effect specifiek is voor een bepaald type alcoholgebruik en een bepaald type gebruiker (afhankelijk van bijvoorbeeld constitutie, gedrag en omgeving). Hoe omwille van een juist inzicht in het abstracte onderzoeksprobleem, de concrete onderzoekspopulatie en de onderzoekswaarnemingen het best kunnen worden afgebakend naar plaats en in de tijd, is ter beoordeling van de onderzoeker en dient zijn neerslag te krijgen in het onderzoeksdesign.

4.1.3 DE EPIDEMIOLOGISCHE FUNCTIE IS DE FORMELE NOTATIE VAN DE VRAAGSTELLING

Heeft men eenmaal een specifieke vraagstelling geformuleerd, dan is het vervolgens relatief eenvoudig deze te vertalen in een epidemiologische functie. Eigenlijk is de epidemiologische functie de formele (wiskundige) notatie van de vraagstelling (in woorden). Zo zou de epidemiologische functie die hoort bij de definitieve vraagstelling uit casus 4.1 kunnen luiden:

$$P(\text{regressie van dysplastisch cervixweefsel na 3 maanden}) = f(b_0 + b_1 \times (\text{extra bèta-caroteen}))$$

Kiezen voor deze formele notatie heeft verschillende voordelen:
- het maakt de vraagstelling kwantificeerbaar;
- men wordt erdoor gewezen op elementen in de vraagstelling die nog niet geheel duidelijk zijn;
- het biedt direct een leidraad voor de verdere operationalisatie van het onderzoek, inclusief het schema voor de statistische analyse wanneer de gegevens verzameld zijn.

4.1.4 SELECTEER DE ONDERZOEKSPOPULATIE ZO DAT JE EFFICIËNT EEN VALIDE ANTWOORD OP DE VRAAGSTELLING KRIJGT

Representativiteit is een bron van vele misverstanden, met name in relatie tot oorzaak-gevolgonderzoek. Ten onrechte wordt vaak aangenomen dat representativiteit van de onderzoekspopulatie een dwingende eis is. Welk belang aan representativiteit moet worden toegekend, hangt af van de aard van de te bestuderen vraagstelling. Representativiteit is een absolute voorwaarde in onderzoek met een particularistische vraagstelling, bijvoorbeeld in beschrijvend epidemiologisch onderzoek dat tot doel heeft inzicht te verschaffen in het vóórkomen en de spreiding van etiologische factoren, prognostische factoren, diagnostische kenmerken en ziekteverschijnselen in (subcategorieën van) de bevolking. Het gaat hierbij om vragen van de volgende strekking. Hoeveel procent van de Nederlandse beroepsmilitairen heeft een laserbehandeling voor correctie van gezichtscherpte ondergaan? Hoe ziet de verdelingscurve van het hemoglobinegehalte in het bloed van zwangere vrouwen in Groningen eruit? Welk deel van de Nederlandse homo- respectievelijk heteroseksuele mannen is hiv-positief? Hoeveel procent van de Zeeuwse vrouwen heeft hysterectomie (operatieve verwijdering van de baarmoeder) ondergaan? Hoeveel procent van de Nederlandse bejaarden lijdt aan dementie of heeft last van chronische vermoeidheid? Hoe vaak komen platvoeten voor bij jongeren in de Randstad? En hoe vaak komen lagerugpijnklachten voor bij Friese mensen van middelbare leeftijd? Het is meestal niet zinvol of mogelijk de hele populatie van personen over wie men een uitspraak wil doen te betrekken bij onderzoek naar deze en soortgelijke vragen. Doorgaans zal men volstaan met waarnemingen bij steekproeven. Om daarbij een valide schatting te krijgen van de populatieparameters is representativiteit een vereiste. Dat wil zeggen dat de personen bij wie men de waarnemingen verricht een juiste afspiegeling moeten vormen van de totale populatie waarin men geïnteresseerd is. Het aselect trekken van een *steekproef* van een redelijke omvang geeft in de regel de beste waarborgen voor representativiteit van de onderzoekspopulatie. Representativiteit in de context van particularistisch onderzoek heeft dus steeds betrekking op de bruikbaarheid van de meetresultaten in de onderzoekspopulatie om een schatting te maken van de relevante parameters van de grotere populatie waaruit de onderzoekspopulatie afkomstig is. Als er in particularistisch onderzoek onvoldoende sprake is van representativiteit, kan standaardisatie helpen om toch de gewenste schattingen te maken (zie paragraaf 2.5.3).

In onderzoek dat uitgaat van een abstracte vraagstelling dient representativiteit anders te worden geduid. Onderzoeksresultaten waargenomen bij een (particularistische) onderzoekspopulatie worden dan immers gebruikt om iets te kunnen zeggen over de abstracte werkelijkheid (men noemt dit proces van veralgemeniseren '*inferentie*'). Er is dus geen sprake van een concrete populatie waaruit een steekproef getrokken wordt en waarnaar de onderzoeksresultaten gegeneraliseerd kunnen worden. Men stelt zich tot doel aan te tonen dat er een (causaal) verband bestaat tussen een bepaalde determinant en een ziekte, los van specifieke populaties. Maar om het abstracte probleem te kunnen bestuderen, moet men wel op zoek naar een onderzoekspopulatie en een onderzoekssetting die optimale garanties geven dat het gezochte verband aan het licht komt, vooropgesteld natuurlijk dat het ook werkelijk bestaat. Men wil een zo duidelijk mogelijk antwoord op de vraagstelling tegen zo min mogelijk kosten en inspanningen (*efficiëntie* van de onderzoeksopzet). Uiteraard moet de onderzoeksopzet ook voldoende garantie bieden dat alleen de bewuste determinant en geen andere factoren verantwoordelijk kunnen zijn voor het gemeten effect (*interne validiteit* van de onderzoeksopzet). In dit licht bezien is een onderzoek naar bijvoorbeeld de relatie tussen platvoeten en het optreden van rugklachten op latere leeftijd bij een aselecte steekproef uit de Nederlandse bevolking een weinig vruchtbare onderneming. Nog afgezien van de interne validiteit is een dergelijke aanpak inefficiënt. Men kan veel beter bij een groep mensen met uitgesproken platvoeten en een steekproef van mensen zonder platvoeten de incidentie van rugklachten registreren, of, omgekeerd, bij een groep patiënten met duidelijke rugklachten en een steekproef van personen zonder rugklachten de prevalentie van platvoeten vergelijken.

Een geschikte *onderzoekspopulatie* in het kader van oorzaak-gevolgonderzoek wordt gekenmerkt door:
- een duidelijk contrast in de blootstelling aan de determinant die centraal staat in het onderzoek (de vermoedelijke oorzaak);
- een zo groot mogelijke vergelijkbaarheid ten aanzien van andere determinanten van de ziekte (potentiële confounders);
- een zo groot mogelijke vergelijkbaarheid ten aanzien van de wijze waarop de verschillende variabelen bij de onderzoekspersonen gemeten worden;
- Een zo groot mogelijk informatiegehalte per onderzoeksdeelnemer (of andere eenheid om de onderzoeksinspanning uit te drukken, zoals tijd of geld).

Een duidelijk *contrast* in de determinantstatus wil zeggen dat de onderzoekspopulatie zó gekozen wordt dat alle relevante waarden die de determinant kan aannemen in voldoende mate vertegenwoordigd zijn. Vaak zal men vooral geïnteresseerd zijn in het effect van de extreme waarden van de determinant (maximaal contrast). Soms echter zijn de extreme expositieniveaus minder relevant en streeft men naar een evenwichtige spreiding over de verschillende blootstellingsniveaus. Een onderzoeker die bijvoorbeeld inzicht wil krijgen in de vraag of het eten van veel voedingsvezel beschermt tegen appendicitis (blindedarmontsteking), is gebaat bij een onderzoekspopulatie die vooral bestaat uit personen met een lage, naast personen met een hoge consumptie van vezelrijke voedingsmiddelen. Hoewel de meeste mensen uit de algemene bevolking wellicht een consumptieniveau hebben in de buurt van het populatiegemiddelde, is deze 'grauwe middenmoot' uit het oogpunt van etiologisch onderzoek relatief weinig informatief ('te veel van hetzelfde'). Hoe het de personen vergaat die de extreme categorieën van de expositievariabele vertegenwoordigen, is in eerste instantie veel interessanter, zeker wanneer men mag uitgaan van een lineair verband (een gelijkmatige toe- of afname van het risico bij toenemende blootstelling aan de determinant). Extreme categorieën mogen dan in de onderzoekspopulatie gerust oververtegenwoordigd zijn. Vermoedt men een complexer verband, bijvoorbeeld U-vormige relatie of ander kromlijnig verband, dan moeten ook andere categorieën van de determinant voldoende vertegenwoordigd zijn.

Een zo groot mogelijke vergelijkbaarheid ten aanzien van de andere determinanten van de ziekte dan de te bestuderen determinant houdt in dat personen in elk van de gekozen categorieën van de primaire determinant een gelijke verdeling hebben voor kenmerken die eveneens invloed hebben op het voorkomen van de ziekte (potentiële *confounders*). In hoofdstuk 5 wordt dit concept verder uitgewerkt en worden ook diverse methoden besproken die de onderzoeker ten dienste staan om deze vergelijkbaarheid voor andere determinanten te realiseren, hetzij door een slim gekozen onderzoeksopzet, hetzij door correcties aan te brengen in de data-analyse.

Het derde criterium is dat men de onderzoekspopulatie zo zal willen selecteren dat men een vergelijkbare kwaliteit heeft van de diverse metingen. Een verschil in ziektefrequentie tussen twee subpopulaties met verschillende blootstellingsniveaus voor de te onderzoeken determinant mag immers niet toe te schrijven zijn aan een verschil in meetprocedures. Heeft een bedrijfsarts bijvoorbeeld bij een onderzoek naar een verhoogd longkankerrisico bij slagers periodiek longfoto's laten maken, dan kan men de aldus verkregen incidentie van longkanker niet vergelijken met de incidentiecijfers voor longkanker zoals ze door de regionale kankercentra worden geproduceerd voor de algemene bevolking, omdat deze cijfers gebaseerd zijn op ziekenhuisopnamen. Men zal de slagers willen vergelijken met een andere categorie werknemers, bij wie de bedrijfsarts ook periodiek longfoto's liet maken.

Ten slotte kan men met de keuze van de onderzoekspopulatie ook de *efficiëntie* van het onderzoek verhogen. Hierboven werd om die reden al gepleit voor voldoende contrast in de determinantstatus. In dit verband is het ook nuttig het onderzoek te richten op subpopulaties waarbij de ziekte frequent voorkomt. Zo zal men onderzoek naar risicofactoren van prostaatkanker doen bij oudere mannen, en vormen beginnende skiërs, als notoire brokkenmakers een geschikte groep om te onderzoeken wat de invloed van alcohol is op het ongevalrisico. Het gaat er overigens niet zozeer om dat de ziekte in de gekozen subpopulatie frequent voorkomt, maar dat het te bestuderen verband zo sterk mogelijk naar voren kan komen. Zo wordt de kans om een effect te ontdekken groter wanneer het achtergrondrisico als gevolg van andere determinanten (de incidentie bij niet-blootgestelden) laag is. Zo valt bijvoorbeeld te overwegen om onderzoek naar de relatie tussen langdurig werken achter een beeldscherm en hoofdpijn uit te voeren bij mannen, juist omdat hoofdpijn-klachten bij mannen zeldzamer zijn dan bij vrouwen.

Figuur 4.1 illustreert dit principe aan de hand van twee subpopulaties, I_0 is het achtergrondrisico voor de bestudeerde ziekte, ofwel de incidentie bij personen die niet zijn blootgesteld aan centrale determinant (D_0). De kans om gezond te blijven is dan $(1 - I_0)$. Aannemend dat er een vaste kans, p, is ziek te worden als gevolg van expositie aan de centrale determinant (D_1), ongeacht de hoogte van het achtergrondrisico, zal het extra aantal ziektegevallen als gevolg van de expositie, ofwel het attributief risico, $p \times (1 - I_0)$ bedragen. Dus:

$$AR = I_1 - I_0 = p(1 - I_0)$$
$$RR = I_1 / I_0 = [p(1 - I_0) + I_0] / I_0 = (p/I_0) - p + 1$$

Gelet op de aanname dat p een constante is, betekent dit dat AR en RR groter zullen zijn naarmate het achtergrondrisico (I_0) kleiner is. Dit verklaart tevens waarom er soms grote verschillen in de sterkte van een associatie tussen determinant en uitkomst worden gevonden, als deze bestudeerd wordt in populaties met een verschillend achtergrondrisico. In subpopulatie 1 bedraagt het achtergrondrisico (I_0) 10%, ofwel 10/100 per jaar. Als we aannemen dat p de waarde 0,2 aanneemt, hetgeen wil zeggen dat 20% van de 90 mensen die niet ziek worden als gevolg van andere oorzaken, ziek worden door de bestudeerde expositiefactor, dan kan op grond van het bovenstaande worden afgeleid dat I_1 = 28/100 per jaar, AR = 18/100 per jaar en RR = 2,8. In subpopulatie 2 bedraagt het achtergrondrisico (I_0') 50%, ofwel 50/100 per jaar. Gegeven p = 0,2 geldt hier: I_1'= 60/100 per jaar, AR' = 10/100 per jaar, en RR' = 1,2.

Bij oorzaak-gevolgonderzoek wil men een zuiver, niet-vertekend beeld krijgen van het effect van blootstelling aan de determinant. Daartoe bestudeert men de ziektefrequentie bij mensen die zijn blootgesteld. Het liefst zou men deze ziektefrequentie vergelijken met de (theoretische) situatie dat deze zelfde mensen (in precies dezelfde omstandigheden) niet aan betreffende determinant zouden zijn blootgesteld. Eigenlijk gaat het dus om de perfecte *spiegelsituatie* (Engels: *counterfactual*). In empirisch onderzoek is de perfecte spiegelsituatie nooit te realiseren en zal men het altijd moeten doen met een benadering: hetzij

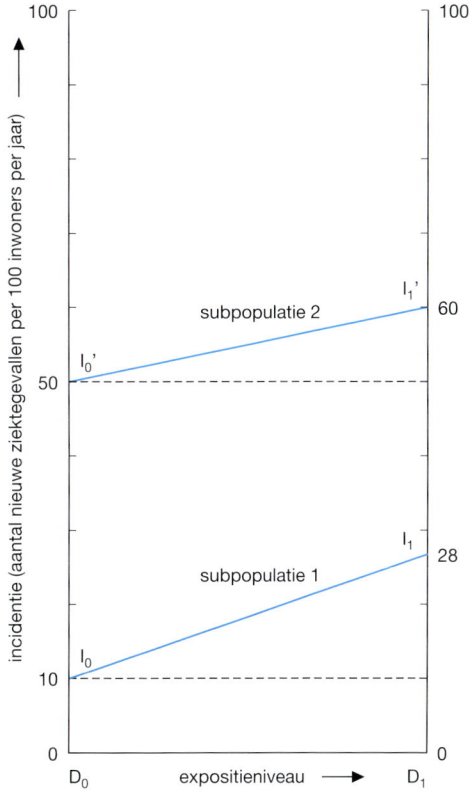

Figuur 4.1 Ziekte-incidenties onder geëxponeerden en niet-geëxponeerden in twee subpopulaties met een verschillend achtergrondrisico voor de te bestuderen ziekte.

door dezelfde personen op een ander moment nog een keer te bestuderen als zij niet zijn blootgesteld (met de aanname dat er in de tussentijd niets wezenlijks is veranderd dat invloed kan uitoefenen op het te bestuderen effect), hetzij door andere vergelijkbare personen in het onderzoek te betrekken die niet of minder zijn blootgesteld (met de aanname dat deze personen niet verschillen van de blootgestelde onderzoekspersonen). In de praktijk betekent dit dat men subpopulaties onderzoekt die zo goed mogelijk vergelijkbaar zijn ten aanzien van:
- populatiekenmerken; met uitzondering van de primaire determinant dienen de waarden van alle persoonsgebonden kenmerken (biologische kenmerken, gedragsfactoren enzovoort) gelijk verdeeld te zijn binnen subpopulaties die de verschillende categorieën van de primaire determinant vertegenwoordigen; dit geldt met name ten aanzien van andere risicofactoren van de ziekte (potentiële confounders);
- expositiecondities; de verschillende subpopulaties mogen alleen verschillen in de mate van blootstelling aan de primaire determinant; verder moeten de condities waarin deze blootstelling is ingebed (in geval van een profylactische of therapeutische interventie: behandelingscondities) aan elkaar gelijk zijn;
- meetprocedures; de verschillende subpopulaties dienen exact dezelfde meetprocedures te ondergaan; dit geldt ten aanzien van de meting van de primaire determinant en van de potentiële confounders, maar vooral ook ten aanzien van de uitkomst.

Vergelijkbaarheid van subpopulaties is een harde eis voor het verkrijgen van een goede *interne validiteit* (het ontbreken van bias). Interne validiteit heeft daarom voorrang boven *externe validiteit* (*generaliseerbaarheid*). De vraag op wie een causale relatie van toepassing is, komt pas in beeld wanneer men met een zekere mate van waarschijnlijkheid het causale verband bij de onderzochte groep heeft aangetoond.

4.1.5 OORZAKEN GAAN VOORAF AAN HET GEVOLG

Ten aanzien van de interne validiteit van epidemiologisch oorzaak-gevolgonderzoek kan verder nog opgemerkt worden dat het inbouwen van de juiste *tijdsvolgorde* van de gebeurtenissen in de onderzoeksopzet essentieel is. De oorzaak van een ziekte gaat per definitie in de tijd aan de ziekte vooraf. Om als determinant te kunnen opereren, moet een etiologische of prognostische factor kortere of langere tijd voor het optreden van de ziekte in kwestie aanwezig zijn. De meting van de primaire determinant in een onderzoek moet daarom refereren naar een zorgvuldig gekozen moment waarop de ziekte nog niet aanwezig is. Longitudinaal onderzoek biedt betere mogelijkheden dan transversaal onderzoek om de aanwezigheid van potentiële ziekteverwekkers vóór de aanvang van de ziekte te identificeren.

4.1.6 ER ZIJN LEGIO INDELINGEN VAN ONDERZOEKSDESIGNS; GEEN IS DE BESTE

In de hierna te bespreken onderzoeksdesigns kan op verschillende manieren een hiërarchie worden aangebracht. Een eerste onderscheid is dat tussen *individuele onderzoeken* en *ecologische onderzoeken*. In een ecologisch onderzoek – ook wel aangeduid met de termen populatie- of correlatieonderzoek – vindt de bestudering van de relatie tussen ziekte en andere verschijnselen plaats aan de hand van geaggregeerde gegevens over de relevante variabelen (bijvoorbeeld: de gemiddelde alcoholconsumptie per hoofd van de bevolking en de jaarlijkse sterfte aan strottenhoofdkanker per 100.000 inwoners van het betreffende land). Twee subtypen van ecologisch onderzoek zijn *tijdstrendonderzoek* (analyse van tijdseries) en *geografisch-correlatieonderzoek*. In paragraaf 4.3.5 zullen wij uitgebreider ingaan op dit type onderzoek.

Individuele onderzoeken kunnen op hun beurt worden onderscheiden in *transversale* en *longitudinale onderzoeken*. In paragraaf 4.3.3 wordt aangegeven dat transversaal onderzoek (*cross-sectioneel onderzoek*, *dwarsdoorsnedeonderzoek*) bij het bestuderen van oorzaak-gevolgrelaties meestal inferieur is aan longitudinaal onderzoek, omdat blootstelling aan de determinant in de tijd voorafgaat aan het optreden van de ziekte, een kenmerk waar longitudinaal onderzoek wel, en transversaal onderzoek niet mee rekent. Longitudinaal onderzoek kan opgesplitst worden in *experimenteel onderzoek* en *niet-experimenteel onderzoek*. Cruciaal voor een experiment is dat er sprake is van interventie door de onderzoeker, die een of meer determinanten (bijvoorbeeld de ingestelde therapie) manipuleert met het oogmerk om een wetenschappelijke vraag te beantwoorden. Een experiment waarbij voorts sprake is van random toewijzing van een interventie aan de onderzoekspersonen noemt men een *randomized controlled trial* (RCT). Bij niet-experimenteel onderzoek (*observationeel onderzoek*) is er geen sprake van toewijzing aan de verschillende niveaus van de determinant door de onderzoeker. Men maakt daarentegen gebruik van de verdeling van de individuen over de verschillende categorieën van de determinant, zoals die buiten het onderzoek tot stand komt. Soms is deze verdeling bepaald door aanleg of milieu. Vaak zijn de onderzoekspersonen zelf verantwoordelijk voor hun determinantstatus (zelfselectie). De onderzoeker observeert slechts en tracht zo ordelijk en efficiënt mogelijk in kaart te brengen wat er voorvalt of wat er reeds gebeurd is, zonder daadwerkelijk in te grijpen.

Longitudinaal observationeel onderzoek valt weer uiteen in *cohortonderzoek* en *patiëntcontroleonderzoek*. Bij cohortonderzoek vormt de primaire determinant het uitgangspunt. De onderzoekspopulatie wordt geformeerd op basis van de te bestuderen determinant. Subgroepen (cohorten) met verschillen in determinantstatus aan het begin van de observatieperiode worden vergeleken om te zien of deze verschillen na verloop van tijd (follow-up) gepaard gaan met verschillen in het optreden van de uitkomst. Bij het begin van de observatieperiode is de ziektestatus van alle onderzoekspersonen gelijk, bijvoorbeeld niemand ziek (etiologisch onderzoek), of allemaal hetzelfde klinische ziektebeeld (prognostisch onderzoek).

Bij patiëntcontroleonderzoek vormt de ziekte het uitgangspunt. De onderzoekspopulatie wordt geformeerd op basis van de te bestuderen ziekte. Subgroepen met verschillen in ziektestatus (meestal: zieken versus niet-zieken) worden vergeleken ten aanzien van de prevalentie van de verschillende categorieën van de determinant op een relevant geacht tijdstip in het verleden. De richting bij cohortonderzoek is dus van determinant (oorzaak) naar uitkomst (gevolg), die bij patiëntcontroleonderzoek van uitkomst naar determinant. De 'timing' van patiëntcontroleonderzoek is in beginsel retrospectief: de onderzoeker is genoodzaakt de informatie over de relevante primaire determinanten en confounders uit het verleden op te diepen. Soms is men echter geïnteresseerd in primaire determinanten die constant zijn in de tijd (bijvoorbeeld specifieke genen, geslacht, bloedgroep, aangeboren enzymdeficiëntie), en die dus zonder bezwaar gelijktijdig met het verondersteld gevolg gemeten kunnen worden. In zo'n geval worden de grenzen tussen transversaal onderzoek en longitudinaal patiëntcontroleonderzoek erg vaag. Hoewel cohortonderzoek altijd prospectief van karakter is, kan de 'timing' wel verschillend zijn. Soms hebben alle relevante gebeurtenissen al plaatsgevonden op het moment dat het onderzoek van start gaat. Men spreekt dan van een *historisch cohortonderzoek*. Ter onderscheid wordt het cohortonderzoek waarbij alle gebeurtenissen nog moeten plaatsvinden nadat het onderzoek is gestart ook wel aangeduid met *prospectief cohortonderzoek*, hoewel deze toevoeging eigenlijk overbodig is.

Hoewel de bovengenoemde classificatie fundamentele tegenstellingen tussen de genoemde onderzoeksdesigns suggereert, zijn de scheidslijnen tussen de designs minder scherp dan op het eerste gezicht misschien het geval lijkt te zijn. Zo dient een gerandomiseerd experiment opgevat te worden als een bijzondere vorm van een cohortonderzoek, met de random toewijzing als belangrijkste extra element. En een patiëntcontroleanalyse kan zowel plaatsvinden op basis van patiënten en controlepersonen die verzameld zijn uitgaande van een *cohort*, als op basis van patiënten en controlepersonen die gerekruteerd zijn vanuit een *dynamische populatie* (patiëntcontroleonderzoek in de 'klassieke' betekenis van het woord).

Ten slotte kan men de verschillende onderzoeksdesigns ook indelen naar de aard van de toepassing. In hoofdstuk 1 is het onderscheid gemaakt tussen beschrijvend onderzoek enerzijds en causaal onderzoek anderzijds. Beschrijvend onderzoek kan zich richten op de ziektefrequentie (hoe vaak komt de ziekte voor), of op de associatie van de ziekte met andere individuele kenmerken (bij welke subgroepen komt de ziekte met name voor). Maar ook diagnostisch en prognostisch onderzoek zijn naar hun aard beschrijvend van aard (wat is de kans op deze ziekte-uitkomst bij deze set van kenmerken). Etiologisch onderzoek en interventieonderzoek daarentegen, zijn primair gericht op het vinden van oorzaak-gevolgrelaties. Voor interventieonderzoek zijn twee varianten te onderscheiden: de preventieve trial en de therapeutische trial, passend bij respectievelijk het etiologische en het prognostische traject van het verloop van de ziekte.

Een mogelijke indeling van de diverse in dit hoofdstuk te behandelen onderzoeksdesigns, gericht op deze verschillende toepassingen, wordt getoond in tabel 4.1.

Tabel 4.1	Onderzoeksdesigns	
toepassing	*design*	*paragraaf*
beschrijvend		
– ziektefrequentie	cross-sectioneel onderzoek	4.3.3
– etiologische functie	cross-sectioneel onderzoek	4.3.3
	cohortonderzoek met herhaalde metingen	4.3.4
– diagnostische functie	cross-sectioneel onderzoek	4.3.3
– prognostische functie	cohortonderzoek	4.3.1
causaal		
– etiologische factoren	experimenteel onderzoek	4.2
	cohortonderzoek	4.3.1 en hfdst 6
	patiëntcontroleonderzoek	4.3.2 en hfdst 6
	ecologisch onderzoek	4.3.5
	case series	4.3.6
	genetische designs	4.3.7 en hfdst 7
– effectiviteit interventie	experimenteel onderzoek	4.2 en hfdst 10

4.2 Het experiment als paradigma voor alle epidemiologische designs met een causale doelstelling

Net als in andere onderzoeksdisciplines, geldt in de epidemiologie het gerandomiseerde experiment als paradigma, als standaardvoorbeeld van hoe oorzaak-gevolgonderzoek moet worden opgezet. Het nauwgezet opvolgen van de voorschriften voor experimenteel onderzoek geeft optimale garanties voor intern valide onderzoeksuitkomsten. Vaak zullen overwegingen van praktische of ethische aard het uitvoeren van een experiment verhinderen. Maar ook dan dient gekozen te worden voor een opzet die zo veel mogelijk op een experiment lijkt. Het experimentele design dient dan ook als denkmodel bij de opzet van oorzaak-gevolgonderzoek. Met dat doel wordt het gerandomiseerde experiment in dit hoofdstuk besproken. Gerandomiseerde experimenten, ofwel *randomized controlled trials* (RCT's), kunnen zowel bij zieke onderzoekspersonen, ter evaluatie van de effectiviteit van therapeutische maatregelen, als bij gezonde onderzoekspersonen, ter evaluatie van de effectiviteit van preventieve maatregelen, worden uitgevoerd. In dit verband wordt wel onderscheid gemaakt in *klinische trials* en *preventieve trials*. Hoofdstuk 10 gaat in op de praktische uitvoering van experimenteel onderzoek.

4.2.1 RANDOMIZED CONTROLLED TRIALS GEVEN VALIDE RESULTATEN, MAAR ZIJN NIET ALTIJD MOGELIJK

De basisstructuur van het experiment is weergegeven in figuur 4.2. Om te beginnen wordt de *basispopulatie* voor het onderzoek afgebakend. Vastgesteld wordt aan welke *inclusiecriteria* en *exclusiecriteria* de personen die deel gaan uitmaken van de onderzoekspopulatie moeten voldoen. Vaak komt het afbakenen van de basispopulatie neer op *restrictie* tot een min of meer homogene groep (bijvoorbeeld: personen uit dezelfde leeftijdscategorie, personen van hetzelfde geslacht, personen met dezelfde ziekte, personen in hetzelfde stadium van een ziekte). Vervolgens worden uit de basispopulatie de deelnemers aan de RCT gerekruteerd. De kandidaten worden getoetst aan de inclusie- en exclusiecriteria. Omdat de onderzoekspersonen niet zelf kiezen voor de interventie waaraan ze uiteindelijk zullen worden blootgesteld, dienen ze vooraf toestemming te geven voor deelname aan het experiment, op basis van vrijwilligheid en op basis van een adequate uitleg over de gang van zaken tijdens het onderzoek (*informed consent*). De omvang van de totale onderzoekspopulatie (steekproefgrootte) moet zodanig zijn, dat een voldoende precieze schatting van het interventie-effect kan worden verkregen.

Zodra bekend is wie de deelnemers aan het experiment zijn, wordt de te bestuderen interventie toegewezen aan een deel van hen. Door een aselecte toewijzingsprocedure te hanteren (*rando-*

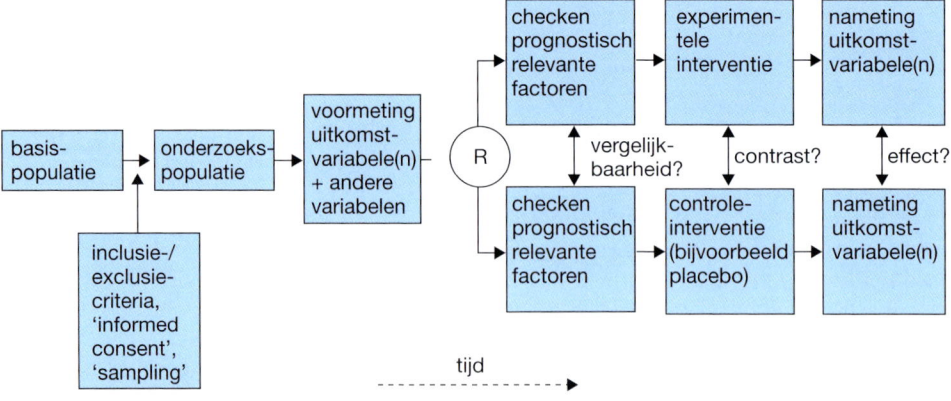

Figuur 4.2 Basisschema van een experiment.

misatie) heeft iedere onderzoekspersoon evenveel kans om in de interventiegroep terecht te komen. Aselect toewijzen op basis van loting leidt er in principe toe dat bij aanvang van het experiment de interventiegroep en de controlegroep(en) in alle opzichten aan elkaar gelijk zijn, dus ook ten aanzien van de blootstelling aan factoren (potentiële confounders) die, net als de interventiefactor, invloed kunnen hebben op de uitkomst. Randomisatie rekent zowel met bekende als met onbekende of moeilijk te meten confounders af. Aldus wordt voldaan aan een van de centrale eisen die gelden ten aanzien van oorzaak-gevolgonderzoek: *vergelijkbaarheid* van populaties. Randomisatie garandeert echter niet dat de verschillende behandelgroepen volledig vergelijkbaar zullen zijn. Het toeval kan immers ook ongelukkig uitpakken. De kans op resterende verschillen tussen de subgroepen wordt groter, naarmate de randomisatie plaatsvindt bij een kleinere onderzoekspopulatie.

Prestratificatie kan in dat geval preventief werken. Prestratificatie houdt in dat men de leden van de onderzoekspopulatie voorafgaand aan de randomisatie in lagen (strata) indeelt op grond van hun waarden voor bepaalde kenmerken (bijvoorbeeld: mannen en vrouwen; 35-44-jarigen, 45-54-jarigen en 55-64-jarigen). Vervolgens wordt per stratum de randomisatie uitgevoerd. Op deze manier neemt de kans aanzienlijk toe dat iedere behandelingsgroep uiteindelijk bijvoorbeeld evenveel vrouwen bevat. Bij voorkeur reserveert men prestratificatie voor die etiologische of prognostische factoren waarvan men een verstorende invloed het meest vreest. In theorie kan men de prestratificatie net zo ver doorvoeren totdat ieder stratum nog slechts uit twee – gelijke – onderzoekspersonen bestaat: paarvorming of *individueel matchen*.

Nadat alle onderzoekspersonen aan een van de categorieën van de te bestuderen primaire determinant (interventie) zijn toegewezen, dient gecontroleerd te worden of de gevormde groepen inderdaad vergelijkbaar zijn. Deze check vormt meestal het begin van de analyse van het onderzoek. De check op vergelijkbaarheid kan pas geschieden nadat de werving is afgesloten en vindt plaats op basis van gegevens die verzameld zijn via een *voormeting* – een meting voorafgaand aan de start van de interventie – van een aantal kenmerken. Tot deze kenmerken behoort in de eerste plaats de uitkomstvariabele, voordat de interventie begint ('nulmeting'). De voormeting kan verder betrekking hebben op het 'van nature' aanwezige achtergrondniveau van de determinant (interventiefactor) – bijvoorbeeld de vitamine C-status van het plasma in een onderzoek naar het effect van toediening van megadoses vitamine C op het voorkomen van doorligwonden, op potentiële confounders, mogelijke effectmodificatoren en andere kenmerken die een indicatie kunnen geven van de vergelijkbaarheid van de groepen. Eventuele verschillen ten aanzien van confounders kunnen tijdens de analyse van het onderzoek door middel van multivariabele statistische technieken geëlimineerd worden (zie hoofdstuk 5). In figuur 4.2 is de voormeting vóór de randomisatieprocedure opgenomen. Eerst meten en daarna pas randomiseren vergroot de kans op vergelijkbaarheid van de voormeting (de toewijzing van de deelnemers aan de interventiefactor is in dat geval immers nog niet bekend). Tevens krijgt men zo informatie in handen die gebruikt kan worden om te beoordelen of een kandidaat toelaatbaar is voor de studie en ten behoeve van eventuele prestratificatie.

Zodra de randomisatie en de voormeting achter de rug zijn, kan de interventie plaatsvinden. De interventie moet goed doordacht (bijvoorbeeld: potentieel werkzame dosis, juiste toedieningsvorm) en duidelijk omschreven zijn. De interventie dient op gestandaardiseerde wijze te verlopen (behandelingsprotocol). Het gewenste contrast in de expositie tussen de interventiegroep en de controlegroep(en) wordt in een experiment door de onderzoeker zelf aangebracht (bijvoorbeeld: een nieuwe behandelingsmethode versus de gebruikelijke behandeling of versus geen behandeling; verschillende varianten van dezelfde behandeling; verschillende doseringen van dezelfde behandeling). Vergelijkbaarheid van de interventie- of behandelingscondities voor alle onderzoekspersonen wordt het best gewaarborgd door een of meer controlegroep(en) een *placebo-interventie* te laten ontvangen. Dit betekent dat de interventiemaatregel in de controlegroep het uiterlijk van de interventie in de experimentele behandelingsgroep krijgt aangemeten. Alleen in de behandeling die de laatstgenoemde groep ontvangt, is evenwel de veronderstelde werkzame component ingebed. De vermomming is volmaakt als beide interventies zintuiglijk niet meer van elkaar te onderscheiden zijn.

De introductie van een placebobehandeling biedt de mogelijkheid tot het *blinderen* van onderzoeksdeelnemers en onderzoekers. Door blindering weten de onderzoeksdeelnemers niet tot welke behandelingsgroep zij behoren en missen zij zodoende voldoende houvast om gerichte actie te ondernemen, die de experimentele opzet zou kunnen doorkruisen. Placebo-interventie biedt ook de mogelijkheid degene die verantwoordelijk is voor de nameting van de uitkomstvariabele 'blind' te maken, en in sommige gevallen zelfs de behandelaar. Van blind evalueren van het interventie-effect is sprake, wanneer de nameting van de uitkomstvariabele zonder kennis van de interventie geschiedt. In dat geval wordt voldaan aan de eis dat in valide oorzaak-gevolgonderzoek de wijze van effectmeting in de verschillende onderzoeksgroepen vergelijkbaar moet zijn. Kennis inzake de interventiecategorie waaruit een bepaalde proefpersoon afkomstig is, bij de effectbeoordelaar of bij de proefpersoon zelf, kan tot bewuste of onbewuste vertekening van de waarnemingsresultaten aanleiding geven. Het introduceren van een placebo-interventie is niet de enige methode om vergelijkbaarheid van uitkomstmetingen te bewerkstelligen. Hetzelfde doel kan bijvoorbeeld worden nagestreefd door de nameting te laten verrichten door een andere persoon dan degene die verantwoordelijk was voor de uitvoering van de interventie, of door een meetmethode te gebruiken die weinig ruimte laat voor subjectieve interpretatie.

Randomisatie resulteert, zoals gezegd, in vergelijkbaarheid van de onderzoeksgroepen bij aanvang van de periode van interventie en follow-up. Gaandeweg kunnen er echter alsnog verschillen ontstaan, bijvoorbeeld doordat de onderzoekspersonen zich niet houden aan de voorgeschreven behandeling (*non-compliance*), of doordat onderzoekspersonen in de loop van de follow-upperiode afhaken. De validiteit van het onderzoek dreigt vooral te worden aangetast wanneer de personen die er de brui aan geven, van degenen die dat niet doen verschillen ten aanzien van kenmerken die op hun beurt weer geassocieerd zijn met het resultaat van de nameting (*selectieve uitval, attrition*). Dit probleem wordt met name groot als de (reden voor) uitval verschillend is in de onderzoeksgroepen. De experimentele onderzoeksopzet moet voorzien in maatregelen om 'compliance' te bevorderen en 'non-compliance' te registreren. Een placebo-interventie vormt tot op zekere hoogte een remedie tegen selectieve uitval. In een situatie waarin alle deelnemers aan het experiment door toedoen van de placebobehandeling geblindeerd zijn voor de ware aard van de behandeling die zij ondergaan, is er immers minder aanleiding de behandeling te staken of op zoek te gaan naar een aanvullende behandeling dan in een situatie waarin een deel van de deelnemers beseft dat zij aan een mogelijk inferieure behandeling worden blootgesteld. De onderzoeksopzet moet eveneens handvatten bieden om uitval te identificeren en te analyseren, en liever nog tegen te gaan.

Resumerend kan over de validiteit van het experimentele onderzoeksdesign het volgende worden opgemerkt. De opzet is prospectief: vanaf het moment dat het startsein voor het onderzoek wordt gegeven, is de blik voorwaarts gericht. Het onderzoeksdesign volgt op de voet de loop van de gebeurtenissen, zoals deze zich moeten voltrekken wil er van een oorzaak-gevolrelatie sprake kunnen zijn: beginsituatie – introductie determinant – verandering in de beginsituatie. Vergelijkbaarheid van populaties wordt primair gewaarborgd door randomisatie, eventueel voorafgegaan door prestratificatie, en daarnaast door het tegengaan van selectieve uitval. Vergelijkbaarheid van expositie- of behandelingscondities wordt bewerkstelligd door placebo-interventie en, in samenhang daarmee, blinderen (proefpersoon, behandelaar). Ook het bevorderen van compliance speelt in dit verband een rol. Vergelijkbaarheid van uitkomstmeting komt tot stand via blinderen (effectbeoordelaar, proefpersoon, onderzoeker), en via het selecteren van objectieve meetinstrumenten. Het zijn met name deze elementen uit de basisstructuur van het experimentele onderzoeksdesign die dit design geschikt maken als paradigma (model) voor al het oorzaak-gevolgonderzoek. Op het basisschema van de RCT zijn diverse varianten denkbaar. Deze zullen hierna kort worden toegelicht.

4.2.2 PREVENTIEVE TRIALS ZIJN OOK RCT'S, MAAR IN DE PRAKTIJK EEN STUK LASTIGER DAN THERAPEUTISCHE TRIALS

Gerandomiseerde *preventieve experimenten* verschillen qua design niet wezenlijk van gerandomiseerde klinische experimenten, maar hebben door de afwijkende aard van de vraagstelling wel diverse specifieke kenmerken.

Gerandomiseerde preventieve experimenten zijn bedoeld om te onderzoeken of een preventieve interventie de kans op het ontstaan van ziekte kan reduceren. Dat betekent dat men het onderzoek niet uitvoert bij patiënten (zoals bij klinische experimenten), maar bij populaties personen zonder de betreffende ziekte. Voor de meeste populaties geldt dat de kans op een specifieke ziekte heel klein is. Daardoor zal men een heel grote onderzoekspopulatie moeten bestuderen om het beoogde effect (een verlaging van de incidentie van betreffende ziekte) te kunnen aantonen.

Omdat personen zonder de betreffende ziekte niet zonder meer 'grijpbaar' zijn voor onderzoekers (bij een klinisch experiment kan men aansluiten bij de zorgverlening die aan betreffende patiënten wordt gegeven; bij een preventieve trial is zo'n natuurlijk contact doorgaans niet voorhanden), zijn preventieve trials ook logistiek ingewikkelde operaties: werving van onderzoekspersonen, follow-up, standaardisatie van meetprocedures enzovoort, vragen veel inzet, inventiviteit en geld, mede door de vereiste omvang van de onderzoekspopulatie.

Omdat preventieve interventies soms niet op individueel niveau worden verstrekt (bijvoorbeeld: fluoridering van drinkwater om tandbederf te voorkomen; intensieve mediavoorlichting gericht op het bevorderen van gezond gedrag) of omdat het logistiek eenvoudiger is ze groepsgewijs te distribueren (bijvoorbeeld: nieuwe vormen van vaccinatie, andere wijze van werken door de huisarts), ontstaat bij preventieve trials vaak de behoefte aan aangepaste randomisatieprocedures. Een voorbeeld daarvan is *clusterrandomisatie*, waarbij de preventieve interventie willekeurig aan subpopulaties wordt toegewezen en vervolgens aan alle individuen in de desbetreffende subpopulatie wordt aangeboden. Uit een oogpunt van vergelijkbaarheid (potentiële confounders) zijn dergelijke 'group-randomized trials' minder ideaal. Bovendien vergt een dergelijk design aangepaste statistische procedures ('multi-levelanalyse', 'mixed-effectmodel') die buiten het bestek van de gangbare statistiekboeken vallen. In hoofdstuk 10 wordt uitvoeriger aandacht gegeven aan preventieve trials.

4.2.3 NIET-GERANDOMISEERDE EXPERIMENTEN LEVEREN ZELDEN IETS BRUIKBAARS OP

Randomisatie in een experimenteel onderzoek is uit ethische of praktische overwegingen niet altijd mogelijk. Soms is het zelfs niet nodig. Zo is nooit via gerandomiseerd onderzoek aangetoond dat het geven van antibiotica bij patiënten met een longontsteking een gunstig effect heeft op de overleving. Dat was ook niet nodig, omdat tot aan de Tweede Wereldoorlog ongeveer driekwart van alle pneumoniepatiënten binnen enkele weken aan de aandoening overleed. Toen na genoemde oorlog penicilline ter beschikking kwam, leidde toediening ervan aan pneumoniepatiënten meestal binnen enkele dagen tot genezing en volledig herstel. Na de introductie van antibiotica stierf minder dan 20% van de pneumoniepatiënten aan deze aandoening. Het effect was zo dramatisch en trad zo spoedig na de interventie op dat niemand twijfelt aan de causaliteit van de relatie, ondanks het ontbreken van gerandomiseerd, placebogecontroleerd en geblindeerd experimenteel onderzoek.

Men zou dit een voorbeeld kunnen noemen van een *voor-navergelijking*. Doorgaans biedt dit experimentele design onvoldoende validiteit, omdat men niet de noodzakelijke controle heeft over veranderingen van andere determinanten (potentiële confounders) in de tijd.

Soortgelijke bezwaren kleven aan zogenaamde *simultane vergelijkingen* en vergelijkingen van vrijwilligers met de rest. Wanneer men bijvoorbeeld in een simultane vergelijking de effecten van een nieuwe interventie wil bestuderen door de genezingskansen van patiënten behandeld in ziekenhuis A (met de nieuwe interventie) te vergelijken met die van patiënten die in dezelfde periode behandeld zijn in ziekenhuis B (met standaardbehandeling), dan is men onvoldoende zeker dat beide patiëntengroepen voor andere relevante factoren vergelijkbaar zijn.

Hetzelfde geldt wanneer men potentiële deelnemers aan een interventieonderzoek zelf laat kiezen aan welk van de interventies zij de voorkeur geven. Ook dan is vergelijkbaarheid voor andere relevante factoren allerminst verzekerd, nog afgezien van het feit dat placebobehandeling en dus ook blindering in die gevallen niet mogelijk is. In hoofdstuk 10 zullen we uitvoeriger bij deze niet-gerandomiseerde, experimentele designs stilstaan.

4.2.4 VOOR ELKE SITUATIE EEN ANDERE VARIANT VAN EXPERIMENTEEL ONDERZOEK

De literatuur over experimenteel onderzoek bevat vele varianten op het in paragraaf 4.2.1 geschetste basismodel voor een gerandomiseerd experiment. Wij noemen hier enkele veelgebruikte voorbeelden. In hoofdstuk 10 zullen we uitvoeriger op deze designs terugkomen. Voor andere varianten wordt verwezen naar de gespecialiseerde literatuur (voor een selectie daarvan zie de aanbevolen literatuur aan het einde van dit hoofdstuk).

Het cross-over design

Het *cross-over design>* is een gerandomiseerd experiment waarbij men na verloop van tijd van behandeling wisselt. Dat wil zeggen dat patiënten die aanvankelijk behandeling A krijgen, in de tweede helft van het onderzoek behandeling B krijgen, en omgekeerd. Het is duidelijk dat dit design alleen toegepast kan worden bij reversibele effecten en dat de eerste behandeling volledig uitgewerkt moet zijn bij aanvang van de tweede behandelingsperiode (geen *carry-over effect*). Als aan die voorwaarden is voldaan, heeft het cross-over design een grote overtuigingskracht, omdat het eventuele twijfels over vergelijkbaarheid van patiëntengroepen wegneemt.

De N=1-trial

De *N=1-trial* is de geïndividualiseerde variant van het cross-over design. Men randomiseert voor iedere patiënt de volgorde waarin men de te vergelijken behandelingen toedient en herhaalt de random toewijzing net zolang totdat men kan bepalen welke behandeling voor deze patiënt het beste is. Door deze individuele trials bij meer patiënten uit te voeren, kan men proberen na te gaan welke behandeling voor een bepaalde categorie patiënten de voorkeur verdient. Pas na voldoende patiënten kan men zo tot generaliserende uitspraken komen. Omdat voor dit design ten minste dezelfde voorwaarden gelden als voor een cross-over trial, is het duidelijk dat de N=1-trial slechts in een beperkt aantal situaties uitvoerbaar is.

Het factorieel design

Het *factorieel design* is een variant op het basismodel, waarbij men het effect van twee of meer experimentele interventies tegelijk bestudeert. In geval van twee behandelingscondities kan men de onderzoekspopulatie randomiseren over vier groepen: alleen A, alleen B, zowel A als B, geen van beide. Aldus kan men op efficiënte wijze niet alleen het afzonderlijke effect van A en het afzonderlijke effect van B, maar ook het effect van de combinatie van A en B (interactie-effect) vaststellen.

4.2.5 DE GEZONDHEIDSZORG BIEDT TALLOZE VOORBEELDEN VAN ZINVOLLE EXPERIMENTEN

Casus 4.1 gaf reeds een voorbeeld van een gerandomiseerd experiment naar het effect van toediening van bètacaroteen op het verloop van het ziekteproces bij patiënten met voorstadia van baarmoederhalskanker. In feite is dit een uitzondering, omdat het motief voor het onderzoek primair gelegen was in het bestuderen van de etiologische relatie tussen vitamine A en het ontstaan van kanker. Doorgaans zal men dergelijke etiologische vraagstellingen niet met een experimentele opzet kunnen bestuderen. Ook in hoofdstuk 1 (casus 1.1 en 1.3) zijn reeds enkele voorbeelden van experimenteel onderzoek beschreven. Hoofdstuk 10 ten slotte bevat diverse uitgewerkte voorbeelden van gerandomiseerd experimenteel onderzoek.

4.3 Non-experimentele designs als een gerandomiseerd experiment niet mogelijk is

Hoewel het experiment voor alle (empirische) wetenschapsgebieden, dus ook voor de epidemiologie, het paradigma is, is juist bij epidemiologisch onderzoek een experimentele opzet vaak niet mogelijk. Niet-experimentele designs, waarbij de onderzoeker geen invloed uitoefent op de verdeling van de determinant, maar gebruikmaakt van de verdeling zoals die op andere wijze tot stand is gekomen, zijn in de epidemiologie eerder regel dan uitzondering. De meest gebruikelijke van deze observationele designs worden in de navolgende paragrafen besproken.

4.3.1 COHORTONDERZOEKEN ZIJN NET EXPERIMENTEN, MAAR DAN ZONDER INGREPEN VAN DE ONDERZOEKER

Van alle vormen van observationeel epidemiologisch onderzoek staat *cohortonderzoek* het dichtst bij het gerandomiseerde experiment. In wezen is het gerandomiseerde experiment een bijzondere vorm van cohortonderzoek. Het basisschema van een cohortonderzoek is weergegeven in figuur 4.3. De belangrijkste kenmerken zullen hieronder puntsgewijs worden toegelicht.

Afbakening van de onderzoekspopulatie

De onderzoekspopulatie ten behoeve van een cohortonderzoek kan op allerlei verschillende manieren tot stand komen. De onderzoeker kan een steekproef trekken uit het bevolkingsregister, een oproep via de massamedia verspreiden, of de voltallige populatie van een afgebakend geografisch gebied benaderen. De onderzoeker kan echter ook een subcategorie van de bevolking als uitgangspunt voor de selectie van de onderzoekspopulatie nemen. Bijvoorbeeld: werknemers van een bepaald bedrijf, leden van een bepaalde sportvereniging, ingeschrevenen bij een huisarts of bij een apotheker, abonnees van een tijdschrift, aanhangers van een bepaalde religie, personen opgenomen op een bepaalde ziekenhuisafdeling, personen met een bepaalde ziekte enzovoort. De personen die in aanmerking komen voor deelname aan het onderzoek zijn gezond (bij etiologisch cohortonderzoek) dan wel ziek (bij prognostisch cohortonderzoek), waardoor in geen enkel geval de uitkomst die men wil bestuderen reeds is opgetreden.

Meting van de blootstelling aan de determinant

Bij een cohortonderzoek staat de blootstelling van de onderzoekspersonen aan één factor centraal: de primaire determinant in de causale hypothese die het uitgangspunt vormt van het onderzoek. Met het oog op deze determinant tracht men de onderzoekspopulatie op een efficiënte wijze samen te stellen. Toch ontkomt men er niet aan in een cohortonderzoek ook de andere determinanten te meten. Vaak gaat blootstelling aan de primaire determinant gepaard met blootstelling aan andere risicofactoren voor de ziekte. De primaire determinant wordt immers niet random toegewezen (zoals in een gerandomiseerd experiment), maar treft selectief bepaalde typen mensen en laat anderen buiten schot. Zo moet men zich in het kader van een onderzoek naar de gevolgen van alcoholgebruik voor de conditie van het hart realiseren dat drinkers en geheelonthouders er wellicht verschillende voedingsgewoonten, rookgewoonten, psychische kenmerken en bewegingspatronen op na houden. Door bij alle on-

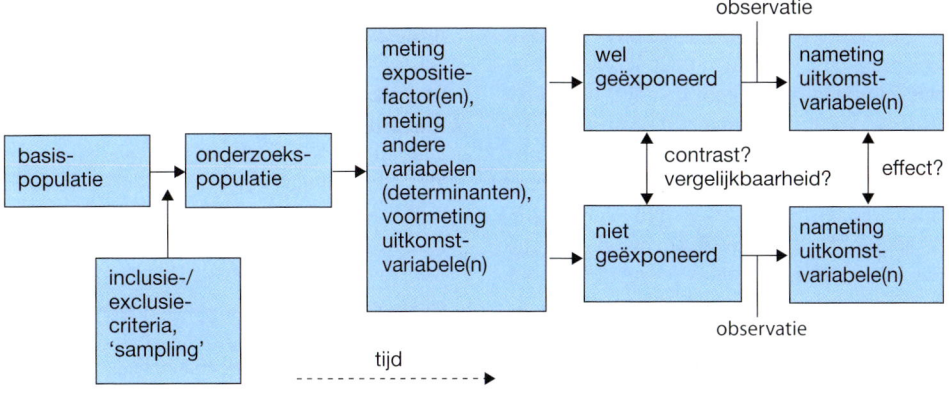

Figuur 4.3 Basisschema van een cohortonderzoek.

derzoekspersonen deze overige determinanten te meten, kan in de analyse voor het eventueel verstorende effect van deze factoren worden gecorrigeerd. Men kan ook overwegen reeds bij de selectie van de onderzoekspersonen op het gevaar van confounding te anticiperen door restrictie of matching toe te passen Op basis van de gemeten expositiestatus worden de onderzoekspersonen onderverdeeld in minimaal twee subcohorten. Indien men drie of meer categorieën van de primaire determinant onderscheidt, die bovendien een rangorde in de duur of de intensiteit van de expositie representeren, kan de aanwezigheid van een *dosis-responsrelatie* worden bestudeerd. Van een dosis-responsrelatie is sprake wanneer op groepsniveau een toename (of afname) van de duur of de sterkte van de expositie gepaard gaat met een toename (of afname) van de ziekte-incidentie. Een dergelijke parallel tussen opklimmende expositieniveaus en toenemende incidentiecijfers wordt wel als een extra argument voor causaliteit van de expositiefactor opgevat (zie verder hoofdstuk 6).

Follow-up en uitkomstmeting

De follow-upperiode waarover de expositie-uitkomst bij de onderzoekspersonen wordt geregistreerd, moet zó lang zijn dat een eventueel effect zich redelijkerwijs kan manifesteren. Door nauwkeurig het aantal incidente ziektegevallen te registreren, kan men in beide cohorten de cumulatieve incidentie (CI) of de incidentiedichtheid (ID) bepalen (zie paragraaf 2.5.2). Hoewel de incidentiedichtheid veelvuldig wordt toegepast, is de cumulatieve incidentie in cohortonderzoek eigenlijk de aangewezen frequentiemaat. De CI doet meer recht aan het wezen van een *cohort* (eens lid, altijd lid). De ID past qua karakter beter bij een *dynamische populatie*, waarvan de leden gedurende wisselende tijdsintervallen deel uitmaken.

In geval van een continue uitkomstvariabele worden in plaats van de zojuist genoemde incidentiematen andere parameters berekend (zie paragraaf 2.6), bijvoorbeeld de gemiddelde waarde van de uitkomst op het eind van de follow-upperiode, of de gemiddelde verandering in de waarde van de uitkomst gedurende de follow-upperiode.

In een cohortonderzoek moet de meting van de uitkomst bij voorkeur *blind* geschieden, dat wil zeggen dat de beoordelaar niet over voorkennis omtrent de expositiestatus van de onderzoekspersonen mag beschikken. De noodzaak om blind te meten is afhankelijk van de aard van de bestudeerde uitkomst en de beschikbare meetprocedure. Blind meten wordt belangrijker naarmate de meting gevoeliger is voor subjectieve invloeden.

De kracht van cohortonderzoek wordt vooral bepaald door de volgende aspecten:
1. De relevante kenmerken worden op individueel niveau gemeten.
2. De volgorde waarin de waarnemingen plaatsvinden, valt samen met de natuurlijke loop van de gebeurtenissen.
3. De onderzoekspopulatie wordt gerekruteerd uit personen bij wie de bestudeerde gezondheidsuitkomst nog niet gerealiseerd is. Deze uitkomst speelt dus in principe geen rol bij de vorming van de onderzoekscohorten (geen *selectiebias*; zie paragraaf 5.3.1).
4. De expositievariabelen (centrale determinant, confounders) worden gemeten op een moment dat de relevante gezondheidsuitkomst nog niet aanwezig is. Eventuele meetfouten bij het vaststellen van de expositiestatus zijn daarom onafhankelijk van de toekomstige ziektestatus (geen *differentiële misclassificatie* ten aanzien van de expositiemeting; zie paragraaf 5.3.1).
5. De ziektestatus kan in veel gevallen blind worden gemeten (althans door blinderen van de effectbeoordelaar, niet van de onderzoekspersoon), zodat eventuele meetfouten niet gerelateerd zijn aan de expositiestatus (geen *differentiële misclassificatie* ten aanzien van de uitkomstmeting).
6. In het kader van een onderzoek kan het effect van de onderzochte expositiefactor op het voorkomen van verschillende ziekten geëvalueerd worden. In theorie lijken de mogelijkheden daartoe echter ruimer dan ze in de praktijk zijn, omdat een zinvolle analyse alleen mogelijk is wanneer behalve over de primaire determinant ook meetgegevens voorhanden zijn over de andere relevante risicofactoren van de ziekten waarin men geïnteresseerd is (potentiële confounders, effectmodificatoren). Doorgaans zullen deze risicofactoren echter per ziekte verschillen.

Het belangrijkste verschil tussen een gerandomiseerd experiment en een cohortonderzoek is, dat bij de laatste onderzoeksvorm de randomisatie ontbreekt. Als ander verschilpunt kan genoemd worden dat er bij cohortonderzoek in de regel geen sprake is van placebo-expositie en blindering van de onderzoekspersonen. Het gevolg van de genoemde verschillen is dat men minder mogelijkheden heeft vergelijkbare subcohorten te realiseren en vergelijkbare omstandigheden te creëren waaronder de expositie in elk van de subcohorten plaatsvindt. *Confounding* vormt dus een serieuze bedreiging voor cohortonderzoek en andere vormen van observationeel onderzoek. De verstrengelde effecten van de primaire determinant en de confounders kunnen in principe in de analyse uiteengerafeld worden, tenzij het gaat om confounders die niet (goed) gemeten (kunnen) worden of heel sterk samenhangen met de primaire determinant.

Cohortonderzoek kent verder de volgende beperkingen:

1 Cohortonderzoek kan meestal pas worden opgezet zodra uit eerder onderzoek voldoende aanwijzingen zijn gekomen over relevante determinanten. Cohortonderzoek is in de regel niet exploratief.
2 De expositiemeting op basis waarvan de cohorten worden samengesteld, is een momentopname. Alle onderzoekspersonen hebben een voorgeschiedenis achter de rug, waarin de blootstelling aan de primaire determinant een zekere rol gespeeld heeft. In theorie is het bijvoorbeeld denkbaar dat de personen met een hoge expositie aan een schadelijke factor het restant vormen van een groep die aanvankelijk veel groter was. Uit deze groep zijn inmiddels de personen weggevallen die het eerst met de nadelige gevolgen van de expositie geconfronteerd werden, bijvoorbeeld de te bestuderen ziekte, voorstadia ervan, of zelfs sterfte eraan. Het selecte gezelschap dat overblijft, is mogelijk relatief immuun voor de ziekte. Ideaal in dit verband is een cohortonderzoek op basis van nieuwe blootstellingen aan de determinant (bijvoorbeeld: nieuwe werknemers in een bedrijf), zodat men zeker weet dat de cohorten vergelijkbaar zijn ten aanzien van hun expositiestatus in het verleden. Meestal zal men, zo goed en zo kwaad als mogelijk is, een reconstructie moeten maken van het expositieniveau in het verleden en op basis hiervan een uitspraak doen over de vergelijkbaarheid van de subcohorten. Ook nadat de indeling in subcohorten heeft plaatsgevonden, kunnen verschuivingen in het expositiepatroon optreden. Om hier zicht op te krijgen, is het zaak ook tijdens de follow-upperiode expositieniveaus aan de determinanten te blijven meten.
3 Cohortonderzoek is moeilijk uitvoerbaar bij ziekten met een lage incidentie en een langdurig preklinisch stadium.

Hoewel cohortonderzoek soms impliceert dat duizenden of zelfs tienduizenden personen gedurende vele jaren gevolgd moeten worden, is dit geen wet van Meden en Perzen. In een cohortonderzoek naar de oorzaken van frequent voorkomende klachten of aandoeningen – bijvoorbeeld verkoudheid, aambeien of hypertensie – kan volstaan worden met een relatief kleine onderzoeksgroep, zeker als er sprake is van een groot effect (een sterk verband). Cohortonderzoek hoeft ook niet altijd veel tijd in beslag te nemen. Denk bijvoorbeeld aan onderzoek naar aangeboren afwijkingen ten gevolge van blootstelling aan bepaalde toxische stoffen tijdens de zwangerschap. Meestal kan de follow-upperiode bij dergelijk onderzoek beperkt blijven tot hoogstens negen maanden, mits de effecten zich bij de geboorte manifesteren. Bij onderzoek naar ziekten met een lage incidentie en/of een langzame ontwikkeling heeft de onderzoeker in principe twee mogelijkheden om voldoende totale observatietijd te verkrijgen: een grotere onderzoekspopulatie of een langere follow-up. Deze zijn echter niet onbeperkt uitwisselbaar. Bij het vaststellen van de relevante follow-upduur moet immers rekening worden gehouden met het vermoedelijke tijdsinterval tussen het moment waarop de biologische inwerking van de primaire determinant plaatsvindt, en het moment waarop de ziekte manifest wordt. Een follow-upperiode die veel korter is dan de tijd die nodig is om de ziekte te ontwikkelen heeft geen zin. Om die reden worden in cohortonderzoek de ziektegevallen die zich kort na het begin van de follow-upperiode aandienen dikwijls buiten beschouwing gelaten. Ook een te lange follow-upduur is echter verspilde moeite. Wanneer een langdurige follow-upperiode onvermijdelijk is, wordt het onderzoek niet alleen kostbaarder, maar wordt bovendien de validiteit bedreigd door (selectieve) uitval (migratie, sterfte door toedoen van concurrerende doodsoorzaken).

Er zijn verschillende mogelijkheden om de *efficiëntie* van een cohortonderzoek te verhogen, dat wil zeggen zo veel mogelijk informatie te verzamelen met behulp van zo weinig mogelijk onderzoekspersonen en tegen zo laag mogelijke kosten:

1 Zorgen voor een gunstige verdeling van de expositieniveaus met voldoende *contrast*. Eerder is uitgelegd dat men de omvang van de onderzoekspopulatie kan beperken door blootgestelden en niet-blootgestelden gericht te selecteren.
2 Het onderzoek uitvoeren op basis van expositiegegevens die in het verleden geregistreerd zijn. Soms is het mogelijk een cohortonderzoek in het verleden te projecteren. Men spreekt dan van een *historisch cohortonderzoek*. Bij historisch cohortonderzoek wordt de onderzoekspopulatie afgebakend en worden de cohorten geformeerd op basis van informatie die in het verleden is verzameld en gedocumenteerd. In concreto betekent dit dat men dient te beschikken over registers of bestanden waarin bepaalde relevante expositiegegevens van grote groepen mensen zijn samengebracht. Alleen historische bestanden die bewaard zijn gebleven, ontsloten kunnen worden en informatie bevatten op individueel niveau, zijn interessant. Voorbeelden van dergelijke bestanden zijn bedrijfsadministraties, die gebruikt kunnen worden om personen te identificeren die in het verleden in bepaalde beroepen werkzaam zijn geweest en aan bepaalde beroepsexposities zijn blootgesteld, en de administratie van keuringsinstanties, bijvoorbeeld de keuring voor militaire dienst. Keuringsadministraties hebben vaak als bijkomend voordeel dat op basis van de beschikbare informatie geverifieerd kan worden of de ziekte in kwestie afwezig was aan het begin van de follow-up. Op basis van unieke identificatiegegevens ontleend aan de desbetreffende administratie dient het vervolgens mogelijk te zijn alle onderzoekspersonen gedurende een bepaalde periode na de expositiemeting te traceren en na te gaan wat er van hen terecht gekomen is, in het bijzonder wie de ziekte ontwikkeld heeft en wie niet. Dit type onderzoek volgt dus exact het basisstramien van de cohortstudie. Alleen de tijdschaal is bijzonder. Het gaat om een in hoofdzaak administratieve procedure die relatief weinig tijd kost. Historisch cohortonderzoek is vooral interessant bij etiologisch onderzoek naar ziekten met een lange latentietijd, omdat een prospectieve opzet in dat geval betekent dat men erg lang moet wachten voordat zich voldoende ziektegevallen hebben aangediend. In de praktijk is historisch cohortonderzoek slechts sporadisch mogelijk, omdat zelden wordt voldaan aan de eerste randvoorwaarde: de aanwezigheid van een historisch register met informatie over de primaire determinant en de relevante confounders op individueel niveau. Op gebieden waar historisch cohortonderzoek wel haalbaar is, moet de interne validiteit het gewoonlijk toch afleggen tegen die van prospectief cohortonderzoek naar dezelfde vraagstelling, omdat:
   – de primaire determinant meestal niet erg valide en precies is gemeten;
   – meetgegevens met betrekking tot relevante confounders vaak ontbreken;
   – koppeling van de expositiegegevens met de informatie over de ziektestatus incompleet is.
3 Het uitvoeren van een patiëntcontroleanalyse binnen het cohort (*nested case-control study*). In een cohortonderzoek naar een zeldzame ziekte zal slechts een zeer klein deel van de onderzoekspersonen de ziekte gedurende de follow-upperiode ontwikkelen. Het is in dat geval weinig efficiënt om alle deelnemers die aan het eind van de follow-up nog gezond zijn, bij de analyse te betrekken. De gemiddelde hoeveelheid toegevoegde informatie per gezonde onderzoekspersoon is dan immers gering. Een vruchtbare aanpak is in dat geval de volgende. Bij alle leden van de cohort worden aan het begin van de studie de relevante expositiegegevens verzameld. De desbetreffende informatie wordt wel opgeslagen, maar niet nader geanalyseerd en verwerkt. Tijdens de follow-upperiode worden alle nieuwe ziektegevallen geregistreerd. Het materiaal dat de sleutel bevat tot de expositiestatus (primaire determinant, confounders, effectmodificatoren) van deze personen aan het begin van de studie, wordt geanalyseerd. Uit het oorspronkelijke cohort wordt vervolgens een aselecte steekproef getrokken. Ook van deze controlepersonen wordt de expositiestatus onthuld. Ten slotte worden de ziektegevallen en de referentiegroep onderling vergeleken ten aanzien van de primaire determinant en de confounders. In figuur 4.4 is deze aanpak nogmaals weergegeven. In plaats

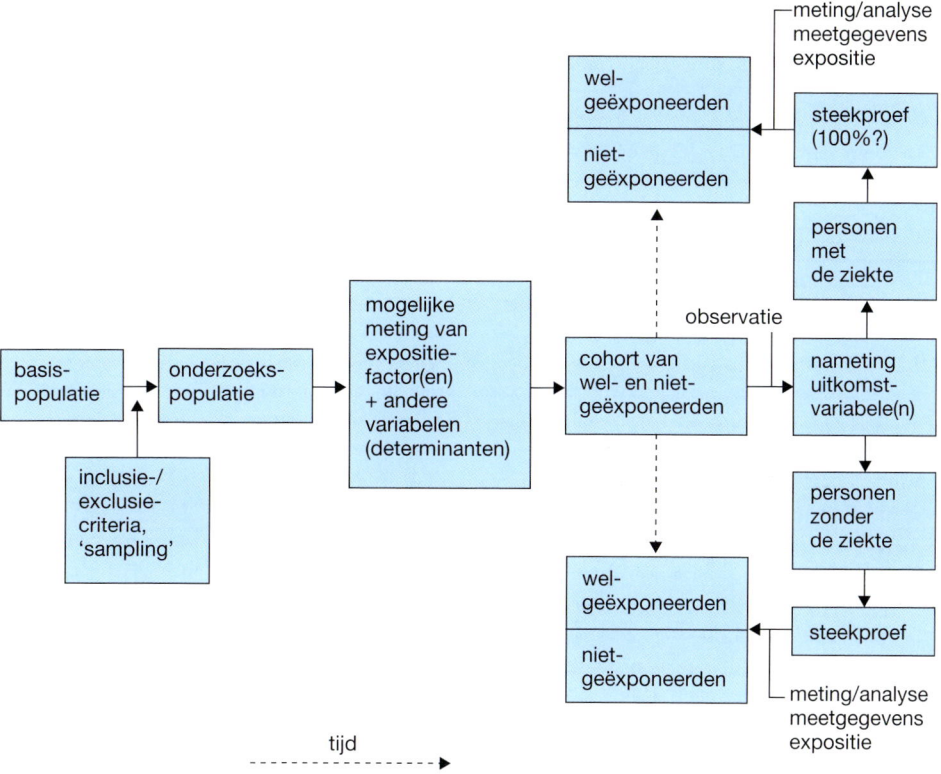

Figuur 4.4 Structuur van een patiëntcontroleanalyse binnen een cohortonderzoek.

van een steekproef van personen zonder de ziekte kan ook een steekproef van personen uit de basispopulatie als controlegroep fungeren. Het uitvoeren van een patiëntcontroleanalyse binnen een cohortonderzoek verhoogt de efficiëntie vooral wanneer:
- de analyse van de ruwe expositiegegevens duur en/of bewerkelijk is (bijvoorbeeld: het bewerken van voedingsvragenlijsten; het analyseren van DNA of concentraties van stoffen in biologische monsters, zoals bloed, urine, feces, haren of nagels);
- een langdurige opslag van de primaire informatiedragers mogelijk is (bijvoorbeeld het invriezen van serummonsters). Indien nauwkeurige expositiegegevens ook achteraf verzameld kunnen worden, kan men eventueel overwegen de expositiemeting bij alle onderzoekspersonen aan het begin van de studie geheel achterwege te laten.

De casus 4.2, en 4.3 geven enkele voorbeelden van cohortstudies.

Casus 4.2 Voeding en kanker

In 1986 is op initiatief van de Universiteit van Maastricht en TNO de Nederlandse Cohort Studie naar voeding en kanker (NLCS) gestart om meer inzicht te krijgen in de schadelijke en beschermende effecten van specifieke nutriënten, voedingsmiddelen en voedingspatronen op het ontstaan van kanker. De basispopulatie van het onderzoek bestond uit mannen en vrouwen uit de algemene bevolking die bij de start van het onderzoek 55-69 jaar oud. Ze waren woonachtig in een gemeente die beschikte over een geautomatiseerd bevolkingsregister, waaruit een steekproef getrokken kon worden en die voldoende werd gedekt door een van beide tumorregistraties: de Nationale Kanker Registratie (NKR; georganiseerd via regionale centra) en/of het Pathologisch Anatomisch Landelijk Geautomatiseerd Archief (PALGA), waarin informatie over onder andere cytologisch en histologisch onderzochte tumoren op gecomputeriseerde wijze wordt opgeslagen.

De laatstgenoemde eis was van belang om een zo compleet mogelijke follow-up te kunnen realiseren. Uit deze basispopulatie werd een steekproef van ruim 340.000 personen getrokken. Deze mensen kregen in 1986 een schriftelijke enquête toegezonden met een groot aantal vragen over de gewoonlijke voedselconsumptie. Van 150 geselecteerde voedingsmiddelen werd de frequentie van gebruik nagevraagd om de inname van belangrijke nutriënten te kunnen schatten. Ook werden andere risicofactoren voor het ontstaan van kanker nagevraagd (o.a. rookgewoonten, opleiding, beroepsgeschiedenis, lichamelijke activiteit, geneesmiddelengebruik, en het voorkomen van kanker bij familieleden). Bovendien werd de respondenten gevraagd een stukje teennagel in een zakje mee terug te sturen. Aan de hand hiervan kan een indicatie worden gekregen van de lichaamsstatus van bepaalde sporenelementen, zoals selenium, dat mogelijk tegen kanker zou beschermen. Om voldoende variatie in de voedingsgewoonten van de onderzoekspopulatie te krijgen, werden via gerichte publicaties (specifieke tijdschriften, folders in reform- en natuurvoedingswinkels, enz.) vegetariërs gericht uitgenodigd aan het onderzoek deel te nemen. De aangeschreven personen kregen een maand de tijd om de vragenlijst te retourneren. Uiteindelijk konden op grond van de teruggestuurde vragenlijsten ruim 120.000 mensen in het cohort worden opgenomen. Ongeveer twee derde van hen stuurde een stukje teennagel mee. In de loop van de follow-upperiode werd – en wordt nu nog steeds – door koppeling nagegaan wie van de leden van de onderzoekspopulatie als kankerpatiënt terecht zijn gekomen in het NKR-register en/of het PALGA-register. Daarnaast is uit het totale cohort aselect een subcohort van 3500 personen getrokken. De gegevens van dit subcohort worden gebruikt om een schatting te maken van de aantallen persoonsjaren 'at risk' die gaandeweg door het cohort zijn opgebouwd, en om op basis van de vragenlijsten en de teennagelknipsels de expositiestatus voor de relevante determinanten vast te stellen. Deze zogenaamde *case-cohort*benadering illustreert dat principes van cohortonderzoek (de onderzoekspopulatie is een cohort) en patiëntcontroleonderzoek (de analyse is gebaseerd op gegevens van de patiënten en van een steekproef van het oorspronkelijk cohort) heel goed in één design gecombineerd kunnen worden. Verder hebben de onderzoekers jaarlijks de voedingsenquête opnieuw afgenomen bij een steekproef van 250 personen uit het subcohort, om inzicht te krijgen in de veronderstelde stabiliteit van de voedselconsumptie.

De NLCS heeft inmiddels een keur van resultaten opgeleverd, vastgelegd in vele honderden wetenschappelijke publicaties. Bundeling van de gegevens van de NLCS met die van diverse vergelijkbare cohortonderzoeken in de Verenigde Staten, Canada, en Europa heeft ook vrij nauwkeurige schattingen opgeleverd over kankerrisico's bij relatief zwakke maar niet noodzakelijkerwijs onbelangrijke associaties met voedingsfactoren, en over effecten bij subgroepen. Meer recentelijk zijn de NLCS-gegevens bovendien gebruikt om de voor het onderzoekscohort vastgelegde expositiegegevens te koppelen aan andere uitkomsten dan kanker.

Uit de resultaten van de NLCS en andere onderzoeken komt het beeld naar voren dat voeding bij het ontstaan van kanker wellicht toch een meer bescheiden rol speelt dan lange tijd werd gedacht. Wel werd een beschermend effect van consumptie van groenten en fruit op darmkanker gevonden. Overgewicht verhoogt de kans op borstkanker bij vrouwen (met name na de overgang) en op darmkanker, vooral bij mannen. Verder is overgewicht een relatief sterke risicofactor voor enkele minder vaak voorkomende vormen van kanker als baarmoeder-, nier- en slokdarmkanker, en is ook een verband met eierstok-, alvleesklier- en galblaaskanker waarschijnlijk. Het eten van vlees, lange tijd 'verdacht' als risicofactor, lijkt de kans op darmkanker niet te beïnvloeden. Ook voor bioactieve stoffen (vitaminen, mineralen, antioxidanten) lijkt vooralsnog geen rol van betekenis te zijn weggelegd, al lijken foliumzuur en selenium de kans op darmkanker en prostaatkanker enigszins te reduceren. Er zijn duidelijke aanwijzingen dat consumptie van drie of meer glazen alcoholhoudende drank per dag het risico op darmkanker verhoogt.

(Bronnen: Brandt PA van den, et al. A large-scale prospective cohort study on diet and cancer in the Netherlands. J Clin Epidemiol 1990;43 285-95.
 KWF Kankerbestrijding, Signaleringscommissie Kanker (SCK), werkgroep Voeding en Kanker. De rol van voeding bij het ontstaan van kanker. Amsterdam: KWF Kankerbestrijding; 2004.)

Casus 4.3 Sterfte onder werknemers van cokesfabrieken

In 1982 werd een *historisch cohortonderzoek* gestart naar de sterfte onder de werknemers van drie voormalige cokesfabrieken in Limburg. Cokes wordt gewonnen uit steenkool. Bij de omzetting komen gassen vrij, die onder meer aromatische koolwaterstoffen en oplosmiddelen bevatten. Er zijn aanwijzingen dat de blootstelling aan cokesgassen bepaalde gezondheidsrisico's met zich meebrengt, onder andere een verhoogd risico op bepaalde vormen van kanker. Om deze risico's te schatten, is onder andere de gezondheid bestudeerd van de werknemers die rechtstreeks met het cokesgas in aanraking kwamen. Ter vergelijking werd een controlegroep meegenomen van werknemers uit de kunstmestproductie van hetzelfde moederbedrijf. Op basis van het personeelsarchief van het bedrijf (dat al die tijd bewaard was gebleven) kon een onderzoekscohort worden geformeerd dat bestond uit 6872 mannelijke werknemers, die tussen 1945 en 1969 minimaal een halfjaar in de cokesfabrieken (n = 1132) of het stikstofbindingbedrijf (n = 5740) werkzaam waren geweest. Voor de werknemers van de cokesfabrieken beschikte men over periodespecifieke functiebeschrijvingen en gegevens over de aard van de werkplek. De follow-upperiode voor het cohort eindigde op 31 december 1983. Dit betekende een gemiddelde follow-upduur van ongeveer 28 jaar na de datum van indiensttreding en een cumulatieve follow-uptijd van ongeveer 150.000 persoonsjaren. Voor de follow-up ging men eerst na welke cohortleden op de einddatum nog bij het bedrijf in dienst waren. Vervolgens werd op basis van gegevens uit het pensioenfonds van het bedrijf nagegaan welke ex-werknemers op de einddatum een pensioen kregen uitgekeerd. Voor de overige cohortleden werd op geleide van het adres contact opgenomen met de gemeenten waarin zij (destijds) woonachtig waren, om via het bevolkingsregister informatie over de huidige status vast te kunnen stellen (nog in de gemeente woonachtig, overleden voor of na 1 januari 1984, of verhuisd). Wanneer personen verhuisd bleken te zijn, werd het spoor via de nieuwe gemeente(n) gevolgd. Van de 6872 cohortleden bleken er op de einddatum van de follow-up 1413 overleden te zijn (520 van de cokesovenwerkers en 893 van de werknemers van het stikstofbindingbedrijf), 153 waren geëmigreerd (16 versus 137) en 6 waren niet meer te traceren (1 versus 5). De rest was nog in leven, zo mocht worden aangenomen.

Gegevens over de achterliggende doodsoorzaken van de overledenen werden verkregen via het Centraal Bureau voor de Statistiek.

Op basis van indirecte standaardisatie (zie paragraaf 2.5.3) voor leeftijd, follow-upduur en diverse achtergrondrisico's, met de totale bevolking van Nederlandse mannen als standaardpopulatie, werden voor beide subcohorten gestandaardiseerde mortaliteitsratio's (SMR's) berekend. Onder de cokesovenarbeiders was de totale sterfte hoger dan verwacht (SMR = 118,7), onder de werknemers van het stikstofbindingbedrijf juist lager (SMR = 90). Dit laatste is mogelijk een uiting van het 'healthy worker effect' (zie paragraaf 5.3). De sterfte aan ziekten van de ademhalingswegen was in het cokesovencohort significant hoger dan verwacht (SMR = 166), in de controlegroep echter niet (SMR = 103). Ook de sterfte aan enkele vormen van kanker was duidelijk verhoogd in het cokesovencohort. Dat gold bijvoorbeeld voor longkanker (SMR = 129), kanker van de maag en dunne darm (SMR = 142), en leverkanker (SMR = 307). Helaas kon op basis van de beschikbare gegevens uit het personeelsarchief geen informatie verkregen worden over belangrijke confounders, zoals het roken van sigaretten.

(Bron: Swaen GM, Slangen JJ, Volovics A, Hayes RB, Scheffers T, Sturmans F. Mortality of coke plant workers in The Netherlands. Br J Ind Med 1991;48:130-5.)

4.3.2 HET PATIËNTCONTROLEONDERZOEK IS EEN EFFICIËNT ALTERNATIEF, MAAR CONCEPTUEEL EN PRAKTISCH KNAP LASTIG

In de vorige paragraaf is uitgelegd dat een patiëntcontroleanalyse kan worden ingebed in een cohortonderzoek. Meestal wordt *patiëntcontroleonderzoek* echter uitgevoerd zonder dat er sprake is van een vooraf gedefinieerde populatie waaruit de patiënten en de controlepersonen afkomstig zijn. De patiënten worden doorgaans verzameld via een ziekenhuisafdeling, een huisartspraktijk, het archief van een patholoog-anatoom, de administratie van een verzekering, of iets dergelijks. Van deze patiënten kan men (retrospectief) vaststellen wat hun determinantstatus is op een relevant moment in het verleden. Vervolgens moet men de achterliggende *basispopulatie* waaruit de patiënten stammen proberen af te bakenen (figuur 4.5, stap 1). Deze basispopulatie kan omschreven worden als de verzameling van alle individuen (de dynamische populatie) die in de patiëntengroep terecht zouden zijn gekomen, gesteld dat ze de bewuste aandoening ontwikkeld zouden hebben. Als men deze basispopulatie te pakken heeft, heeft men het ideale steekproefkader voor het selecteren van een adequate controlegroep (figuur 4.5, stap 2). In de praktijk blijkt dit verre van eenvoudig en zal men aannemelijk moeten maken dat de gekozen vergelijkingsgroep toch een goede afspiegeling biedt van deze (imaginaire) basispopulatie. Heeft men eenmaal een patiëntengroep en een geschikte controlegroep geselecteerd, dan wordt bij de individuen uit de beide groepen retrospectief informatie verzameld met betrekking tot de blootstelling aan relevante determinanten in het verleden (figuur 4.5, stap 3). Patiëntcontroleonderzoek volgt de relevante gebeurtenissen dus niet op de voet, maar kijkt juist terug in de tijd. Dit maakt het patiëntcontroleonderzoek minder doorzichtig, maar daar staat een aantal zeer aantrekkelijke eigenschappen tegenover:

- de korte tijdsduur. Alle relevante gebeurtenissen hebben al plaatsgevonden. De onderzoeker hoeft alleen te wachten tot hij voldoende patiënten en controlepersonen heeft verzameld, bij wie hij de ontbrekende gegevens kan natrekken;
- de geringe omvang van de onderzoekspopulatie. De onderzoeker zorgt zelf voor een gunstige verhouding tussen het aantal cases en het aantal controlepersonen zonder de ziekte (bijvoorbeeld 1 : 1, of 1 : 4), een verhouding die men in de open bevolking slechts sporadisch zal aantreffen. Dit voordeel vervalt evenwel voor een belangrijk deel, indien men het voorkomen van de ziekte in verband wil brengen met een zeldzame expositiefactor;
- het feit dat de rol van meer dan één expositiefactor in beschouwing kan worden genomen.

Aan een patiëntcontroleonderzoek zitten echter ook enkele haken en ogen. De belangrijkste zullen hierna kort worden besproken.

Het rekruteren van de patiënten met de bewuste aandoening

De patiënten die men, bijvoorbeeld, op een ziekenhuisafdeling aantreft, vormen meestal een *selectie* uit het totale aantal personen met de ziekte.

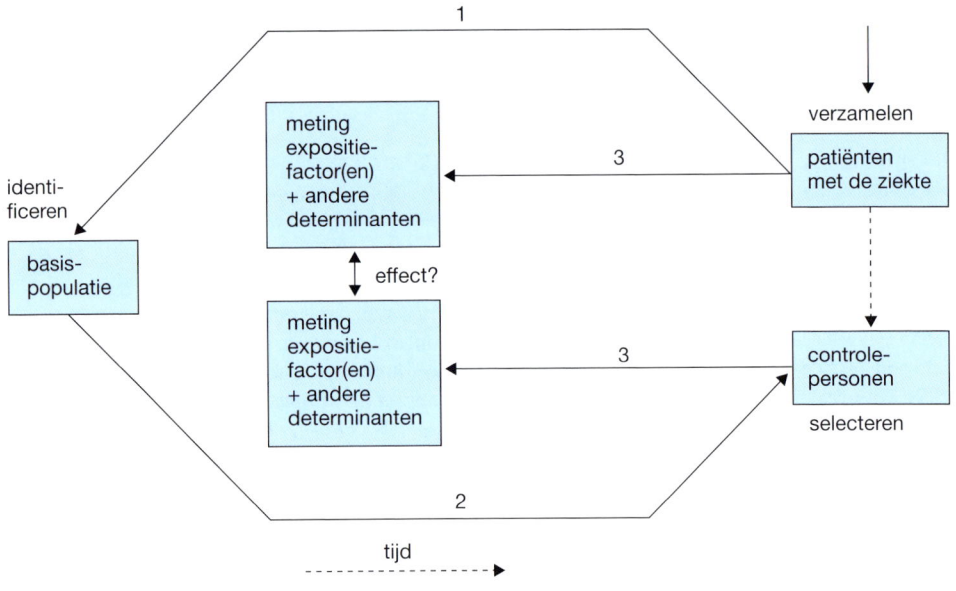

Figuur 4.5 Basisschema van een patiëntcontroleonderzoek.

Misschien komen lichte gevallen van de ziekte niet bij dit ziekenhuis terecht. Mogelijk ook zijn de zwaarste gevallen voor aankomst in het ziekenhuis reeds overleden. Denk bijvoorbeeld aan het hoge letaliteitpercentage in de eerste uren na een acuut myocardinfarct. Mogelijk trekt het ziekenhuis patiënten van buiten de eigen regio, omdat het gespecialiseerd is in de behandeling van de desbetreffende ziekte, of verdwijnen omgekeerd patiënten uit de regio naar een gespecialiseerd ziekenhuis elders. Mogelijk is een deel van de patiënten gemist door een foute diagnose, en zijn onder de patiënten met een juiste diagnose degenen met een risicofactor oververtegenwoordigd, juist omdat die factor behulpzaam was bij de diagnostiek.

Een groep van nieuwe ziektegevallen (incidente gevallen) heeft in de regel de voorkeur boven een groep van personen die de ziekte in het verleden ooit hebben doorgemaakt (wisselende tijdsintervallen sinds het begin van de ziekte-episode) en die inmiddels al dan niet hersteld zijn (prevalente gevallen). Het werken met incidente gevallen verkleint de kans dat de meting van de expositiefactor beïnvloed wordt door de veranderingen die het ziekteproces met zich meebrengt (informatiebias). Prevalente gevallen bevatten vaak een overmaat aan minder ernstige patiënten.

Ten slotte is het vaak verstandig de patiëntengroep af te bakenen via het formuleren van insluit- en uitsluitcriteria, vooral om confounding te voorkomen.

Het selecteren van de controlegroepen

De controlegroep is bedoeld om aan te geven wat de frequentie is van de te bestuderen determinant bij de populatie waaruit de patiënten zijn voortgekomen. Deze 'normale' verdeling van de verschillende kenmerken zet men dan af tegen de verdeling van kenmerken die men bij de zieken heeft aangetroffen. Casus 4.4 geeft aan dat dit inzicht soms tot een verrassende keuze kan leiden, waarbij representativiteit geen enkele rol speelt. Doorgaans zullen patiënten en controlepersonen afkomstig zijn uit de populatie van degenen die de ziekte kunnen krijgen (de *populatie 'at risk'*). Zo zal men in een onderzoek naar oestrogeengebruik en endometriumcarcinoom geen mannelijke controlepersonen zoeken, omdat mannen geen baarmoeder bezitten. Er zijn echter ook voorbeelden denkbaar waarbij de controlegroep niet geselecteerd wordt binnen de populatie waaruit de patiënten afkomstig zijn. Een voorwaarde is dan wel dat de verdeling van de bestudeerde determinant in beide populaties hetzelfde is. Onderzoekt men bijvoorbeeld de relatie tussen bloedgroep en endometriumcarcinoom, dan is het denkbaar dat mannelijke zuigelingen een uitstekende controlegroep vormen.

Dikwijls heeft men verscheidene mogelijkheden voor het selecteren van een controlegroep. Men moet dan afwegen wat de beste controle is, waarbij zowel validiteit als efficiëntie een rol speelt. Grosso modo zijn er de volgende mogelijkheden:

- De *populatiecontrolegroep*. Er wordt een controlegroep verzameld uit de algemene bevolking, waaruit ook de patiënten afkomstig zijn. Op die wijze ontstaat een valide controlegroep, mits de populatie waaruit de controlepersonen worden geselecteerd daadwerkelijk identiek is aan de populatie waaruit alle patiënten voortkwamen (dezelfde basispopulatie). Helaas is deze eis niet toetsbaar. Veelal zal de basispopulatie waaruit de patiënten voortkwamen helemaal niet eenduidig te definiëren zijn, omdat de verzameling ziekenhuispatiënten tot stand is gekomen via allerlei ondefinieerbare verwijzingspatronen, overschrijding van geografische gebiedsgrenzen en persoonlijke voorkeuren. Nadelen van een controlegroep uit de algemene bevolking zijn de kans op selectiebias door *selectieve non-respons* (als bijvoorbeeld rokers relatief vaak van deelname aan de controlegroep afzien, kan vertekening ontstaan) en de kans op *herinneringsbias*, wanneer de patiënten zich bepaalde met de ziekte samenhangende gebeurtenissen beter herinneren dan gezonde controlepersonen. Daarnaast is het verzamelen van controlepersonen uit de algemene bevolking vaak tijdrovend en duur. In het beste geval kunnen de onderzoekers bij de selectie gebruikmaken van bestaande registratiesystemen, zoals het bevolkingsregister.
- De *ziekenhuiscontrolegroep*. Een andere veelgebruikte controlegroep wordt gevormd door andere patiënten uit het ziekenhuis, dus mensen met een andere aandoening dan die welke wordt bestudeerd. Een groot voordeel van deze controlegroep is de relatieve eenvoud van het verzamelen door de goede bereikbaarheid. Patiënten zijn gemakkelijker op te sporen en

hun kan in het ziekenhuis zelf worden gevraagd of ze willen deelnemen aan het onderzoek. Een ander voordeel is dat de kans op herinneringsbias waarschijnlijk kleiner is (de controlepersonen zijn nu immers zelf ook patiënten). Daarnaast is de respons van deze controlegroep meestal hoog: patiënten zijn doorgaans gemotiveerd om aan onderzoeken deel te nemen, terwijl bij gezonde controlepersonen die motivatie minder sterk is. Een potentieel gevaar van ziekenhuiscontrolepersonen is dat de controlegroep aan bepaalde ziektespecifieke determinanten heeft blootgestaan. Mocht daar nu net de te onderzoeken primaire determinant tussen zitten, dan is er een probleem. Wanneer men bijvoorbeeld onderzoekt wat het risico is van roken wat betreft het ontstaan van een hartinfarct en men gebruikt als controlegroep patiënten met longkanker, dan is het duidelijk dat de controlepersonen geen juiste afspiegeling vormen van de basispopulatie. Vandaar dat men als controlegroep patiënten moet selecteren met aandoeningen waarvan bekend is dat die niet samenhangen met de te bestuderen determinant. Wederom is dit een eis die niet toetsbaar is. Dit probleem, dat ontstaat als één determinant samenhangt met twee ziekten, staat bekend als *Berkson-fallacy*.

– De *vriendencontrolegroep*. Een snelle, eenvoudige en goedkope manier om controlepersonen te verzamelen is patiënten te vragen een vriend, kennis, buurtgenoot te selecteren die als controlepersoon aan het onderzoek kan deelnemen. Een probleem met deze methode is echter dat onduidelijk is waarom iemand door de patiënt wordt uitgekozen, waarbij eveneens niet uitgesloten is dat de aanwezigheid van de te bestuderen determinant een rol speelt. Controlepersonen zouden daardoor bijvoorbeeld meer kunnen lijken op de patiënten zelf en minder op de populatie waaruit de patiënten afkomstig zijn.

– De *bloedverwantencontrolegroep*. Met name wanneer men de effecten van genetische factoren buiten beschouwing wil laten, kan het nuttig zijn familie (bloedverwanten) van de patiënt als controlepersonen te selecteren. Een complicatie hierbij is dat ook omgevingsfactoren familiair bepaald zijn, waardoor deze methode minder bruikbaar is voor onderzoek naar dergelijke determinanten. Op deze methode zijn allerlei varianten denkbaar, zoals partners van patiënten, of familieleden van partners. In alle gevallen is de juistheid van de keuze afhankelijk van de onderzoeksvraagstelling.

Het meten van de expositiefactor(en)

De expositiemeting in patiëntcontroleonderzoek heeft betrekking op enig tijdstip in het verleden. Doorgaans kan men niet terugvallen op geregistreerde expositiegegevens en is men aangewezen op navraagmethoden. Dit betekent dat een groot beroep wordt gedaan op het geheugen van de respondenten. Sommige exposities zijn op deze wijze in het geheel niet te achterhalen (bijvoorbeeld lichaamsconcentraties van bepaalde stoffen), andere niet nauwkeurig (complexe gedragingen, zoals voeding). Het gevaar is reëel dat de uitkomst van de expositiemeting wordt beïnvloed door de inmiddels aanwezige kennis omtrent de ziektestatus (bij de respondent, bij de onderzoeker). *Blinderen* moet dit gevaar zo veel mogelijk bezweren, maar is niet altijd mogelijk, zeker niet waar het de respondent betreft, maar soms ook niet waar het de onderzoeker betreft. Van cruciaal belang is ten slotte een juiste timing van de expositiemeting. Een goede timing vereist dat het etiologisch moment van de primaire determinant correct wordt ingeschat. Wat voor de meting van de centrale expositiefactor geldt, geldt mutatis mutandis ook voor potentiële confounders. Ook bij het meten van *confounders* en *effectmodificatoren* kunnen er in patiëntcontroleonderzoek gemakkelijk fouten gemaakt worden, met alle gevolgen van dien.

Casus 4.4 geeft een uitgewerkt voorbeeld van een patiëntcontroleonderzoek. In tabel 4.2 worden ten slotte de belangrijkste verschillen tussen een patiëntcontroleonderzoek en een cohortonderzoek nog eens kort samengevat.

Casus 4.4   Reizigersdiarree

Veronderstel dat men wil onderzoeken of het gebruik van tequila, een lokale sterke drank, de oorzaak is van reizigersdiarree bij Nederlandse toeristen die op vakantie gaan naar de stad Acapulco in Mexico. Om deze vraag te beantwoorden, worden alle Nederlandse patiënten die met reizigersdiarree zijn opgenomen in het ziekenhuis van Acapulco verzameld. Vervolgens wordt bij deze patiënten het tequilagebruik voorafgaand aan de episode van diarree nagegaan. De vraag is nu wat de meest geschikte controlegroep is. Een representatieve steekproef van inwoners van Mexico is niet geschikt, want hun tequilagebruik wijkt af van dat van de gemiddelde toerist. Een representatieve steekproef van Nederlanders voldoet ook niet, immers, alleen Nederlanders die naar Mexico reizen, zouden tequila kunnen drinken of in het ziekenhuis van Acapulco kunnen worden opgenomen. De beste controlegroep bestaat hier uit Nederlandse medereizigers, die gelijktijdig met de patiënten zijn aangekomen en geen reizigersdiarree hebben gehad.

(Bron: Miettinen OS. The 'case-control' study: Valid selection of subjects. J Chron Dis 1985;38:543-8.)

Tabel 4.2 Belangrijke verschillen tussen patiëntcontroleonderzoek en cohortonderzoek	
patiëntcontroleonderzoek	*cohortonderzoek*
relatief goedkoop	vaak duur
snel resultaten	vaak lang wachten (indien prospectief)
onderzoekspopulatie relatief klein	onderzoekspopulatie relatief groot
geschikt voor zeldzame ziekten	geschikt voor frequent voorkomende ziekten
ongeschikt voor zeldzame exposities	geschikt voor zeldzame exposities
complete informatie	kans op 'loss-to-follow-up', selectieve uitval
één ziekte, meer expositiefactoren te bestuderen (exploratief)	meer ziekten, beperkt aantal risicofactoren te bestuderen
gevoelig voor bias, met name informatiebias (expositiemeting), selectiebias, confounding	minder gevoelig voor bias, wel informatiebias (uitkomstmeting), confounding, selectieve uitval, veranderingen in meetprocedures
alleen OR te berekenen (RR te schatten), geen incidentiecijfers (risico's)	incidentiecijfers (risico's), AR en RR direct te berekenen

Casus 4.5 Oorzaken van skiletsels

Een aantal jaren geleden werd onder Nederlandse wintersporters een patiëntcontroleonderzoek verricht naar de oorzaken van skiletsels. Het gaat hier om een voorbeeld van een onderzoek dat niet gebaseerd is op ziekenhuispatiënten. Uitgaande van de beoogde patiëntengroep werd allereerst de achterliggende basispopulatie gedefinieerd, waaruit behalve de patiënten ook de controlepersonen gerekruteerd dienden te worden. De basispopulatie bestond uit alle personen die in het seizoen 1984/1985 een verzekering voor de wintersportvakantie afsloten bij verzekeraar Unigarant (bijna iedereen die op wintersport gaat, verzekert zich; Unigarant had destijds een marktaandeel van circa 25%; de polissen werden verkocht via de ANWB). Voor de patiëntengroep kwam in aanmerking iedere verzekerde die tussen januari en mei 1985 een schadeclaim indiende in verband met een tijdens de duur van de wintersportverzekering opgelopen letsel (geen verkeersongeval). Op de formulieren werden vier klassen van letsels onderscheiden: zeer ernstig (wellicht blijvende invaliditeit); alle overige botbreuken; overig ernstig letsel; licht letsel. De bij Unigarant verzekerde patiënten werden aangevuld met 20% ongevalspatiënten die aangemeld werden bij de ANWB-Alarmcentrale en die niet bij Unigarant verzekerd waren.

De ideale controlegroep in dit onderzoek zou hebben bestaan uit een aselecte steekproef uit alle (overige) cliënten die voor wintersportrisico's bij Unigarant verzekerd waren. Een dergelijke steekproef bleek technisch gezien niet haalbaar te zijn. In plaats daarvan werd besloten de controlegroep samen te stellen door na iedere claim wegens ongevalsschade de eerstvolgende schadeclaim te nemen, mits werd voldaan aan de volgende voorwaarden: afsluiten van een wintersportverzekering; schade tijdens de wintersportperiode (diefstal, verlies enzovoort); geen medische kosten tijdens de wintersportperiode.

Alle geselecteerde personen kregen een schriftelijke vragenlijst toegestuurd. Om de respons te verhogen, werden twee herinneringsbrieven verzonden. Van de 1859 uitgezette enquêtes waren er uiteindelijk 1088 bruikbaar voor analyse (520 patiënten en 568 controles). De overige verzekerden vielen af om verschillende redenen:
- non-respons (circa 17%);
- men had niet geskied, maar bijvoorbeeld gelanglauft;
- een schadeclaim wegens medische kosten zonder dat er kennelijk sprake was van letsel;
- men viel buiten de basispopulatie (leeftijdscategorie 15-59 jaar).

De enquête bevatte vragen over de aard, de plaats en de ernst van het ongeval, over de omstandigheden waaronder het ongeval plaatsvond, over achtergrondvariabelen, over de feitelijke periode waarover de respondenten risico liepen met een skiletsel geconfronteerd te worden en over een brede scala van risicofactoren (vaardigheid, ervaring, lichamelijke conditie, voorbereiding, alcoholgebruik, weersomstandigheden, sneeuwkwaliteit, uitrusting). De patiënten en de controlepersonen werden niet gematcht, maar door middel van een gestratificeerde analyse werd gecorrigeerd voor verschillen in leeftijdsopbouw (drie leeftijdsgroepen: 15-29, 30-44 en 45-59 jaar). Het verband tussen de onderzochte risicofactoren en de gezondheidsuitkomst (wel/geen ongeval) werd voor mannen en vrouwen apart gepresenteerd (stratificatie). In een aantal gevallen vond ook stratificatie plaats op grond van de hoeveelheid ski-ervaring (beginners/gevorderden). Ook werd de relatie met de risicofactoren berekend voor de verschillende soorten skiletsel afzonderlijk.

Bij wijze van voorbeeld volgen hier de resultaten voor een van de vele gemeten risicofactoren: alcoholgebruik tijdens skipauzes. Tevens wordt het effect gepresenteerd van de risicofactor 'gebruik van alcoholhoudende consumpties tijdens de vakantie' na correctie voor verschillen in geslachtssamenstelling en leeftijdsopbouw tussen de patiënten en de controles (zie tabel 4.3). Beide analyses wijzen opmerkelijk genoeg op een beschermende werking van alcohol tegen skiletsel. Voorts is door middel van multivariabele analyse (logistische regressie), uitgaande van een model waarin een hele serie risicofactoren was opgenomen, bestudeerd welke bijdragen deze risicofactoren leverden aan het effect. Mogelijke zwakke punten in het onderzoek waren de selectie van de controlepersonen (selectiebias?) en de retrospectieve gegevensverzameling (eerlijke antwoorden? informatiebias?). Op grond van een kritische beschouwing van de onderzoeksresultaten en de resultaten van aanvullend onderzoek werd uiteindelijk geconcludeerd dat de ogenschijnlijke bescherming van alcohol wellicht berustte op een artefact (grotere onderrapportage van het alcoholgebruik door de patiënten dan door de controlepersonen).

(Bron: Bouter LM. Injury risk in downhill skiing: Results from an etiological case-control study among Dutch skiers. Haarlem: De Vrieseborch, 1988.)

4.3.3 CROSS-SECTIONEEL ONDERZOEK ALS ER GEEN OORZAAK-GEVOLGVRAAG IS

De eerder besproken onderzoeksschema's zijn alle *longitudinaal*. Per individu zijn er minimaal twee verschillende meetmomenten: één om de primaire determinant en de confounders en één om de uitkomst vast te stellen. Bij een *cross-sectioneel onderzoek* (*transversaal onderzoek*, *dwarsdoorsnedeonderzoek*, *survey*) worden de primaire determinant, de uitkomst en eventuele confounders bij ieder individu op hetzelfde tijdstip gemeten. Per individu is er dus slechts één meetmoment. Dit meetmoment (kalendertijdstip) hoeft echter niet voor alle individuen hetzelfde te zijn.

De onderzoekspopulatie kan volgens verschillende strategieën worden samengesteld. Eén strategie is dat bij een (aselecte) steekproef uit de bevolking de relevante variabelen worden gemeten, waarna alle onderzoekspersonen op basis van de informatie over de primaire determinant en de uitkomst worden geclassificeerd. Een andere strategie is dat men gericht personen met de ziekte opspoort, hierbij geschikte controlepersonen zoekt en vervolgens de actuele waarde van de primaire determinant meet. Men zou in het laatste geval met evenveel recht kunnen spreken van een patiëntcontroleonderzoek, met een transversale in plaats van een longitudinale tijdsdimensie. Ook de expositiestatus kan gebruikt worden als eerste in-

Tabel 4.3 Oorzaken van skiletsels: enkele geselecteerde resultaten van een patiëntcontroleonderzoek				
alcoholgebruik tijdens pauzes	mannen		vrouwen	
	patiënten	controles	patiënten	controles
af en toe of elke dag	73	155	38	48
nooit	165	228	244	137
totaal	238	383	282	185
OR	0,65		0,44	
alcoholgebruik tijdens vakantie		patiënten		controles
wel alcohol		369		460
geen alcohol		146		106
totaal		515		566
OR_{MH}			0,70	
95% BI			0,52-0,95	

De Mantel-Haenszel odds ratio (OR_{MH}) is een soort gewogen gemiddelde van de odds ratio's voor elk van de zes afzonderlijke strata (twee geslachten, drie leeftijdscategorieën). Het 95%-betrouwbaarheidsinterval (95% BI) geeft ook hier weer de grenzen aan waarbinnen de werkelijke odds ratio hoogstwaarschijnlijk ligt. De waarde 1,0 (= geen verband) valt er in dit geval buiten.

gang om de onderzoekspersonen te rekruteren, waarmee er sprake zou zijn van een cohortonderzoek met een transversale tijdsdimensie.

Andermaal blijkt dat het vrijwel onmogelijk is om tot een waterdichte classificatie van epidemiologisch onderzoek te komen. Ieder classificatiesysteem is min of meer gekunsteld. Het zwakke punt van transversaal onderzoek is dat men meestal geen zekerheid heeft over de vraag, of de gemeten blootstelling aan het optreden van de ziekte voorafging. Voor beschrijvend epidemiologische vraagstellingen, zoals bij diagnostisch onderzoek (zie hoofdstuk 9) is dit doorgaans geen probleem. Het probleem speelt wel bij oorzaakgevolgonderzoek (etiologie, interventie). Alleen indien aannemelijk kan worden gemaakt dat de gemeten waarde van de primaire determinant over langere tijd stabiel is (bijvoorbeeld bloedgroep, geslacht, persoonlijkheid en andere genetisch bepaalde kenmerken), kan ook voor etiologisch onderzoek een beroep gedaan worden op transversaal onderzoek.

Dwarsdoorsnedeonderzoek heeft belangrijke beperkingen. Wie wil weten of stress een oorzaak is van een hartinfarct, doet er niet verstandig aan bij een groep patiënten die onlangs wegens een acuut hartinfarct in het ziekenhuis zijn opgenomen, en bij een groep controlepersonen, de mate van gespannenheid te meten. Evenmin krijgt de onderzoeker antwoord op de vraag of er een causale relatie bestaat tussen het regelmatig dragen van een hoofddeksel en kaalhoofdigheid door bij een steekproef van mannen mét en zónder hoofddeksel de hoofdhuid te inspecteren. Dat een transversale onderzoeksopzet niet per definitie onzinnig hoeft te zijn, mag blijken uit de beschrijving in casus 4.6.

Casus 4.6 Staan en spataderen

Spataderen vormen een hinderlijke, maar niet bijzonder ernstige ziekte. De prevalentie van de aandoening in de algemene bevolking is hoog (naar schatting 5-25% in de groep van 15 jaar en ouder). In de literatuur wordt een lange reeks potentiële risicofactoren vermeld, onder andere: geslacht, ras, staan, leeftijd, obstipatie, zwangerschap, alcohol, koffie, roken, vlees, dragen van hoge hakken of pantoffels, platvoeten, Het volgende voorbeeld betreft een Nederlands onderzoek naar de oorzaken van spataderen, met name de invloed van langdurig staan. Bij een grote groep mannelijke werknemers van een productiebedrijf werden beide benen grondig geïnspecteerd op de aanwezigheid van spataderen. Tevens werd een vragenlijst afgenomen over mogelijke risicofactoren van spataderen. De werknemers behoorden allen tot de leeftijdsgroep van 40-59 jaar en waren minstens twintig jaar in dienst van het bedrijf. De gekozen onderzoeksopzet vergt nadere toelichting.

De opzet hield het midden tussen een dwarsdoorsnedeonderzoek en een patiëntcontroleonderzoek. Er was geen sprake van een zuiver transversale opzet, omdat de werkhouding over een lange periode gereconstrueerd werd. Een patiëntcontroleopzet was niet geschikt omdat spataderpatiënten die bij de huisarts en specialist bekend zijn, een geselecteerde groep vormen, waarin mensen die veel last hebben van de spataderen (zoals vrouwen, mensen die veel staan, en dergelijke) oververtegenwoordigd zullen zijn. Het is op grond van een dergelijke groep onmogelijk de invloed van het langdurig staan op de ziekte na te gaan, omdat er geen controlegroep gevonden kan worden die in dezelfde mate is geselecteerd. Een patiëntcontroleonderzoek was daarom niet mogelijk, maar ook niet strikt nodig omdat, gelet op de hoge prevalentie het relatief eenvoudig is door middel van screening voldoende mensen met spataderen op te sporen.

De onderzoekers kozen voor een onderzoekspopulatie van industriële werknemers om voldoende spreiding te krijgen op de variabele 'staan', de belangrijkste determinant in dit onderzoek. Met behulp van de personeelsadministratie en de aanwezige functieomschrijvingen kon de onderzoeker groepen selecteren die gedurende een reeks van jaren hetzij staand werk hadden verricht, hetzij een zittend beroep hadden gehad, hetzij gekenmerkt konden worden als 'lopers'.

Voor het onderzoek kwamen alleen mannen in aanmerking, omdat zij een lager achtergrondrisico – de kans op spataderen bij mensen die niet staan – hebben dan vrouwen. Een eventueel verhoogd risico als gevolg van langdurig staan zal er dan bij mannen duidelijker uitspringen. Bovendien kon op deze manier de invloed van allerlei typisch 'vrouwelijke' potentiële confounders (pilgebruik, zwangerschap, hoge hakken) worden uitgesloten.

Ten slotte valt op dat dit onderzoek is gebaseerd op prevalente gevallen van spataderen, terwijl voor etiologisch onderzoek men de voorkeur heeft voor incidente gevallen. Onderzoek bij nieuwe gevallen van spataderen zou niet alleen een langdurige en kostbare onderzoeksinspanning vereisen, maar is in dit geval ook niet strikt noodzakelijk: in een situatie waarin niemand aan de bestudeerde ziekte overlijdt, mag men immers aannemen dat de hoogte van de prevalentie op een bepaald moment een afspiegeling is van de hoogte van de incidentie in de voorafgaande periode. De verhouding tussen de prevalenties van de te vergelijken groepen geeft met andere woorden een goede indruk van de verhouding tussen de incidentiecijfers (het relatieve risico). Wél kan zich selectiebias voordoen, bijvoorbeeld doordat spataderpatiënten die aanvankelijk staand werk verrichtten, gehinderd door hun kwaal ontslag hebben genomen of zittend werk hebben aangevraagd. Indien desondanks toch een relatie tussen staan en spataderen wordt gevonden, moet een dergelijk verband in werkelijkheid ook bestaan. Tabel 4.4 vermeldt enkele resultaten van het onderzoek. Op grond van deze resultaten lijkt lopen geen bescherming te geven tegen spataderen en werkt zitten preventief.

(Bron: Leffers P, et al. Een ongebruikelijk protocol: Toelichting bij het ontwerp van een epidemiologisch onderzoek naar oorzaken van spataderen. Tijdschrift voor Sociale Gezondheidszorg 1983;61:765-8.)

Tabel 4.4 Relatie tussen lichaamshouding en spataderen: resultaten van een transversaal onderzoek

voornaamste werkhouding (minimaal 4 uur per dag)	aantal onderzoekspersonen	aantal met spataderen (%)	cumulatieve lengte van de spataderen (m per 100 deelnemers)
staan	182	79%	34
lopen	165	75%	34
zitten	213	57%	15

4.3.4 BIJ ONDERZOEK MET HERHAALDE METINGEN WIL JE VERANDERINGEN KUNNEN BESTUDEREN

Eerder werd *longitudinaal onderzoek* beschreven als elke vorm van onderzoek waarin expliciet een tijdsdimensie is geïncorporeerd. Het cohortonderzoek (en dus ook het experiment) en het patiëntcontroleonderzoek zijn in die zin voorbeelden van longitudinaal epidemiologisch onderzoek. Er is echter een aantal specifieke vormen van longitudinaal onderzoek die apart aandacht vragen. Onderzoek van groei (van lichaamslengte bijvoorbeeld), van verloop (van longfunctie, gehoor enzovoort) en van verandering in het algemeen vergt namelijk herhaalde metingen van de bestudeerde uitkomst. Hoewel dergelijk onderzoek daarom vrijwel altijd prospectief opgezet zal moeten worden, voldoet het toch niet in alle opzichten aan de kenmerken van een cohortonderzoek.

Onderzoek met herhaalde metingen van de uitkomst kan zinvol zijn uit oogpunt van beschrijving (hoe verloopt de groei van dit kenmerk bij deze populatie), maar ook etiologisch oogpunt is dit onderzoek van groot belang. Het biedt in potentie de mogelijkheid om vraagstukken te bestuderen als: 'Ondergaan jongeren die een snelle puberteitsontwikkeling doormaken ook een snellere veroudering op latere leeftijd?' 'Is de verandering in conditie bij sporters gerelateerd aan de verandering in longfunctie?' enzovoort.

Met name in de fase van statistische analyse zal blijken dat aan dit soort onderzoek veel haken en ogen zitten. Er zijn inmiddels goede boeken verschenen die de geïnteresseerde lezer op weg kunnen helpen met deze vorm van onderzoek (zie de aanbevolen literatuur aan het eind van dit hoofdstuk). Casus 4.7 beschrijft kort een voorbeeld van een onderzoek met herhaalde metingen.

Casus 4.7   Serumcholesterol en huidplooidikte

Het 'Amsterdams groei- en gezondheidsonderzoek' is een voorbeeld van een observationeel longitudinaal onderzoek waarin de relatie tussen (veranderingen in) leefstijl en (veranderingen in) gezondheid bij tieners en jongvolwassenen centraal staat. Hiertoe is een groep jongeren van aanvankelijk 13 jaar oud gedurende veertien jaar gevolgd, en in die periode op zes verschillende tijdstippen gemeten. De bestudeerde uitkomst in dit voorbeeld is de totale serumcholesterolconcentratie (in mmol/l) en de primaire determinant in dit geval is het lichaamsvetpercentage (uitgedrukt als de som van de dikte van vier huidplooien). Figuur 4.6 vat de resultaten van het onderzoek samen. Uit deze figuur blijkt een duidelijke

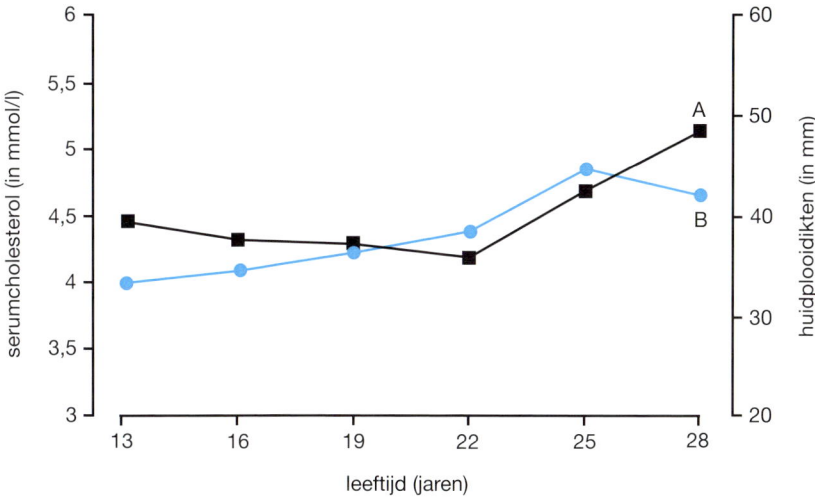

Figuur 4.6 Amsterdams groei- en gezondheidsonderzoek: de longitudinale samenhang tussen de totale serumcholesterolconcentratie (A) en de som van de diktemeting van vier huidplooien (B).

relatie tussen de ontwikkeling van beide parameters (veel duidelijker dan wanneer men transversaal naar de hoogte van het serumcholesterol en de som van de huidplooien kijkt). Met behulp van speciale statistische analysetechnieken ('generalized estimating equations', 'random-effect models') kan men de relatie ook kwantificeren. Zo blijkt in dit voorbeeld een stijging van 1 mm in de som van de vier huidplooidikten binnen één persoon samen te gaan met een stijging van 0,11 mmol/l in de serumcholesterolwaarde.

(Bron: Twisk JWR, Vente W de. Toepassing van technieken voor longitudinale data-analyse. Ned Tijdschr Geneeskd 2000;144:1680-3.)

4.3.5 ECOLOGISCH ONDERZOEK IS HANDIG VOOR EXPLORATIE; VOOR WIE MEER WIL, LIGGEN VALKUILEN OP DE LOER

Bij de tot nu beschreven vormen van onderzoek worden de waarnemingen steeds verricht bij individuen en worden individuen met elkaar vergeleken. Bij *ecologisch onderzoek* vormen groepen van individuen (populaties) de onderzoekseenheden, en worden groepen met elkaar vergeleken. Voorbeelden van groepen zijn landen, kleinere regio's, huisartspraktijken, scholen enzovoort. Ziekte en determinanten worden opgevat als groepskenmerken. In veel gevallen maakt men gebruik van routinematig verzamelde ziekte- en expositiegegevens, zoals verbruiksgegevens voor voedings- en genotmiddelen, en statistieken voor sterfte of ziekenhuisopnamen. Soms ook komen ze beschikbaar dankzij speciale surveys (gezondheidsenquêtes, leefsituatieonderzoek). De beschikbare gegevens worden gepresenteerd als populatiegemiddelden: gemiddelde expositie per hoofd van de bevolking, enzovoort. Soms liggen aan de geaggregeerde cijfers individuele metingen ten grondslag, soms ook niet. Om inzicht te krijgen in de samenhang tussen ziekte en expositie aan bepaalde factoren kan men twee of meer populaties, veelal geografische eenheden, op één moment in de tijd met elkaar vergelijken (*geografisch-correlatieonderzoek*), of kan men dezelfde populatie op twee of meer verschillende tijdstippen onder de loep nemen (*tijdstrendonderzoek*).

Correlatieonderzoek kan dus zowel een transversaal als een longitudinaal karakter hebben. Ook een mengvorm is mogelijk. Men kan bijvoorbeeld kijken naar verschillen in ziektefrequentie tussen een regio waar een nieuwe medische voorziening geïntroduceerd is en een vergelijkbare regio waar dit niet is gebeurd (simultane vergelijking). Men kan ook letten op verschillen in ziektefrequentie in een regio tussen de periode vóór en de periode ná de introductie van een nieuwe voorziening (*voor-navergelijking*).

Het feit dat geaggregeerde gegevens worden gebruikt om het verband tussen de primaire determinant expositie en de ziekte te bestuderen, vormt de achilleshiel van correlatieonderzoek. Een op basis van informatie over verschillende populaties aangetoonde relatie geeft nog niet de garantie dat binnen elk van de populaties individuen met een hoge expositiestatus meer of minder risico op de ziekte lopen. Wie ten onrechte associaties op populatieniveau vertaalt naar individueel niveau, loopt in de *ecologische valkuil* (*ecological fallacy*). Over de omstandigheden waarin deze vertekening kan optreden, bestaat uitgebreide literatuur, vol met ingenieuze getallenvoorbeelden. Het belangrijkst is echter de situatie waarbij er een systematisch verschil is in het 'achtergrondrisico' (dat wil zeggen: het risico op ziekte, ongeacht of men wel of niet op individueel niveau aan de te bestuderen determinant is blootgesteld) tussen de groepen die worden vergeleken.

Stel, we willen onderzoeken of mensen die excessief drinken een grotere kans hebben te overlijden door een ongeval of geweld, en we willen deze vraag beantwoorden met een ecologische onderzoeksopzet. We hebben van drie steden zowel de sterftecijfers voor ongevallen en geweld als het percentage excessieve drinkers. In stad A bedraagt de sterfte door ongevallen en geweld onder de niet-excessief drinkende personen 35%, in stad B 45% en in stad C 55%. In stad A is 20% van de bevolking alcoholist, in stad B 40% en in stad C 60%. Zet men deze getallen tegen elkaar uit, dan kan men berekenen dat het risico op sterfte ten gevolge van ongeval of geweld voor excessief drinkenden viermaal zo groot is als voor niet-excessief drinkenden. In werkelijkheid is het relatief risico in dit (hypothetische) voorbeeld slechts 2 (zie voor de berekeningen: Mackenbach JP. De ecologische valkuil en zijn minder bekende tegenhanger, de atomistische valkuil. Ned Tijdschr

Geneeskd 2000;144:2097-100). Het is van veel belang bij ieder epidemiologisch onderzoek nauwkeurig vast te stellen of de vraagstelling het individuele niveau dan wel het groepsniveau betreft, respectievelijk zou moeten betreffen. Ligt de vraagstelling op individueel niveau, dan doet men er goed aan ook in de onderzoeksopzet het individu als eenheid van waarneming en analyse te kiezen. Anders loopt men het risico in de ecologische valkuil te belanden. Omgekeerd kan het gebruiken van individuele gegevens ter beantwoording van een vraagstelling op groepsniveau (bijvoorbeeld: heeft een bevolking met veel personen die excessief alcohol drinken een verhoogd sterftecijfer door ongevallen en geweld?) ertoe leiden dat men in een vergelijkbare valkuil trapt en dat een ecologisch onderzoek tot een beter antwoord leidt. Omdat het in een zuiver ecologische opzet niet mogelijk is de individuele effecten van de groepseffecten te onderscheiden, is een mengvorm waarbij zowel gegevens op individueel niveau als gegevens op groepsniveau worden verzameld, voor dat doel te prefereren.

Ecologisch onderzoek is vooral geschikt om ideeën te genereren over mogelijke ziekteoorzaken.

4.3.6 PATIËNTENSERIES LIGGEN AAN DE BASIS VAN VEEL CREATIEVE HYPOTHESEN; VOOR HET TOETSEN ERVAN ZIJN ZE ECHTER ONBRUIKBAAR

Van onderzoek op basis van *patiëntenseries* spreekt men wanneer de onderzoeker tracht een vast patroon te ontdekken in de kenmerken van patiënten met een bepaalde ziekte die successievelijk worden aangemeld. Dergelijk onderzoek verschilt van een patiëntcontroleonderzoek doordat een formele controlegroep ontbreekt. In feite kan een patiëntenserie als een uitgekleed patiëntcontroleonderzoek worden opgevat. Het zal duidelijk zijn dat aan de uitkomsten van dergelijk onderzoek slechts in extreme gevallen causale conclusies kunnen worden verbonden. Een historisch voorbeeld van zo'n uitzondering is het onderzoek waarin de effectiviteit van penicilline werd aangetoond bij patiënten met longontsteking ten gevolge van besmetting met *Streptococcus pneumoniae*. Slechts enkele beschrijvingen van de lotgevallen van ernstig zieke patiënten die na behandeling met penicilline weer snel op de been waren (terwijl tot dan toe de meeste patiënten met deze vorm van longontsteking spoedig overleden), waren voldoende overtuigend om tot standaardtoepassing van dit middel over te gaan bij deze indicatie.

4.3.7 HET GENETISCH-EPIDEMIOLOGISCH ONDERZOEK HEEFT ZIJN EIGEN INSTRUMENTARIUM

Naast de genoemde onderzoeksdesigns zijn er diverse andere onderzoekstypen, die moeilijk inpasbaar zijn binnen de in dit hoofdstuk gehanteerde classificatiesystematiek. Voorbeelden zijn *tweelingonderzoek* en *migrantenonderzoek*. Beide typen zijn er specifiek op gericht om binnen het netwerk van (potentiële) risicofactoren van een ziekte de erfelijke factoren te scheiden van de omgevingsfactoren ('nature' versus 'nurture'). In tweelingonderzoeken wordt nagegaan of personen met een identieke genetische 'make-up' anders reageren wanneer ze aan verschillende milieu-invloeden worden blootgesteld. Veelal worden dergelijke studies gekenmerkt door een transversaal design; een cohortopzet is echter ook mogelijk.

Migrantenonderzoeken zijn bedoeld om na te gaan volgens welke patronen het risico op bepaalde aandoeningen verandert, wanneer grote groepen mensen het land van herkomst verruilen voor een nieuwe woonomgeving. Vaak strekken dergelijke onderzoeken zich uit over verschillende generaties. Zo zijn in Australië onderzoeken verricht onder Italiaanse en Griekse migranten, en werden in de Verenigde Staten (VS) verschillende generaties Japanse immigranten vergeleken met autochtone Japanners, met Japanners geëmigreerd naar Hawai, en met autochtone inwoners van de VS. In Engeland werden Indiase en Afrikaanse bevolkingsgroepen vergeleken met de bevolking in het land van herkomst. Een ander voorbeeld vormt het onderzoek in Canada onder inheemse bevolkingsgroepen met een sterk verschillend ziektepatroon, zoals de Oji-Cree (Noord-Ontario) met een hoge prevalentie en de Inuit (Nunavut) met een lage prevalentie van diabetes mellitus.

Meestal kunnen migranten zich slechts korte tijd afsluiten van de voedingsgewoonten, culturele invloeden en milieu-invloeden die kenmerkend zijn voor de bevolking van het gastland, terwijl genetische vermenging langer uitblijft en de erfelijke vergelijkbaarheid met de achtergebleven bevolking in het land van herkomst derhalve intact blijft. Migrantenonderzoeken nemen vaak de vorm aan van ecologisch onderzoek, waarbij vertegenwoordigers van dezelfde etnische groepering in verschillende landen met elkaar worden vergeleken. Een migrantenonderzoek kan evenwel ook als een cohortonderzoek worden opgezet. Hoofdstuk 7 gaat uitvoerig in op de diverse designs en analysemogelijkheden voor genetisch epidemiologisch onderzoek.

4.3.8 MET VOORBEELDEN LEER JE DE OVEREENKOMSTEN EN VERSCHILLEN KENNEN

Inzicht in het onderscheid tussen de diverse epidemiologische designs krijgt men vooral ook door diverse voorbeelden door te nemen. In dit hoofdstuk zijn diverse casus opgenomen om de lezer daartoe in de gelegenheid te stellen en te informeren over de praktische verschillen tussen de diverse non-experimentele designs. Casus 4.2, en 4.3 bieden voorbeelden van cohortonderzoek. Maar ook in hoofdstuk 1 werden al diverse casus beschreven waaruit men een cohortdesign kan afleiden (casus 1.2, casus 1.7). In hoofdstuk 6 komt het cohortdesign opnieuw terug. Voorbeelden van patiëntcontroleonderzoek vindt de lezer in casus 4.2, 4.4 en 4.5. Dit type design komt ook in hoofdstuk 6 nog verder aan de orde. Casus 4.6 beschrijft een cross-sectioneel onderzoek en casus 4.7 een onderzoek met herhaalde metingen.

4.4 Klinimetrisch onderzoek naar de kwaliteit van meetinstrumenten is van belang voor de kwaliteit van het epidemiologisch onderzoek en de diagnostiek

Vraagstellingen voor epidemiologisch onderzoek zijn naar hun aard vrijwel altijd ziektegericht, dus inhoudelijk van aard. Men tracht met dat onderzoek de biologische of gezondheidskundige werkelijkheid te beschrijven of te verklaren. Op deze regel zijn enkele uitzonderingen. Soms dient een epidemiologisch onderzoeker, alvorens over te gaan tot uitvoering van een epidemiologisch onderzoek met inhoudelijke vraagstelling, eerst te demonstreren dat het te gebruiken meetinstrumentarium voor dat doel geschikt is. Zeker bij nieuw ontwikkelde meetinstrumenten of aanpassingen van bestaande meetinstrumenten zal men willen testen of het meetinstrument reproduceerbaar en valide is. Met *reproduceerbaarheid* bedoelt men dat een herhaalde meting (nagenoeg) hetzelfde meetresultaat oplevert. *Validiteit* van een meetinstrument houdt in dat het meetinstrument datgene meet waarvoor het bedoeld is. Soms wil men andere vragen beantwoord zien, zoals: is het meetinstrument voldoende *responsief* (gevoelig genoeg om relevante veranderingen in de tijd te kunnen detecteren), of: hoe vaak moet de meting herhaald worden om een voldoende precies meetresultaat te krijgen.

Soortgelijke vraagstellingen legt men ook op het bord van de epidemioloog wanneer men nieuw ontwikkelde diagnostische tests wil evalueren op bruikbaarheid in de klinische praktijk. Ook dan is de vraag naar de reproduceerbaarheid en validiteit aan de orde, en als afgeleide daarvan de vraag naar het discriminerend vermogen. In de volgende paragrafen wordt kort ingegaan op de onderzoeksdesigns die antwoord kunnen geven op dit soort vraagstellingen.

4.4.1 MEETKWALITEIT IS PRECISIE EN VALIDITEIT

Onderzoek naar de reproduceerbaarheid van een meetinstrument richt zich op de mate van overeenstemming of verschil tussen meetuitslagen die verkregen worden wanneer de meting meer dan eens wordt uitgevoerd bij dezelfde onderzoekspersonen. Uiteraard doet men zo'n onderzoek bij personen die min of meer representatief zijn voor de personen die men uiteindelijk in het epidemiologisch onderzoek gaat betrekken en bij wie men de betreffende meting gaat verrichten. Op voorwaarde dat de meetcondities constant blijven en aannemende dat het te meten kenmerk niet verandert, mag verwacht worden dat herhaalde toepassing van de test in dezelfde meetuitkomsten resulteert.

Precisie
Er zijn veel verschillende termen in omloop om de mate van overeenstemming tussen herhaalde metingen en de afwezigheid van toevallige fouten bij metingen te duiden, zoals *reproduceerbaarheid*,

herhaalbaarheid, *betrouwbaarheid*, *overeenstemming*, *consistentie* en *nauwkeurigheid*. Onze voorkeur gaat uit naar de term *precisie* (zie ook hoofdstuk 5).

De precisie van een meetinstrument kan op verschillende manieren beoordeeld worden. In de eerste plaats kan onderzocht worden of één waarnemer, die de test bij dezelfde personen herhaalt, steeds tot dezelfde bevindingen komt (geringe *intrawaarnemervariatie*). Dit betekent dat de test op minimaal twee verschillende tijdstippen moet worden uitgevoerd. De opeenvolgende observaties dienen onafhankelijk van elkaar te zijn, niet te kort op elkaar om te voorkomen dat (kennis van) de eerste waarneming de tweede beïnvloedt. Maar ook niet te ver uit elkaar, omdat een werkelijke verandering in het gemeten biologische kenmerk dan parten kan spelen. In de tweede plaats kan bekeken worden, of twee of meer waarnemers die de test bij dezelfde personen uitvoeren – voor zover mogelijk gelijktijdig – tot gelijkluidende conclusies komen (geringe *interwaarnemervariatie*).

Er zijn diverse maten beschikbaar om reproduceerbaarheid te kwantificeren. Een maat die veel wordt gebruikt bij testuitslagen die worden uitgedrukt in een beperkt aantal categorieën, is het *percentage overeenstemming* (tussen de eerste en de tweede beoordeling, respectievelijk de eerste en de tweede beoordelaar). De interpretatie van de berekende mate van overeenstemming levert wel problemen op, omdat de uitslag sterk beïnvloed wordt door de verdeling van het kenmerk over de verschillende categorieën. Ook moet rekening worden gehouden met het feit dat de overeenstemming tussen de twee beoordelingen gedeeltelijk op toeval berust. *Cohen's kappa* is een maat voor inter- en intrawaarnemerovereenstemming die de feitelijke overeenstemming als proportie van de potentiële overeenstemming weergeeft, na correctie voor de toevalsovereenstemming. Kappa kan worden berekend voor dichotome of nominale variabelen; voor ordinale data bestaat er een aangepaste versie: de gewogen kappa. De interpretatie van de kappacoëfficiënt wordt bemoeilijkt doordat de kappa afhankelijk is van het aantal meetcategorieën en van de verdeling van elk van de mogelijke meetuitkomsten.

Voor het kwantificeren van de meetfout van continue variabelen wordt veelvuldig de correlatiecoëfficiënt gebruikt. Dit is echter geen goede maat voor de meetfout. Beter is om het gemiddelde (absolute) verschil tussen beide meetuitslagen (de *grenzen van overeenkomst*) met de bijbehorende standaarddeviatie te berekenen. In hoofdstuk 9 wordt deze materie uitgebreider besproken.

Validiteit

Voor onderzoek naar de *validiteit* van een meetinstrument is het noodzakelijk dat men in een bepaalde populatie de met behulp van deze test verkregen uitslagen vergelijkt met de uitkomsten van een ander meetinstrument dat op een objectieve, onafhankelijke manier het betreffende kenmerk meet en waarvan men (nagenoeg) zeker weet dat het een juist beeld geeft van de werkelijkheid. Zo'n meetinstrument met 100% validiteit wordt aangeduid met *gouden standaard*. Anders dan bij reproduceerbaarheidsonderzoek, is er bij validiteitsonderzoek een duidelijke afhankelijke variabele (de uitslag van de gouden standaard, Y) en een duidelijke onafhankelijke variabele (de uitslag van het te evalueren meetinstrument, X). Men kan daarom de vraag naar de validiteit eenvoudig vertalen in de vorm van een (epidemiologische) functie ($Y = b_0 + b_1 X$), waarin de spreiding (SD) in de regressiecoëfficiënt b een maat is voor de validiteit van het meetinstrument. Idealiter zal deze spreiding nul zijn. Men kan dan immers perfect voorspellen wat de werkelijke waarde zal zijn wanneer men de meting heeft gedaan. Dat geldt ook wanneer de regressielijn niet precies met een hoek van $45°$ door het nulpunt loopt. Met andere woorden: zolang de punten maar op één (rechte) lijn liggen, is het meetinstrument valide en daarmee bruikbaar voor (epidemiologisch) onderzoek. Met een *ijklijn*, verkregen uit bovenbeschreven onderzoek, zou men bij elke meetuitslag de werkelijke waarde kunnen afleiden. Voor etiologisch onderzoek, waarbij men de gemiddelde meetuitslagen tussen groepen vergelijkt, is zelfs die ijking niet nodig. Er is weliswaar sprake van systematisch foutieve uitslagen, maar bij de vergelijking tussen groepen valt deze systematische meetfout weg.

Wat nu als de precisie en de validiteit niet perfect zijn? Allereerst kan men trachten deze te verbeteren door te sleutelen aan het instrument of door elke meting herhaald uit te voeren (duplo, triplo enzovoort). Maar geen enkele meting is perfect. Dat hoeft ook niet. Uiteindelijk gaat het om de verhouding tussen de meetfout en het aan te tonen effect (de *signaal-ruisverhouding*).

4.4.2 KWALITEIT VAN DIAGNOSTIEK: ZELFDE METHODEN, ANDERE INTERPRETATIE

Ook voor het evalueren van de kwaliteit van diagnostische tests heeft men behoefte aan informatie over reproduceerbaarheid en validiteit, zoals in paragraaf 4.4.1 werd beschreven. Er zijn echter enkele verschillen. In de eerste plaats kan men zich bij diagnostische tests geen systematische meetfout veroorloven en zal men dus altijd gebruik moeten maken van een geldige *ijklijn*, wanneer de diagnostische meetmethode niet precies dezelfde uitslag geeft als de gouden standaard. Voorts zal men bij diagnostische tests verschillende typen fouten anders waarderen. Een ziekte die gemist wordt, is in een aantal situaties bijvoorbeeld veel erger dan een ziekte die aanvankelijk onterecht bij iemand wordt vastgesteld. Om dergelijke interpretaties mogelijk te maken, zal men bij het onderzoeken van de validiteit van diagnostische tests apart informatie moeten geven over de mate waarin beide typen fouten (fout-positief, fout-negatief) voorkomen. In hoofdstuk 9 wordt uitvoerig op de betekenis van deze fouten ingegaan.

> **Kernpunten**
>
> - De onderzoeksopzet wordt bepaald door de vraagstelling.
> - De vraagstelling beschrijft het wat, bij wie en hoe van de epidemiologische relatie.
> - Particularistische vraagstukken zijn plaats- en tijdgebonden. Abstracte vraagstukken staan los van plaats en tijd.
> - De epidemiologische functie is de formele notatie van de vraagstelling.
> - Selecteer de onderzoekspopulatie zo dat je efficiënt een valide antwoord op de vraagstelling krijgt.
> - Oorzaken gaan vooraf aan het gevolg, de ziekte.
> - Er zijn legio indelingen van onderzoeksdesigns; geen is de beste.
> - Het gerandomiseerde experiment (RCT) is het paradigma voor alle epidemiologische onderzoeksdesigns met een oorzaak-gevolgvraagstelling.
> - Randomized controlled trials geven valide resultaten, maar zijn niet altijd mogelijk.
> - Preventieve trials zijn ook RCT's, maar in de praktijk een stuk lastiger dan klinische trials.
> - Niet-gerandomiseerde experimenten leveren slechts zelden een bruikbaar onderzoeksresultaat.
> - Voor vrijwel elke situatie is er een andere variant van experimenteel onderzoek.
> - De gezondheidszorg biedt talloze voorbeelden van zinvolle experimenten.
> - Niet-experimentele designs zijn ontworpen voor situaties dat een gerandomiseerd experiment niet mogelijk is.
> - Cohortonderzoeken lijken qua ontwerp op experimenten, maar dan zonder ingrijpen van de onderzoeker.
> - Het patiëntcontroleonderzoek is een efficiënt alternatief voor het cohortonderzoek, maar conceptueel en praktisch lastig.
> - Cross-sectioneel onderzoek is zinvol voor beschrijving en als er geen twijfels zijn over de richting van de oorzaak-gevolgrelatie.
> - Onderzoek met herhaalde metingen is bedoeld om verandering te bestuderen.
> - Bij ecologisch onderzoek kijkt men naar associaties op populatieniveau. De interpretatie van de resultaten is niet eenvoudig.
> - Met patiëntenseries kan men wel nieuwe hypothesen ontwikkelen, maar deze niet toetsen.
> - Genetisch epidemiologisch onderzoek kent specifieke onderzoeksdesigns.
> - Door veel voorbeelden van epidemiologische studies te bestuderen, leert men de overeenkomsten en verschillen tussen de diverse designs kennen.
> - Onderzoek naar de kwaliteit van meetinstrumenten is niet alleen van belang als pilot voor epidemiologisch onderzoek, maar ook om inzicht te krijgen in de kwaliteit van diagnostische tests.
> - Bij meetkwaliteit onderscheidt men precisie en validiteit.
> - Onderzoek naar kwaliteit van diagnostiek volgt de opzet van het instrumenteel onderzoek, maar aan de resultaten worden andere eisen gesteld.

Aanbevolen literatuur

Armstrong BK, White E, Saracci R. Principles of exposure measurement in epidemiology. Oxford: Oxford University Press; 2008.

Bonita R, Beaglehole R, Kjellstroem T. Basic epidemiology. 2nd ed. Geneva: World Health Organization; 2006.

Checkoway H. Pearce NE, Kriebel D. Research methods in occupational epidemiology. 2nd ed. Oxford: Oxford University Press; 2004.

Elwood JM. Critical appraisal of epidemiological studies and clinical trials. 3rd ed. New York: Oxford University Press; 2007.

Fletcher RH, Fletcher SW. Clinical epidemiology: The essentials. 4th ed. Philadelphia: Lippincott, Williams & Wilkins; 2005.

Friedman G. Primer of epidemiology. 5th ed. New York: McGraw Hill; 2004.

Gregg MB, editor. Field epidemiology. 3rd ed. New York: Oxford University Press; 2008.

Guyatt G, Rennie D, Meade MO, Cook DJ. Users' guides to the medical literature: A manual for evidence-based clinical practice. 2nd ed. Chicago: AMA Press; 2008.

Grobbee DE, Hoes AW. Clinical Epidemiology. Principles, methods and applications for clinical research. Boston: Jones and Bartlett Publishers; 2009.

Haynes RB, Sackett DL, Guyatt GH, Tugwell P. Clinical epidemiology: How to do clinical practice research. 3rd ed. Philadelphia: Lippincott, Williams & Wilkins; 2006.

Mackenbach JP. De ecologische valkuil en zijn minder bekende tegenhanger, de atomistische valkuil. Ned Tijdschr Geneeskd 2000;144:2097-100.

Piantadosi S. Clinical trials: A methodologic perspective. 2nd ed. New York: John Wiley & Sons; 2005.

Pocock SJ. Clinical trials: A practical approach. Chichester: John Wiley & Sons; 2000.

Porta MS, Last JM, editors. A dictionary of epidemiology. 5th ed. New York: Oxford University Press; 2008.

Rothman KJ, Greenland S. Lash TL Modern epidemiology. 3rd ed. Philadelphia: Lippincott, Williams & Wilkins; 2008.

Twisk JWR. Applied longitudinal data analysis for epidemiology: A practical guide. Cambridge: Cambridge University Press; 2003.

Twisk JWR, Vente W de. Toepassing van technieken voor longitudinale data-analyse. Ned Tijdschr Geneeskd 2000;144:1680-3.

Opdracht

4

1 NIERSTENEN, VOER VOOR EPIDEMIOLOGEN?

Inleiding

Nierstenen vormen ook vandaag nog een goeddeels onbegrepen fenomeen. In de nieren worden overtollig vocht en afvalstoffen die het lichaam kwijt wil, verzameld en geconcentreerd. De ureter of urineleider transporteert de aldus gevormde urine van het nierbekken naar de urineblaas. De urethra of urinebuis ten slotte fungeert als kanaal waarlangs de urineblaas leeggemaakt wordt. Stenen kunnen op diverse plaatsen in het urinewegstelsel worden aangetroffen. Men onderscheidt nierbekkenstenen, ureterstenen, blaasstenen en urethrastenen. Deze opdracht beperkt zich tot de eerste twee vormen, in het vervolg samengevat met de term 'nierstenen'. Nierstenen zijn doorgaans opgebouwd uit een combinatie van allerlei chemische componenten, waarvan calciumoxalaat en calciumfosfaat de belangrijkste zijn. Over de etiologie van calciumhoudende stenen is weinig bekend. Algemeen wordt aangenomen dat de samenstelling van de urine een doorslaggevende rol speelt bij het proces van steenvorming. Aan sommige stoffen die – via de urine – worden uitgescheiden, worden lithogene (= steenvormende) eigenschappen toegedacht. Een toename van de concentratie van deze stoffen in de urine kan leiden tot een toestand van oververzadiging van de urine, waarna de desbetreffende stof uitkristalliseert. De aldus gevormde kristallen groeien aaneen tot een netwerk, waarin ook allerlei andere urinebestanddelen geïncorporeerd worden, met een steen als uiteindelijk resultaat. Calcium, fosfaat, oxalaat en urinezuur zijn voorbeelden van steenvormende urinebestanddelen. Daarnaast zijn er echter stoffen waarvan men vermoedt dat ze via ingewikkelde fysisch-chemische processen de steenvorming kunnen remmen, met name in de kristallisatiefase. Voorbeelden van dergelijke 'litholytische' stoffen zijn citraat en magnesium. Naast de aanwezigheid van lithogene en litholytische stoffen in de urine zijn het volume van de urine en de zuurgraad van de urine bepalend voor de kans op niersteenvorming. Overvloedige urineproductie vermindert de concentratie van allerlei in de urine opgeloste stoffen. Of de urine zuur dan wel basisch is, beïnvloedt de oplosbaarheid van veel stoffen in de urine. Het is onduidelijk of omgevings- en gedragsfactoren ook van invloed zijn op het ontstaan van nierstenen. Men denkt dan aan drinkgewoonten (vochtopname), drinkwatersamenstelling (diverse mineralen en spoorelementen), voedselconsumptie (diverse voedingsstoffen, met name dierlijk eiwit, calcium, voedingsvezel, vitamine D, vitamine C), alcoholgebruik, het gebruik van bepaalde geneesmiddelen, klimaatfactoren (met name omgevingstemperatuur, luchtvochtigheid, zonlicht), lichamelijke activiteit en stress.

Nierstenen worden doorgaans gediagnosticeerd aan de hand van een röntgenfoto. Chemische analyse van de urine geeft extra informatie. Lang niet iedere niersteenpatiënt wordt door de dokter gezien. Sommige mensen dragen een niersteen zonder het zelf te beseffen ('silent stone'). Andere niersteenpatiënten plassen de steen(tjes) spontaan uit, voordat er een arts aan te pas gekomen is. Weer andere patiënten worden door de huisarts poliklinisch behandeld. In een beperkt aantal gevallen is ziekenhuisopname noodzakelijk. In een aantal gevallen verdwijnt de steen spontaan, soms door veel te drinken of door een ander voedingspatroon. Soms worden diuretica (plaspillen) verstrekt, of medicamenten die de concentratie van lithogene stoffen in de urine verminderen. Slechts bij een klein percentage van alle gehospitaliseerde niersteenpatiënten moet de steen operatief worden verwijderd omdat de

Onderzoeksopzet

niersteenvergruizer de steen op niet-invasieve wijze, via ultrageluidstrillingen verpulvert. Ga nu aan de lag met de volgende (hypothetische) situatie.

Probleemschets

a Drs. N. van der Steen – Nita voor haar kennissen – is onlangs binnen het Universitair Medisch Centrum te Rommeldam aangesteld als uro-epidemioloog. Dat betekent dat zij zich moet gaan bezighouden met epidemiologisch onderzoek naar ziekten van het urogenitale stelsel. Nita besluit haar onderzoek in eerste instantie te gaan richten op nierstenen.
  Bedenk verschillende epidemiologische onderzoeksvragen die Nita in deze context zou kunnen aanpakken.

b Nita wil allereerst inzicht krijgen in de incidentie van niersteen in de regio Rommeldam. Daartoe neemt zij de statussen van de afdeling Urologie van het plaatselijk ziekenhuis door en telt het aantal gevallen van niersteen over de afgelopen vijf jaar. Het resultaat is weergegeven in tabel 4.5.

Tabel 4.5	Aantal ziekenhuisopnamen wegens niersteen in 2005-2009
jaar	aantal ziekenhuisopnamen
2005	107
2006	101
2007	1021
2008	96
2009	94

Welke belangrijke informatie heeft Nita verder nodig om het incidentiecijfer van niersteen voor de regio Rommeldam te kunnen berekenen? Stel dat Nita ook geïnteresseerd is in de prevalentie van niersteen en dat alle personen die ooit door een niersteen getroffen zijn, tot de prevalente gevallen worden gerekend (cumulatieve prevalentie). Hoe kan Nita achter de prevalentie van niersteen in de regio Rommeldam komen? Voor welk(e) doel(en) kunnen prevalentiecijfers goed gebruikt worden?

c Nita ontdekt verder in de statussen dat in Rommeldam van 2005 t/m 2009 vijf mensen als gevolg van niersteen zijn overleden.

Bereken op grond van dit gegeven de letaliteit van niersteen.

d Nita wil graag weten of het niersteenprobleem gedurende de afgelopen decennia in omvang is toegenomen. Een duidelijke tijdstrend zou immers aanwijzingen kunnen verschaffen voor mogelijke oorzaken. Omdat voor Rommeldam en voor Nederland alleen vrij recente gegevens beschikbaar zijn, besluit Nita op zoek te gaan in de buitenlandse literatuur, in de verwachting dat voor Nederland ongeveer hetzelfde patroon zal gelden als voor andere westerse landen. Zij vindt onder meer de volgende cijfers, weergevende het aantal ziekenhuisopnamen wegens niersteen per 100.000 inwoners per jaar (zie tabel 4.6).

Tabel 4.6	Aantal ziekenhuisopnamen wegens niersteen per 100.000 inwoners per jaar		
Finland	periode	1931-1934	6
Noorwegen (Oslo)	periode	1955-1958	65
		1960	118
		1980	300
Zweden (Stockholm)	periode	1973-1975	133
	periode	1988-1990	201

Ogenschijnlijk is er dus sprake van een opvallende toename van de niersteenfrequentie sinds het begin van de twintigste eeuw.
  Bekijk deze ogenschijnlijke toename kritisch. Noem vier mogelijke verklaringen voor deze toename.

e Nita vraagt zich af of de niersteenincidentie in de regio Rommeldam afwijkt van die in andere regio's in Nederland. Indien er binnen Nederland sprake zou blijken te zijn van regionale verschillen in het voorkomen van niersteen, zou zij graag willen onderzoeken of deze verschillen corresponderen met verschillen in andere regionale kenmerken, bijvoorbeeld de drinkwatersamenstelling en de bodemchemie. Een dergelijk onderzoek is echter alleen een haalbare kaart indien er op regionaal niveau routinematig verzamelde informatie over het voorkomen van niersteen beschikbaar is.
  Hoe wordt het type epidemiologisch onderzoek genoemd waarnaar hierboven gerefereerd wordt? Noem

de twee belangrijkste bezwaren die dit type onderzoek minder geschikt maken om oorzaken van ziekte op te sporen.

f Bij de literatuur die Nita over het onderwerp verzameld heeft, bevindt zich een rapport van de Geneeskundige Inspectie. In dit rapport wordt gewag gemaakt van een verhoogde proportionele ziekenhuismorbiditeit van niersteenen in bepaalde streken in Nederland (proportionele ziekenhuismorbiditeit = het percentage van alle ziekenhuisopnamen dat voor rekening van niersteengevallen komt). De proportionele ziekenhuismorbiditeit blijkt met name verhoogd te zijn in enkele streken met een verhoogd cadmiumgehalte in de bodem. Een mogelijke relatie tussen beide verschijnselen wordt dan ook gesuggereerd.
   Welke extra moeilijkheid doet zich voor bij de interpretatie van regionale verschillen in proportionele ziekenhuismorbiditeit wegens niersteenen, boven op de bij vraag e gevraagde bezwaren?

g Op basis van de bestudeerde literatuur stelt Nita een lijstje samen van alle omgevings- en gedragsfactoren (uitwendige risicofactoren) die ooit genoemd zijn als mogelijke oorzaak van niersteenen.
   Twee van de factoren op het lijstje zijn: het roken van sigaretten en blootstelling aan zonlicht.
   Als u gevraagd zou worden aan te geven welke van beide factoren u het meeste vertrouwen inboezemt als determinant van niersteenen, zonder dat u voldoende tijd wordt gegund om u te oriënteren in de epidemiologische literatuur over dit onderwerp, welke factor zou u dan noemen?

h Al lezende is Nita tot de conclusie gekomen dat er eigenlijk nog maar heel weinig bekend is over risicofactoren van niersteenen en dat het met name ontbreekt aan goed opgezet epidemiologisch onderzoek met waarnemingen op individueel niveau. Zij besluit zelf een dergelijk onderzoek op te zetten.
   Welke onderzoeksvorm komt in de hier beschreven situatie het meest in aanmerking?

i Na veel wikken en wegen besluit Nita tot een onderzoek waarbij zij mensen mét respectievelijk zónder niersteenen vergelijkt ten aanzien van de blootstelling vroeger aan een aantal verschillende factoren. Met behulp van een vragenlijst verzamelt zij informatie over een aantal persoonsgegevens, zoals leeftijd en geslacht, en over expositiefactoren, zoals voeding, drinkgewoonten, rookgewoonten, blootstelling aan zonlicht, lichamelijke activiteit, geneesmiddelengebruik en stressgevoeligheid. Nita besluit de niersteengroep in ieder geval te beperken tot personen die als gevolg van hun steen in het ziekenhuis zijn opgenomen, omdat van hen een goede documentatie is bijgehouden.
   Bij de selectie van de niersteengroep kan Nita zich beperken tot alleen patiënten met calciumstenen, of zij kan alle typen niersteenen toelaten tot de onderzoeksgroep. Nita moet verder beslissen of zij alleen idiopathische niersteengevallen (stenen niet secundair aan een ander ziektebeeld) in haar onderzoek zal opnemen, of dat zij ook gevallen zal accepteren die berusten op een achterliggende ziekte.
   Hoe kiest Nita haar niersteengroep met betrekking tot deze twee kwesties? Motiveer uw antwoord kort. Zou Nita kiezen voor incidente niersteengevallen of voor prevalente niersteengevallen?

j Ook de selectie van de groep personen zonder niersteenen kost Nita nogal wat hoofdbrekens.
   Nita besluit de personen mét niersteenen en de personen zónder niersteenen te 'matchen'. Wat wil dat zeggen?

k Nita selecteert ten slotte 200 personen mét niersteenen en 200 personen zónder niersteenen. Bij alle onderzoekspersonen verzamelt zij de relevant geachte informatie. Zij gaat onder andere na of de personen in de onderzoekspopulatie al dan niet vlees eten. Uit eerdere onderzoekingen zijn immers aanwijzingen gekomen dat de consumptie van dierlijk eiwit de kans op niersteenen zou doen toenemen. Uit de computer rollen de volgende gegevens (zie tabel 4.7).

Tabel 4.7	Verband tussen niersteenen en vleesconsumptie	
	geen niersteenen	niersteenen
eet vlees	195	190
eet geen vlees	5	10
	200	200

Welke associatiemaat gebruikt u in dit geval om na te gaan of er een samenhang bestaat tussen het eten van vlees en het krijgen van nierstenen? Bereken deze maat en interpreteer de uitkomst.

l Het is in principe mogelijk dat het gevonden verband tussen nierstenen en het eten van vlees tot op zekere hoogte vertekend is door de inwerking van een of meer verstorende variabelen. Een potentiële verstorende variabele is het drinken van alcohol.

Noem twee voorwaarden waaraan voldaan moet zijn, wil het drinken van alcohol in dit geval een verstorende variabele zijn. Wordt hier aan deze voorwaarden voldaan?

m Om te kunnen beoordelen of het, uit het oogpunt van preventie van nierstenen, hout snijdt om mensen te adviseren minder vlees te nuttigen, wil Nita graag weten hoeveel procent van alle niersteengevallen in Nederland te verklaren is uit het feit dat er vlees gegeten wordt.

Hoe heet de epidemiologische maat die Nita wil berekenen? Welke informatie heeft zij nodig om deze maat te kunnen uitrekenen? Beschikt zij over de benodigde informatie?

n Het etiologisch onderzoek geeft Nita de bevestiging van wat zij reeds vermoedde: weinig drinken is de belangrijkste determinant van nierstenen. Mensen die weinig drinken, hebben relatief veel kans op nierstenen. Nita acht de tijd dan ook rijp voor interventiemaatregelen, of liever gezegd: interventieonderzoek om na te gaan of bepaalde interventiemaatregelen succes hebben. Zij besluit een therapeutisch experiment op te zetten om te evalueren of het voorschrijven van diuretica (medicijnen die de urine-uitscheiding verhogen) aan patiënten met nierstenen het risico op een volgende niersteen vermindert.

Met welke aandachtspunten moet bij de opzet van een dergelijk experiment rekening worden gehouden?

Zie voor de antwoorden op de opdrachten:
www.bsl.nl/epidemiologischonderzoek

5 Validiteit en precisie

Leerdoelen

Na bestudering van dit hoofdstuk is de lezer in staat:
1. validiteit en precisie in verband te brengen met de epidemiologische functie;
2. systematische fouten van toevallige fouten te onderscheiden;
3. bronnen van imprecisie en bias te identificeren: meetfout, steekproeffout, selectiebias, confounding, informatiebias;
4. gebrek aan precisie in een epidemiologische associatiemaat te beschrijven aan de hand van gangbare statistische methoden voor schatten en toetsen;
5. voorstellen te doen om de precisie van een epidemiologische associatiemaat te verbeteren;
6. een plan te maken voor het bestuderen van vertekening van een epidemiologische associatiemaat;
7. voorstellen te doen om de validiteit van een epidemiologische studie te verbeteren, zowel in de fase van het ontwerp van onderzoek als in de fase van de analyse van de gegevens;
8. een eenvoudige gestratificeerde analyse uit te voeren;
9. uit te leggen wat de essentie is van regressie naar het gemiddelde en dit fenomeen in praktijksituaties te herkennen;
10. correcte uitspraken te doen ten aanzien van de generaliseerbaarheid van resultaten van epidemiologisch onderzoek;
11. uit te leggen wat de essentie is van effectmodificatie en dit fenomeen in verband te brengen met de generaliseerbaarheid van epidemiologische studies.

5.1 Inleiding: resultaten geven niet altijd de werkelijkheid weer

Bij ieder epidemiologisch onderzoek worden metingen verricht en worden uit deze metingen parameters afgeleid. Men meet relevante variabelen bij personen (determinanten, ziekte), men berekent parameters die aangeven hoe frequent de verschillende waarden van deze variabelen voorkomen in (sub)groepen van personen (incidentiematen, prevalentiematen), en men berekent parameters die aangeven hoe sterk bepaalde determinanten en uitkomsten met elkaar geassocieerd zijn (associatiematen). Allerlei fouten voor, tijdens of na de dataverzameling kunnen verantwoordelijk zijn voor vertekening van de aldus verkregen resultaten. Dat wil zeggen dat niet alle resultaten zoals gemeten en berekend, de werkelijke situatie juist weergeven. Dit hoofdstuk geeft een overzicht van de belangrijkste valkuilen die een correcte presentatie en interpretatie van epidemiologische onderzoeksresultaten in de weg kunnen staan. De nadruk ligt op systematische fouten in de verschillende fasen van etiologisch en prognostisch oorzaak-gevolgonderzoek, die resulteren in een overschatting, een onderschatting, of zelfs een omkering van het werkelijke effect. De adders onder het gras van beschrijvend (in de zin van niet op causaliteit gericht) diagnostisch en prognostisch onderzoek komen in hoofdstuk 9 aan de orde. Allereerst zal in algemene zin iets gezegd worden over de verschillende typen fouten die de validiteit en de precisie van de uitkomsten van epidemiologisch onderzoek kunnen aantasten. Daarna zal nader worden ingegaan op een aantal specifieke foutenbronnen die verantwoordelijk zijn voor een aantasting van de validiteit van een onderzoek. De mogelijkheden om de belangrijkste categorieën van fouten te pareren, worden kort behandeld. Tussen de bedrijven door wordt een aantal voorbeelden van misstappen in epidemiologisch onderzoek gepresenteerd.

5.1.1 IS DE EPIDEMIOLOGISCHE FUNCTIE VOLLEDIG EN CORRECT?

Het zal de lezer inmiddels duidelijk zijn dat het karakteriseren van de epidemiologische functie centraal staat in epidemiologisch onderzoek. Hierbij nogmaals de weergave van deze functie:

$$P(Z) = f(b_0 + b_1 D_1 + b_2 D_2 + \ldots + b_k D_k)$$

In woorden: de kans op ziekte (P(Z)) wordt beschreven als een functie van een serie determinanten D_i. De regressiecoëfficiënten b_i geven hierbij een kwantitatieve schatting voor de (onafhankelijke) bijdrage die elk van de determinanten aan de ziektekans levert.

In oorzaak-gevolgonderzoek wil men op grond van deze epidemiologische functie het ontstaan of het verloop van de betreffende ziekte verklaren aan de hand van de determinanten die in de functie zijn opgenomen. Het is dan zaak dat de functie alle determinanten bevat die aan de causale verklaring kunnen bijdragen en dat de schattingen gebaseerd zijn op metingen die niet vertekend zijn.

5.1.2 GEEFT DE PARAMETERSCHATTING EEN VALIDE EN PRECIES BEELD VAN WAT ER AAN DE HAND IS?

De regressiecoëfficiënten uit de epidemiologische functie zijn de parameters die de sterkte van het verband tussen de betreffende determinant en de kans op de ziekte weergeven. Men schat deze coëfficiënten aan de hand van empirische waarnemingen in een onderzoekspopulatie. De regressiecoëfficiënten kan men, in het bijzonder voor dichotome determinanten, omrekenen in gangbare epidemiologische associatiematen, zoals het relatief risico (RR), de odds ratio (OR) of het attributief risico (AR; zie paragraaf 3.2 en 3.3).

Men zou graag willen dat de geschatte regressiecoëfficiënt, en de daarvan afgeleide epidemiologische associatiemaat, een goede weerspiegeling vormt van het werkelijke verband tussen de determinant en de uitkomst. Als uit een logistische regressievergelijking een regressiecoëfficiënt behorende bij een determinant naar voren komt van 0,6 (overeenkomend met een OR van 1,8), dan mag men eisen dat dit getal valide en precies het causale verband tussen deze determinant en de bestudeerde ziekte weergeeft. Het mag niet zo zijn dat, door systematische of toevallige vertekening, de waargenomen odds ratio veel hoger of lager uitpakt dan de werkelijke waarde. Een geringe afwijking tussen de geschatte parameter en de werkelijke sterkte van het verband is geen ramp (bijvoorbeeld in het onderhavige geval een odds ratio van 1,7 of 1,9), maar de afwijking mag niet zo groot zijn dat men tot heel andere conclusies over de aard van het verband komt. Een odds ratio van 1,8 wordt doorgaans als een tamelijk zwakke associatie opgevat. Als de odds ratio 1,0 zou zijn, dan zou men dat interpreteren als het ontbreken van een verband, terwijl een odds ratio van 6,0 als een sterk verband geïnterpreteerd zou worden.

Het is derhalve een redelijke eis dat een parameterschatting een voldoende precieze en valide weergave geeft van het werkelijke verband in de basispopulatie waaruit de onderzoekspopulatie geselecteerd is.

Grove systematische en toevallige fouten in de schatting kunnen tot verkeerde interpretatie leiden. Het is dus zaak bronnen van fouten te herkennen en te vermijden. De eerste van een reeks mogelijke fouten is dat de gemeten waarden van de variabele die men gebruikt om de parameters van de epidemiologische functie te schatten niet kloppen met de werkelijke waarden van de kenmerken die in de epidemiologische functie zijn opgenomen. Het meetbaar maken van kenmerken noemt men operationalisatie.

5.1.3 OPERATIONALISATIE: VAN CONCEPT NAAR MEETINSTRUMENT

De epidemiologische functie is in essentie een vereenvoudigde weergave van de werkelijkheid:

een model. De variabelen die in epidemiologisch onderzoek gemeten dienen te worden, corresponderen met de theoretische constructen (concepten) uit dat model. Als het gaat om begrippen als 'een hartinfarct', 'gehoorverlies', 'alcoholconsumptie', 'leeftijd' en dergelijke, dan kan iedereen zich daar wel een bepaalde voorstelling bij maken. Toch kan men daar niet mee volstaan wanneer men deze kenmerken onderzoekt. Men zal de theoretische constructen eerst goed moeten definiëren (wat bedoelt men ermee in de context van de vraagstelling?) om ze vervolgens meetbaar te maken. In het kader van een epidemiologisch onderzoek is het immers zaak dat aan iedere onderzoekseenheid – meestal een individuele persoon – voor ieder kenmerk (uitkomst, determinanten, confounders, effectmodificatoren) een waarde wordt toegekend. Een goede theoretische definitie van het betreffende kenmerk (het concept) en een adequate operationele (in de praktijk bruikbare) vertaling daarvan moeten resulteren in een geschikt meetinstrument.

De bruikbaarheid van een meetinstrument wordt bepaald door validiteit, reproduceerbaarheid en hanteerbaarheid.

1 De *validiteit* (geldigheid): meet het instrument wat men wil meten, of, formeler: komt het concrete kenmerk zoals gemeten overeen met het abstracte kenmerk (concept) zoals bedoeld? Bijvoorbeeld: kan de aanwezigheid van het concept 'dementie' worden afgemeten aan een in de praktijk uitvoerbare combinatie van geheugenfunctietests (bijvoorbeeld een test die op gestandaardiseerde wijze meet in welke mate men eerder getoonde serie afbeeldingen kan noemen, en een test die meet hoe snel iemand een verzameling getallen kan ordenen)? Of vereist meting van dementie nog andere componenten, zoals gedragsobservatie, een CT-scan, en dergelijke?
2 De *reproduceerbaarheid*: levert herhaalde toepassing van het meetinstrument bij dezelfde onderzoekspersonen – en liefst op hetzelfde tijdstip – door dezelfde waarnemer of door verschillende waarnemers steeds dezelfde score op?
3 De *hanteerbaarheid*: de meting mag niet te belastend zijn (fysiek, mentaal, financieel, qua tijdsbeslag), mede gelet op het feit dat in epidemiologisch onderzoek doorgaans grote aantallen personen participeren.

Voor een goede *operationalisatie* van een in een epidemiologische functie opgenomen kenmerk zal men dus de volgende stappen moeten ondernemen.

1 Vaststellen wat men wil meten: een *conceptuele definitie* van de variabele (bijvoorbeeld: bloeddruk; hoofdpijn; heroïnegebruik);
2 Vaststellen van de mogelijke waarden die men bij dit concept wil onderscheiden. Men noemt dit ook wel de *conceptuele schaal* (bijvoorbeeld: hoge, normale of lage bloeddruk; wel of geen hoofdpijn; wel of geen heroïnegebruik);
3 Omzetten van de conceptuele definitie in een *empirische (operationele) definitie* van de variabele. In feite komt dit neer op het kiezen of ontwikkelen van een meetinstrument dat in staat is op een efficiënte manier valide en precieze informatie te verschaffen over het betreffende kenmerk (bijvoorbeeld: systolische en diastolische bloeddruk, zoals gemeten met behulp van een sfygmomanometer na 5 minuten in liggende toestand; gebruik van een hoofdpijnpoeder; zichtbare tekens van het gebruik van een injectienaald in de onderarm);
4 Vaststellen van de *empirische schaal,* waarop men de onderzoekspersonen feitelijk gaat meten, ofwel de mogelijke waarden die men bij het meten in de praktijk wil onderscheiden (bijvoorbeeld: de hoogte van de diastolische en systolische bloeddruk in mm Hg, gemeten met een sfygmomanometer, na vijf minuten in liggende toestand; het aantal malen dat in het afgelopen jaar hoofdpijnmedicatie is gebruikt; wel/geen littekens van een injectienaald in de onderarm). De empirische schaal verwijst in feite naar het uiteindelijke meetinstrument, met de bijbehorende responsopties, beoordelingscriteria en scorevoorschriften.

Men moet er daarbij voor zorgen dat het theoretisch concept, de conceptuele schaal en de empirische (of operationele) schaal, zo goed mogelijk bij elkaar aansluiten. Bijvoorbeeld: in het kader van een onderzoek naar alcohol en ongevalrisico zou men eigenlijk informatie willen hebben over de hoeveelheid ethanol in het hersenweefsel in de laatste minuten voorafgaand aan het ongeval (het theoretisch concept). Men vertaalt dit in het aantal glazen alcohol dat iemand gedronken heeft in de uren voorafgaand aan het ongeval (operationele definitie). Men zou dit kunnen meten via het antwoord op de vraag 'Hoeveel glazen alcohol heeft u de afgelopen zes uur gedronken?' Zou men geïnteresseerd zijn in alcoholgebruik in het kader van een onderzoek naar het ontstaan van levercirrose, dan heeft men te maken met een heel ander theoretisch concept (de life-time cumulatieve hoeveelheid alcohol die de lever heeft moeten verwerken). In operationele termen zou men dit kunnen vertalen in de totale alcoholconsumptie in de afgelopen twintig jaar. Het uiteindelijke meetinstrument zal wellicht echter vragen naar het aantal jaren dat men alcohol gebruikt en de gemiddelde alcoholconsumptie per week. Het product van beide grootheden (keer 52) geeft dan de waarde voor de betreffende variabele.

Een operationeel meetinstrument veronderstelt tevens dat vooraf de criteria bekend zijn (en vastgelegd in het onderzoeksprotocol) op basis waarvan iedere onderzoekspersoon op de gehanteerde schaal wordt ingedeeld (bijvoorbeeld: afkappunten bij continue variabelen). Achteraf vaststellen van deze criteria zou de onderzoeker immers de mogelijkheid geven om de onderzoeksresultaten te manipuleren in een voor hem of haar gewenste richting (zogenaamde 'datamassage').

Meetinstrumenten in epidemiologisch onderzoek zijn zeer divers. Men denke bijvoorbeeld aan:
– observaties van gedrag of tekenen van ziekte;
– vragenlijsten of interviews (zelfgerapporteerd gedrag, zelfgerapporteerde symptomen, door de respondenten zelf in te vullen of door een enquêteur af te nemen);
– lichamelijk onderzoek op basis van directe zintuiglijke waarnemingen (kijken, luisteren, voelen, ruiken, proeven);
– fysieke metingen aan het lichaam (lichaamsgewicht, bloeddruk, spierkracht, enz.);
– biochemische en andersoortige laboratoriumtests van biologisch materiaal (serum, urine, haar, weefselbiopten, enz.);
– afbeeldende technieken (röntgenfoto, CT-scan, angiografie, MRI, PET-scan enz.).

Rookgedrag kan bijvoorbeeld worden gemeten door mensen te observeren, door een vragenlijst over rookgewoonten af te nemen, door te letten op gele vingers, of door specifieke metabolieten in speeksel, uitademingslucht, bloed of urine te meten.

De mate van subjectiviteit dan wel objectiviteit en ook de validiteit verschilt per meetinstrument. In paragraaf 5.2.1 zullen de consequenties van meetfouten nader aan de orde komen. Het beoordelen van de kwaliteit van meetinstrumenten, in het bijzonder van diagnostische tests, komt ter sprake in hoofdstuk 9.

5.1.4 ONDERZOEK IS VALIDE ALS SYSTEMATISCHE FOUTEN ONTBREKEN, ONDERZOEK IS PRECIES ALS ER WEINIG TOEVALLIGE FOUTEN ZIJN

Bij het meten van variabelen en bij het schatten van frequentiematen en associatiematen in epidemiologisch onderzoek, kunnen twee typen fouten worden gemaakt: toevallige fouten ('random error') en systematische fouten ('systematic error'). Deze fouten staan aan de basis van precisieproblemen, respectievelijk validiteitsproblemen in epidemiologisch onderzoek.

Het verschil tussen *validiteit* en *precisie* laat zich eenvoudig illustreren met het resultaat van een serie geweerschoten op een schietschijf: iemand die met bibberende (niet-precieze) hand schiet met een zuiver (valide) geweer, kan bij toeval doel treffen, maar zal meestal rondom de roos schieten. Een vaste (precieze) hand met een krom (niet valide) geweer zal inslagen produceren op steeds dezelfde, maar verkeerde plek. Alleen de schutter met een vaste hand en een zuiver geweer zal steeds de roos raken. De roos van een schietschijf correspondeert met de beoogde, werkelijke waarde van een variabele, frequentiemaat of associatiemaat in epidemiologisch onderzoek.

Systematische fouten vinden hun oorsprong in verkeerde beslissingen tijdens de opzet, de uitvoering of de data-analyse van een onderzoek. Toevallige fouten leiden tot niet-precieze effectschattingen, maar systematische fouten leiden tot onjuiste effectschattingen. Zij tasten de validiteit van de onderzoeksuitkomsten aan.

5.2 Precisie: bij herhaling hetzelfde resultaat

Een meetinstrument dat elke keer hetzelfde (niet noodzakelijkerwijs correcte) resultaat levert, is precies (reproduceerbaar). Ook een onderzoeksopzet die bij herhaling hetzelfde resultaat oplevert, is precies. Dit resultaat kan bijvoorbeeld een incidentiecijfer zijn, een relatief risico, of een verschil van gemiddelden. De eis van precisie impliceert dat een herhaling van het onderzoek (met dezelfde opzet en methode) steeds (nagenoeg) hetzelfde resultaat levert.

5.2.1 STEEKPROEFOMVANG, SPREIDING EN MEETFOUT BEPALEN DE MATE VAN PRECISIE

Toevallige fouten zijn te herleiden tot het feit dat de verschijnselen die epidemiologen bestuderen, zoals het verband tussen het optreden van een ziekte en de blootstelling aan een risicofactor, variëren rondom een gemiddelde of werkelijke waarde. Toevallige fouten komen niet alleen voort uit meetfouten in de individuele waarnemingen, maar ook uit het feit dat ieder epidemiologisch onderzoek berust op waarnemingen bij *steekproeven*. De individuen bij wie de waarnemingen worden verricht (de onderzoekspopulatie) vormen een min of meer toevallige representatie van een grotere – vaak denkbeeldige – populatie van individuen. Alle individuen die voldoen aan de gehanteerde criteria voor toelating tot de onderzoekspopulatie hadden in het onderzoek terecht kunnen komen, maar slechts een aantal van hen is daadwerkelijk geselecteerd. De uitkomst van de steekproefprocedure berust louter op toeval. Bovendien dient iedere meting bij een individu in feite beschouwd te worden als een aselecte steekproef uit een veel groter aantal mogelijke metingen bij dat individu op verschillende momenten en verschillende plaatsen. Zo wordt de uitslag van een leverbiopsie bepaald door de toevallige plaats in de lever waar een stukje weefsel wordt weggenomen en door de toevallige toestand van de lever op het moment van punctie. 'Sampling error' is dus een belangrijk aspect van 'random error' (toevallige fouten). In de epidemiologie wil men schattingen van epidemiologische parameters (een incidentiecijfer, een odds ratio, een verschil van gemiddelden) die voldoende precies zijn, dat wil zeggen dat de grootte van de toevallige fouten beperkt is in verhouding tot de werkelijke waarde van de parameter.

Sampling error drukt men in de statistiek uit met behulp van de *standaardfout* (*standard error*, SE). Zo kent men de standaardfout van het gemiddelde, de standaardfout van een proportie enzovoort. Elke populatieparameter die geschat wordt op basis van een steekproef heeft een standaardfout. De standaardfout wordt bepaald door drie elementen:
– de meetfout van de afzonderlijke waarnemingen bij de individuen in de steekproef;
– de spreiding (heterogeniteit, variatie) van het kenmerk in de populatie waaruit de steekproef getrokken is;
– de omvang van de steekproef.

Een populatie met grote spreiding en/of een meting met een grote meetfout en/of een kleine steekproef zullen leiden tot een niet-precies resultaat. Als men de gemiddelde systolische bloeddruk van verpleeghuispatiënten (grote variatie) wil schatten met een eenmalige bloeddrukmeting (grote meetfout) via een (kleine) steekproef van tien personen, dan zal men geen precieze schatting krijgen. Daarentegen hoeft men voor een precieze schatting van de gemiddelde leeftijd van Nederlandse kinderen in groep 3 van de basisschool (weinig variatie) op basis van de geboortedatum (kleine meetfout) slechts weinig kinderen te selecteren.

5.2.2 PRECISIE DRUK JE UIT MET EEN BETROUWBAARHEIDSINTERVAL

Het is gewenst om de precisie van de schatting van een epidemiologische parameter in de presentatie van de onderzoeksresultaten tot uiting te laten komen. Dit doet men bij voorkeur door het weergeven van een *betrouwbaarheidsinterval* (BI) rondom de meest waarschijnlijke waarde (puntschatting) van de relevante parameter in de populatie waarvan de onderzoekspopulatie een aselecte representatie vormt. Het kan hierbij bijvoorbeeld gaan om de gemiddelde waarde van een bepaald kenmerk, het verschil tussen twee gemiddelden, een incidentiecijfer, een relatief risico of odds ratio, een regressiecoëfficiënt of een correlatiecoëfficiënt. We zullen hier gemakshalve uitgaan van een associatiemaat.

Een 95% betrouwbaarheidsinterval wordt formeel als volgt gedefinieerd: als de betreffende studie heel vaak herhaald zou worden, dan zou het betreffende interval in 95% van de gevallen de werkelijke waarde omvatten. In iets lossere termen omschreven, kan men zeggen dat het 95%

betrouwbaarheidsinterval met 95% aannemelijkheid de werkelijke waarde van de associatiemaat bevat. Belangrijk is dat het betrouwbaarheidsinterval een impressie geeft van de hoeveelheid (random) fouten in het onderzoeksresultaat, ofwel de precisie. Hoe kleiner dit interval, hoe preciezer de schatting, en dus hoe preciezer het onderzoek. Men kan ook betrouwbaarheidsintervallen berekenen met een grotere (bijvoorbeeld 99%) of een kleinere (bijvoorbeeld 90%) betrouwbaarheid. Hoe hoger de vereiste betrouwbaarheid, hoe breder het interval en dus des te geringer de precisie. Extreem gesteld kan men zeggen dat men met 100% betrouwbaarheid weet dat de betreffende parameterwaarde ligt tussen min oneindig en plus oneindig. Merk voorts op dat een betrouwbaarheidsinterval alleen informatie geeft over de precisie (toevalsfout) en niet over de validiteit (systematische fout) van een epidemiologische parameter.

Voor het berekenen van betrouwbaarheidsintervallen heeft men een schatting nodig van de standaardfout (SE) van de geschatte parameter (P) (zie paragraaf 5.2.1) en een vertaling van de gekozen betrouwbaarheid in een z-score op de standaard-normale verdeling (95% betrouwbaarheid komt bijvoorbeeld overeen met een z-score van 1,96). Het 95% betrouwbaarheidsinterval van een epidemiologische parameter P waarvoor (ongeveer) een standaard-normale verdeling geldt, is dan:

$$95\%\text{-BI} = P \pm 1{,}96\, SE_P$$

Voor parameters zoals RR en OR geldt geen standaard-normale verdeling, maar een ln-normale verdeling. Het 95% betrouwbaarheidsinterval voor ln(P) is dan:

$$95\% - BI = \ln P \pm 1{,}96\, SE_{\ln(P)}$$

Een meer uitgebreide bespreking van de wijze van de berekening van betrouwbaarheidsintervallen valt buiten het bestek van dit boek. Het resultaat van deze berekeningen laat zich als volgt interpreteren.

Een schatting van een cumulatief incidentiecijfer (CI) in een populatie levert bijvoorbeeld het volgende resultaat: CI = 5 per 10.000 = 0,0005. Bij een bepaalde omvang van de onderzoekspopulatie is het bijbehorende 95% betrouwbaarheidsinterval dan bijvoorbeeld:

$$95\% - BI = 0{,}0005 \pm 0{,}0001 = (0{,}0004 - 0{,}0006)$$

Dit betekent dat men met 95% betrouwbaarheid ervan mag uitgaan dat de werkelijke cumulatieve incidentie in de populatie waaruit de (random) steekproef is geselecteerd, tussen de 4 en 6 per 10.000 ligt.

Een schatting van het relatief risico in een bepaald onderzoek levert bijvoorbeeld het volgende resultaat: RR = 1,52 (95% BI = 1,27-1,81). Dit betekent dat men redelijk zeker is dat er sprake is van een reëel, zwak verhoogd risico. Dat zou niet het geval zijn als men bij dit relatief risico van 1,52 een 95% BI had verkregen van 0,82-2,33. Zo'n betrouwbaarheidsinterval omvat immers de situatie van geen verhoogd risico (RR = 1), van een zwak verhoogd risico (RR tussen 1 en 2) en van een matig verhoogd risico (RR tussen 2 en 3).

Soms geeft men geen betrouwbaarheidsinterval bij een puntschatting van een epidemiologische parameter, maar drukt men de precisie uit met het resultaat van een *statistische toets*, bijvoorbeeld in de vorm van een *p-waarde*. Een p-waarde van bijvoorbeeld 0,03 drukt uit dat, indien de nulhypothese die stelt dat er geen effect is van een determinant op een ziekte juist is, er slechts 3% kans is (p = 'probability') om bij toeval toch de gevonden waarde of een nog extremere waarde van de effectmaat aan te treffen. Afgezet tegen het criterium dat aangeeft welke foutenkans men nog acceptabel acht (veelal 5%), acht men deze kans al dan niet voldoende klein om te mogen spreken van een 'significant' effect van de determinant op de ziekte.

Aan de praktijk van statistische toetsen ligt het idee ten grondslag dat men uiteindelijk alleen onderscheid wil maken tussen effectparameters (verschil van gemiddelden, RR enzovoort) die, met zekere betrouwbaarheid, wél of níet te verklaren zijn door toevalsvariatie. Een p-waarde van 0,03 zegt dan dat de kans dat dit resultaat louter op grond van het toeval verkregen is (sampling error) zo klein is, dat dat idee (hypothese) verworpen moet worden. Evenzo is het gebruikelijk om een p-waarde groter dan 0,05 te interpreteren als dat het verkregen onderzoeksresultaat ook door het toeval veroorzaakt zou kunnen zijn. Het is duidelijk dat de p-waarde geen graadmeter is voor de grootte van een effect. Statistisch toetsen beantwoordt de vraag óf er een effect is, niet hoe groot dit is of zou kunnen zijn. Voor de schatting van de grootte van een effect is het gebruik van de p-waarde dus ontoereikend en kan beter een betrouwbaarheidsinterval worden gebruikt.

5.2.3 DE PRECISIE WORDT BETER DOOR EEN GROTERE STEEKPROEF, EEN KLEINERE MEETFOUT EN EFFICIËNTERE DESIGNS

De belangrijkste middelen om een grotere precisie te bewerkstelligen, zijn het vergroten van de omvang van de onderzoekspopulatie of het verkleinen van de meetfout (meer waarnemingen per individu of betere meetmethoden; zie paragraaf 5.2.1).

De precisie van de resultaten van een onderzoek wordt echter niet uitsluitend bepaald door aantallen en de nauwkeurigheid van de meting. Ze is tevens afhankelijk van de efficiëntie van het onderzoeksdesign, in het bijzonder van de wijze waarop de onderzoekspopulatie wordt samengesteld en wordt ingedeeld in de verschillende groepen die worden vergeleken. De efficiëntie van een epidemiologisch onderzoek hangt samen met de totale hoeveelheid inhoudelijke informatie die in de onderzoeksgegevens besloten ligt, gerelateerd aan het aantal onderzoekspersonen. Hoe groter de gemiddelde informativiteit per individu, hoe groter de statistische efficiëntie.

Matchen van onderzoekspersonen in het kader van een cohortonderzoek of een patiëntcontroleonderzoek, een procedure die verderop in dit hoofdstuk ter sprake komt, is mede bedoeld om op basis van zo weinig mogelijk onderzoekspersonen zo veel mogelijk te kunnen zeggen over de aanwezigheid en de grootte van een effect. In hoofdstuk 4 is ook reeds aan de orde gekomen hoe men door middel van zorgvuldige selectie van informatieve onderzoeksgroepen de efficiëntie van een onderzoek kan verhogen.

Voor het berekenen van het aantal onderzoekspersonen dat nodig is om een bepaalde statistische precisie van het onderzoeksresultaat te verkrijgen, staat een groot arsenaal aan statistische *steekproefgrootte-formules* en softwarepakketten ter beschikking. Voor deze technische aspecten wordt verwezen naar de gangbare statistiekhandboeken en statistiekpakketten. Om de formules te kunnen toepassen heeft men, in het geval van dichotome uitkomsten en determinanten, informatie nodig over de volgende groootheden:

1 De ziektefrequentie bij afwezigheid van blootstelling aan de determinant (dus in de referentiegroep) wanneer er sprake is van een cohortonderzoek of een experimenteel onderzoek, dan wel de frequentie van de blootstelling aan de determinant in de bronpopulatie waaruit de patiënten afkomstig zijn (de referentiegroep) wanneer er sprake is van een patiëntcontroleonderzoek.

2 De minimale grootte van het effect dat met behulp van het onderzoek nog moet kunnen worden opgespoord. Met andere woorden: welk effect vindt men nog de moeite waard om aan te tonen? In geval van een cohortonderzoek bijvoorbeeld is een oordeel noodzakelijk over het relevant geachte verschil in, of de relevant geachte verhouding tussen, de ziektefrequenties in de expositiegroep en de controlegroep. En bij een patiëntcontroleonderzoek gaat het om het relevant geachte verschil in determinantfrequentie tussen de patiënten en de (gezonde) bronpopulatie. Intuïtief kan beredeneerd worden dat minder personen in het onderzoek betrokken hoeven te worden, naarmate men een groter verschil (in ziektefrequentie of determinantfrequentie) tussen groepen verwacht.

3 De kans die men nog net acceptabel acht om een effect te vinden dat in werkelijkheid afwezig is (*type-I- of alfafout*).

4 De kans die men nog net acceptabel acht om een werkelijk effect over het hoofd te zien (*type-II- of bètafout*); het complement hiervan noemt men de *power* van een onderzoek.

5 De gewenste verhouding van de aantallen onderzoekspersonen in elk van de te vergelijken groepen (bijvoorbeeld: blootgestelden en nietblootgestelden, patiënten en controlepersonen).

Voor continue variabelen gelden soortgelijke overwegingen: de ziekte- of expositiefrequentie wordt dan vervangen door gemiddelden en standaarddeviaties van de determinant of uitkomstvariabele.

Merk op dat men bij het gebruik van deze formules uitgaat van de veronderstelling dat men in het betreffende onderzoek de gegevens zal analyseren met behulp van een statistische toets (met een vooraf gespecificeerde alfa- en bèta-fout). Men kan evenwel ook de steekproefomvang berekenen die nodig is om een gespecificeerd betrouwbaarheidsinterval te realiseren. In dat geval dient men in plaats van de alfa- en bèta-fout een opgave te doen van de betrouwbaarheid waarmee men het interval wil schatten. Merk ook op dat het vanwege ethische, economische en praktische redenen van belang is om het aantal onderzoekspersonen niet groter te nemen dan nodig is om de gewenste precisie te verkrijgen. Zeker in een experiment wil men niet meer patiënten of proefpersonen aan de experimentele factor blootstellen dan strikt noodzakelijk is om de vraag van het onderzoek te kunnen beantwoorden. Omgekeerd zal een onderzoek met te weinig onderzoekspersonen een onderzoeksresultaat leveren dat onvoldoende precies en dus niet bruikbaar is. Zo'n onderzoek had wellicht beter geheel achterwege kunnen blijven.

5.3 Validiteit is het ontbreken van bias

Een meetinstrument kan weliswaar heel precies zijn, dus elke keer hetzelfde meetresultaat leveren, maar er toch telkens volledig naast zitten omdat er sprake is van een systematische fout. Zo kan ook een onderzoeksopzet bij herhaling eenzelfde, foutieve schatting geven van het effect (odds ratio, attributief risico, verschil van gemiddelden enzovoort). De eis van *validiteit* is dat een onderzoek gemiddeld (dat wil zeggen bij herhaling, met dezelfde opzet en methode) een resultaat oplevert dat een correcte weerspiegeling is van de werkelijkheid. Wanneer dat niet het geval is, noemt men het onderzoek vertekend ('gebiased').

5.3.1 ER ZIJN DRIE BEDREIGINGEN VAN DE VALIDITEIT: SELECTIEBIAS, INFORMATIEBIAS EN CONFOUNDING

Bias wordt omschreven als ieder proces, in welk stadium van het onderzoek ook, dat de neiging in zich heeft resultaten of conclusies te produceren die systematisch afwijken van de werkelijkheid.

Er zijn tal van misstappen mogelijk die kunnen leiden tot invalide conclusies omtrent de relatie tussen determinanten en uitkomst. Deze zijn grofweg in te delen in drie klassen van vertekening: selectiebias, informatiebias en confounding. Bias kan ervoor zorgen dat het effect wordt overschat, onderschat, of zelfs een andere richting krijgt.

Stel, men wil het verband tussen een determinant en een uitkomst onderzoeken door middel van een patiëntcontroleonderzoek. De werkelijke, onbekende associatie bedraagt: OR = 2,5. Fouten in het onderzoek kunnen ertoe leiden dat uit het onderzoek een OR van 4,0 naar voren komt. Men spreekt dan van een overschatting van het effect, ook wel aangeduid met 'positieve bias' of 'bias weg van de nulhypothese' De nulhypothese geeft aan dat er geen verband is, dat wil zeggen: OR = 1,0, RR = 1,0 of AR = 0,0.

Het kan ook zijn dat het onderzoeksresultaat OR = 1,5 bedraagt. Men spreekt dan van een onderschatting, ook wel aangeduid met 'negatieve bias' of 'bias naar de nulhypothese toe'.

Het kan zelfs zo zijn dat er een OR uit het onderzoek rolt van 0,7. Het effect 'draait om': de determinant was in dit voorbeeld in werkelijkheid een schadelijke factor, maar als gevolg van de fouten in het onderzoek wordt nu juist de suggestie gewekt dat het om een beschermende factor gaat.

Op potentiële bias moet zo adequaat mogelijk geanticipeerd worden tijdens de opzet en uitvoering van het onderzoek. Zodra het onderzoek eenmaal zijn beslag heeft gekregen, valt er aan de resterende bias in veel gevallen niets meer te verhelpen. Ook de grootte van de bias kan meestal niet achterhaald worden. Vaak is het nog wel mogelijk iets te zeggen over de richting van de resulterende fout. Zulke informatie, hoe bescheiden en onvolledig ook, is van wezenlijk belang voor de interpretatie van de onderzoeksresultaten. Indien in een patiëntcontroleonderzoek bijvoorbeeld een vrij duidelijk verhoogd risico wordt gevonden (OR = 3,0) en beredeneerd kan worden dat, zo er al bias in het spel is, deze in de richting van de nulhypothese moet gaan, dan zal de werkelijke OR groter zijn dan 3,0 en is er bijna zeker sprake van een verband. Indien een nauwelijks verhoogd risico wordt gevonden (OR = 1,3) en beredeneerd kan worden dat eventuele bias van de nul weg gaat, dan is de werkelijke OR blijkbaar kleiner dan 1,3 en stelt dat wat overblijft weinig of niets meer voorstelt. Zelfs is het mogelijk dat de werkelijke OR kleiner is dan 1,0 en het effect dus een andere richting heeft. En indien een fors verhoogd risico wordt gevonden (bijvoorbeeld OR = 8,0), dan moet er al een heel forse bias weg van de nulhypothese zijn, wil er in werkelijkheid geen effect zijn.

In de volgende paragrafen zal een en ander nader uitgewerkt worden aan de hand van de drieslag selectiebias, informatiebias en confounding. *Selectiebias* is vertekening van de effectschatting als gevolg van fouten bij de selectie of de follow-up van de onderzoekspersonen. *Informatiebias* is vertekening van de effectschatting als gevolg van fouten bij de meting van de variabelen in het onderzoek (determinant, uitkomst, confounders, effectmodificatoren) en dus bij de classificatie van de onderzoekspopulatie in subcategorieën op grond van de gemeten variabelen. *Confounding* resulteert in een onjuiste effectschatting, doordat de groepen die in het onderzoek worden vergeleken op verschillende wijzen zijn blootgesteld aan andere risicofactoren voor de ziekte. Aldus ontstaat er een vermenging van het effect van de primaire determinant met het effect van de andere determinanten ('confounders' of verstorende variabelen), waarin men op dat moment niet geïnteresseerd is.

Tussen deze drie categorieën van vertekening kan sprake zijn van enige overlap. Zo kan confounding geïntroduceerd worden door een onzorgvuldige selectie van de onderzoekspersonen. Ook confounding en informatiebias zijn niet altijd even scherp afgebakend. Doorgaans reserveert men het begrip 'confounding' voor bekende en meetbare risicofactoren van de betreffende ziekte die ongelijk verdeeld zijn over de te vergelijken groepen. Als deze variabelen daadwerkelijk gemeten zijn, dan kan men voor deze variabelen in de analysefase van het onderzoek meestal nog wel corrigeren. Selectiebias en informatiebias kunnen niet meer rechtgezet worden wanneer de onderzoeksgegevens eenmaal verzameld zijn, tenzij de grootte en de richting van de gemaakte selectie- en meetfouten exact bekend zijn. Dat is in de praktijk echter zelden het geval.

Selectiebias

Selectiebias is een fenomeen dat optreedt indien de kansen voor personen om in de onderzoekspopulatie te worden opgenomen afhankelijk zijn van de bestudeerde uitkomst (cohortonderzoek) dan wel van de bestudeerde determinant (patiëntcontroleonderzoek). Wij zullen dit fenomeen achtereenvolgens voor cohortonderzoek en patiëntcontroleonderzoek apart toelichten.

In een cohortonderzoek worden de onderzoekspersonen gerekruteerd en ingedeeld op grond van hun expositiestatus (in het eenvoudigste geval: wel of niet blootgesteld aan de primaire determinant in het onderzoek). Bij deze vorm van onderzoek zou selectiebias optreden indien de kans om als vertegenwoordiger van een bepaalde expositiecategorie (bijvoorbeeld als geëxponeerde of als niet-geëxponeerde) in de onderzoekspopulatie terecht te komen afhankelijk zou zijn van de ziektestatus aan het eind van de follow-upperiode. Anders gezegd: selectiebias in een cohortonderzoek treedt op in de volgende gevallen:

– De kans dat een blootgestelde in het onderzoek wordt opgenomen (dus niet: de kans dat men blootgesteld is), gegeven de aanwezigheid van de ziekte, verschilt van de kans dat een blootgestelde in het onderzoek wordt opgenomen, gegeven de afwezigheid van de ziekte. Ofwel:

$$P(D \mid Z) \neq P(D \mid \overline{Z})$$

– De kans dat een niet-blootgestelde in het onderzoek wordt opgenomen, gegeven de aanwezigheid van de ziekte, verschilt van de kans dat een niet-blootgestelde in het onderzoek wordt opgenomen, gegeven de afwezigheid van de ziekte. Ofwel:

$$P(\overline{D} \mid Z) \neq P(\overline{D} \mid \overline{Z})$$

- In deze situaties is er sprake van *differentiële selectie*, dat wil zeggen dat zieke en niet-zieke blootgestelden een verschillende selectiekans hebben (hetzelfde geldt voor zieke en niet-zieke niet-blootgestelden). Er kan in een onderzoek ook
- *non-differentiële selectie* optreden, namelijk indien de selectiekans weliswaar anders is voor blootgestelde en niet-blootgestelde kandidaat-deelnemers aan het onderzoek, maar niet systematisch verschilt voor zieken en niet-zieken. Slechts differentiële selectie mondt uit in selectiebias.

In de context van prospectief cohortonderzoek is selectiebias nauwelijks aan de orde. Kenmerkend voor cohortonderzoek is immers dat de expositiestatus van de (potentiële) deelnemers aan het onderzoek wordt vastgesteld op een moment dat er nog geen sprake is van de ziekte. Cohortonderzoek is dan ook relatief ongevoelig voor selectiebias, maar uitgesloten is het niet. Neem bijvoorbeeld in gedachten een cohortonderzoek naar het effect van lichamelijke activiteit op de levensverwachting bij mensen van middelbare leeftijd. Onder de kandidaat-deelnemers bevinden zich onder andere personen met een aangeboren hartafwijking of een ander hartgebrek. Deze personen zullen door de bank genomen een verhoogd sterfterisico (ten gevolge van hart- en vaatziekten) hebben. Verder is het heel wel denkbaar dat veel van deze mensen met het oog op het verhoogde risico op complicaties het advies hebben gekregen het wat lichaamsbeweging betreft rustig aan te doen. Dan ontstaat er een probleem: in het subcohort van personen met weinig lichamelijke activiteit zal de categorie met een korte levensverwachting sterker vertegenwoordigd zijn dan binnen de categorie van personen met weinig lichamelijke activiteit in de algemene bevolking. Er is in dit geval aanleiding om personen met een bekend hartgebrek via restrictie uit de onderzoekspopulatie te weren. Op de mogelijkheid van selectiebias in cohortonderzoek dient men vooral beducht te zijn, indien voorstadia of bepaalde preklinische kenmerken van de bestudeerde ziekte samenhangen met de blootstelling aan de betreffende determinant.

Gemakkelijker dan bij de samenstelling van het cohort kan in een cohortonderzoek differentiële selectie optreden door *selectieve uitval* van onderzoekspersonen vanaf het moment dat het cohort geformeerd is (*attrition bias*). Dergelijke selectieve uitval doet zich voor wanneer een deel van de cohortleden zich na verloop van tijd aan de follow-upmetingen onttrekt, volgens een patroon dat verband houdt met de ziekte waarin men geïnteresseerd is. Denk bijvoorbeeld aan een experiment naar de effecten van een afslankcursus. Het is heel goed denkbaar dat in de interventiegroep na verloop van tijd vooral die personen er de brui aan zullen geven die bij zichzelf geen resultaat bespeuren.

In een patiëntcontroleonderzoek worden de onderzoekspersonen geselecteerd op grond van hun ziektestatus (ziek of niet-ziek). Bij deze vorm van onderzoek dreigt selectiebias, indien de kans om als patiënt (zieke) dan wel controlepersoon (niet-zieke) in de onderzoekspopulatie terecht te komen afhankelijk is van de blootstelling aan de primaire determinant in het onderzoek. Anders gezegd: selectiebias in een patiëntcontroleonderzoek treedt op in de volgende gevallen:
– De kans dat een zieke als patiënt in het onderzoek wordt opgenomen (dus niet: de kans dat iemand ziek is), gegeven de aanwezigheid van de determinant, verschilt van de kans dat een zieke in het onderzoek wordt opgenomen, gegeven de afwezigheid van de determinant. Ofwel:

$$P(Z \mid D) \neq P(Z \mid \bar{D})$$

– De kans dat een niet-zieke als controlepersoon in het onderzoek wordt opgenomen, gegeven de aanwezigheid van de determinant, verschilt van de kans dat een niet-zieke in het onderzoek wordt opgenomen, gegeven de afwezigheid van de determinant. Ofwel:

$$P(\bar{Z} \mid D) \neq P(\bar{Z} \mid \bar{D})$$

Ook hier is weer sprake van differentiële selectie, omdat de selectiekansen verschillen voor blootgestelde en niet-blootgestelde zieken of niet-zieken. In tegenstelling tot een cohortonderzoek is een patiëntcontroleonderzoek bijzonder gevoelig voor selectiebias. De deelnemers worden immers gerekruteerd op een moment dat valt na de relevante blootstelling aan de te bestuderen determinant. De hierna volgende voorbeelden hebben dan ook betrekking op selectiebias in patiëntcontroleonderzoek.

Figuur 5.1 vat de essentie van selectiebias – onvoldoende vergelijkbaarheid van de onderzoeksgroepen als gevolg van fouten in de selectieprocedure – nog eens in abstracte termen samen. Hierbij dient te worden aangetekend dat de condities waaronder bias ontstaat specifiek zijn voor de gehanteerde effectmaat (AR versus RR en OR).

Validiteit en precisie

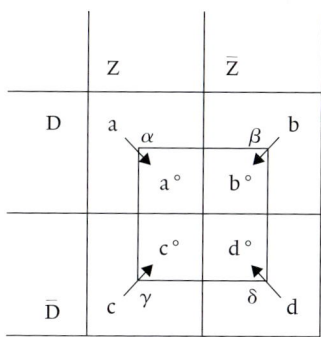

Figuur 5.1 Selectiebias in epidemiologisch onderzoek.

D = geëxponeerd
D̄ = niet-geëxponeerd
Z = ziek
Z̄ = niet-ziek

a. Aantal geëxponeerde zieken in domein- of doelpopulatie.
   $a°$: Aantal geëxponeerde zieken in de steekproef van het onderzoek. α: $a° / a$ = steekproeffractie uit a.
b. Aantal geëxponeerde niet-zieken in domein- of doelpopulatie. $b°$: Aantal geëxponeerde niet-zieken in de steekproef van het onderzoek. β: $b° / b$ = steekproeffractie uit b.
c. Aantal niet-geëxponeerde zieken in domein- of doelpopulatie. $c°$: Aantal niet-geëxponeerde zieken in de steekproef van het onderzoek. γ: $c° / c$ = steekproeffractie uit c.
d. Aantal niet-geëxponeerde niet-zieken in domein- of doelpopulatie. $d°$: Aantal niet-geëxponeerde niet-zieken in de steekproef van het onderzoek. δ: $d° / d$ = steekproeffractie uit d.

Associatiemaat = OR (patiëntcontroleonderzoek)
associatie tussen D en Z in de doelpopulatie:
$OR = (a \times d) : (b \times c)$
associatie tussen D en Z in de onderzoekspopulatie:
$OR° = (a° \times d°) : (b° \times c°)$
grootte bias: $(OR° - OR) / OR = (OR° / OR) - 1$
geen bias, indien $OR° = OR$, met andere woorden:
   indien $(a° \times d°) : (b° \times c°) = (a \times d) : (b \times c)$
   indien $(\alpha a \times \delta d) : (\beta b \times \gamma c) = (a \times d) : (b \times c)$
   indien $((\alpha \times \delta) : (\beta \times \gamma)) \times ((a \times d) : (b \times c)) = (a \times d) : (b \times c)$
   indien $\alpha \times \delta : \beta \times \gamma$, bijvoorbeeld: $\alpha = \beta = \gamma = \delta$
wel bias, indien $((\alpha \times \delta) : (\beta \times \gamma) > 1$ of $((\alpha \times \delta) : (\beta \times \gamma) 1$
Associatiemaat = RR (cohortonderzoek)
associatie tussen D en Z in de doelpopulatie:
$RR = (a / (a + b)) : (c / (c + d)) = (a \times (c + d)) : (c \times (a + b))$
associatie tussen D en Z in de onderzoekspopulatie:
$RR° = (\alpha a \times (\gamma c + \delta d)) : (\gamma c \times (\alpha a + \beta b))$
grootte bias: $(RR° - RR) / RR = (RR° / RR) - 1$
geen bias indien $RR° = RR$, met andere woorden:
   indien $(\alpha a \times (\gamma c + \delta d)) : (\gamma c \times (\alpha a + \beta b)) = (a \times (c + d)) : (c \times (a + b))$
   indien $\alpha = \beta$ en $\gamma = \delta$
wel bias, indien $\alpha \neq \beta$ en $\gamma \neq \delta$

Casus 5.1 Veneuze trombo-embolie en het gebruik van de pil

Veronderstel een onderzoek naar de vraag of het gebruik van orale anticonceptie (OAC) bij volwassen vrouwen gepaard gaat met een verhoogde kans op veneuze trombo-embolie (VTE), een vaataandoening. Het onderzoek vindt plaats in een bepaalde regio, waar ongeveer 100.000 vrouwen wonen in de leeftijd van 25-45 jaar (inclusiecriterium). In deze populatie ontstaan in de loop van twee jaar honderd gevallen van veneuze trombo-embolie. De helft van alle vrouwen slikt 'de pil' (OAC).

In werkelijkheid is het pilgebruik niet gerelateerd aan het ontstaan van trombo-embolie (zie de linkerhelft van figuur 5.2). Indien alle vrouwen in het onderzoek betrokken zouden worden, zou een OR of RR van 1,0 gevonden worden. Uit efficiëntieoverwegingen wordt echter gekozen voor een patiëntcontroleonderzoek, waarbij de patiënten uit het ziekenhuis gerekruteerd worden. Op het moment dat het onderzoek geïnitieerd wordt, heeft in het medische circuit reeds de veronderstelling postgevat dat pilgebruik wel eens een risicofactor zou kunnen zijn voor veneuze trombo-embolie. Om die reden zijn huisartsen die geconfronteerd worden met vrouwen met klachten die duiden op trombo-embolie, geneigd de vrouwen die tevens de pil gebruiken gemakkelijker (90%) door te verwijzen voor specialistisch onderzoek in het ziekenhuis, dan de vrouwen die de pil niet slikken (50%). Als gevolg van deze selectieve verwijsprocedure worden van de bovengenoemde 100 vrouwen met een ziektebeeld van veneuze trombo-embolie er uiteindelijk 70 in het ziekenhuis opgenomen, voor het merendeel pilgebruiksters. Deze vrouwen worden als patiënten in het patiëntcontroleonderzoek opgenomen. De controlegroep is een aselecte, 0,2% steekproef uit de algemene bevolking (exclusief de VTE-patiënten). Zowel voor de

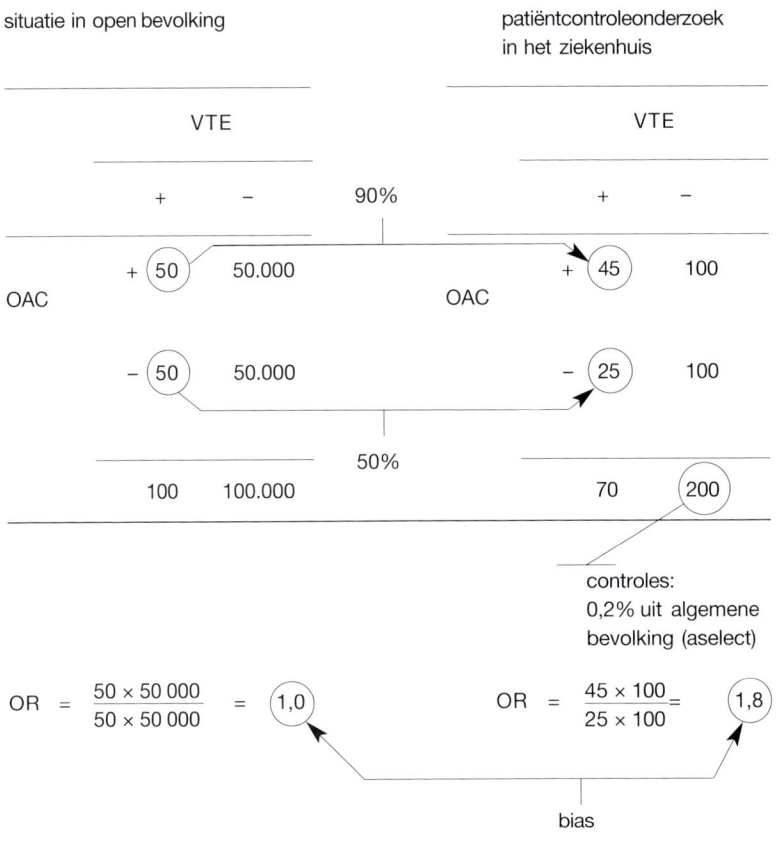

Figuur 5.2 Selectiebias in een patiëntcontroleonderzoek naar veneuze trombo-embolie en pilgebruik.

patiënten als de controlepersonen bedraagt de respons 100%. De analyse van het patiëntcontroleonderzoek resulteert in een geschatte OR van 1,8, een forse overschatting dus van de werkelijke associatie (positieve selectiebias). De patiëntengroep die in het onderzoek wordt opgenomen, vormt geen goede afspiegeling van de totale patiëntenpopulatie waarover men een uitspraak wil doen. Zij bevat immers een overmaat aan blootgestelde patiënten (pilgebruiksters).

Casus 5.2 Cervixkanker en uitstrijkfrequentie

Veronderstel een patiëntcontroleonderzoek naar de vraag of het op gezette tijden laten maken van een cervixuitstrijkje ('Pap-smear') sterfte aan cervixkanker kan voorkomen. Het onderzoek wordt uitgevoerd bij vrouwen in de leeftijd van 35-65 jaar in een bepaalde regio. Uitstrijkfrequentie wordt in dit onderzoek samengevat in twee categorieën: wel of geen uitstrijkjes in de afgelopen vijf jaar. In totaal zijn er ruim 10.000 vrouwen die potentieel in aanmerking komen voor het onderzoek. In deze populatie overlijden in de loop van een paar jaar 200 vrouwen aan cervixkanker. De verdeling van de uitstrijkfrequentie (PAP) in de totale populatie is weergegeven in het bovenste deel van figuur 5.3. Als patiënten neemt men de overlijdensgevallen aan cervixkanker in deze

Validiteit en precisie

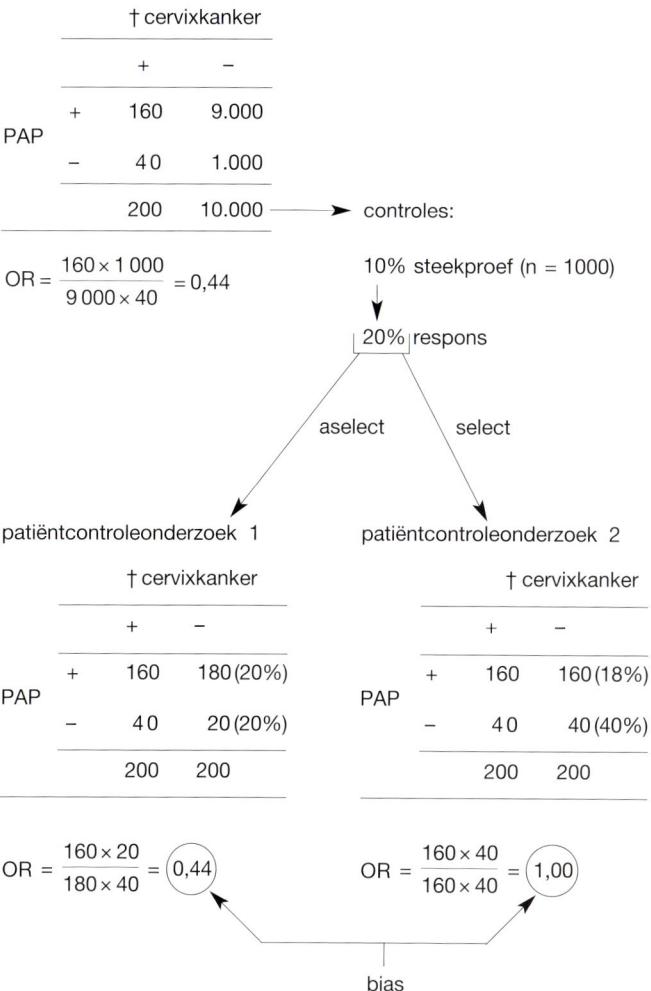

Figuur 5.3 Selectiebias in een patiëntcontroleonderzoek naar cervixkanker en uitstrijkfrequentie.

periode. Als controlegroep wordt een 10% steekproef uit de algemene bevolking getrokken. Deze vrouwen worden benaderd met een telefonische enquête, die onder andere vragen bevat over de frequentie van uitstrijkjes in het verleden. De respons is slecht, namelijk 20%. Een niet-selectieve respons zou resulteren in de uitkomsten die linksonder in het schema zijn opgenomen (geen bias). In de praktijk zijn echter vooral de vrouwen uit de lagere sociaaleconomische klasse, die vaak geen uitstrijkje hebben laten maken, telefonisch bereikbaar. Daardoor komt 18% van de vrouwen die geen uitstrijkjes lieten maken, en 40% van de vrouwen die dat wel deden, in de controlegroep terecht. Het resultaat is een aanzienlijke onderschatting van het beschermende effect van het uitstrijkje (negatieve selectiebias).

Selectiebias ontstaat op het moment dat de deelnemers aan het onderzoek geïdentificeerd worden. Maar de kiem voor selectiebias kan ook in een eerder stadium al zijn gelegd, zonder dat de onderzoeker daar iets aan kan doen. Een voorbeeld van dit laatste is het *healthy worker effect*. Het blijkt namelijk dat de morbiditeits- en mortaliteitscijfers in industriële cohorten in de regel lager (gunstiger) zijn dan die in de algemene bevolking. Dit heeft te maken met het feit dat werknemers hun tewerkstelling mede te danken hebben aan hun relatief goede (algemene) gezondheidstoestand (eigen beroepskeuze, aanstellingskeuringen in het verleden, periodiek geneeskundig onderzoek). Ook de algemene gezondheidstoestand van andere groepen – bijvoorbeeld vegetariërs, deelnemers aan de vierdaagse, migranten – kan om dezelfde redenen gunstig afsteken bij die van de totale bevolking (*membership bias*). De consequentie van deze differentiële selectie is dat bepaalde gezondheidsrisico's aan de aandacht kunnen ontsnappen. Zo zal bijvoorbeeld de incidentie van aspecifieke luchtwegklachten in een cohort stoffeerders lager zijn dan de incidentie van deze klachten in de totale bevolking, hoewel de werkomstandigheden van stoffeerders gepaard gaan met een verhoogd risico op luchtwegklachten.

Selectief overleven of selectief overlijden van een deel van de te bestuderen populatie voorafgaand aan de rekrutering van de onderzoekspersonen, kan eveneens leiden tot selectiebias. Vooral bij patiëntcontroleonderzoek met prevalente ziektegevallen bestaat het gevaar dat patiënten met een korte ziekteduur (snel overlijden of snel genezen) en patiënten met een milde variant van de ziekte ondervertegenwoordigd zijn in de onderzoeksgroep. Denk bijvoorbeeld aan een patiëntcontroleonderzoek naar risicofactoren van het acuut myocardinfarct waarbij men uitgaat van patiënten die na een doorgemaakt infarct in het ziekenhuis zijn opgenomen. Het risicoprofiel van degenen die een infarct overleven zal vermoedelijk wezenlijk anders zijn dan dat van degenen die direct aan het infarct overleden zijn. Ook casus 5.1 geeft een voorbeeld van het feit dat patiënten in gezondheidszorginstellingen doorgaans anders zijn dan patiënten die niet zijn opgenomen. Als deze selectie te maken heeft met de determinant waarin men is geïnteresseerd, dan ontstaat vertekening van het effect (*admission rate bias*, ook wel *Berkson's fallacy* genoemd). Soms ontstaat deze vertekening door een specifiek verwijzingsbeleid (*referral bias*), bijvoorbeeld doordat gecompliceerde patiënten (met een afwijkend risicoprofiel) naar een universitair medisch centrum worden verwezen en ongecompliceerde patiënten naar een algemeen ziekenhuis.

Selectiebias kan ook optreden na het moment van selectie van de onderzoekspopulatie, doordat geselecteerde personen die instemmen met deelname aan het onderzoek systematisch verschillen van de personen die van deelname afzien (*nonrespondent bias* of, hieraan tegengesteld, *volunteer bias*). Eerder is al gewezen op het gevaar van selectieve uitval gedurende de follow-upperiode (*withdrawal bias*). Tot slot kan er ook onvergelijkbaarheid tussen onderzoeksgroepen ontstaan doordat blootstelling aan de determinant in de ene groep invloed heeft op expositie in de andere groep. In experimenteel onderzoek is deze *contamination bias* een geduchte bedreiging, net als systematische verschillen in therapietrouw (*compliance bias*).

Informatiebias

Informatiebias ontstaat door meetfouten. Die meetfouten kunnen betrekking hebben op de determinant, op de uitkomst ziekte of op beide. Bij variabelen die niet op een continue schaal worden gemeten en geanalyseerd, betekent dit dat onderzoekspersonen worden ingedeeld bij de verkeerde determinant- en/of ziektecategorie (*misclassificatie*). Deze misclassificatie kan gelijk zijn voor de te vergelijken groepen onderzoekspersonen, maar de mate van misclassificatie kan ook verschillen voor de te vergelijken groepen. Er is dan sprake van *differentiële misclassificatie*: de foutfrequentie bij het vaststellen van de ziekte is afhankelijk van het gemeten determinantniveau, of omgekeerd, de foutfrequentie bij het meten van de determinant is afhankelijk van de vastgestelde ziektetoestand. In een cohortonderzoek kan het bijvoorbeeld gebeuren dat de ziekte waarin men geïnteresseerd is, nauwkeuriger wordt gediagnosticeerd bij onderzoekspersonen die zijn blootgesteld aan de determinant dan bij onderzoekspersonen die dat niet zijn. En in een patiëntcontroleonderzoek kan het voorkomen dat bij patiënten meer moeite wordt gedaan om de vroegere blootstelling aan een determinant te achterhalen dan bij controlepersonen. Differentiële misclassificatie van de determinant en/of de uitkomst kan leiden tot een onderschatting, of tot een overschatting, of zelfs tot een omkering van het werkelijke effect van de determinant op de uitkomst.

Men spreekt van *non-differentiële misclassificatie* ('random' meetfout) wanneer de fouten bij het meten van de ene variabele onafhankelijk zijn van de gemeten waarden van de andere variabele

Meestal leidt non-differentiële misclassificatie ook tot vertekening van het effect, maar de richting is dan altijd duidelijk: er zal altijd sprake zijn van een onderschatting van het werkelijke effect. Men spreekt dan van vertekening in de richting van de 'nulhypothese' (= geen effect). Er zijn uitzonderingssituaties waarin non-differentiële misclassificatie geen vertekening veroorzaakt, zoals bij de schatting van het RR in een cohortonderzoek waarin men een deel van de zieken over het hoofd ziet. Ook bij random meetfouten op een continue variabele kunnen uitzonderingssituaties ontstaan waarin geen sprake is van vertekening. In de meeste gevallen geldt echter de regel dat non-differentiële misclassificatie leidt tot onderschatting van de werkelijke effecten.

De gevolgen van meetfout en misclassificatie kunnen aanzienlijk zijn, ook als de meetfout non-differentieel is en beperkt van omvang. Zo valt met eenvoudige algebra na te rekenen dat in een patiëntcontroleonderzoek waarin patiënten en controles foutloos zijn ingedeeld, maar waarin 10% van de onderzoekspersonen in elke determinantcategorie verkeerd is ingedeeld, een werkelijke OR van 2 wordt geschat als een OR van 1,7 en een werkelijke OR van 5 wordt geschat als een OR van 3,3, als de determinantcategorieën een gelijke omvang hebben (50% blootgesteld). Bij lagere of hogere determinantfrequenties is de impact nog veel groter. In casus 5.3 worden de gevolgen van misclassificatie geïllustreerd voor een (hypothetisch) patiëntcontroleonderzoek. In casus 5.4 wordt, eveneens hypothetisch, geïllustreerd hoe misclassificatie de effectschatting in cohortonderzoek kan beïnvloeden.

Casus 5.3 Oorzaken van aangeboren afwijkingen

Veronderstel dat een onderzoek zich richt op de vraag of bij moeders die een kind met een aangeboren afwijking ter wereld brengen (Z) vaker een soortgelijke afwijking in de familie voorkomt (D) dan bij moeders met gezonde babies ($\overline{Z}$). Men kan zich voorstellen dat moeders uit de eerstgenoemde groep dieper in hun geheugen graven of beter geïnformeerd zijn over het voorkomen van aangeboren afwijkingen in de familiekring. Gemakshalve wordt aangenomen dat bij het vaststellen van de ziektestatus geen fouten worden gemaakt. De determinant en de ziekte zijn in dit voorbeeld beide dichotome variabelen. Aan het onderzoek nemen 200 moeders van een kind met een aangeboren afwijking deel (Z). Bij 40 van hen is een aangeboren afwijking eerder in de familie voorgevallen (D). Tevens zijn er 400 controlemoeders zonder een kind met een aangeboren afwijking ($\overline{Z}$). Van hen hebben er 20 een familieanamnese van een aangeboren afwijking (D). De werkelijke associatie bedraagt: OR = 4,75 (zie deel a van tabel 5.2). Deel b van tabel 5.2 laat zien wat de gevolgen zijn van non-differentiële misclassificatie. Zowel de moeders van een kind met een aangeboren afwijking als de controlemoeders rapporteren in 5% van de gevallen ten onrechte een negatieve familieanamnese ten aanzien van de geboorte van een kind met een aangeboren afwijking en in 10% van de gevallen ten onrechte een positieve familieanamnese.

Wat dit betekent voor de werkelijke en de waargenomen aantallen, vermeldt tabel 5.1.

De vierveldentabel op basis van de waargenomen aantallen resulteert in de volgende waargenomen associatie: OR = 2,23. Op soortgelijke wijze representeren de onderdelen c en d van tabel 5.2 de waarnemingsresultaten voor twee situaties van differentiële misclassificatie. Daarbij wordt duidelijk dat differentiële misclassificatie zowel tot een onderschatting als tot een overschatting van het werkelijke effect kan leiden.

Tabel 5.1	Misclassificatie in een patiëntcontroleonderzoek naar oorzaken van aangeboren afwijkingen: afwijkingen in de waargenomen aantallen						
werkelijk:	Z:					40D	+ 160 $\overline{D}$
	$\overline{Z}$:					20D	+ 380 $\overline{D}$
waargenomen:	Z:	38D	+ 2$\overline{D}$	+ 144 $\overline{D}$	+ 16D =	54D	+ 146 $\overline{D}$
	$\overline{Z}$:	19D	+ 1$\overline{D}$	+ 342 $\overline{D}$	+ 38D =	57D	+ 343 $\overline{D}$

Tabel 5.2 Misclassificatie in een patiëntcontroleonderzoek: naar oorzaken van aangeboren afwijkingen: consequenties voor de meetresultaten

a geen misclassificatie

	Z	$\bar{Z}$
D	40	20
$\bar{D}$	160	380
	200	400

OR = 4,75

b misclassificatie, non-differentieel
D = 5% fout; $\bar{D}$ = 10% fout

	Z	$\bar{Z}$	
D	54	57	DZ = 40 − 2 + 16
			D$\bar{Z}$ = 160 + 2 − 16
$\bar{D}$	146	343	$\bar{D}$Z = 20 − 1 + 38
			$\bar{D}\bar{Z}$ = 380 + 1 − 38
	200	400	

OR = 2,23

c misclassificatie, differentieel
Z : D = 5% fout; $\bar{D}$ = 10% fout
$\bar{Z}$: D = 40% fout; $\bar{D}$ = 10% fout

	Z	$\bar{Z}$	
D	54	50	DZ = 40 − 2 + 16
			D$\bar{Z}$ = 160 + 2 − 16
$\bar{D}$	146	350	$\bar{D}$Z = 20 − 8 + 38
			$\bar{D}\bar{Z}$ = 380 + 8 − 38
	200	400	

OR = 2,59

d misclassificatie, differentieel
Z : D = 5% fout; $\bar{D}$ = 10% fout
$\bar{Z}$: D = 40% fout; $\bar{D}$ = 1% fout

	Z	$\bar{Z}$	
D	54	16	DZ = 40 − 2 + 16
			D$\bar{Z}$ = 160 + 2 − 16
$\bar{D}$	146	384	$\bar{D}$Z = 20 − 8 + 4
			$\bar{D}\bar{Z}$ = 380 + 8 − 4
	200	400	

OR = 8,88

Casus 5.4   Astma en huisdieren

Veronderstel een onderzoek naar de vraag of mensen met huisdieren (D) in de loop van vijf jaar vaker astma ontwikkelen (Z) dan mensen zonder huisdieren ($\bar{D}$). Ook in dit voorbeeld zijn beide variabelen dus dichotoom. Indien in een onderzoek geen effect wordt gevonden, dient men altijd rekening te houden met de mogelijkheid van (non-)differentiële misclassificatie. Indien een groot effect wordt gevonden en er zijn wellicht 'random' meetfouten gemaakt, dan is het effect in werkelijkheid alleen nog maar groter, zoals tabel 5.3 laat zien.

Vervolgens werken we situatie e uit tabel 5.3 nader uit. Van de 10.000 personen met een huisdier rapporteert – ongeacht de aanwezigheid van astmaklachten – 20% (= 2000) ten onrechte dat ze geen huisdier erop na houden. En van de 20.000 personen zonder een huisdier geeft 5% (= 1000) desondanks te kennen toch over een huisdier te beschikken. Van de personen met astma die een huisdier zeggen te bezitten, ontkent vervolgens 10% de astmaklachten en van de personen met astma die geen huisdier rapporteren, ontkent 5% de astmaklachten. Verder rapporteert van de personen zonder astma die aangeven een huisdier te bezitten 2% toch astmaklachten.

Bij de personen zonder astma die beweren geen huisdier te houden, is dit 1%. De implicaties voor de werkelijke en de waargenomen aantallen worden getoond in tabel 5.4.

Uit deze gegevens kunnen de aantallen in de bij situatie e gepresenteerde vierveldentabel uit tabel 5.3 worden afgeleid. Aangezien het hier een cohortonderzoek betreft, kunnen relatieve risico's en attributieve risico's worden berekend.

Tabel 5.3 Misclassificatie in een cohortonderzoek naar het houden van huisdieren en astma (follow-upduur 5 jaar): consequenties voor de meetresultaten

a geen misclassificatie

	Z	Z̄	
D	500	9.500	10.000
D̄	400	19.600	20.000

$$RR = \frac{10/1000/jr}{4/1000/jr} = 2{,}5$$

$AR = 10 - 4 / 1000 / jr = 6 / 1000 / jr$

b misclassificatie, non-differentieel
meetfout in expositie:
D = 20% fout; D̄ = 5% fout

	Z	Z̄	
D	420	8.580	9.000
D̄	480	20.520	21.000

$$RR = \frac{9{,}33/1000/jr}{4{,}57/1000/jr} = 2{,}04$$

$AR = 9{,}33 - 4{,}57 / 1000 / jr = 4{,}76 / 1000 / jr$

c misclassificatie, non-differentieel
meetfout in ziekte:
Z̄ = 20% fout; Z = 0% fout

	Z	Z̄	
D	400	9.600	10.000
D̄	320	19.680	20.000

$$RR = \frac{80/1000/jr}{3{,}2/1000/jr} = 2{,}50$$

$AR = 8{,}0 - 3{,}2 / 1000 / jr = 4{,}8 / 1000 / jr$

d misclassificatie, non-differentieel
meetfout in ziekte:
Z̄ = 0% fout; Z = 5% fout

	Z	Z̄	
D	975	9.025	10.000
D̄	1380	18.620	20.000

$$RR = \frac{19{,}5/1000/jr}{13{,}8/1000/jr} = 1{,}41$$

$AR = 19{,}5 - 13{,}8 / 1000 / jr = 5{,}7 / 1000 / jr$

e misclassificaties,
meetfout in expositie non-differentieel
D = 20% fout; D̄ = 5% fout
meetfout in ziekte differentieel:
D: Z = 10% fout: Z̄ = 2% fout
D̄: Z = 5% fout; Z̄ = 1% fout;
hierbij wordt aangenomen dat de misclassificatie bij het meten van de ziekte afhankelijk is van de gemeten expositie en niet van de werkelijke expositie, hetgeen een redelijke veronderstelling is voor zover het informatiebias in een cohortonderzoek betreft.

	Z	Z̄	
D	550	8.450	9.000
D̄	661	20.339	21.000

$$RR = \frac{12{,}22/1000/jr}{6{,}30/1000/jr} = 1{,}94$$

$AR = 12{,}22 - 6{,}30 / 1000 / jr = 5{,}92 / 1000 / jr$

Tabel 5.4	Misclassificatie in een cohortonderzoek naar het houden van huisdieren en astma: afwijkingen in de waargenomen aantallen		
werkelijk	waargenomen (op grond van meetfouten t.a.v. huisdierbezit)	waargenomen (op grond van meetfouten t.a.v. CARA-klachten)	
$D = 500Z + 9.500 \bar{Z}$	$D = 400 Z + 7.600 \bar{Z}$	$D = 360 Z + 40 \bar{Z} + 7.448 \bar{Z} + 152 Z$	
	$\bar{D} = 100 Z + 1.900 \bar{Z}$	$\bar{D} = 95 Z + 5 \bar{Z} + 1.881 \bar{Z} + 19 Z$	
$\bar{D} = 400Z + 19.600 \bar{Z}$	$\bar{D} = 380 Z + 18.620 \bar{Z}$	$\bar{D} = 3.61 Z + 19 \bar{Z} + 18.434 \bar{Z} + 186 Z$	
	$D = 20 Z + 980 \bar{Z}$	$D = 18 Z + 2 \bar{Z} + 960 \bar{Z} + 20 Z$	

Misclassificatie kan behalve op de determinant en de uitkomst ook betrekking hebben op confounders (zie hierna). Fouten bij het meten van confounders hebben tot gevolg dat de plannen om in de analyse voor confounding te corrigeren maar ten dele gerealiseerd worden. Zeker in het geval van sterke confounders leidt misclassificatie tot een aanzienlijke hoeveelheid resterende bias.

Informatiebias kan in principe bij alle vormen van onderzoek een rol van betekenis spelen. Het gevaar is echter erg groot bij het verzamelen van informatie uit het verleden op basis van zelfrapportage (patiëntcontroleonderzoek). Bekendheid met de ziektestatus kan bijvoorbeeld tot gevolg hebben dat bij patiënten extra fanatiek wordt gezocht naar de verdachte expositiefactor, zeker wanneer er reeds sterke vermoedens bestaan omtrent de schadelijkheid van de desbetreffende factor. Bij vrouwen met een ongunstige zwangerschapsuitkomst – bijvoorbeeld een baby met een aangeboren afwijking – zal in het kader van een patiëntcontroleonderzoek eerder doorgevraagd worden naar de blootstelling aan mogelijk teratogene stoffen dan bij vrouwen met een normale zwangerschapsuitkomst, met als gevolg systematische verschillen in de hoeveelheid informatie en de kwaliteit (nauwkeurigheid) van de informatie (*recall bias*). Informatiebias in een cohortonderzoek manifesteert zich, wanneer voorafgaande kennis omtrent het schadelijke karakter van een bepaalde expositiefactor invloed heeft op de intensiteit en uitkomst van het diagnostisch proces.

De bron van de informatiebias kan dus zowel bij de onderzoeker liggen, als bij de onderzoekspersoon met zijn beperkte of gekleurde herinneringsvermogen.

Confounding

Confounding berust op de verstrengeling van het effect van de te bestuderen primaire determinant met het effect van een of meer andere, externe determinanten. Neem bijvoorbeeld een onderzoek naar de vraag of alcoholgebruik een oorzaak van strottenhoofdkanker is. Stel dat ook het roken van sigaretten gepaard gaat met een verhoogd risico op strottenhoofdkanker, los van het alcoholgebruik. Neem verder aan dat onder personen die veel alcohol drinken meer rokers voorkomen dan onder personen die geen of weinig alcohol drinken. Als nu uit de onderzoeksresultaten een positief verband blijkt tussen alcoholgebruik en de kans op strottenhoofdkanker, is het moeilijk uit te maken of dit ligt aan de alcoholconsumptie of aan het daarmee sterk geassocieerde rookgedrag. Roken is dan een confounder van de relatie tussen alcohol en strottenhoofdkanker. Om als confounder van de relatie tussen de primaire determinant (etiologische factor, prognostische factor) en de bestudeerde uitkomst te kunnen optreden, dient een factor te voldoen aan de volgende voorwaarden:
1 de desbetreffende factor is een onafhankelijke determinant van de bestudeerde ziekte;
2 de desbetreffende factor is geassocieerd met de primaire determinant;
3 de desbetreffende factor vormt geen verbindingsschakel in de causale keten tussen primaire determinant en uitkomst.

Deze voorwaarden zullen hieronder kort worden toegelicht.

Ad 1 Determinant van de ziekte Een confounder is, evenals de primair bestudeerde etiologische of prognostische factor, een determinant van de bestudeerde ziekte. Dat wil zeggen dat de desbetreffende variabele een predictieve betekenis heeft ten aanzien van het voorkomen van de ziekte: personen zonder de factor hebben een andere ziektefrequentie dan personen met de factor. De associatie tussen de confounding factor en de ziekte hoeft niet noodzakelijkerwijs een causaal karakter te hebben. Behalve een etiologische factor of een prognostische factor kan daarom bijvoorbeeld ook een 'marker' van een causale determinant (leeftijd, sociaaleconomische status enzovoort) als confounder optreden. De associatie tussen de factor en de ziekte dient (ook) bij niet-blootgestelden aanwezig te zijn. Om over de aanwezigheid van confounding te kunnen oordelen, is voorkennis (uit de literatuur) nodig over de vraag wat de risicofactoren voor de ziekte in kwestie zijn. In de praktijk is deze voorkennis niet altijd beschikbaar en is men aangewezen op informatie verzameld bij de onderzoekspopulatie.

Ad 2 Associatie met de primaire determinant Van zo'n associatie is sprake wanneer de waarden van de desbetreffende factor ongelijk verdeeld zijn over de waarden van de determinant. Deze associatie mag niet secundair zijn aan de associatie tussen de primaire determinant (expositiefactor) en de ziekte. Bij een cohortonderzoek kan de aanwezigheid van een associatie tussen de potentiële confounder en de expositiefactor geëvalueerd worden aan de hand van de verzamelde onderzoeksgegevens. Deze zijn immers verzameld uitgaande van een vooraf gedefinieerde basispopulatie. Bij een patiëntcontroleonderzoek is dat meestal niet het geval. Een grote, zorgvuldig gekozen controlegroep kan echter beschouwd worden als een afspiegeling van de feitelijke basispopulatie. Daarom is het dan de beste oplossing de in de controlegroep verzamelde onderzoeksgegevens te gebruiken om na te gaan of de confounding factor en de expositiefactor onderling geassocieerd zijn.

Ad 3 Geen intermediaire factor tussen de centrale determinant en de uitkomst Indien de desbetreffende factor deel uitmaakt van het werkingsmechanisme dat de expositiefactor met de ziekte verbindt, is er geen sprake van vermenging van effecten (confounding), maar van een opeenvolging van effecten. Inzicht in het werkingsmechanisme dient gebaseerd te zijn op waarnemingen buiten het onderzoek om. In de praktijk is over het werkingsmechanisme vaak onvoldoende bekend. Men zal dan van hypothetische (maar wel expliciet gemaakte) vooronderstellingen over het werkingsmechanisme moeten uitgaan.

In figuur 5.4 wordt een aantal situaties geschetst waarbij al dan niet sprake is van confounding.

Voorbeelden van potentiële confounders zijn:
- roken in een onderzoek naar de relatie tussen alcoholgebruik en strottenhoofdkanker (zie boven);
- lichaamsbeweging in een onderzoek naar de relatie tussen vetconsumptie en overgewicht;
- leeftijd, ernst van het eerste hartinfarct en algemene lichamelijke conditie in een onderzoek naar de vraag of roken na het doormaken van een eerste infarct de kans op een tweede infarct vergroot;
- leeftijd van de bestuurder in een onderzoek naar de relatie tussen het dragen van autogordels en de kans op een dodelijk verkeersongeval (leeftijd als 'marker' voor rijstijl, rijervaring, behoedzaamheid of rijsnelheid).

Voorbeelden van situaties waarin een externe variabele ten onrechte als confounder aangemerkt kan worden:
- alcoholgebruik in een onderzoek naar de relatie tussen sigaretten roken en longemfyseem (situatie b in figuur 5.4);
- chronische hoest in een onderzoek naar de relatie tussen roken en longkanker (situatie b of situatie e in figuur 5.4);
- voedingsgewoonten in een onderzoek naar de relatie tussen bloedgroep en de kans op een infectieziekte (situatie c in figuur 5.4);
- zakdoekjesverbruik in een onderzoek naar de relatie tussen de vitamine C-inneming via de voeding en verkoudheid (situatie d in figuur 5.4);
- geboortegewicht van het kind in een onderzoek naar de relatie tussen ondervoeding bij zwangere vrouwen en zuigelingensterfte (situatie e in figuur 5.4).

Indien een variabele ten onrechte als een confounder wordt behandeld, dat wil zeggen: wanneer niet wordt voldaan aan de genoemde voorwaarden, heeft dit doorgaans uitsluitend nadelige gevolgen voor de efficiëntie van het onderzoek.

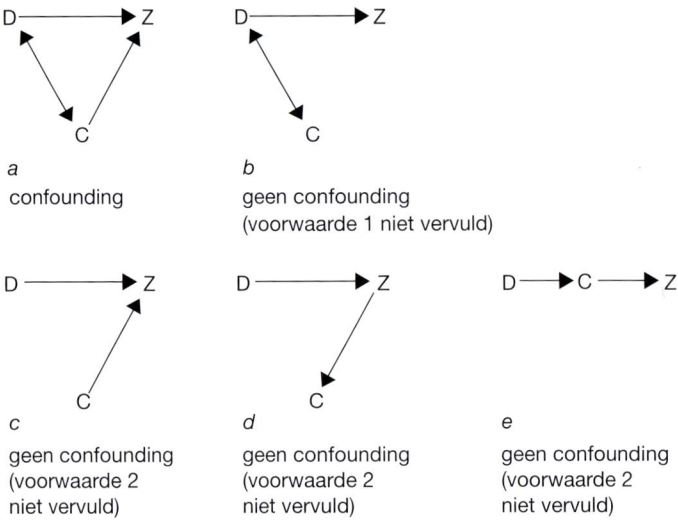

Figuur 5.4 Mogelijke relaties tussen determinant, potentiële confounder en ziekte.
D = determinant.
Z = ziekte.
C = potentiële confounding factor.
↔ = associatie.
→ = causale relatie.

Correctie voor vermeende confounding is in bovengenoemd geval niet nodig maar kan, met uitzondering van situatie e, ook geen kwaad. Voor intermediaire factoren (situatie e) mag men nooit corrigeren, omdat men dan het werkelijke verband tussen de determinant en de ziekte-uitkomst 'wegcorrigeert' (zie verder paragraaf 5.3.2).

Confounding kan resulteren in positieve bias (overschatting), in negatieve bias (onderschatting), of zelfs in een omkering van de richting van het effect. Hoe confounding in een concrete onderzoekssituatie uitpakt, hangt af van de richting en van de sterkte van de associaties tussen de betrokken variabelen. Hoe sterker deze associaties, hoe groter de bias in de effectschatting. Confounding is een reëel gevaar bij alle vormen van op causaliteit gericht etiologisch of prognostisch onderzoek. In experimenteel onderzoek kan dit gevaar het best beteugeld worden (randomisatie; zie hoofdstuk 10).

Identificatie van potentiële confounders is slechts mogelijk via een gedegen inhoudelijke argumentatie op grond van wat er bekend is over de etiologie van de ziekte in kwestie. Om te evalueren of er ook werkelijk sprake is van confounding gaat men als volgt te werk:
1 Bereken de associatie tussen de primaire determinant (D) en ziekte (Z) voor de onderzoekspopulatie als geheel (*brutoassociatie*).
2 Bereken de associatie tussen determinant en ziekte voor iedere categorie (*stratum*) van de vermoedelijke confounder (C) (*stratumspecifieke associaties*).
3 Vergelijk de brutoassociatie met de stratumspecifieke associaties; indien de brutoassociatie verschilt van de stratumspecifieke associaties is er sprake van confounding, anders niet.

Het evalueren van confounding wordt verder toegelicht in casus 5.5 en 5.6. Hierbij wordt steeds uitgegaan van de meest eenvoudige situatie: de determinant, de ziekte en de potentiële confounder hebben ieder slechts twee categorieën (dichotome variabelen) en er wordt slechts één confounder tegelijkertijd in beschouwing genomen.

Tabel 5.5 Evaluatie van confounding in een cohortonderzoek naar de effectiviteit van behandeling van rugklachten

D = behandeling door fysiotherapeut
$\bar{D}$ = behandeling door huisarts
Z = geen succes behandeling: nog klachten na 1 jaar
$\bar{Z}$ = succes behandeling: geen klachten meer na 1 jaar
C_1 = regelmatig sporten
$\bar{C}_1$ = niet regelmatig sporten
C_2 = duur klachten > 1 maand
$\bar{C}_2$ = duur klachten < 1 maand

1

	Z	$\bar{Z}$	
D	160	240	400
$\bar{D}$	480	720	1200
			1600

$$RR_{DZ} = bRR = \text{bruto-RR} = \frac{160/400}{480/1200} = 1{,}0$$

a Is regelmatig sporten een confounder? (uitwerking: 2a t/m 5a)
b Is de duur van de klachten een confounder? (uitwerking: 2b t/m 5b)

2a

C_1			
	Z	$\bar{Z}$	
D	20	100	120
$\bar{D}$	60	300	360
			480

$$RR_{DZ|C_1} = RR_1 = \frac{20/120}{60/360} = 1{,}0$$

$\bar{C}_1$			
	Z	$\bar{Z}$	
D	140	140	280
$\bar{D}$	420	420	840
			1120

$$RR_{DZ|\bar{C}_1} = RR_2 = \frac{140/280}{420/840} = 1{,}0$$

3a $RR_{DZ} = 1{,}0$: fysiotherapie heeft niet meer succes dan behandeling door de huisarts.
$RR_{DZ|C_1} = RR_{DZ|\bar{C}_1} = 1{,}0$: zowel bij mensen die regelmatig sporten, als bij mensen die niet regelmatig sporten, boeken huisarts en fysiotherapeut dezelfde resultaten; er is noch confounding, noch effectmodificatie.

4a

	C_1	$\bar{C}_1$	
D	120	280	400
$\bar{D}$	360	840	1200
	480	1120	1600

$$\frac{P(C_1|D)}{P(C_1|\bar{D})} = \frac{120/400}{360/1200} = 1{,}0$$

Er is geen verband tussen de sportintensiteit en de aard van de behandeling.

Tabel 5.5 Evaluatie van confounding in een cohortonderzoek naar de effectiviteit van behandeling van rugklachten (vervolg)

5a

	$\bar{D}$		
	Z_1	$\bar{Z}$	
C_1	60	300	360
$\bar{C}_1$	420	420	840
			1200

$$RR_{C_1|\bar{D}} = \frac{60/360}{420/840} = 0{,}33 \; (\neq 1{,}0)$$

Door de huisarts behandelde rugpijnpatiënten die gewend zijn regelmatig te sporten, knappen vaker op dan patiënten die niet gewend zijn regelmatig te sporten. Samenvattend: geen confounding (zie figuur 5.5A).

2b

	C_2		
	Z	$\bar{Z}$	
D	147	173	320
$\bar{D}$	253	147	400
			720

	$\bar{C}_2$		
	Z	$\bar{Z}$	
D	13	67	80
$\bar{D}$	227	573	800
			800

$$RR_{DZ|C_2} = \frac{147/320}{253/400} = 0{,}73 \qquad RR_{DZ|\bar{C}_2} = \frac{13/80}{227/800} = 0{,}57$$

3b $RR_{DZ} = 1{,}0$: fysiotherapie heeft niet meer succes dan behandeling door de huisarts, wanneer de duur van de klachten buiten beschouwing wordt gelaten.
$RR_{DZ|C_2} = 0{,}73$; $RR_{DZ|\bar{C}_2} = 0{,}57$: zowel bij patiënten met langdurige klachten als bij patiënten met recente klachten boekt de fysiotherapeut betere resultaten dan de huisarts; de effectiviteit van de fysiotherapie is aanvankelijk onderschat (bias naar de nul); er is tevens enige effectmodificatie.

4b

	C_2	$\bar{C}_2$	
D	320	80	400
$\bar{D}$	400	800	1200
	720	880	1600

$$\frac{P(C_2|D)}{P(C_2|\bar{D})} = \frac{320/400}{400/1200} = 2{,}4 \; (\neq 1{,}0)$$

Patiënten die door de fysiotherapeut behandeld worden, hebben veel vaker langdurige klachten dan patiënten die door de huisarts worden behandeld.

Tabel 5.5 Evaluatie van confounding in een cohortonderzoek naar de effectiviteit van behandeling van rugklachten (vervolg)

5b

	$\bar{D}$		
	Z_1	$\bar{Z}$	
C_2	253	147	400
$\bar{C}_2$	227	573	800
			1200

$$RR_{C_2|\bar{D}} = \frac{253/400}{227/800} = 2{,}23\ (\neq 1{,}0)$$

Door de huisarts behandelde rugpijnpatiënten met langdurige klachten knappen minder vaak op dan patiënten zonder langdurige klachten.

Samenvattend:
confounding, leidend tot bias van de effectschatting in de richting van de nul (onderschatting van het effect van fysiotherapie) (zie figuur 5.5B)

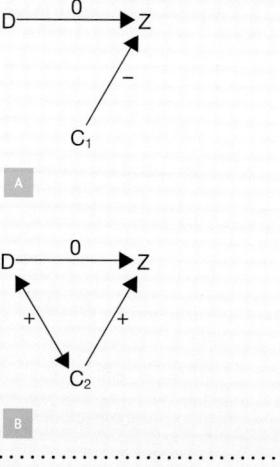

Figuur 5.5 Samenvatting van de conclusies uit casus 5.5.

Tabel 5.6 Evaluatie van confounding in een patiëntcontroleonderzoek naar roken en de kans op een hartinfarct

D = roken na 1e hartinfarct
$\bar{D}$ = niet roken na 1e hartinfarct
Z = 2e hartinfarct, volgend op 1e hartinfarct
$\bar{Z}$ = geen 2e hartinfarct na 1e hartinfarct
C_1 = zwaar 1e hartinfarct
$\bar{C}_1$ = licht 1e hartinfarct
C_2 = leeftijd > 55 jaar
$\bar{C}_2$ = leeftijd < 55 jaar

1

	Z	$\bar{Z}$	
D	100	200	
$\bar{D}$	100	600	
	200	800	1000

$$OR_{DZ} = bOR = \text{bruto-OR} = \frac{100 \times 600}{200 \times 100} = 3{,}00$$

a Is de ernst van het 1e hartinfarct een confounder? (uitwerking: 2a t/m 5a)
b Is de leeftijd een confounder? (uitwerking 2b t/m 5b)

Tabel 5.6 Evaluatie van confounding in een patiëntcontroleonderzoek naar roken en de kans op een hartinfarct (vervolg)

2a

	C_1				$\bar{C}_1$		
	Z	$\bar{Z}$			Z	$\bar{Z}$	
D	50	61		D	50	139	
$\bar{D}$	20	60		$\bar{D}$	80	540	
	70	121	191		130	679	809

$$OR_{DZ|C_1} = OR_1 = \frac{50 \times 60}{61 \times 20} = 2{,}46 \qquad OR_{DZ|\bar{C}_1} = OR_2 = \frac{50 \times 540}{139 \times 80} = 2{,}43$$

3a $OR_{DZ} = 3{,}00$: patiënten met een 2e hartinfarct blijken vaker te zijn blijven roken na het 1e hartinfarct.
$OR_{DZ|C_1} = OR_{DZ|\bar{C}_1} = 2{,}44$: zowel bij patiënten met een ernstig 1e hartinfarct als bij patiënten met een licht 1e hartinfarct is roken een prognostische factor voor een reïnfarct; het effect is echter minder sterk dan in de totale groep.

4a

	C_1	$\bar{C}_1$	
D	111	189	300
$\bar{D}$	80	620	700
	191	809	1000

$$\frac{P(C_1|D)}{P(C_1|\bar{D})} = \frac{111/300}{80/700} = 3{,}24 \; (\neq 1{,}0)$$

	Z				$\bar{Z}$		
	C_1	$\bar{C}_1$			C_1	$\bar{C}_1$	
D	50	50	100	D	61	139	200
$\bar{D}$	20	80	100	$\bar{D}$	60	540	600
	70	130	200		121	679	800

$$\frac{P(C_1|DZ)}{P(C_1|\bar{D}Z)} = \frac{50/100}{20/100} = 2{,}50 \; (\neq 1{,}0) \qquad \frac{P(C_1|D\bar{Z})}{P(C_1|\bar{D}\bar{Z})} = \frac{61/200}{60/600} = 3{,}05 \; (\neq 1{,}0)$$

Patiënten met een ernstig 1e hartinfarct roken vaker, zowel in de groep met een 2e infarct als in de controlegroep.

Tabel 5.6 Evaluatie van confounding in een patiëntcontroleonderzoek naar roken en de kans op een hartinfarct (vervolg)

5a

	$\bar{D}$	
	Z	$\bar{Z}$
C_1	20	60
$\bar{C}_1$	80	540
	100	600	700

$OR_{C,Z|\bar{D}} = 2{,}25 \ (\neq 1{,}0)$

Niet-rokende patiënten met een 2e hartinfarct hebben vaker een ernstig 1e hartinfarct gehad dan patiënten zonder een 2e infarct.

Samenvattend:
confounding, leidend tot bias van de effectschatting weg van de nul (overschatting van het effect van roken) (zie figuur 5.6A).

2b

	C_2				$\bar{C}_2$	
	Z	$\bar{Z}$			Z	$\bar{Z}$
D	85	115		D	15	85
$\bar{D}$	65	235		$\bar{D}$	35	365
	150	350	500		50	450	500

$OR_{DZ|C_2} = 2{,}67$ $OR_{DZ|\bar{C}_2} = 1{,}84$

3b $OR_{DZ} = 3{,}00$
$OR_{DZ|C_2} = 2{,}67$; $OR_{DZ|\bar{C}_2} = 1{,}84$: zowel bij oudere patiënten als bij jongere patiënten is roken na het 1e hartinfarct een prognostische factor voor een 2e infarct; het effect is echter minder sterk dan in de totale groep: leeftijd is een confounder; de grootte van het effect verschilt bovendien voor de beide leeftijdsgroepen: leeftijd is ook een effectmodificator.

4b

	C_2	$\bar{C}_2$	
D	200	100	300
$\bar{D}$	300	400	700
	500	500	1000

$$\frac{P(C_2|D)}{P(C_2|\bar{D})} = \frac{200/300}{300/700} = 1{,}56 \ (\neq 1{,}0)$$

Tabel 5.6 Evaluatie van confounding in een patiëntcontroleonderzoek naar roken en de kans op een hartinfarct (vervolg)

	Z					$\bar{Z}$		
	C_2	$\bar{C}_2$				C_2	$\bar{C}_2$	
D	85	15	100		D	115	85	200
$\bar{D}$	65	35	100		$\bar{D}$	235	365	600
	150	50	200			350	450	800

$$\frac{P(C_2|DZ)}{P(C_2|\bar{D}Z)} = \frac{85/100}{65/100} = 1{,}3 \ (\neq 1{,}0) \qquad \frac{P(C_2|D\bar{Z})}{P(C_2|\bar{D}\bar{Z})} = \frac{115/200}{235/600} = 1{,}47 \ (\neq 1{,}0)$$

Oudere patiënten met een 1e hartinfarct roken vaker dan jongere, zowel in de groep met een 2e infarct als in de controlegroep.

5b

	$\bar{D}$		
	Z	$\bar{Z}$	
C_2	65	235	
$\bar{C}_2$	35	365	
	100	600	700

$OR_{C_2Z|\bar{D}} = 2{,}88 \ (\neq 1{,}0)$

Niet-rokende patiënten patiënten met een 2e infarct zijn ouder dan niet-rokende zonder een 2e infarct.

Samenvattend:
confounding, leidend tot bias van de effectschatting weg van de nul (overschatting van het effect van roken); tevens effectmodificatie.

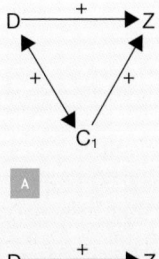

A

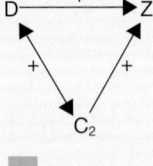

B

Figuur 5.6 Samenvatting van de conclusies uit casus 5.6.

Casus 5.5 Fysiotherapie of behandeling door de huisarts bij rugklachten

Veronderstel een cohortonderzoek naar de vraag of personen met rugklachten die, gesteld voor een keuze uit twee behandelingsalternatieven, kiezen voor behandeling door de fysiotherapeut (D), bij controle een jaar later vaker klachtenvrij (Z) zijn dan personen die opteren voor behandeling door de huisarts ($\bar{D}$). Bij aanvang van de behandeling wordt informatie ingewonnen over verschillende antecedenten, onder andere of de onderzoekspersonen regelmatig sporten (C_1) en hoe lang de klachten al bestaan (C_2). Tabel 5.5 en figuur 5.5 tonen de analyseresultaten.

Casus 5.6 Roken en de kans op een tweede hartinfarct

Veronderstel een patiëntcontroleonderzoek naar de vraag of het optreden van een tweede hartinfarct (Z) binnen 5 jaar na het eerste infarct verband houdt met het (blijven) roken van sigaretten (D). De ernst van het eerste hartinfarct (C_1) en de leeftijd van de patiënten (C_2) worden als potentiële confounders beschouwd. De analyseresultaten zijn samengevat in tabel 5.6 en figuur 5.6.

5.3.2 VERTEKENING MOET BESTREDEN WORDEN DOOR EEN SLIMME ONDERZOEKSOPZET; EIGENLIJK KUN JE ALLEEN VOOR CONFOUNDING NOG ACHTERAF CORRIGEREN

Een aantal maatregelen om aan vertekening het hoofd te bieden is in hoofdstuk 4 reeds besproken. Randomisatie, restrictie en matchen zijn voorbeelden van strategieën om in de opzet- en uitvoeringsfasen selectiebias en confounding te voorkomen. Informatiebias kan op verschillende manieren worden voorkomen. Het blinderen van onderzoekers en onderzoekspersonen is reeds eerder aan de orde geweest. Om differentiële misclassificatie te voorkomen, dient waar mogelijk een beroep te worden gedaan op objectieve meetinstrumenten, die weinig ruimte laten voor eigen interpretatie door de onderzoeker of de onderzochte.

De volgende maatregelen om vertekening ten gevolge van confounding en selectiebias tegen te gaan, zullen hierna worden besproken: *randomisatie*, *restrictie* en *matchen* als maatregelen die men in de designfase neemt om de validiteit te verbeteren. Voorts *stratificatie*, *standaardisatie* en *multivariabele regressieanalyse* als maatregelen die in de analysefase kunnen worden aangewend om in het onderzoeksmateriaal aanwezige confounding te elimineren.

Randomisatie

In een experimenteel onderzoek waarin de onderzoeker invloed heeft op de toewijzing van de primaire determinant aan de onderzoekspersonen, bestaat de mogelijkheid van *random toewijzing*. Aselect toewijzen op basis van loting leidt er in principe toe dat bij aanvang van het experiment de interventiegroep en de controlegroep(en) in alle opzichten aan elkaar gelijk zijn, dus ook ten aanzien van de blootstelling aan potentiële confounders. Dat is de beste benadering van wat in hoofdstuk 4 is beschreven als de *spiegelsituatie* (*counterfactuals*), oftewel de denkbeeldige situatie waarin iemand die is blootgesteld zich (op hetzelfde moment, op dezelfde plaats en met gelijke omstandigheden) zou bevinden wanneer hij of zij niet zou zijn blootgesteld. Randomisatie rekent zowel met bekende als met onbekende of moeilijk te meten confounders af. Randomisatie biedt echter geen garantie dat de verschillende behandelgroepen volledig vergelijkbaar zullen zijn. Met name bij kleine onderzoekspopulaties kan het toeval ongelukkig uitpakken. *Prestratificatie* kan in dat geval de vergelijkbaarheid bevorderen. Prestratificatie houdt in dat men de leden van de onderzoekspopulatie voorafgaand aan de randomisatieprocedure in subcohorten (strata) indeelt op grond van hun waarden voor de belangrijkste confounders. Vervolgens wordt per stratum de randomisatieprocedure uitgevoerd. Op deze manier neemt de kans aanzienlijk toe dat iedere behandelingsgroep een identieke verdeling van deze belangrijke confounders krijgt. In theorie kan men de stratificatie net zover doorvoeren totdat ieder stratum nog slechts uit twee – gelijke – onderzoekspersonen bestaat: paarvorming of individueel matchen (zie verderop in dit hoofdstuk).

Voor de validiteit van interventieonderzoek, waarin het beoogde effect van een therapeutische of preventieve interventie wordt bestudeerd, is randomisatie cruciaal, omdat zonder aselecte toewijzing de behandelaar de experimentele interventie zal toewijzen aan de patiënten die daar naar verwachting het meeste baat bij zullen hebben (bijvoorbeeld degenen met een gunstige of juist een ongunstige prognose). In dat geval treedt er een ernstige vertekening op van de onderzoeksresultaten: *confounding by indication*. Immers, verschillen in effect hangen nu niet meer alleen met de toegepaste interventie samen, maar ook met verschillen in prognose tussen patiënten aan wie de verschillende interventies werden toegewezen. De beste oplossing voor dit probleem is het lot te laten beslissen over de toewijzing van de verschillende interventies. Randomisering is het meest essentiële bestanddeel van een therapeutisch experiment, maar zoals gezegd garandeert het geenszins dat de diverse determinanten ook daadwerkelijk gelijkelijk over de verschillende interventies verdeeld zullen zijn. Een ongelijke verdeling van dergelijke determinanten hoeft geen ramp te zijn en vormt niet noodzakelijkerwijs een bedreiging voor de geldigheid van de uitkomsten. Er zal dan een zogeheten gestratificeerde analyse worden uitgevoerd, waarbij steeds binnen een categorie van de ongelijk verdeelde determinant naar het effect van de verschillende interventies wordt gekeken (zie verderop in dit hoofdstuk). Voorwaarde voor het toepassen van een dergelijke gestratificeerde analyse is dat de betreffende confounder bekend en gemeten is. Dat is niet altijd het geval. In feite vormen de onbekende en niet meetbare confounders de belangrijkste redenen tot randomiseren.

Restrictie

De meest rigoureuze methode om in een onderzoeksopzet van variabelen af te komen die voor vertekening (confounding) kunnen zorgen, is door middel van *restrictie* ervoor te zorgen dat deze kenmerken niet meer variëren. Daardoor heeft de gehele onderzoekspopulatie dezelfde waarde op de betreffende confounder, en kan deze niet meer voor vertekening zorgen. Men kan bijvoorbeeld de restrictie hanteren dat alleen mannen aan het onderzoek mee mogen doen, of alleen personen behorende tot een bepaalde leeftijdscategorie. In dat geval is men er zeker van dat geslacht of leeftijd niet meer als verstorende factoren in het onderzoek kunnen opereren. De interne validiteit van het onderzoek neemt dus toe. Daar staat echter tegenover dat restrictie tot één categorie van een onderzoeksvariabele consequenties heeft voor de mogelijkheden om te generaliseren (zie paragraaf 5.5). Mocht er in een onderzoek met alleen mannen inderdaad een effect gevonden worden, dan zal men dit niet zonder meer kunnen generaliseren naar vrouwen.

Behalve om confounding buiten de deur te houden, kan restrictie van de onderzoekspopulatie ook gebruikt worden als hulpmiddel om een gunstige (efficiënte) verdeling over de verschillende categorieën van de expositiefactor te verkrijgen, zodat voldoende contrast in de determinantstatus gegarandeerd is (zie hoofdstuk 4).

In een experiment past men restrictie toe om de basispopulatie zodanig af te bakenen dat een min of meer homogene groep ontstaat (bijvoorbeeld: personen uit dezelfde leeftijdscategorie, personen van hetzelfde geslacht, personen met dezelfde ziekte, personen in hetzelfde stadium van het beloop van een ziekte). Hiertoe stelt men inclusie- en exclusiecriteria op waaraan de personen die deel gaan uitmaken van de onderzoekspopulatie moeten voldoen.

Matchen

Matchen verwijst naar de selectie van een vergelijkingsgroep – de niet-blootgestelde personen in een cohortonderzoek of de controlepersonen in een patiëntcontroleonderzoek – die ten aanzien van de verdeling van een of meer potentiële confounders (zo veel mogelijk) identiek is aan de indexgroep – de blootgestelde personen in een cohortonderzoek of de patiënten in een patiëntcontroleonderzoek. Intuïtief lijkt matchen een zeer aantrekkelijke en voor de hand liggende maatregel om de kwaliteit van een onderzoeksdesign te verbeteren. Zoals hierna zal blijken, is de intuïtie op dit punt echter bedrieglijk, vooral in de context van het patiëntcontroleonderzoek, bij uitstek de vorm van onderzoek waarbij matchen veelvuldig wordt toegepast.

Matching in een cohortonderzoek houdt in dat de leden van de te vergelijken subcohorten (bijvoorbeeld blootgesteld en niet-blootgesteld aan de primaire determinant) op zo'n manier bij elkaar gezocht worden dat tussen deze subpopulaties een gelijke verdeling ontstaat ten aanzien van een of meer potentiële confounders. Men kan dit doen op het niveau van categorieën (strata) van de matchingfactoren (*groepsmatching*), maar hetzelfde resultaat verkrijgt men ook door voor iedere persoon in de blootgestelde categorie van de determinant een niet-blootgestelde persoon te zoeken die op de matchingfactoren dezelfde waarden heeft (*individuele matching*). Op deze manier leidt matching in een cohortonderzoek ertoe dat confounding door de matchingfactoren wordt voorkómen. Daar staat echter tegenover dat matchen in een cohortonderzoek vaak een tijdrovende en dus kostbare aangelegenheid is, omdat veel kandidaat-deelnemers aan het onderzoek beoordeeld, gemeten en vaak weer afgevoerd moeten worden om tot de uiteindelijke selectie te komen. Als men bedenkt dat de validiteit van een onderzoek evengoed bereikt kan worden door, in plaats van vooraf te matchen, bij een groter aantal

Casus 5.7 Alcohol en verkeer

Stel dat een basispopulatie bestaat uit 500.000 mannen en 500.000 vrouwen, het volwassen deel van de bevolking van een Nederlandse provincie. In deze provincie doet men onderzoek naar de vraag in hoeverre de mate van alcoholgebruik van invloed is op de kans om slachtoffer te worden van een verkeersongeval. De individuele alcoholconsumptie – geschat met behulp van een interview – wordt weergegeven als het aantal glazen alcoholhoudende drank dat gemiddeld per dag genuttigd wordt (we veronderstellen voor het gemak dat er geen sprake is van informatiebias). Op grond van de verkregen resultaten wordt een indeling gemaakt in 'hoog alcoholgebruik' voor personen die dagelijks gemiddeld twee of meer glazen alcohol nuttigen (de blootgestelden aan alcohol, aangeduid met A in de tabellen 5.7 en volgende), en 'laag alcoholgebruik' voor personen die dagelijks gemiddeld minder dan twee glazen alcohol nuttigen (de niet-blootgestelden aan alcohol, in het vervolg aangeduid met $\bar{A}$. Voorts is gedurende een jaar geregistreerd wie slachtoffer werd van een verkeersongeval ('ongevalletsel' = O), respectievelijk wie van een dergelijk ongeval gevrijwaard bleef ('geen ongevalletsel' = $\bar{O}$). In het navolgende gaan we na wat de consequenties zouden zijn van matching in de onderzoeksopzet, gegeven de geschetste gebeurtenissen in de basispopulatie.

In tabel 5.7 zien we wat de uitkomsten van het onderzoek zouden zijn, indien de volledige basispopulatie gedurende een periode van één jaar gevolgd zou worden. Duidelijk blijkt dan dat er in de desbetreffende populatie sprake is van confounding. Het relatief risico op ongevalletsel voor 'hoog alcoholgebruik' bedraagt 3,38, terwijl dit voor mannen en vrouwen afzonderlijk 2,00 is. De factor 'geslacht' is een confounder, omdat er enerzijds in de populatie een verband aanwezig is tussen geslacht en de mate van alcoholgebruik (80% van de personen met een hoge alcoholconsumptie, en slechts 20% van de personen met een lage alcoholconsumptie, is man) en anderzijds het risico op ongevalletsel hoger is voor mannen dan voor vrouwen, ongeacht de mate van alcoholgebruik.

Indien ter bestudering van het verband tussen alcoholgebruik en het risico op ongevalletsel een cohortonderzoek zou worden uitgevoerd, en het cohort – bijvoorbeeld bestaande uit 100.000 personen (10%) – zou aselect uit de basispopulatie worden getrokken, dan zou de in de basispopulatie aanwezige confounding zich op dezelfde manier in de onderzoekspopulatie manifesteren (de invloed van steekproefvariatie even buiten beschouwing gelaten).

Stel nu dat we besluiten tot een cohortonderzoek bij 100.000 personen waarbij we (individueel) matchen op de variabele 'geslacht'. Dit betekent dat bij een subcohort van 50.000 personen met 'hoog alcoholgebruik' een even groot subcohort van personen met 'laag alcoholgebruik' wordt

Tabel 5.7	Alcoholgebruik en ongevalsletsel in een hypothetische basispopulatie					
			O	$\bar{O}$	totaal	risico op O in 1 jaar
mannen (500.000)		A	2000	398.000	400.000	0,0050
		$\bar{A}$	250	99.750	100.000	0,0025
vrouwen (500.000)		A	200	99.800	100.000	0,0020
		$\bar{A}$	400	399.600	400.000	0,0010
totaal (1.000.000)		A	2200	497.800	500.000	0,0044
		$\bar{A}$	650	499.350	500.000	0,0013

$RR_{A/\bar{A}} = RR_{bruto} = 0,0044 / 0,0013 = 3,38$

$RR_{A/\bar{A} | man} = 0,0050 / 0,0025 = 2,00$

$RR_{A/\bar{A} | vrouw} = 0,0020 / 0,0010 = 2,00$

$RR_{m/v} = \dfrac{2.250 / 500.000}{600 / 500.000} = 3,75$

Tabel 5.8 Cohortonderzoek naar alcoholgebruik en ongevalletsel bij 100.000 personen (matching op geslacht)

		O	Ō	totaal	risico op O in 1 jaar
A (50.000)	m	200	39.800	40.000	0,0050
	v	20	9.980	10.000	0,0020
Ā (50.000)	m	100	39.900	40.000	0,0025
	v	10	9.990	10.000	0,0010
totaal (100.000)	m	300	79.700	80.000	0,0037
	v	30	19.070	20.000	0,0015

$$RR_{A/\bar{A}} = RR_{bruto} = \frac{220 / 50.000}{110 / 50.000} = 2,00$$

$$RR_{A/\bar{A}|man} = \frac{200 / 40.000}{100 / 40.000} = 2,00$$

$$RR_{A/\bar{A}|vrouw} = \frac{20 / 10.000}{10 / 10.000} = 2,00$$

gerekruteerd uit de basispopulatie, zodanig dat tegenover iedere 'blootgestelde' man een 'niet-blootgestelde' man, en tegenover elke 'blootgestelde' vrouw een 'niet-blootgestelde' vrouw komt te staan. Deze strategie zou resulteren in een onderzoekspopulatie bestaande uit 80% mannen en 20% vrouwen, een heel andere geslachtsverdeling dus dan in een cohortonderzoek op basis van een aselecte steekproef. De te verwachten resultaten van een dergelijk 'gematcht' cohortonderzoek zijn weergegeven in tabel 5.8.

Uit deze berekeningen zien we dat onder invloed van de matchingprocedure de confounding door de factor 'geslacht' uit het onderzoek is verdwenen. Er is geen sprake meer van een overschatting van het relatieve risico. Deze confoundingvrije schatting van het effect van alcoholgebruik op het ongevalsrisico had men echter ook kunnen vinden door een cohortonderzoek op basis van een voldoende grote, aselecte steekproef te laten volgen door de juiste analysemethode (gestratificeerde analyse). Wat verder opvalt, is dat in het gematchte cohortonderzoek een groter aantal ongevalletsels wordt gevonden (330) dan in de niet-gematchte variant (285). Hieruit blijkt de grotere statistische efficiëntie van een gematchte aanpak.

Stel nu dat de hierboven beschreven populatie wordt gebruikt als basis voor een patiëntcontroleonderzoek naar de relatie tussen alcoholgebruik en ongevalrisico. De patiënten in het onderzoek zijn de 2850 personen uit de bronpopulatie die in de loop van één jaar met ongevalletsel worden geïdentificeerd. Hiertoe behoren 2250 (79%) mannen en 600 vrouwen, en het gaat om 2200 (77%) personen met een hoog alcoholgebruik en 650 personen met een laag alcoholgebruik. In een niet-gematcht patiëntcontroleonderzoek met evenveel controlepersonen uit de algemene bevolking worden de controlepersonen aselect getrokken uit de basispopulatie waaruit de patiënten stammen. Dit resulteert in een controlegroep van 2850 personen met 50% mannen en 50% personen met een hoog alcoholgebruik. De bruto-OR is (2200 × 1425) : (1425 × 650) = 3,38. De confounding die in de basispopulatie aanwezig is, wordt dus 'overgenomen' in de onderzoekspopulatie, met als gevolg een forse overschatting van het relatieve risico.

In een (individueel) gematcht patiëntcontroleonderzoek worden bij de 2250 mannelijke patiënten 2250 mannelijke controlepersonen gerekruteerd uit de basispopulatie. Naar verwachting zullen 1800 (= 80%) van hen een hoog alcoholconsumptieniveau hebben. Evenzo worden bij de 600 vrouwelijke patiënten 600 vrouwelijke controlepersonen geworven, onder wie naar verwachting 120 (= 20%) met een hoog niveau van alcoholconsumptie. Uit tabel 5.9 blijkt dat de matchingprocedure resulteert in een OR van 1,64, hetgeen een

Tabel 5.9 Patiëntcontroleonderzoek naar alcoholgebruik en ongevalletsel bij 2850 personen met ongevalsletsel en 2850 controlepersonen uit de algemene bevolking (matching op geslacht)

		O		$\bar{O}$	
mannen	A	2000		1800	
	$\bar{A}$	250		450	
	totaal		2250		2250
vrouwen	A	200		120	
	$\bar{A}$	400		480	
	totaal		600		600
totaal			2850		2850

$$OR_{A/\bar{A}} = RR_{bruto} = \frac{(2000+200) \times (450+480)}{(1800+120) \times (250+400)} = \frac{2200 \times 930}{1920 \times 650} = 1{,}64$$

$$OR_{A/\bar{A}\,|man} = RR_{A/\bar{A}\,|man} = \frac{2000 \times 450}{1800 \times 250} = 2{,}00$$

$$OR_{A/\bar{A}\,|vrouw} = RR_{A/\bar{A}\,|vrouw} = \frac{200 \times 480}{120 \times 400} = 2{,}00$$

onderschatting is van het werkelijke relatieve risico van 2,00.

Blijkbaar wordt door het matchen een confounding geïntroduceerd, die geen afspiegeling vormt van de confounding die initieel in de basispopulatie aanwezig was, en die voor vertekening in de andere richting zorgt. De verklaring voor dit fenomeen is als volgt: een controlegroep in een patiëntcontroleonderzoek dient om te schatten wat de verdeling van expositieniveaus is in de populatie waaruit de patiënten afkomstig zijn. Indien echter de controlepersonen worden gematcht met de patiënten op een factor die samenhangt met de primaire determinant, dan is het effect dat de verdeling van de primaire determinant in de controlegroep gaat lijken op die van de patiëntengroep. Het gevolg is een onderschatting van een in werkelijkheid bestaand verband tussen de determinant en de ziekte. Bij een zeer sterke correlatie tussen de matchingfactor en de expositiefactor zou het effect van de determinant op de ziekte zelfs geheel weggematcht kunnen worden. In dit voorbeeld: wanneer alle mannen in de populatie een hoge, en alle vrouwen een lage alcoholconsumptie zouden hebben, dan zou matchen op geslacht in een patiëntcontroleonderzoek naar het verband tussen alcoholgebruik en ongevalsrisico resulteren in een OR van 1. Matching in patiëntcontroleonderzoek blijkt dus nieuwe confounding te kunnen introduceren. Dit kan zelfs gebeuren indien men matcht op een factor die geen confounder is, maar slechts is geassocieerd met de determinant, zoals blijkt uit de tabellen 5.10 en 5.11.

De confounding die door matching in een patiëntcontroleonderzoek geïntroduceerd wordt, kan overigens gemakkelijk weer geëlimineerd worden door in de analysefase een gestratificeerde analyse uit te voeren op dezelfde matchingvariabelen (zie verderop in deze paragraaf). Zoals de tabellen 5.7 tot en met 5.11 laten zien, geven de stratumspecifieke odds ratio's het bestudeerde effect wél correct weer. Overigens zou men zo'n gestratificeerde analyse ook doen wanneer men niet voor betreffende confounders had gematcht. Terzijde zij opgemerkt dat bij een gematcht cohortonderzoek geen gestratificeerde analyse op de matchingvariabelen hoeft te volgen.

In patiëntcontroleonderzoek is de betekenis van matching dus niet gelegen in het vermogen om

Tabel 5.10 Alcoholgebruik en risico op ongevalletsel in een basispopulatie zonder confounding (matching op geslacht)

		O	Ō	totaal	risico op O in 1 jaar
mannen (500.000)	A	2000	398.000	400.000	0,0050
	Ā	250	99.750	100.000	0,0025
vrouwen (500.000)	A	500	99.500	100.000	0,0050
	Ā	1000	399.000	400.000	0,0025
totaal (1.000.000)	A	2500	497.500	500.000	0,0050
	Ā	1250	498.750	500.000	0,0025

$RR_{A/\bar{A}} = RR_{bruto} = 0{,}0050 / 0{,}0025 = 2{,}00$

$RR_{A/\bar{A} \mid man} = 0{,}0050 / 0{,}0025 = 2{,}00$

$RR_{A/\bar{A} \mid vrouw} = 0{,}0050 / 0{,}0025 = 2{,}00$

$RR_{M/V} = RR_{bruto} = \dfrac{2250 / 500.000}{1500 / 500.000} = 1{,}50$

$RR_{M/V \mid A} = \dfrac{2000 / 400.000}{500 / 100.000} = 1{,}00$

$RR_{M/V \mid \bar{A}} = \dfrac{250 / 100.000}{1000 / 400.000} = 1{,}00$

Tabel 5.11 Patiëntcontroleonderzoek naar alcoholgebruik en risico op ongevalletsel zonder confounding (matching op geslacht)

		O		Ō	
mannen	A	2000		1800	
	Ā	250		450	
	totaal		2250		2250
vrouwen	A	500		300	
	Ā	1000		1200	
	totaal		1500		1500
totaal			3750		3750

$OR_{A/\bar{A}} = RR_{bruto} = \dfrac{(2000 + 500)(450 + 1200)}{(1800 + 300)(250 + 1000)} = \dfrac{2500 \times 1650}{2100 \times 1250} = 1{,}57$

$OR_{A/\bar{A} \mid man} = RR_{A/\bar{A} \mid man} = \dfrac{2000 \times 450}{1800 \times 250} = 2{,}00$

$OR_{A/\bar{A} \mid vrouw} = RR_{A/\bar{A} \mid vrouw} = \dfrac{500 \times 1200}{300 \times 1000} = 2{,}00$

confounding te voorkomen, maar in de voorwaarden die gecreëerd worden om confounding in de analysefase op efficiënte wijze het hoofd te bieden. Met behulp van matching kan men bijvoorbeeld voorkomen dat er strata ontstaan waarin wel patiënten, maar (nagenoeg) geen controles zitten. Zulke strata zullen aan een gestratificeerde analyse geen bijdrage leveren. Het is vaak lastig om personen te vinden die met elkaar matchen. Als het tegenzit, zal men een groot aantal potentiële kandidaten voor de vergelijkingsgroep moeten screenen om één persoon te vinden die 'past'. Wellicht kan de energie die gaat zitten in het traceren van gematchte personen, beter gestoken kunnen worden in het vergaren van informatie over een groter aantal niet-gematchte onderzoekspersonen.

personen de status van de potentiële confounders te meten en vervolgens in de data-analyse te corrigeren voor de confounding die met de onderzoekspopulatie is binnengehaald, dan zal matchen in de meeste gevallen bij cohortonderzoek geen voorkeursoptie zijn. Casus 5.7 geeft een uitgewerkt voorbeeld van het gebruik van matchen in een cohortonderzoek.

Matching in een patiëntcontroleonderzoek houdt in dat uit de basispopulatie waaruit de zieken afkomstig zijn, voor de controlegroep een zodanige selectie van niet-zieken wordt gemaakt, dat de zieken en niet-zieken een gelijke verdeling krijgen op een of meer relevante potentiële confounders. Ook in dat geval kan men kiezen voor groepsmatching of voor individuele matching. Uit het tweede deel van casus 5.7 blijkt dat matching in een patiëntcontroleonderzoek de validiteit niet verhoogt en soms zelfs verlaagt. Wel kan de matchingprocedure de efficiëntie van het onderzoek ten goede komen, maar wanneer men veel energie moet steken in het matchingproces zelf, vervalt dit voordeel al snel.

Bij experimenteel onderzoek gelden dezelfde overwegingen als bij een cohortonderzoek, met dien verstande dat een experiment ook de mogelijkheid biedt om de confounding via randomisatie onder controle te krijgen. Toch kan het zinvol zijn om voor zeer sterke confounders het heft in eigen hand te nemen en de experimentele groepen vooraf te matchen (groepsgewijs of individueel) op deze belangrijke confounders. Vervolgens bepaalt het lot dan welke personen in de strata of gematchte paren de experimentele interventie krijgen en welke niet. Men spreekt dan van *blockrandomisatie*. Experimenten waarbij men één orgaan (oog, oor, hand) behandelt en het parallelle orgaan bij dezelfde persoon gebruikt als controle, kunnen als ultieme vormen van individueel gematchte experimenten gezien worden.

Op grond van de uitleg in casus 5.7 zal duidelijk zijn dat het routinematig toepassen van matching zelden gerechtvaardigd is. Alleen bij zeer sterke confounders, die erg ongelijk verdeeld zijn over de categorieën van de primaire determinant, kunnen de voordelen opwegen tegen de nadelen.

Stratificatie en standaardisatie
Gestratificeerde analyse is in epidemiologisch onderzoek een van de mogelijkheden om met confounding af te rekenen. *Stratificatie* in de analyse is in patiëntcontroleonderzoek altijd noodzakelijk voor confounders waarop in de opzet van een onderzoek gematcht is. Een dergelijke analyse is ook mogelijk om te controleren voor confounders die wel gemeten zijn, maar waarop niet vooraf gematcht is.

Een gestratificeerde analyse verloopt stapsgewijs als volgt (men herkent de eerder vermelde criteria voor het herkennen van confounding):
1 bereken de associatie tussen de primaire determinant en de bestudeerde uitkomst in de totale populatie, met bijbehorend betrouwbaarheidsinterval (het bruto-effect);
2 vorm strata op basis van de categorieën van de potentiële confounder;
3 bereken het effect voor ieder stratum en beoordeel of de stratumspecifieke effecten van elkaar verschillen (om effectmodificatie uit te sluiten, zie paragraaf 5.5.5);
4 bereken het gewogen gemiddelde van de stratumspecifieke effecten, met bijbehorend betrouwbaarheidsinterval (het gecorrigeerde overall effect).

Er zijn diverse manieren om stratumspecifieke effecten te middelen tot een voor confounding gecorrigeerd effect, met verschillen in de gebruikte weegfactor. Een in de epidemiologie veelgebruikte methode is die van de *Mantel-*

Haenszel-schatting volgens de volgende formule voor een odds ratio voor associatie:

$$OR_{MH} = \frac{\Sigma(a_i d_i / N_i)}{\Sigma(b_i c_i / N_i)}$$

waarbij a_i, b_i, c_i, d_i en N_i staan voor de aantallen in de cellen a, b, c, en d, respectievelijk het totale aantal onderzoekspersonen in het i-de stratum. Toegepast op de gegevens uit casus 5.6 levert dit bijvoorbeeld het volgende resultaat op:

$$OR_{MH} = \frac{[(50 \times 60)/191] + [(50 \times 540)/809]}{[(61 \times 20)/191] + [(139 \times 80)/809]}$$

De bruto-OR bedroeg 3,00, de voor confounding gecorrigeerde OR_{MH} bedraagt 2,44. Voor de methoden om de bijbehorende betrouwbaarheidsintervallen te berekenen, wordt verwezen naar statistiekboeken.

Een andere wijze om te komen tot een gewogen gemiddelde van stratumspecifieke effecten is gebruik te maken van de techniek van standaardisatie, die reeds in paragraaf 2.5.3 werd besproken. Hoewel de procedure heel anders is, is het effect hetzelfde: eliminatie van confounding door de factor waarvoor gestandaardiseerd wordt. Statistisch gezien heeft de methode van Mantel-Haenszel de voorkeur boven standaardisatie, omdat bij de eerstgenoemde procedure de strata met de meeste informatie, en dus de kleinste sampling error, het grootste gewicht krijgen. Bij standaardisatie is dit niet het geval; daar kiest men de gewichten op basis van de verdeling in een arbitrair gekozen standaardpopulatie. Het gevolg is dat standaardisatie als techniek om te corrigeren voor confounding feitelijk alleen nog maar toegepast wordt bij de analyse en interpretatie van gezondheidsstatistieken (zie verder paragraaf 2.5.3).

Multivariabele regressie

Als men te maken heeft met veel confounders, of met veel categorieën per confounder, of met een ingewikkeld patroon van onderlinge interacties tussen de verschillende risicofactoren, dan is de informatie die per stratum beschikbaar is te beperkt voor het doen van gestratificeerde analysen. Men is dan genoodzaakt *multivariabele analyse-*

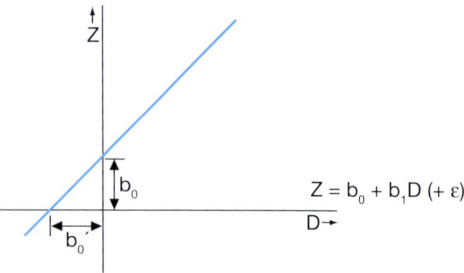

Figuur 5.7 Lineair regressiemodel ter beschrijving van de relatie tussen determinant en ziekte.
Z = ziektefrequentie.
D = niveau expositiefactor.
b_0 = waarde van Z, indien D = 0 het intercept van de regressielijn.
b_1 = regressiecoëfficiënt = tangens van de hellingshoek van de regressielijn met de lijn Z = 0; $b_1 = b_0/b_0'$.
ε = afwijking van de gemeten waarde van Z ten opzichte van de lijn voor een bepaald niveau.

technieken, gebaseerd op mathematische modellen, toe te passen. In feite is dit een heel natuurlijke keus, die rechtstreeks aansluit bij de in dit boek centraal staande epidemiologische functie, een wiskundige beschrijving van een model dat de onderlinge relaties tussen de ziekte (Z), de primaire determinant (D) en de overige determinanten (confounders, C) zo volledig en nauwkeurig mogelijk beschrijft. Van alle beschikbare statistische analysemodellen is de multivariabele regressieanalyse, in al haar varianten, daarom in de epidemiologie de standaard geworden voor het corrigeren van confounding. Uitgangspunt vormt het lineaire model, dat bijvoorbeeld het verband tussen de afhankelijke variabele (ziekte) en de onafhankelijke variabelen (determinanten) beschrijft als een rechte lijn (zie figuur 5.7)

In de deze situatie wordt de spreiding in de waargenomen ziektefrequentie dus teruggevoerd (regressie) op de waarden van de determinanten. De (rechte) lijn die het verband tussen D en Z weergeeft, wordt daarom ook wel aangeduid met 'regressielijn'. Deze lijn kan ook gebruikt worden om bij een gegeven expositieniveau de bijbehorende ziektefrequentie te schatten. Wanneer de ziektefrequentie wordt herleid tot één determinant, is er sprake van enkelvoudige regressie. Wanneer meer dan één determinant tegelijkertijd in de beschouwing wordt betrokken, spreekt men van meervoudige of multivariabele regressie. Multivariabele, of multipele lineaire regressie wil zeggen dat het voorkomen van de ziekte wordt beschreven aan de hand van een lineaire combinatie van deze determinanten (expositiefactor, confounders):

$$Z = b_0 + b_1 D + b_2 C_1 + b_3 C_2 + \ldots$$

Om een dergelijke relatie te beschrijven, is in plaats van een tweedimensionale een meerdimensionale ruimte nodig.

In de epidemiologie werkt men doorgaans met ziektefrequenties, dus kansen die waarden tussen 0 en 1 kunnen aannemen. In dat geval is er geen sprake van een rechte lijn, maar zal men een transformatie moeten toepassen om een lineair model te krijgen. Een model dat sinds vele jaren in de epidemiologie ruime toepassing vindt, is (multivariabele) *logistische regressie*, met de volgende algemene vorm:

$$P[Z] = 1 / [1 + e^{-(b_0 + b_1 D + b_2 C_1 + b_3 C_2 + \ldots)}]$$

Loglineaire transformatie resulteert weer in een beschrijving van de ziektevariabele op basis van een lineaire combinatie van determinanten:

$$\ln[Z / (1 - Z)] = b_0 + b_1 D + b_2 C_1 + b_3 C_2 + \ldots$$
(ln = natuurlijke logaritme)

Dit model is vooral geschikt voor analysen waarbij de uitkomstvariabele dichotoom is (bijvoorbeeld ziek/niet-ziek).

Andere voorbeelden van niet-lineaire multivariabele modellen die op een of andere manier afgeleid zijn uit het lineaire basismodel zijn het *proportional hazards model* en de *loglineaire modellen*, die nauw verwant zijn aan het multivariabele logistische regressiemodel.

Gestratificeerde analyse heeft het voordeel boven multivariabele analysetechnieken, dat de procedure direct, logisch, inzichtelijk en gemakkelijk is met een minimum aan benodigde assumpties. Daar staat tegenover dat er al snel strata ontstaan met te weinig onderzoekspersonen. Met name wanneer voor verschillende variabelen tegelijkertijd gestratificeerd wordt, dreigt 'het probleem van de kleine aantallen' manifest te worden. Mathematische modellen zijn in feite veel algemener en zelfs bij kleine aantallen onderzoekspersonen is de methode nog redelijk toepasbaar. Indien er verschillende confounders in het geding zijn of indien er ingewikkelde patronen tussen determinanten opgehelderd moeten worden, is een beroep op een multivariabele analysetechniek haast onvermijdelijk.

De moeilijkheid van mathematische modelbouw schuilt echter in de beperkte geldigheid van de assumpties die ten grondslag liggen aan het model dat in een gegeven situatie wordt gekozen, en in de juiste interpretatie van de uitkomsten die bij toepassing van het model uit de computer rollen. Strikt genomen zou de keuze van een bepaald mathematisch model gebaseerd moeten zijn op voorafgaande kennis omtrent het biologische werkingsmechanisme dat de relevante variabelen met elkaar verbindt, dus op een achterliggend biologisch of pathofysiologisch model. Het statistische model moet redelijk bij de data 'passen'. Van een volledige 'fit' is zelden sprake, ieder model is immers een gesimplificeerde beschrijving van de werkelijkheid. Er zijn diverse methoden om vast te stellen welk model het best op een bepaalde gegevensverzameling is toegesneden. Met name het logistische model blijkt breed toepasbaar. In de praktijk worden de meest populaire modellen echter maar al te vaak klakkeloos toegepast, zonder dat men zich afvraagt of dit wel geoorloofd is. De uitkomsten van dergelijke analysen kunnen zeer misleidend zijn.

Om voldoende greep te houden op het datamateriaal is gestratificeerde analyse daarom hoe dan ook aan te bevelen, ook indien daarnaast geavanceerdere multivariabele technieken worden uitgevoerd.

Interactietermen

Elk multivariabel regressiemodel kan verder worden uitgebreid door in het model termen in te bouwen die de onderlinge *interactie* tussen de afzonderlijke determinanten weergeven (interactietermen, bijvoorbeeld: DC_1, C_1C_2, DC_1C_3):

$$Z = b_0 + b_1 D + b_3 C_1 + b_2 DC_1 + b_4 DC_1 C_2 + \ldots$$

Door interactietermen toe te voegen, probeert men een betere fit van het model bij de gegevens te verkrijgen. Anders gezegd: door ook interacties mee te nemen, zorgt men voor een betere beschrijving van de werkelijkheid waarvoor de functie model staat. De interpretatie wordt navenant ingewikkelder. Met name is dit het geval wanneer men interactie in een wiskundig model biologisch wil verklaren (*synergisme, antagonisme*). In paragraaf 5.5 wordt hier uitvoeriger bij stilgestaan.

5.4 Niet alle vertekening is een gevolg van selectiebias, informatiebias of confounding

Niet alle foutenbronnen die in epidemiologisch onderzoek een rol kunnen spelen, zijn in dit hoofdstuk uitgebreid aan de orde geweest. Een belangrijke factor bij onjuiste weergave van oorzaak-gevolgrelaties is de manier waarop de resultaten van eerder uitgevoerd onderzoek worden gepresenteerd, gepubliceerd en gebruikt door onderzoekers. Selectieve presentatie en selectieve waarneming, bewust of onbewust spelen een belangrijke rol. Het zijn niet alleen feiten en rationele argumenten waarmee auteurs soms hun lezerspubliek proberen te overtuigen. Selectieve bronvermelding van publicaties die in de eigen kraam te pas komen is geen uitzondering. Auteurs of uitgevers kunnen ervoor kiezen alleen te publiceren over onderwerpen die op dat moment goed in de markt liggen ('hot topics'), of over onderzoek dat, afhankelijk van de mode van dat moment, positieve of juist negatieve resultaten oplevert (*publicatiebias*).

Van de fouten die gemaakt kunnen worden in het kader van de (statistische) analyse van epidemiologisch onderzoek of in het kader van de interpretatie van de verkregen analyseresultaten, is in het voorgaande terloops melding gemaakt. Ook is reeds gewezen op foutieve conclusies die het gevolg kunnen zijn wanneer waarnemingen op populatieniveau klakkeloos worden vertaald naar individueel niveau (*ecological fallacy*, zie ook paragraaf 4.3.5). In hoofdstuk 9 zal nader worden ingegaan op enkele foutenbronnen die voor vertekening kunnen zorgen bij de beoordeling van diagnostische procedures. In de rest van deze paragraaf zal kort aandacht worden besteed aan een tweetal nog niet eerder genoemde bedreigingen van de interne validiteit van een onderzoek, die zich minder gemakkelijk in een van de hokjes 'selectiebias', 'informatiebias' of 'confounding' laten vangen.

Voor het vermijden, opsporen en elimineren van foutenbronnen in epidemiologisch oorzaak-gevolgonderzoek kan men slechts tot op zekere hoogte terugvallen op algemeen geldende regels en richtlijnen. Inventiviteit en inhoudelijke kennis van zaken zijn onontbeerlijk voor het opzetten en uitvoeren van goed onderzoek.

5.4.1 REGRESSIE NAAR HET GEMIDDELDE ALS JE SELECTEERT OP EXTREMEN EN VERVOLGENS NOG EEN KEER MEET

Regressie naar het gemiddelde is een statistisch fenomeen dat berust op random variatie van een kenmerk binnen individuen in een populatie, hetzij echte variatie, hetzij variatie die gesuggereerd wordt onder invloed van random meetfouten. Wanneer men deze effecten van random variatie onvoldoende onderkent bij de selectie van onderzoekspersonen, kunnen veranderingen in meetresultaten bij herhaald meten ten onrechte worden gezien als werkelijke (interventie-)effecten, terwijl ze louter te wijten zijn aan statistische regressie van de meetresultaten.

Stel bijvoorbeeld dat een huisarts zou besluiten bij alle personen van 40 jaar en ouder die in een bepaalde periode zijn spreekuur bezoeken, de bloeddruk te meten ('case-finding'). Stel vervolgens dat zij bij een diastolische bloeddruk van 95 mm Hg of hoger een of andere vorm van interventie zou geven (een voedings- en bewegingsadvies en/of het voorschrijven van medicatie, afhankelijk van het gemeten bloeddrukniveau in combinatie met andere patiëntkenmerken). Als alle personen met een verhoogde bloeddruk een halfjaar later worden uitgenodigd voor een nieuwe meting van de bloeddruk, dan zal, ook zonder enig effect van de interventie sprake zijn van een daling van de gemiddelde bloeddruk in deze subgroep met een te hoge bloeddruk. De huisarts is wellicht geneigd de geobserveerde verandering in gemiddelde bloeddruk toe te schrijven aan zijn interventie. Op grond van het uitgevoerde onderzoek (een voor-navergelijking) is een dergelijke conclusie echter niet zonder meer gerechtvaardigd.

Regressie naar het gemiddelde is een alternatieve verklaring. Wanneer op basis van een eenmalige meting van een kenmerk een groep personen wordt geselecteerd met een score boven een bepaald afkappunt, dan is de kans groot dat zich in die groep ook enkele personen bevinden die daar, op grond van de gemiddelde waarde van hun 'eigen', intra-individuele verdelingscurve, eigenlijk niet in thuishoren. Bij toeval hadden ze dit keer juist een score boven het afkappunt. Deze personen zullen de gemiddelde score van de geselecteerde groep bij een volgende meting omlaag trekken, ook zonder interventie. Omgekeerd zullen in de geselecteerde subpopulatie toevallig ook personen ontbreken, die er op grond van hun eigen gemiddelde wel in thuishoren. De effecten van statistische regressie kunnen worden geëlimineerd door een (gerandomiseerde) controlegroep zonder interventie in de vergelijking mee te nemen. Het fenomeen 'statistische regressie' blijft dan weliswaar bestaan, maar omdat het in beide groepen optreedt, kan men het additionele effect van de interventie daarvan onderscheiden.

5.4.2 SCHIJNEFFECTEN DOOR SUBJECTIEVE WAARNEMINGEN OF ONBEGREPEN INTERVENTIES

Vertekening kan ook optreden doordat (een deel van) het effect dat in een onderzoek gemeten wordt, het gevolg is van de wijze waarop de onderzoekspersonen op de onderzoeksomstandigheden reageren. Dit soort reactieve effecten is vooral in de sociaalwetenschappelijke literatuur over evaluatieonderzoek beschreven. Wij noemen enkele bekende varianten.
- Het *placebo-effect*: de verandering in de effectparameter is toe te schrijven aan het geloof van de participanten in de behandeling of de behandelaar, niet aan de specifieke werking van de interventiemaatregel als zodanig (zie ook hoofdstuk 10).
- Het *Hawthorne-effect*: het gemeten effect is een gevolg van de aandacht die de onderzoekspersonen krijgen en niet van de specifieke interventie. Alleen al het feit dat mensen in de gaten hebben dat ze geobserveerd worden, kan leiden tot veranderingen in houding en gedrag. Het verschijnsel heeft zijn naam te danken aan de bevindingen tijdens een onderzoek in een elektriciteitsbedrijf in het plaatsje Hawthorne.

Bestudeerd werd of een betere verlichting een gunstig effect op de arbeidsproductiviteit zou hebben. Versterking van de lichtintensiteit bleek gepaard te gaan met een hogere productie. Hetzelfde gebeurde echter bij een afname van de lichtintensiteit. Uiteindelijk werd duidelijk dat niet de verandering in lichtintensiteit, maar de aandacht voor de arbeidssituatie van de werknemers verantwoordelijk was voor de productiviteitsstijging. Het Hawthorne-effect kan zich bijvoorbeeld ook manifesteren in een evaluatieonderzoek waarin patiënten gevraagd wordt of ze baat hebben gehad bij een bepaalde medische behandeling. De meest doeltreffende remedie hiertegen is een (gerandomiseerde) controlegroep, die evenveel aandacht krijgt, maar niet de specifieke interventie.
- Het *sociale-wenselijkheidseffect*: het effect dat wordt veroorzaakt doordat onderzoekspersonen zich proberen te voegen naar de gepercipieerde normen en verwachtingen.
- Het *Pygmalioneffect*: het effect dat veroorzaakt wordt doordat een onderzoeker onbewust zo veel invloed uitoefent op de onderzoekssituatie, dat de gewenste resultaten nauwelijks kunnen uitblijven. Het effect is vernoemd naar Pygmalion, een koning uit de Griekse mythologie, die uit steen een vrouwenfiguur beeldhouwde, zo mooi dat hij er wanhopig verliefd op werd. Het was uiteindelijk Venus die hem de helpende hand bood en het beeld tot leven wekte. Ook het Pygmalioneffect stoelt op allerlei slecht begrepen psychologische interactiemechanismen tussen behandelaar en behandelde, die tot gevolg hebben dat de vermeende werkzaamheid tot een 'self-fulfilling prophecy' wordt.
- Het *noveltyeffect*: van innovaties en nieuwe technologieën gaat vaak een bijzondere aantrekkingskracht uit, een effect dat wegebt zodra het bijzondere gewoon is geworden. Zo gebeurt het bij patiënten met een chronische aandoening wel dat iedere nieuwe aanpassing in de behandelingsstrategie met een kortstondige verbetering van de gezondheidstoestand gepaard gaat.

De hier beschreven effecten treden vooral op bij subjectieve uitkomstmetingen, bijvoorbeeld bij zelfrapportage van gedrag en beleving. Hoewel in de praktijk van de gezondheidszorg van dit soort (schijn)effecten dankbaar gebruik wordt gemaakt, vormen ze toch een bedreiging voor de interne validiteit van het onderzoek. De gemeten effecten zijn immers gedeeltelijk uitgelokt door de onderzoekssetting waarin de interventie was ingebed, en gelden wellicht niet voor interventies bij de doelpopulatie in een onderzoeksvrije omgeving.

5.5 De externe validiteit geeft de mate van generaliseerbaarheid weer

De interne validiteit van een onderzoek geeft aan in hoeverre de verkregen uitkomsten correct zijn voor alle personen die eigenlijk onderzocht hadden moeten worden. Dit noemt men ook wel het domein van het onderzoek of de doelpopulatie ('target population'). De *externe validiteit* van een onderzoek verwijst daarentegen naar de *generaliseerbaarheid* van de onderzoeksresultaten. Deze is in hoge mate afhankelijk van de mate waarin personen buiten het domein van onderzoek worden gehouden (externe populatie), door het toepassen van in- en uitsluitcriteria. Strikte criteria bevorderen de homogeniteit in de onderzoekspopulatie en leiden tot goed interpreteerbare bevindingen voor dat subdomein. Het is dan een kwestie van beoordeling of de resultaten ook generaliseerbaar zijn naar andere subdomeinen. Zou men zeer ruime criteria hanteren, dan verkrijgt men een bonte mix van onderzoekspersonen die het onderzoeksresultaat misschien wel generaliseerbaar maken, maar vanwege de heterogeniteit lastig te interpreteren.

5.5.1 VAN ABSTRACTE DOMEINEN EN DOELPOPULATIES NAAR EEN ONDERZOEKSPOPULATIE

Het zal duidelijk zijn dat zowel de (interne) validiteit als de generaliseerbaarheid van een onderzoek sterk bepaald worden door de keuze van de onderzoekspopulatie. Eerder hebben we gezien dat het doel van epidemiologisch onderzoek is een epidemiologische vraagstelling te beantwoorden omtrent bijvoorbeeld het vóórkomen van een ziekte, of over de relatie tussen een ziekte en een of meer determinanten. Zo'n relatie kan worden weergegeven in de vorm van een epidemiologische functie (zie paragraaf 1.2) die laat zien op welke wijze het betreffende gezondheidskenmerk (de afhankelijke variabele) samenhangt met een reeks determinanten (de onafhankelijke variabelen).

Vragen voor epidemiologisch onderzoek kunnen worden onderscheiden in abstracte wetenschappelijke vragen en particularistische vragen (zie paragraaf 4.1). Abstracte, wetenschappelijke vragen zijn vragen waarop de antwoorden niet tijd- en plaatsgebonden zijn, zoals vragen naar oorzaken van ziekten. Een voorbeeld van een dergelijke vraag is of roken bij mensen een oorzaak is van het acuut myocardinfarct. Particularistische vragen hebben betrekking op de stand van zaken in een bepaalde populatie, op een bepaalde plaats, en op een bepaald moment. Particularistisch onderzoek is doorgaans beschrijvend. Een voorbeeld van een dergelijke vraag is hoeveel procent van de Limburgse jongeren anno 2010 rookt.

Bij het kiezen van de onderzoekspopulatie voor een wetenschappelijk onderzoek vormt de afbakening van het *domein* de eerste stap. Het domein is een abstract begrip waarmee men het type persoon beschrijft waarvoor men de epidemiologische functie wil gaan bestuderen. Men kan het domein naar believen inperken door restricties te formuleren met betrekking tot individuele kenmerken, bijvoorbeeld geslacht, ras en leeftijd. Men zal het domein vooral willen inperken wanneer men verwacht dat het effect van de primaire determinant op de bestudeerde uitkomst voor het ene subdomein wezenlijk anders zal zijn dan voor het andere subdomein (effectmodificatie, zie paragraaf 5.5.5). Wanneer bijvoorbeeld duidelijk is dat het effect anders zal zijn voor mannen dan voor vrouwen, voor blanken dan voor kleurlingen, voor mensen met dan wel zonder een bijkomende chronische aandoening enzovoort, dan zal men dit in de afbakening van het domein tot uitdrukking willen brengen, hetzij door het domein te beperken tot één categorie (alleen vrouwen, alleen kleurlingen, alleen mensen zonder chronische aandoening), hetzij door expliciet uit te gaan van twee (sub)domeinen waarover men afzonderlijke – en voldoende precieze – epidemiologische parameterschattingen wil vergaren.

Het domein van het onderzoek geeft dus aan op wie de resultaten van het onderzoek – de uitwerking van de epidemiologische functie – in eerste instantie van toepassing zijn. Gelet op het wetenschappelijke, abstracte karakter van de vraagstelling, gaat het hierbij om een denkbeeldige populatie, waarin bijvoorbeeld ook personen zijn opgenomen die nog geboren moeten worden en die te zijner tijd aan de domeincriteria zullen gaan voldoen.

Indien het domein van onderzoek is afgebakend, dient vervolgens een geschikte *bron* geïdentificeerd te worden die kan worden gebruikt om personen van het te bestuderen type in het onderzoek te krijgen. Voorbeelden van bronnen (steekproefkader) zijn het bevolkingsregister van een stad, de patiëntenpopulatie van een ziekenhuis, degenen die zijn ingeschreven bij een of meer huisartspraktijken, of de leden van een studentenvereniging. Belangrijk is dat de gekozen bron voldoende representanten van het domein bevat. De personen uit de bron die tot het domein behoren, vormen samen de *basispopulatie* voor het onderzoek. Binnen deze populatie wil men de voor het onderzoek relevante gebeurtenissen (blootstelling aan determinanten, ontstaan van de uitkomst) gaan bestuderen, omdat dit de personen zijn die informatie kunnen geven voor de epidemiologische functie.

De *onderzoekspopulatie* ten slotte, is dat deel van de basispopulatie bij wie we daadwerkelijk informatie gaan verzamelen ten behoeve van het onderzoek. Bij het maken van een selectie uit de basispopulatie zijn er in beginsel twee mogelijkheden:
– Iedereen uit de basispopulatie doet mee en we volgen al deze personen, of een deel daarvan, gedurende een bepaalde periode om vast te stellen wie ziek wordt en wie niet. Reden om niet de hele basispopulatie maar slechts een deel te volgen is bijvoorbeeld dat men uit oogpunt van efficiëntie personen met een bepaalde mate van blootstelling wil oververtegenwoordigen. In alle gevallen is er sprake van een cohortonderzoek.
– Men stelt eerst vast wie van de personen uit de basispopulatie ziek is geworden. Daarnaast wordt een steekproef (van niet-zieken) uit de basispopulatie gerekruteerd. Vervolgens wordt bij alle personen in de aldus gevormde onderzoekspopulatie de blootstelling aan de centrale determinant bepaald. We hebben dan een patiëntcontroleonderzoek met een (gesloten) basispopulatie als uitgangspunt. Het kiezen van een patiëntengroep en een referentiegroep zonder dat vooraf een basispopulatie is afgebakend, resulteert in patiëntcontroleonderzoek uitgaande van een dynamische populatie.

Bij het vaststellen van de onderzoekspopulatie voor een particularistisch onderzoek vormt niet de definitie van een abstract domein, maar het vaststellen van de concrete doelpopulatie de eerste stap. Inperking kan plaatsvinden op grond van geografische kenmerken (bijvoorbeeld: woonplaats) of andere relevante eigenschappen. Een voorbeeld van een doelpopulatie is de groep van 12-18-jarige Limburgers bij een onderzoek naar XTC-gebruik onder Limburgse jongeren. Ook nu is er behoefte aan een concrete bron of bronpopulatie om het onderzoek in de praktijk te kunnen uitvoeren, in de vorm van een lijst, register of bestand dat de doelpopulatie geheel of gedeeltelijk omvat. Belangrijk hierbij is dat de personen uit de doelpopulatie die in de bron vertegenwoordigd zijn, samen een representatieve afspiegeling vormen van alle personen in de doelpopulatie. In dit perspectief is het maar de vraag of het bevolkingsregister van Maastricht voldoet als bron voor een onderzoek naar XTC-gebruik onder Limburgse jongeren. Alle vertegenwoordigers van de doelpopulatie in de bron vormen weer samen de basispopulatie. De onderzoekspopulatie tot slot bestaat uit die personen uit de basispopulatie bij wie daadwerkelijk waarnemingen worden verricht: alle personen (census) of een deel ervan (steekproef).

Bij de vertaling van het domein (abstract wetenschappelijk onderzoek) of de doelpopulatie (particularistisch onderzoek) naar de onderzoekspopulatie kunnen gemakkelijk fouten ontstaan. Wanneer deze fouten systematisch van aard zijn, kan dit gevolgen hebben voor de generaliseerbaarheid. Dergelijke systematische verschillen tussen de onderzoekspopulatie en het domein of de doelpopulatie kunnen op verschillende niveaus en in verschillende stadia van het wervingsproces insluipen:
– sommige gemeenten weigeren hun bevolkingsregister open te stellen voor een onderzoeker;
– sommige personen in de bronpopulatie zullen van deelname aan het onderzoek moeten worden uitgesloten, omdat ze niet in staat zijn aan

het onderzoek deel te nemen (wegens comorbiditeit, comedicatie, tijdelijke afwezigheid, stoornissen van visus, gehoor, spraak, motoriek, enz.);
– andere personen, die wel gekwalificeerd zijn om deel te nemen, zullen zelf van deelname afzien;
– ook de personen die uiteindelijk in de steekproef terechtkomen, zullen uiteindelijk niet allemaal bij de analyse betrokken kunnen worden en meegerekend worden in de uiteindelijke resultaten (gebrek aan medewerking, uitval, gebrekkige therapietrouw).

De 'intakeprocedure' van een onderzoeksgroep is dus geplaveid met systematische fouten, maar ook is er sprake van toevallige (steekproef)fouten. Deze laatstgenoemde fouten verhinderen een precieze schatting van de bestudeerde parameters op populatieniveau, zowel in de beoogde populatie als in de feitelijke populatie.

5.5.2 REPRESENTATIVITEIT BIJ ONDERZOEK NAAR FREQUENTIES IS ANDERS DAN REPRESENTATIVITEIT BIJ ONDERZOEK NAAR OORZAAK-GEVOLGRELATIES

Een hoge interne validiteit kan worden gewaarborgd door ervoor te zorgen dat het onderzoek aan een aantal methodologische normen beantwoordt. Het niveau van externe validiteit laat zich daarentegen veel moeilijker toetsen aan de hand van objectieve wetenschappelijke spelregels en criteria. Generaliseren en abstraheren van onderzoeksinformatie vereist een weloverwogen oordeel over de vraag of de betrokken populaties en de geldende condities ten aanzien van relevante aspecten wel vergelijkbaar zijn.

Bij beschrijvend onderzoek naar een ziektefrequentie zal men om te kunnen generaliseren moeten beschikken over een onderzoekspopulatie die representatief is ten aanzien van alle determinanten van die ziekte. Een onderzoek naar de hiv-frequentie onder Amsterdamse druggebruikers zal men niet kunnen generaliseren naar alle druggebruikers in Europa, en voor onderzoek naar valfrequentie bij ouderen zal men niet kunnen volstaan met een onderzoek onder verpleeghuisbewoners in Rotterdam. Voor het generaliseren van oorzaak-gevolgrelaties ligt dat anders. Ook daar geldt dat de onderzoekspopulatie representatief moet zijn voor het domein, maar zij hoeft niet representatief te zijn voor alle determinanten van de betreffende ziekte, enkel voor de te bestuderen relatie zelf. Zo lijkt het goed verdedigbaar dat een effect van roken op het ontstaan van longkanker, gevonden in een onderzoek bij mannen, ook voor vrouwen zal gelden (hoewel er onder mannen meer gerookt wordt). De longen van vrouwen zullen immers eenzelfde reactie vertonen op de chemische prikkel van sigarettenrook als de longen van mannen. Men zal daarentegen minder snel geneigd zijn om een relatie tussen lichamelijke activiteit en osteoporose (botontkalking), gevonden in een onderzoek bij vrouwen, naar de mannelijke populatie te extrapoleren. Men mag immers veronderstellen dat de specifieke hormonale status van vrouwen het effect van lichamelijke activiteit op osteoporose zal kunnen beïnvloeden. Met andere woorden: geslacht is in het voorbeeld van roken en longkanker waarschijnlijk geen effectmodificator, maar modificeert vermoedelijk wel het effect van lichamelijke inspanning op osteoporose (zie paragraaf 5.5.5).

5.5.3 GENERALISEREN VAN KWALITATIEVE UITSPRAKEN GAAT BETER DAN GENERALISEREN VAN KWANTITATIEVE UITSPRAKEN

Generaliseerbaarheid van een onderzoeksresultaat is een rekbaar begrip. Op het in de vorige paragraaf genoemde voorbeeld waarin het effect van roken op longkanker bij mannen ook op vrouwen van toepassing werd verklaard, valt wel wat af te dingen, in die zin dat de sterkte van het effect bij mannen en vrouwen wellicht toch enigszins zal kunnen verschillen. Kwantitatief gezien (hoe sterk is het effect?) is het resultaat verkregen bij mannen dus wellicht niet precies te generaliseren naar vrouwen. Voor de praktijk heeft dat echter geen consequenties. Voor zowel mannen als vrouwen geldt dat roken zo'n sterke determinant is voor het risico op longkanker dat het iedereen ontraden moet worden. Kwalitatief (is er wel of geen effect?) zijn de onderzoeksresultaten in dit geval dus zeer goed te generaliseren.

Voor onderzoek met een duidelijke kwantitatieve vraagstelling (hoe groot, hoe sterk, hoe veel?) is een onderzoekspopulatie vereist die representatief is voor alle factoren die de sterkte van het effect kunnen beïnvloeden. In veel gevallen is het onderzoek echter uit op het vinden van kwalitatieve verbanden tussen determinanten en ziekte-uitkomsten. Dan kan volstaan worden met een onderzoekspopulatie die representatief is voor die kenmerken die de relatie heel sterk beïnvloeden. Dankzij dit fenomeen is het mogelijk in Nederland gebruik te maken van onderzoek dat in het buitenland is uitgevoerd, en kunnen de resultaten van onderzoek dat vijftig jaar geleden is uitgevoerd nog steeds gebruikt worden. Dankzij dit fenomeen is zelfs te rechtvaardigen dat voor een aantal medische vraagstellingen uitsluitend dierproeven worden uitgevoerd. In die gevallen kunnen de gebruikte proefdieren model staan voor de relatie die men eigenlijk bij mensen zou willen bestuderen.

5.5.4 SELECTIE IS VAAK EEN NUTTIG HULPMIDDEL, NIET ALLEEN EEN BEDREIGING

Een van de bedreigingen voor de (interne) validiteit van een epidemiologisch onderzoek is selectiebias (zie paragraaf 5.3.1). Uit de vorige paragraaf echter zou de lezer kunnen opmaken dat selectie onvermijdelijk is. Sterker, in hoofdstuk 4 hebben we gezien dat selectie juist als middel ingezet kan worden om de validiteit en de efficiëntie van een onderzoek te vergroten. Deze kennelijke tegenstrijdigheid is eenvoudig op te lossen: *selectie* is een middel in handen van de onderzoeker om een mooi onderzoek te ontwerpen en optimale interne validiteit te realiseren bij een zo laag mogelijke inspanning. Hij of zij moet er echter wel voor zorgen dat de selectie in gelijke mate optreedt voor de te vergelijken groepen, dat wil zeggen: de selectie moet non-differentieel zijn. Indien er sprake is van differentiële selectie, dus als de mate van selectie verschillend is voor de te vergelijken groepen, dan treedt *bias* op en wordt de interne validiteit van het onderzoek aangetast.

Zo is het in een cohortonderzoek naar het effect van het gebruik van een computermuis op het ontstaan van rsi-klachten een goed idee om het onderzoek uit te voeren bij 30-50-jarige fulltime-bureaumedewerkers van een groot verzekeringsconcern die meer dan vijf uur per dag met een muis werken, als dan de referentiegroep (met een laag gebruik van de muis) ook maar bestaat uit 30-50-jarige fulltimebureaumedewerkers van dat verzekeringsconcern. Door deze selectie is de kans op een valide antwoord op de vraagstelling bij een relatief lage inspanning groter dan wanneer men een random steekproef van alle volwassen Nederlanders zou nemen en deze zou indelen in muisgebruikers en niet-muisgebruikers. Toch zullen de resultaten waarschijnlijk goed naar de totale Nederlandse beroepsbevolking te generaliseren zijn.

Evenzo zal een patiëntcontroleonderzoek naar het effect van foliumzuur op het ontstaan van aangeboren hartafwijkingen best uitgevoerd kunnen worden bij kinderen met deze afwijking die in het VU Medisch Centrum worden geopereerd, als de controlegroep maar een goede afspiegeling vormt van de populatie waaruit de patiënten afkomstig zijn. Men kan dan bijvoorbeeld denken aan een controlegroep van kinderen met een andere ernstige aangeboren afwijking, waarvan mag worden aangenomen dat deze niet aan het gebruik van foliumzuur is gerelateerd. De resultaten van dergelijk onderzoek zullen internationaal gepubliceerd en gebruikt kunnen worden, ondanks de selectie.

5.5.5 EFFECTMODIFICATIE ALS TWEE GROEPEN EEN VERSCHILLEND EFFECT VERTONEN

Men spreekt van *effectmodificatie*, indien het effect van een determinant op de ziektefrequentie verschillend is (niet uniform is) voor de verschillende categorieën van een andere variabele (vaak een andere determinant van de ziekte). Een van de meest sprekende voorbeelden is het gecombineerde effect van alcohol en autorijden op het risico een verkeersongeval te krijgen. Beide factoren zijn apart ook risicofactoren voor het krijgen van een ongeluk, maar de combinatie van beide is een veel sterkere determinant van ongevallen dan ieder van de factoren afzonderlijk. Soortgelijke fenomenen ziet men als men de huidkleur betrekt bij de vraag of blootstelling aan zonlicht leidt tot huidkanker en als men de afweer betrekt bij de vraag of een infectieus agens zal leiden tot een manifeste infectie.

Effectmodificatie is een verschijnsel van de werkelijkheid dat men kan bestuderen, net zoals het effect van de determinant op het ontstaan van ziekte een te bestuderen verschijnsel is van de werkelijkheid. Hieraan ten grondslag liggen de biologische concepten *synergisme*, dat wil zeggen: de wederzijdse samenwerking van twee of meer factoren bij het tot stand brengen van een biologisch effect, en *antagonisme*, dat wil zeggen: de wederzijdse tegenwerking van twee of meer factoren bij het tot stand brengen van een biologisch effect. Synergisme en antagonisme spelen zich dus af op het individuele, biologische niveau. In hoeverre synergisme en antagonisme tot expressie komen als effectmodificatoren in een epidemiologisch onderzoek, hangt af van de vraag of het onderzoek geschikt is om deze ingewikkeldere vormen van oorzaak-gevolgrelaties bloot te leggen. Het onderzoek moet bijvoorbeeld voldoende personen bevatten om effectmodificatie van toevallige variatie te kunnen onderscheiden.

Effectmodificatie kan men bestuderen door het effect van de primaire determinant op de ziektefrequentie apart te bestuderen voor verschillende categorieën van de potentiële effectmodificator. Er is sprake van effectmodificatie als het effect in de ene categorie substantieel groter of kleiner is dan in de andere categorie, rekening houdend met de precisie van de effectschattingen. Wanneer men de gegevens uit een epidemiologisch onderzoek bestudeert met een multivariabel regressiemodel, dan kan men effectmodificatie bestuderen door interactietermen op te nemen in het regressiemodel (zie paragraaf 5.3.2).

In casus 5.8 wordt een hypothetisch voorbeeld uitgewerkt van effectmodificatie van roken op de relatie tussen asbestexpositie en longkanker.

Casus 5.8 Asbest, longkanker en roken

Stel, men doet een cohortonderzoek naar de relatie tussen de blootstelling aan asbest en longkanker bij een industriële populatie die aan asbest is blootgesteld (A_1) en een controlegroep van werknemers die niet aan asbest zijn blootgesteld (A_0). Beide groepen tellen een aantal sigarettenrokers (S_1) en een aantal niet-rokers (S_0). Op basis van de blootstelling aan deze beide determinanten van longkanker kunnen vier verschillende expositiegroepen worden onderscheiden: A_0S_0, A_1S_0, A_0S_1 en A_1S_1. Neem aan dat in het onderzoek voor deze subpopulaties de volgende risico's van longkanker worden gevonden:
- $R_{a0S0} = R_{00} = 23/100.000/$jaar;
- $R_{a1S0} = R_{10} = 117/100.000/$jaar;
- $R_{a0S1} = R_{01} = 244/100.000/$jaar;
- $R_{a1S1} = R_{11} = 1244/100.000/$jaar.

Voor deze subpopulaties, bestaande uit personen met verschillende combinaties van rookgedrag en asbestexpositie, kunnen attributieve en relatieve risico's op longkanker worden berekend ten opzichte van de subpopulatie met de laagste longkankerincidentie, waarvan de leden geen sigaretten roken en niet aan asbest zijn blootgesteld (achtergrondrisico):
- $RR_{00} = R_{00}/R_{00} = 1,0$;
- $RR_{10} = R_{10}/R_{00} = 5,1$;
- $RR_{01} = R_{01}/R_{00} = 10,6$;
- $RR_{11} = R_{11}/R_{00} = 54,1$;
- $AR_{00} = R_{00} - R_{00} = 0$;
- $AR_{10} = R_{10} - R_{00} = 94/100.000/$jaar;
- $AR_{01} = R_{01} - R_{00} = 221/100.000/$jaar;
- $AR_{11} = R_{11} - R_{00} = 1221/100.000/$jaar.

Duidelijk is dat asbest en sigaretten samen een veel groter risico met zich meebrengen dan elk van deze longkankerdeterminanten afzonderlijk. Betekent dit nu dat er effectmodificatie is? Als men naar de relatieve risico's kijkt en men vermenigvuldigt het effect van asbest (RR = 5,1) met dat van roken (RR = 10,6), dan komt men ongeveer uit in de buurt van wat men aan risicoverhoging vindt in de groep met gecombineerde blootstelling (RR = 54,1). Met andere woorden: er lijkt geen sprake te zijn van interactie op de schaal van relatieve risico's. Kijkt men echter naar de attributieve risico's, dan is er duidelijk wel sprake van interactie, want het extra risico in de groep met gecombineerde blootstelling (AR = 1221/100.000/jaar) is vele malen groter dan de som van de afzonderlijke effecten (AR = 94 + 221 = 315/100.000/jaar). Het hangt dus af van het model dat men hanteert: het relatief-risicomodel (ook wel *multiplicatief model* genoemd) of het attributief-risicomodel (ook wel het *additief model* genoemd).

Bekijkt men het vanuit het standpunt van de onderzoekspersonen in de populatie, dan ziet men dat er een heleboel personen zijn (1244 − 224 − 117 + 23 = 926/100.000/jaar) die zonder de gecombineerde blootstelling niet ziek geworden zouden zijn. Voor de individuele interpretatie is het additief model dus doorgaans informatiever. Afwezigheid van effectmodificatie op multiplicatieve schaal geeft inzicht in de (causale) effecten van roken: het risico wordt ruim tien-

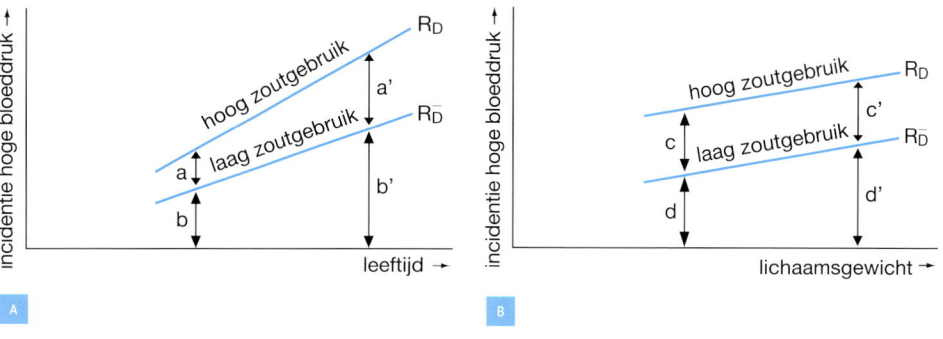

Figuur 5.8 Illustratie van effectmodificatie op een additieve schaal (A) en op een multiplicatieve schaal (B).

maal zo groot, ongeacht de eventuele aanwezigheid van asbest als andere belangrijke risicofactor. Bedenk overigens dat dit een bijzondere situatie is en dat er doorgaans van enige effectmodificatie op additieve én op multiplicatieve schaal sprake zal zijn. Bovendien kan in patiëntcontroleonderzoek alleen inzicht in de multiplicatieve schaal worden verkregen, omdat in dergelijk onderzoek alleen een relatief risico of een odds ratio kan worden berekend, en geen attributief risico.

Confounding en effectmodificatie als gevolg van een externe variabele kunnen in verschillende combinaties optreden. Soms is er geen confounding en geen effectmodificatie. In andere gevallen is er alleen confounding en geen effectmodificatie. In weer andere gevallen is er zowel confounding als effectmodificatie. Ten slotte kan het voorkomen dat de effectmodificatie zo sterk is, dat confounding een 'non-issue' is: indien het bestudeerde effect voor de verschillende strata van een variabele sterk uiteenloopt, is er mogelijk wel sprake van confounding door die variabele, maar geeft het geen pas een voor confounding gecorrigeerde samenvattende effectmaat te berekenen. Blijkbaar is geen sprake van één effect, maar van verschillende effecten voor verschillende subgroepen in de onderzoekspopulatie, die als zodanig gescheiden gerapporteerd dienen te worden.

Effectmodificatie is bij wijze van spreken van een hogere orde dan confounding. Confounding is een hinderlijk rookgordijn binnen het datamateriaal, dat het zicht op de werkelijke (causale) relaties tussen de variabelen belemmert. Door een voor de invloed van een potentiële confounder gecorrigeerde schatting van de effectparameter te maken, krijgt men tevens een indruk van de grootte van de vertekening. Effectmodificatie is een weerspiegeling van de werkelijke situatie in de populatie en geeft juist de natuurlijke variatie weer in de mate waarin mensen reageren op specifieke determinanten.

De onderzoeker kan ervoor kiezen de aanwezigheid van effectmodificatie te bestuderen. Voorop staat hierbij de vraag of men überhaupt geïnteresseerd is in effectmodificatie. Indien deze vraag een positief antwoord oplevert, dient men vervolgens het bestaan van effectmodificatie aan te tonen, door middel van inspectie van de data en het bestuderen van de verschillen tussen de stratumspecifieke effecten, rekening houdend met de precisie. Is men niet geïnteresseerd in effectmodificatie, dan dient men toch na te gaan of er grote verschillen bestaan tussen de strata, omdat het berekenen van een gewogen gemiddelde van twee totaal verschillende effecten geen pas geeft. In figuur 5.8 wordt het principe van effectmodificatie nog eens grafisch uitgebeeld.

5.6   Voorbeelden

In dit hoofdstuk is een achttal casus gepresenteerd met voorbeelden van vertekening door confounding (casus 5.5, 5.6 en 5.7), selectiebias (casus 5.1 en 5.2) of informatiebias (casus 5.3 en 5.4), van de manieren om in opzet en analyse van epidemiologisch onderzoek de validiteit te verbeteren (met name casus 5.7 over matchen) en van de manieren om effectmodificatie te bestuderen (casus

5.8). Zonder problemen is dit arsenaal met vele andere voorbeelden uit te breiden. Eigenlijk biedt vrijwel elk artikel over een epidemiologisch onderzoek een voorbeeld van een worsteling met de verschillende vormen van bias, inclusief een beschrijving van de wijze waarop de onderzoekers het specifieke probleem hebben aangepakt. Hoewel elk probleem in de uitwerking uniek is, en veel creativiteit van onderzoekers vraagt bij het zoeken naar oplossingen, is het algemene schema uit dit hoofdstuk een nuttige kapstok om de bedreigingen van de validiteit te rubriceren: selectiebias, informatiebias en confounding.

Praktijkvoorbeelden van effectmodificatie zijn veel moeilijker te vinden. Het feit dat niet iedereen tuberculose krijgt na blootstelling aan de tuberkelbacil en het feit dat aspirine niet in alle gevallen pijn kan verlichten, is een bewijs dat effectmodificatie wijdverbreid aanwezig is. Toch zijn er maar weinig epidemiologische onderzoeken waarin effectmodificatie kwantitatief overtuigend wordt gedemonstreerd, waarschijnlijk omdat men voor het aantonen van effectmodificatie veel grotere aantallen onderzoekspersonen nodig heeft dan er in de meeste onderzoeken aanwezig zijn.

Kernpunten

- Onderzoeksresultaten kunnen een vertekende weergave van de werkelijkheid geven.
- Om effecten van determinanten zuiver te kunnen schatten, dient de epidemiologische functie volledig en correct te zijn.
- De schatting van de parameters in de epidemiologische functie dient een valide en precies beeld te geven van wat er werkelijk aan de hand is.
- Operationaliseren is de vertaalslag van concept naar meetinstrument.
- Meetinstrumenten en onderzoek zijn valide als systematische fouten ontbreken; ze zijn precies als er weinig toevallige fouten zijn.
- Precisie wil zeggen dat je bij herhaling hetzelfde resultaat verkrijgt.
- Steekproefomvang, spreiding en meetfout bepalen de mate van precisie.
- De mate van precisie druk je uit met een betrouwbaarheidsinterval.
- De precisie wordt beter door een grotere steekproef, een kleinere meetfout en efficiëntere onderzoeksdesigns.
- Validiteit is het ontbreken van bias (vertekening).
- Er zijn in hoofdzaak drie soorten bedreigingen van de validiteit: selectiebias, informatiebias en confounding.
- Vertekening moet bestreden worden door een slimme onderzoeksopzet; alleen voor confounding kun je achteraf nog goed corrigeren.
- Niet alle vertekening is een gevolg van selectiebias, informatiebias of confounding.
- Regressie naar het gemiddelde ontstaat als je onderzoekspersonen met extreme waarden selecteert en later nog een keer meet.
- Door subjectieve waarnemingen en onbegrepen interventies kunnen schijneffecten ontstaan.
- De externe validiteit van een onderzoek geeft de mate van generaliseerbaarheid weer.
- Onderzoek begint met de definitie van het domein of de doelpopulatie; vertaling hiervan naar de onderzoekspopulatie is de volgende stap.
- Representativiteit heeft bij onderzoek naar frequenties een andere status dan bij onderzoek naar oorzaak-gevolgrelaties.
- Generaliseren van kwalitatieve uitspraken gaat beter dan generaliseren van kwantitatieve uitspraken.
- Selectie is vaak een nuttig hulpmiddel om de interne validiteit en doelmatigheid te vergroten.
- Effectmodificatie treedt op als subgroepen in de populatie een verschillend effect vertonen.

Aanbevolen literatuur

Altman DG. Practical statistics for medical research. 2nd ed. London: Chapman & Hall; 2010.
Armstrong BK, White E, Saracci R. Principles of exposure measurement in epidemiology. Oxford: Oxford University Press; 2008.
Bland M. An introduction to medical statistics. 3rd ed. New York: Oxford University Press; 2000.
Dawson B, Trapp RG. Basic and clinical biostatistics. 4th ed. New York: McGraw-Hill/Appleton & Lange; 2004.
Elwood JM. Critical appraisal of epidemiological studies and clinical trials. 3rd ed. New York: Oxford University Press; 2007.

Fletcher RH, Fletcher SW. Clinical epidemiology: The essentials. 4th ed. Philadelphia: Lippincott, Williams & Wilkins; 2005.

Gauch RR. It's great! Oops, no it isn't. Why clinical research can't guarantee the right medical answers. New York Springer Science; 2009.

Gordis L. Epidemiology. 4th ed. Philadelphia: WB Saunders; 2009.

Grobbee DE, Hoes AW. Clinical Epidemiology. Principles, methods and applications for clinical research. Boston: Jones and Bartlett Publishers; 2009.

Haynes RB, Sackett DL, Guyatt GH, Tugwell P. Clinical epidemiology: How to do clinical practice research. 3rd ed. Philadelphia: Lippincott, Williams & Wilkins; 2006.

Hofman A, Grobbee DE, Lubsen J. Klinische epidemiologie. 2e druk. Maarssen: Elsevier Gezondheidszorg; 2002.

Kleinbaum DG, Klein M. Logistic regression: A self-learning text. 2nd ed. New York: Springer Verlag; 2005.

Rothman KJ, Greenland S, Lash TL. Modern epidemiology. 3rd ed. Philadelphia: Lippincott, Williams & Wilkins; 2008.

Rothman KJ. Epidemiology: An introduction: New York: Oxford University Press; 2002.

Selvin S. Statistical analysis of epidemiological data. 3rd ed. Oxford: Oxford University Press; 2004.

Simon S. Statistical evidence in medical trials. Oxford: Oxford University Press; 2006

Weiss NS. Clinical epidemiology: The study of the outcome of illness. 3rd ed. New York: Oxford University Press; 2006.

Zielhuis GA, Heydendael PHJM, Maltha JC, Riel PLCM van. Handleiding medisch-wetenschappelijk onderzoek. 5e druk. Maarssen: Elsevier Gezondheidszorg; 2010.

Opdrachten

1 VOEDINGSVEZEL EN APPENDICITIS

Inleiding

Voedingsvezel is een verzamelnaam voor verschillende stoffen die uitsluitend in plantaardige producten worden aangetroffen. De verschillende vezelstoffen hebben met elkaar gemeen dat ze in het maag-darmkanaal niet of nauwelijks worden verteerd. Toch heeft voedingsvezel wel degelijk invloed op het functioneren van het menselijk organisme, met name op de darmfunctie. Vezelstoffen binden water en beïnvloeden op deze manier het gewicht (groter), het volume (groter) en de viscositeit (lager) van de onverteerde voedselresten in het maag-darmkanaal: de feces. Als gevolg hiervan veranderen onder meer de ontlastingsfrequentie (vaker), de darmpassagetijd van het onverteerde voedsel (korter), de inwendige druk in de buik bij het 'ontlasten' van de darmen (lager), het verzadigingsgevoel (minder gauw honger) en de mate waarin energie, eiwitten, vetten en mineralen via het darmslijmvlies in de bloedsomloop worden opgenomen. Ook heeft voedingsvezel invloed op de samenstelling van de darmflora (aard en hoeveelheid van de in het maag-darmkanaal aanwezige micro-organismen). Ten slotte bevordert voedingsvezel de uitscheiding van galzouten via de feces. Aan voedingsvezel wordt een beschermende werking toegedicht bij verschillende ziekten, waaronder appendicitis (blindedarmontsteking).

Acute appendicitis vormt in Nederland en in vele andere westerse landen nog steeds een van de belangrijkste indicaties voor opname in het ziekenhuis, ook al loopt de incidentie sedert enkele decennia gestaag terug. Appendectomie (= het operatief verwijderen van de appendix) is zelfs de meest voorkomende spoedoperatie. Naar schatting raakt 10-20% van alle Nederlanders in de loop van het leven zijn of haar blindedarm kwijt. Opvallend is dat de diagnose 'appendicitis' het vaakst gesteld wordt bij jongeren van 10-25 jaar, in andere opzichten doorgaans de meest gezonde leeftijdscategorie. Appendicitis is een ontstekingsproces dat het appendixweefsel aantast. Het risico op perforatie van de appendixwand en daarmee samenhangende buikvliesontsteking vorm de belangrijkste indicatie voor operatief ingrijpen. Appendicitis openbaart zich met pijn in de buikstreek, koorts, misselijkheid en braken. Laboratoriumonderzoek (bloedbezinking, leukocytenaantal in het bloed, erytrocyten in het urinesediment) kan verdere aanwijzingen verschaffen over de aanwezigheid van de ziekte. De verschillende klachten en symptomen zijn echter niet erg specifiek. Bij 10-30% van alle operaties wordt dan ook een appendix weggehaald die bij histologisch onderzoek gezond blijkt te zijn.

Probleemschets

a Drs. V. Ezel – zeg maar Vic – is onlangs door de afdeling Interne Geneeskunde van het Universitair Medisch Centrum te Rommeldam in dienst genomen om zich te gaan bezighouden met epidemiologisch onderzoek naar ziekten van het maag-darmkanaal. Acute appendicitis prijkt boven aan de prioriteitenlijst.
  Formuleer verschillende onderzoeksvragen die Vic in het kader van een epidemiologisch onderzoek naar appendicitis bij de kop zou kunnen nemen.

b Om zich te oriënteren op de problematiek inzake appendicitis besluit Vic allereerst na te gaan wat er op basis van beschrijvend epidemiologisch onderzoek zoal bekend is over het voorkomen van appendicitis. Met behulp van gegevens uit de ziekenhuisdiagnosestatistiek stelt hij voor de gezondheidsregio waartoe R. behoort vast hoe vaak gedurende het laatste jaar waarover gegevens voorhanden zijn (2009), appendicitis werd gediagnosticeerd bij personen uit verschillende leeftijdscategorieën. Het gevonden aantal (histologisch bevestigde) appendicitisgevallen per leeftijdscategorie relateert hij aan het totaal aantal inwoners behorende tot de desbetreffende leeftijdscategorie. Op grond van een onderlinge vergelijking van de aldus verkregen cijfers trekt Vic de conclusie dat 10-20-jarigen bijna tweemaal zoveel kans hebben door een blindedarmontsteking te worden getroffen dan 40-50-jarigen en dat jongere mensen dus blijkbaar in verhoogde mate blootstaan aan een of meer etiologische factoren die van invloed zijn op het ontstaan van appendicitis.

Welke epidemiologische maten heeft Vic berekend als basis voor zijn uitspraak? Leg uit waarom Vics vergelijking mank gaat.

c Na enig spitwerk in de literatuur stuit Vic op een belangwekkende publicatie waarin wordt beschreven dat landen die behoren tot het Duitse taalgebied een driemaal zo hoge appendectomiefrequentie en een driemaal zo hoge appendicitissterfte hebben als andere West-Europese landen. Enthousiast gaat Vic op zoek naar mogelijke risicofactoren (persoonskenmerken, milieufactoren, leefwijzen (hoge vleesconsumptie, lage vezelconsumptie?)) die karakteristiek zijn voor de inwoners van Duitstalige landen.

Geef verschillende verklaringen voor de geconstateerde verschillen in appendectomiefrequentie en appendicitissterfte.

d Aan de hand van de beschikbare statistische gegevens over het jaar 2009, berekent Vic vervolgens het letaliteitspercentage (uitkomst 0,02%) en het sterftecijfer (uitkomst 2 per 1000).

Over welke gegevens moet Vic beschikken om het letaliteitspercentage en het sterftecijfer voor appendicitis te kunnen berekenen? Geef aan waarom de berekeningen van Vic niet kunnen kloppen.

e Vic besluit zijn onderzoek te gaan richten op de vraag of het eten van veel voedingsvezel het risico op het krijgen van een blindedarmontsteking vermindert. Hij overweegt een ecologisch onderzoek. Dergelijk onderzoek is in het verleden reeds veelvuldig uitgevoerd, en heeft min of meer aan de basis gestaan van de hypothese die Vic wil gaan onderzoeken.

Welke typen ecologisch-epidemiologisch onderzoek worden onderscheiden? Wat is uit methodologisch oogpunt de belangrijkste tekortkoming van ecologisch-epidemiologisch onderzoek?

f Bij epidemiologisch onderzoek naar de oorzaken van een ziekte maakt men onderscheid tussen erfelijke factoren en niet-erfelijke factoren (persoonskenmerken, gedrag, omgeving).

Welke methoden van epidemiologisch onderzoek zijn in het bijzonder geschikt zijn om de bijdragen van erfelijke en niet-erfelijke factoren aan het voorkomen van een ziekte uiteen te rafelen?

g Vic besluit uiteindelijk een patiëntcontroleonderzoek te doen naar de relatie tussen vezelconsumptie en appendicitis. Uitgangspunt van het onderzoek vormt de hypothese dat patiënten die wegens een blindedarmontsteking in het ziekenhuis worden opgenomen, vaker een lage vezelconsumptie (< 20 gram per dag) hebben dan controlepersonen.

Geef, in de context van het patiëntcontroleonderzoek naar de relatie tussen voedingsvezel en appendicitis, een voorbeeld van mogelijke selectiebias, informatiebias en confounding.

h *Geef voor het beoogde onderzoek kort aan hoe Vic de patiënten en de controlepersonen het best kan kiezen. Aan welke kenmerken moeten de personen in de patiëntengroep en in de controlegroep voldoen?*

i In hoofdstuk 6 van dit boek worden criteria besproken die gebruikt kunnen worden bij de beoordeling van de causaliteit van een epidemiologische relatie tussen een risicofactor en een ziekte: (interne) validiteit, sterkte van het verband, biologische plausibiliteit, (externe) consistentie, dosis-responsrelatie, analogie en een specifieke tijdsrelatie tussen risicofactor en ziekte.

Over welke van deze criteria kan op grond van de resultaten van dit patiëntcontroleonderzoek een uitspraak worden gedaan en over welke niet?

j *Is het op basis van de resultaten van het voorgenomen patiëntcontroleonderzoek te zijner tijd mogelijk een kwantitatieve schatting te maken van de bijdrage van een lage vezelconsumptie aan het voorkomen van appendicitis in de totale bevolking? Over welke aanvullende gegevens moet men beschikken om een dergelijke schatting te kunnen maken?*

k Geconfronteerd met alle obstakels en valkuilen van een patiëntcontroleopzet overweegt Vic een cohortonderzoek op te zetten ondanks een aantal praktische bezwaren van deze onderzoeksvorm (o.a. veel onderzoekspersonen, langdurige follow-up, hoge kosten).

Voor welke potentiële bronnen van vertekening uit patiëntcontroleonderzoek biedt een cohortonderzoek mogelijke oplossingen? Kan een cohortonderzoek naar de relatie tussen vezelconsumptie en appendicitis in de praktijk ook retrospectief worden uitgevoerd?

l Vic overweegt veel vegetariërs als deelnemers aan het cohortonderzoek te werven omdat zij, door hoge vezelinname, een gunstig risicoprofiel voor appendicitis lijken te hebben. Uit eerder onderzoek blijkt dat Nederland ongeveer 1% volwassen vegetariërs heeft. Door middel van een advertentiecampagne via reformwinkels en in gezondheidsbladen denkt Vic dit percentage in zijn onderzoekspopulatie te kunnen ophogen tot ongeveer 4%.

Is het een probleem dat het onderzoek op deze manier niet representatief meer is?

m Een probleem bij voedingsepidemiologisch onderzoek is dat verschillende nutriënten in vaste combinaties in voedingsmiddelen voorkomen. Hierdoor wordt het moeilijk het effect van de voeding op het voorkomen van ziekte toe te schrijven aan één specifieke voedingsstof.

Welk type epidemiologisch onderzoek is het meest geschikt om de etiologische betekenis van afzonderlijke voedingsstoffen aan te tonen?

n In het ziekenhuis waar Vic is aangesteld worden alle patiënten met (vermoede) appendicitis al gedurende een reeks van jaren op dezelfde wijze geopereerd. Uit recent onderzoek blijkt dat met een andere manier van 'aansnijden' een beter behandelingsresultaat verkregen zou kunnen worden. Vic besluit een klinisch experiment op te zetten om een antwoord te krijgen op de vraag of de nieuwe techniek (B) inderdaad betere resultaten geeft dan de conventionele methode (A).

Geef in enkele trefwoorden aan hoe Vic zo'n onderzoek moet opzetten om geldige conclusies te kunnen trekken.

2 ETIOLOGIE VAN CORONAIRE HARTZIEKTE

In de jaren 1960-1969 vond in Evans County, Georgia, VS, de Evans County Heart Study plaats, een prospectief cohortonderzoek dat zich in hoofdzaak richtte op de vraag in hoeverre psychosociale processen een rol spelen bij de etiologie van chronische ziekten, in het bijzonder coronaire hartziekte (CHD). Het cohort bestond uit 609 blanke mannen, 40-76 jaar oud, die bij aanvang van het onderzoek geen CHD hadden. Gedurende de follow-upperiode van 7 jaar werden 71 nieuwe gevallen van CHD geïdentificeerd. Tijdens de baselinemeting werden naast catecholamines (CAT) diverse andere determinanten van CHD gemeten, waaronder de sociaaleconomische status (SESG; 1 = hogere klasse, 0 = lagere klasse), het roken van sigaretten (1 = ooit, 0 = nooit), en de systolische bloeddruk (systolic blood pressure = SBP; mm Hg).

In de analyse die bedoeld was om het effect van sociaaleconomische status (SESG) op het ontstaan van coronaire hartziekte (CHD) te evalueren, werd gecorrigeerd voor de effecten van twee potentiële confounders: het roken van sigaretten (smoking = SMK) en de systolische bloeddruk (SBP).

Van twee epidemiologische functies – met een verschillende reeks onafhankelijke variabelen – werd via logistische regressieanalyse nagegaan hoe goed deze in staat waren de aan- of afwezigheid van CHD te verklaren. De onafhankelijke variabelen in elk van beide modellen en de bijbehorende geschatte regressiecoëfficiënten staan vermeld in tabel 5.12.

(Bron: Cassel JC. Summary of major findings of the Evans County heart disease study. Arch Int Med 1971;128:887-9.)

Tabel 5.12 Onafhankelijke variabelen en geschatte regressiecoëfficiënten in twee modellen

	variabele	coëfficiënt
model 1	constante	−4,557
	SESG	−0,309
	SBP	0,013
	SMK	0,707
model 2	constante	−4,354
	SESG	−0,140
	SBP	0,011
	SMK	−0,730
	SESG x SBP	0,003
	SESG x SMK	−0,042

a Geef voor beide bovengenoemde modellen de epidemiologische functie weer, die het risico op CHD beschrijft aan de hand van de onafhankelijke variabelen SESG, SMK en SBP en hun onbekende parameters (b_0, b_1, b_2, enz.; dus nog zonder getallen).

b Hoe zien de beide epidemiologische functies eruit als het risico op CHD wordt vervangen door de natuurlijke logaritme van de odds van CHD (ln odds = logit)?

c Schat, uitgaande van model 2, het risico op CHD voor een rokende man uit de hogere sociaaleconomische klasse, die een bloeddruk heeft van 150 mm Hg. Geef in je eigen woorden weer wat deze uitkomst betekent.

d Schat, uitgaande van model 1, het risico op CHD voor:
  1 een roker uit de hogere sociaaleconomische klasse met een systolische bloeddruk van 150 mm Hg;
  2 een roker uit de lagere sociaaleconomische klasse met een systolische bloeddruk van 150 mm Hg.

Vergelijk het risico voor persoon 1 met het bij vraag 3 geschatte risico. Waarom zijn deze risico's niet exact aan elkaar gelijk?

Bereken het relatieve risico op CHD voor persoon 1 ten opzichte van persoon 2. Geef in eigen woorden weer wat deze uitkomst betekent.

e Indien de gepresenteerde gegevens afkomstig zouden zijn geweest uit een patiëntcontroleonderzoek in plaats van een prospectief cohortonderzoek, was het dan ook mogelijk geweest de hiervoor gevraagde risico's te schatten?

Als dit inderdaad een patiëntcontroleonderzoek was geweest, welke associatiemaat had je dan mogen berekenen op basis van de bovenstaande modellen?

f Schat, uitgaande van model 1, de odds ratio die het effect van sociaaleconomische status op CHD weergeeft, gecorrigeerd voor rookgedrag en systolische bloeddruk. Interpreteer de bevindingen.

g Bereken op basis van model 1 de odds ratio voor een persoon met een systolische bloeddruk (bovendruk) van 170 ten opzichte van een persoon met een bovendruk van 120 mm Hg, gecorrigeerd voor sociaaleconomische status en roken.

h Geef, uitgaande van model 2, de formule van de odds ratio voor het effect van sociaaleconomische status op CHD, gecorrigeerd voor roken en systolische bloeddruk.

Hoe had deze formule voor de odds ratio eruitgezien, indien sociaaleconomische status als (−1,1) in plaats van (1,0) gecodeerd zou zijn?

i Veronderstel nu dat de sociaaleconomische status niet gemeten is als een dichotome variabele, maar als een variabele met drie verschillende categorieën (laag, middel, hoog). Hoe zou het logistische model (logit-vorm) zonder interactietermen er in dat geval hebben uitgezien?

Geef op basis van dit model de formule voor de odds ratio, waarbij personen met een hogere sociaaleconomische status vergeleken worden met personen met een lagere sociaaleconomische status, rekening houdend met de invloed van de andere kenmerken.

Zie voor de antwoorden op de opdrachten:
www.bsl.nl/epidemiologischonderzoek.

Etiologie

6

Leerdoelen

Na bestudering van dit hoofdstuk is de lezer in staat:
1 een vraagstelling naar oorzaken van ziekte te vertalen in een epidemiologische functie, met gebruikmaking van theoretische kennis uit een etiologisch model;
2 causaliteit te onderscheiden van associatie;
3 onderscheid te maken tussen niet-noodzakelijke, noodzakelijke en voldoende oorzaken, en deze begrippen onderling met elkaar in verband te brengen;
4 het resultaat van etiologisch onderzoek te interpreteren in termen van causaliteit, mede aan de hand van een set gangbare criteria;
5 een globaal ontwerp te maken voor een epidemiologisch onderzoek voor het bestuderen van een etiologische vraagstelling.

6.1 Inleiding: wegwijs in het complexe veld van oorzaak-gevolgredeneringen

In dit hoofdstuk zal worden getracht enige systematiek te brengen in het complexe veld van oorzaak-gevolgredeneringen die betrekking hebben op de uitkomsten van observationeel (niet-experimenteel) epidemiologisch onderzoek. Allereerst wordt de terminologie geïntroduceerd en worden verbindingen gelegd met de in eerdere hoofdstukken centraal geplaatste epidemiologische functie. In paragraaf 6.2 wordt een model uitgewerkt van causaliteit en wordt besproken hoe men de bevindingen van één studie causaal kan interpreteren. Tevens bespreken wij een aantal criteria waarmee men kan afwegen of de bevindingen van meerdere onderzoeken al dan niet wijzen op een causaal verband. Aan het slot van dit hoofdstuk worden enkele belangrijke toepassingsgebieden van etiologisch onderzoek besproken en enkele voorbeelden gegeven.

6.1.1 DOEL VAN ETIOLOGISCH ONDERZOEK: VERKLAREN OF SELECTEREN

De etiologische epidemiologie richt zich op het achterhalen van de oorzaken van het ontstaan en het verloop van ziekte en gezondheidsproblemen. Het gaat dus om 'de wereld achter de associaties', in de zin dat men antwoorden zoekt op *causaliteitsvragen*. Weliswaar is het interessant om te weten dat bijvoorbeeld een hogere sociaaleconomische status is geassocieerd met een langere levensverwachting, maar in de etiologische epidemiologie wil men dan toch wel weten hoe deze associatie valt te verklaren: door genetische selectie, door leefstijlfactoren (roken, lichaamsbeweging, bepaalde voedingskenmerken) of door bepaalde leefomstandigheden (luchtverontreiniging, hygiëne, beroepsmatige expositie). In algemene termen geformuleerd richt de etiologische epidemiologie zich op de bijdrage van oorzakelijke determinanten (etiologische factoren) aan het ontstaan of het verloop van een bepaalde aandoening. Heeft men eenmaal de belangrijkste causale determinanten geïdentificeerd, dan vormt dit de basis voor het ontwerpen en toepassen van preventieve maatregelen: een vaccin tegen een bepaalde bacterie die verantwoordelijk is voor een infectieziekte, een voorlichtingscampagne gericht op verandering van aspecten van de leefstijl, een wettelijke maatregel gericht op het terugdringen van niveaus van milieuverontreiniging, enzovoort.

In de praktijk zal men niet altijd in staat zijn interventies te ontwerpen die de etiologische factor kunnen wegnemen; factoren als genetische variatie, leeftijd, geslacht en intelligentie zijn immers niet door praktisch toepasbare interventies te beïnvloeden. Kennis van niet-modificeerbare causale determinanten is wel van belang om het etiologische beeld compleet te maken, waardoor men bijvoorbeeld beter begrijpt waarom de ene persoon wel en de andere persoon niet een bepaalde ziekte ontwikkelt, ondanks het feit dat ze aan dezelfde determinant blootstaan.

In paragraaf 1.2.6 is *risicostratificatie* genoemd als een van de toepassingen van determinantenonderzoek. Kennis over bijvoorbeeld de rol van leeftijd en geslacht als determinanten voor het risico op borstkanker maakt het mogelijk dat het bevolkingsonderzoek naar borstkanker vooralsnog beperkt blijft tot vrouwen in de leeftijd van 50-70 jaar. Deze toepassing behoort echter niet tot de etiologie maar tot de beschrijvende epidemiologie, omdat ook met sterk geassocieerde, niet-causale determinanten heel goed risicogroepen geïdentificeerd kunnen worden.

6.1.2 RISICOFACTOREN VOOR HET ONTSTAAN VAN ZIEKTE ZIJN NIET NOODZAKELIJKERWIJS OOK DE FACTOREN DIE HET VERLOOP VAN DE ZIEKTE VERKLAREN

De etiologische epidemiologie richt zich op de *risicofactoren* die verantwoordelijk zijn voor het ontstaan van een ziekte en op de factoren die verantwoordelijk zijn voor een verandering in het verloop van de aandoening. Met dat laatste bedoelen we de *prognostische factoren* die het verloop van een aandoening causaal beïnvloeden. Onderzoek naar causale prognostische factoren opent, evenals onderzoek naar causale etiologische factoren, de mogelijkheden tot effectieve interventies. Dat deel van de prognostische epidemiologie dat uitsluitend gericht is op het voorspellen (predictie) van het beloop is in wezen een longitudinale vorm van diagnostiek en komt in dit hoofdstuk niet aan de orde. In dergelijk beschrijvend epidemiologisch onderzoek, dat wordt besproken in hoofdstuk 9, is immers niet causaliteit maar het identificeren van sterke associaties de centrale drijfveer, om groepen met een verschillende prognose te kunnen onderscheiden (*prognostische stratificatie*).

Soms zullen de prognostische factoren voor het verloop van een ziekte dezelfde zijn als de risicofactoren voor het ontstaan van die ziekte. Zo is bijvoorbeeld bekend dat roken een rol speelt bij het ontstaan van coronaire hartziekte, maar ook bij het verdere verloop van de ziekte na een eerste hartinfarct. Maar het staat niet op voorhand vast dat de invloed van een bepaalde factor in alle stadia van een aandoening even groot of zelfs maar aanwezig zal zijn. Het is tevens mogelijk dat eenzelfde factor in het ene stadium van een aandoening als risicofactor werkzaam is, en in een ander stadium juist een beschermende werking heeft. Zo zijn er bijvoorbeeld aanwijzingen dat veel lichaamsbeweging de slijtage bevordert van het enkel- en kniegewricht en daarmee een oorzaak is van artrose. Toch wordt – waarschijnlijk terecht – aan mensen met beginnende artrose juist aangeraden om iets aan lichaamsbeweging te doen, teneinde het artroseproces te vertragen of een halt toe te roepen. Wel moet men daarbij trachten de gewrichtsbelasting zo gering mogelijk te houden, bijvoorbeeld door voor zwemmen te kiezen.

Uit het bovenstaande zal duidelijk zijn dat het in de etiologische epidemiologie van cruciaal belang is om goed vast te leggen welke factor men wil beschouwen in relatie tot welk stadium van welke aandoening. Het is opvallend dat onderzoek naar prognostische causale factoren nog relatief schaars is en dat men veelal automatisch geneigd is om ervan uit te gaan dat de belangrijkste risicofactoren voor een aandoening tevens de meest relevante prognostische factoren zullen zijn. Omdat de onderzoeksmethode en de daarbij optredende problemen bij het epidemiologisch onderzoek naar causale risicofactoren voor een groot deel dezelfde zijn als in epidemiologisch onderzoek naar causale prognostische factoren, zullen we ons in dit hoofdstuk vooral richten op het onderzoek naar de factoren die verantwoordelijk zijn voor het ontstaan van ziekten. Daar waar (etiologische) risicofactor staat, zou men

6.1.3 HET ETIOLOGISCH MODEL ALS THEORETISCHE VERKLARING VOOR HET ONTSTAAN VAN ZIEKTE

Als men het heeft over de oorzaak van ziekte, dan is er feitelijk altijd sprake van *multicausaliteit*: er zijn diverse factoren betrokken in de causale keten die tot de ziekte leidt. De diverse determinanten hebben ook onderlinge relaties en werken op elkaar in. Iedere determinant heeft ook weer zijn eigen determinanten. Tracht men deze verschillende factoren in een schema weer te geven, dan ontstaat een etiologisch model, een vereenvoudigde (theoretische) voorstelling van hoe de betreffende ziekte ontstaat door een samenspel van diverse factoren.

Casus 6.1 geeft een vereenvoudigd model voor het ontstaan van tuberculose. Uit dit model kan men afleiden dat blootstelling aan de tuberkelbacterie (*Mycobacterium tuberculosis*) weliswaar een belangrijke factor is, maar dat er ook andere determinanten zijn die bepalen of bij een individu daadwerkelijk een tuberculose-infectie zal ontstaan. Men kan zelfs beweren dat sociaaleconomische factoren belangrijker zijn voor het bestrijden van tuberculose in de bevolking dan de tuberkelbacterie zelf. Deze bewering wordt ondersteund door de waarneming dat de sterfte aan tuberculose in de loop van de negentiende en twintigste eeuw sterk daalde, hoewel de tuberkelbacterie in 1885 werd ontdekt en antibioticumtherapie pas in 1948 beschikbaar kwam.

Voor elk ziektebeeld kan men in principe een dergelijk *etiologisch model* schetsen. Resultaten van epidemiologisch en pathofysiologisch onderzoek zullen deze modellen steeds verder verbeteren en verfijnen. Met voldoende empirische ondersteuning kunnen deze modellen gebruikt worden als basis voor preventieve of therapeutische interventies, ook al is het exacte werkingsmechanisme nog niet precies opgehelderd. Omgekeerd zal de beschikbaarheid van een etiologisch model de epidemiologisch onderzoeker helpen bij het formuleren van de precieze vraagstelling (doorgaans één relatie in dit model) en bij het opzetten van het bijbehorende onderzoek.

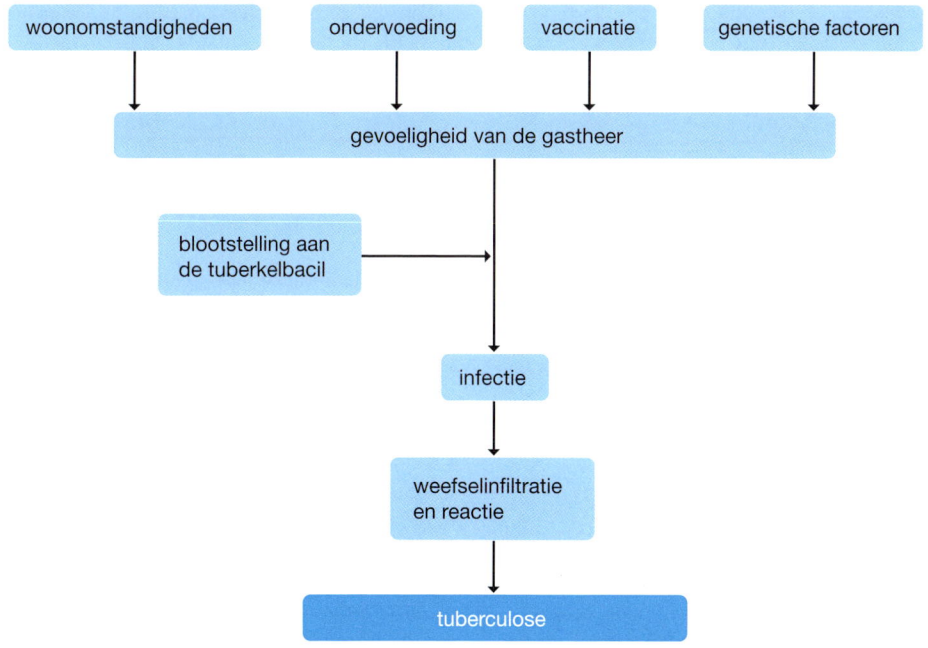

Figuur 6.1 Etiologisch model voor tuberculose.

Casus 6.1 Oorzaken van tuberculose

Met behulp van infectie-experimenten heeft men kunnen aantonen dat besmetting van gevoelige gastheren met *Mycobacterium tuberculosis* leidt tot het ziektebeeld dat men al langer kende als tuberculose. De invasie en groei van deze bacterie in het gastheerweefsel (long, bot, hersenen) leidt uiteindelijk tot de ziekte en vanuit pathogenetisch oogpunt is het bestrijden van de ziekte dus een kwestie van elimineren van de bacterie door middel van een effectief antibioticum of vaccin.

Via biomedisch onderzoek is men er ook in geslaagd deze middelen te ontwikkelen. Toch is de ontwikkeling van tuberculose veel complexer (zie figuur 6.1). De mate van gevoeligheid van de gastheer en de mate van blootstelling aan de bacterie zijn bepalend voor de vraag of tuberculose zich daadwerkelijk ontwikkelt in een individu. Sommigen zullen aarzelen om individuele gevoeligheid en blootstelling een 'oorzaak' van tuberculose te noemen, maar toch zijn ze erg belangrijk wanneer het om preventie en behandeling gaat. Het is zelfs zo dat het verbeteren van de voedingstoestand en de woonomstandigheden, alsmede het voorkómen van hiv-besmetting, wereldwijd van groter belang zijn gebleken voor het bestrijden van tuberculose-epidemieën dan genoemde antibiotica en vaccins.

(Bron: Fletcher RH, Fletcher SW. Clinical epidemiology: The essentials. 4th ed. Philadelphia: Lippincott, Williams & Wilkins; 2005.)

6.1.4 DE EPIDEMIOLOGISCHE FUNCTIE ALS VERTALING VAN HET ETIOLOGISCH MODEL

Heeft men eenmaal een schematische voorstelling van zaken in de vorm van een etiologisch model, dan is het niet moeilijk om hieruit ook een epidemiologische functie af te leiden:

$$Z = f(D_i)$$

Hierbij neemt men alle determinanten in de functie op die in het etiologisch model op hetzelfde niveau van belang zijn, ook als men slechts in één van deze determinanten geïnteresseerd is. De andere determinanten zijn immers van belang voor de interpretatie van de te bestuderen relatie: is er echt sprake van causaliteit of wordt de relatie veroorzaakt door confounding? Ook determinanten die het effect van een andere determinant kunnen vergroten of verkleinen (de effectmodificatoren) kunnen in de epidemiologische functie worden opgenomen. De mate waarin men erin slaagt om alle relevante determinanten daadwerkelijk in het onderzoek te betrekken en daarmee als element in de epidemiologische functie mee te nemen, bepaalt in sterke mate de vraag of men tot causale interpretatie kan komen van de determinant waarop men primair het onderzoek heeft gericht.

6.1.5 ASSOCIATIE OF OORZAAK, DAT IS DE KWESTIE

In observationeel epidemiologisch onderzoek stelt men vast of er sprake is van een associatie ofwel een statistisch verband tussen de veronderstelde oorzaak en het bestudeerde gevolg. Met het vaststellen van zo'n associatie is causaliteit nog niet bewezen. Zo is er sprake van een sterke associatie tussen het vaak bij zich dragen van een aansteker en het (latere) optreden van longkanker, maar men kan niet zeggen dat het bezit van een aansteker leidt tot het ontstaan van longkanker. In dit voorbeeld is roken de 'echte' oorzaak en het bij zich dragen van een aansteker is daarmee geassocieerd. Vaak is de situatie niet zo vanzelfsprekend en blijft het onzeker of men de 'echte' oorzaak wel te pakken heeft.

6.1.6 SMIJTEN MET TERMEN

Epidemiologen worstelen met termen als oorzaken, risicofactoren, risico-indicatoren, predictoren, determinanten en dergelijke. Om verwarring te voorkomen, is het zaak om goed de hoofd- en de bijzaken van elkaar te scheiden. Waar gaat het om? De werkelijkheid zit ingewikkeld in elkaar. Er is een groot aantal factoren die met elkaar samenhangen en op elkaar ingrijpen en die op de een of andere manier in relatie staan met het ontstaan of het verloop van een bepaalde ziekte-uitkomst. De neutrale term voor zowel de factoren als de uitkomsten is *variabele*. Hiermee duidt men slechts op een te definiëren kenmerk dat verschillende waarden kan aannemen. De werkelijkheid is 'multivariaat', dat wil zeggen dat hierin in principe een groot aantal variabelen zijn te onderkennen. Welke verschijnselen men als variabelen (h)erkent en hoe deze worden gedefinieerd en geoperationaliseerd, zal in belangrijke mate van de interesse van de onderzoeker afhangen.

Variabelen, en derhalve ook waarnemingen die zijn gebaseerd op de operationalisaties ervan, bestaan slechts bij de gratie van een of andere theorie. Met andere woorden: de werkelijkheid wordt bekeken door een gekleurde bril. Over het algemeen valt dit weinig op, omdat verschillende onderzoekers, door hun gemeenschappelijke achtergrond, het in grote lijnen met elkaar eens zullen zijn wat betreft hun manier van kijken naar de werkelijkheid en daarmee met elkaars keuze van potentieel zinvolle variabelen. Juist wanneer verschillende disciplines met elkaar in aanraking komen, wordt duidelijk dat er verschillende benaderingen mogelijk zijn. Zo zal voor de epidemioloog de hoofdoorzaak van longkanker het roken van sigaretten zijn, terwijl de historicus erop zal wijzen dat de achterliggende oorzaak de Tweede Wereldoorlog is, aangezien aan het eind daarvan sigaretten enorm populair werden door het rolmodel van de geallieerden.

Zo is ook de keuze van wat men onafhankelijke en afhankelijke variabelen noemt afhankelijk van de specifieke belangstelling van de onderzoeker en dus van de vraagstelling van het onderzoek. Bij epidemiologisch onderzoek is de afhankelijke variabele eigenlijk altijd een aspect van ziekte of gezondheid. Deze *afhankelijke variabele* is de uitkomst, het gevolg, het effect of het resultaat van de wisselwerking tussen een aantal onafhankelijke variabelen. De algemene term voor deze *onafhankelijke variabelen* in epidemiologisch onderzoek is *determinant*, maar vele synoniemen zijn in omloop: *etiologische factor*, prognostische factor, risicofactor, predictor, risico-indicator, expositie (blootstelling), predispositie (vatbaarheid, aanleg), of (kandidaat-)oorzaak. Welke terminologie men ook hanteert, het gaat steeds om de wijze waarop een bepaalde aandoening wordt veroorzaakt. Het (theoretische) uitgangspunt is dat altijd vele factoren (determinanten) hieraan een bijdrage zullen leveren.

6.2 Causaliteit

6.2.1 CAUSALITEIT: EEN ESSENTIEEL ONDERDEEL VAN HET OORZAKELIJK COMPLEX

Ons begrip van *causaliteit* komt in eerste instantie voort uit simpele alledaagse waarnemingen: als we een lichtknopje op de muur omschakelen, zien we direct dat het licht gaat branden of juist uitgaat. Wanneer de lamp stuk blijkt te zijn, of als er sprake is van een elektriciteitsstoring, realiseren we ons echter dat er meer nodig is om het licht te laten branden dan slechts het omschakelen van een knopje. Zonder elektriciteitsbedrading in huis zou het licht niet branden. Een oorzaak van het licht is dus de stand van het lichtknopje, maar omschakelen heeft alleen het beoogde effect als de andere oorzaken (elektriciteit op het net, een goede bedrading, een intacte lamp) ook aanwezig zijn. Kennelijk is het knopje op de muur niet de enige oorzaak, maar onderdeel van een complex van factoren. De neiging om het knopje als de unieke oorzaak te zien van het ontbranden van de lamp komt omdat het de laatste factor is in het causale complex van factoren dat uiteindelijk tot de uitkomst leidt: licht.

Met dit eenvoudige voorbeeld uit het dagelijks leven is ook het begrip causaliteit in de epidemiologie toe te lichten. In de etiologische epidemiologie speurt men naar de oorzaken van een gezondheidsprobleem. Deze oorzaken vormen onderdeel van een oorzakelijk complex, een *causaal web*. De nadruk in het onderzoek ligt op het zoeken naar de factoren die we kunnen gebruiken om het proces dat leidt tot ziekte 'aan of uit te zetten', maar we moeten niet vergeten dat allerlei andere factoren ook bijdragen aan het proces. Vaak zijn deze factoren (bijvoorbeeld genetische constitutie) al heel lang aanwezig en niet beïnvloedbaar, maar zij zijn daarom niet minder belangrijk in het onderzoek naar causaliteit.

Of een bepaalde factor een oorzakelijke bijdrage levert aan het ontstaan of verloop van een bepaalde ziekte, zal uit onderzoek moeten blijken. Idealiter zou men daarbij, door de veronderstelde oorzaak te manipuleren, willen nagaan of daardoor ook daadwerkelijk het bestudeerde gevolg (het gezondheidsprobleem in kwestie) optreedt of juist verdwijnt. In de praktijk van de epidemiologie blijkt dergelijk experimenteel bewijs voor causaliteit vaak niet mogelijk en zal men zich moeten verlaten op de interpretatie van observationeel verkregen resultaten.

6.2.2 EEN MODEL VOOR CAUSALITEIT: VERSCHILLENDE FACTOREN VORMEN SAMEN EEN VOLDOENDE OORZAAK

Het idee van het monocausale ontstaan van ziekte is inmiddels wel achterhaald. Zelfs in het eenvoudige geval van een uiterst virulente bacterie maakt het feit dat niet alle personen die worden besmet daadwerkelijk de aandoening krijgen, duidelijk dat er meer dan één determinant een rol van betekenis speelt. Een verzameling determinanten die tezamen onvermijdelijk de bestudeerde aandoening tot gevolg zullen hebben, noemen we een *voldoende oorzaak*. Als een van de risicofactoren in zo'n verzameling ontbreekt, zal de aandoening niet ontstaan.

Figuur 6.2 toont een model van drie van dergelijke voldoende oorzaken, die alle drie dezelfde aandoening tot gevolg hebben. Er zijn dus drie verschillende manieren waarop de ziekte kan ontstaan. Elk van de drie voldoende oorzaken is opgebouwd uit een achttal determinanten die tezamen, indien aanwezig, de aandoening tot gevolg hebben. Een aantal van deze determinanten (C, E en H) komt in alle drie de voldoende oorzaken voor. Men noemt deze componenten van alle voldoende oorzaken de *noodzakelijke oorzaken*. Zonder de aanwezigheid van deze determinanten zal de desbetreffende aandoening nooit kunnen ontstaan.

Voldoende oorzaken zijn dus eigenlijk altijd complexe verzamelingen van al of niet noodzakelijke oorzaken. Met *noodzakelijke oorzaak* doelt men op één determinant zonder welke de ziekte nooit zal kunnen optreden, terwijl het begrip *voldoende oorzaak* wordt gebruikt om de verzameling van determinanten aan te duiden die samen het mechanisme in werking stellen dat tot de ziekte leidt.

Een voorbeeld van een noodzakelijke oorzaak is diepe veneuze trombose bij een longembolie: zonder been- of bekkentrombose ontstaat geen longembolie. Het zal duidelijk zijn dat men met het ontdekken van een noodzakelijke oorzaak in principe de sleutel in handen heeft voor effectieve preventie van de betreffende aandoening. Zo is het bijvoorbeeld mogelijk gebleken malaria in grote delen van de wereld uit te bannen door de mug uit te roeien die de ziekteverwekker (een micro-organisme) overbracht van zieken naar gezonden. De malariamug is kennelijk een noodzakelijke voorwaarde voor het ontstaan van malaria. Het micro-organisme zelf uiteraard ook. Evenzo berust het succes van vaccinatie op het feit dat onvoldoende immunologische afweer een noodzakelijke oorzaak voor het ontstaan van infectieziekten is.

Ter illustratie van het verschil tussen een noodzakelijke en een voldoende oorzaak kan het roken dienen. Roken is een belangrijke risicofactor voor longkanker. Het is echter zeker geen voldoende oorzaak, aangezien meer dan 90% van de rokers geen longkanker zal krijgen. Roken is evenmin een noodzakelijke oorzaak van longkanker. Dat blijkt uit het feit dat longkanker ook onder niet-rokers voorkomt. Omdat dit echter relatief weinig voorkomt en longkanker meestal het gevolg is van een voldoende oorzaak waarvan ro-

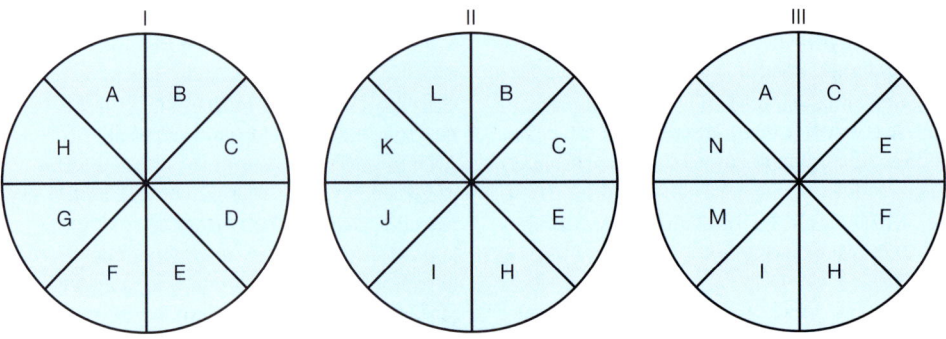

Figuur 6.2 Causaal model voor het ontstaan van een ziekte met drie voldoende oorzaken.
Bewerkt naar: Rothman KJ. Epidemiology, an introduction. Oxford: Oxford University Press; 2002.

ken deel uitmaakt, zou het achterwege laten van roken verreweg de meeste gevallen van longkanker kunnen voorkomen.

Opgemerkt dient te worden dat het in figuur 6.2 geschetste model vooral van didactisch belang is, omdat het in werkelijkheid bijzonder moeilijk is om alle componenten van de verschillende voldoende oorzaken te identificeren. In plaats daarvan beschikt men doorgaans slechts over de associaties (veelal uitgedrukt als AR of RR) tussen bepaalde risicofactoren en het ontstaan van de bestudeerde aandoening. De desbetreffende risicofactoren zullen in het algemeen maar een klein deel omvatten van het totaal aan factoren die op het ontstaan van de aandoening van invloed zijn. Juist vanwege de didactische betekenis zullen we in de volgende paragraaf het model echter toch gebruiken om enkele lastige concepten uit de epidemiologie, zoals confounding en effectmodificatie, te illustreren. Ook zullen we van het causaal model gebruikmaken om te waarschuwen voor het verkeerd gebruik van attributieve risicopercentages voor de populatie en voor een verkeerde interpretatie van de hoogte van een relatief risico.

6.2.3 CAUSAAL INTERPRETEREN: UITSLUITEN DAT HET VERBAND VERKLAARD KAN WORDEN DOOR TOEVAL OF BIAS

Bij het interpreteren van associaties die worden gevonden in observationeel onderzoek dient steeds rekening te worden gehouden met de aanwezigheid van confounding en effectmodificatie. Kenmerkend voor *confounding* is dat er een vertekening van het geconstateerde effect van de ene risicofactor optreedt door de inwerking van een of meer andere, langs een ander mechanisme werkzame risicofactoren. Een confounder maakt dus geen onderdeel uit van de set van determinanten die samen met de primaire determinant de voldoende oorzaak vormen. Confounders zitten juist in de andere mechanismen die tot de ziekte kunnen leiden. In figuur 6.2 zijn bijvoorbeeld de risicofactoren I, J, K, L, M en N potentiële confounders van het verband tussen risicofactor G en het ontstaan van de aandoening. Of deze risicofactoren daadwerkelijk als confounders optreden, zal afhangen van de vraag of zij in de onderzoekspopulatie met het voorkomen van G zijn geassocieerd.

Voor het model betekent dit dat er dan een disbalans optreedt tussen de incidentie van de aandoening in aanwezigheid van G en de incidentie in afwezigheid van G door voldoende oorzaken (II en III in figuur 6.2) waarin G niet, maar de confounders wel voorkomen.

Determinanten die tezamen een voldoende oorzaak vormen, zijn van elkaar afhankelijk voor het bewerkstelligen van hun effect. Wanneer er tussen twee risicofactoren een dergelijke relatie bestaat, spreekt men van *effectmodificatie (interactie)*. Dat betekent niet dat beide determinanten niet ook, los van elkaar, onderdeel kunnen uitmaken van een andere voldoende oorzaak, maar er bestaat kennelijk in elk geval een mechanisme waarbij het noodzakelijk is dat beide factoren aanwezig zijn. In figuur 6.2 bijvoorbeeld is het mogelijk dat determinant A zonder determinant B tot de ziekte leidt (namelijk via mechanisme III) en omgekeerd kan determinant B via mechanisme II bijdragen tot de ziekte zonder dat er sprake is van A. Maar er is ook nog een mechanisme I dat alleen maar tot ziekte leidt als A en B tezamen voorkomen. In dat geval spreekt men van modificatie van het effect van determinant A door determinant B (en omgekeerd). Het effect van A op het ontstaan van de ziekte is sterker als ook determinant B aanwezig is (en omgekeerd). Een bekend voorbeeld van effectmodificatie is de invloed van roken en asbest op het ontstaan van longkanker (zie paragraaf 5.5.5). Zowel roken als (beroepsmatige) blootstelling aan asbest verhogen deze kans ieder op zichzelf fors. Maar rokers die tevens aan asbest worden blootgesteld, lopen een aanzienlijk grotere kans op longkanker dan men op grond van de som van de risico's voor roken en asbest afzonderlijk zou verwachten.

Overigens bieden in figuur 6.2 de determinanten K en J, en ook M en N, eveneens voorbeelden van effectmodificatie. In deze gevallen is het effect van de ene determinant volledig afhankelijk van de aanwezigheid van de andere determinant. Zonder K geen effect van J (en omgekeerd) en zonder M geen effect van N (en omgekeerd).

Soms is een determinant tegelijkertijd als confounder en als effectmodificator werkzaam. Dit correspondeert in figuur 6.2 met het bestaan van risicofactoren die ten dele niet en ten dele wel samen in de verschillende voldoende oorzaken voorkomen. Deze situatie gaat op voor de risicofactoren B en E, I en J, en H en I. Een voorbeeld van een risicofactor die zowel confounder als effectmodificator is, is leeftijd in de context van de associatie tussen totaal serumcholesterol en coronaire hartziekte bij vrouwen. Leeftijd is een effectmodificator, omdat de associatie tussen totaal serumcholesterol en coronaire hartziekte bij vrouwen veel sterker is na de menopauze dan voor de menopauze. Maar leeftijd is tegelijk een confounder, omdat zowel bij pre- als postmenopauzale vrouwen leeftijd een determinant is voor coronaire hartziekte én geassocieerd is met het totaal serumcholesterol. Overigens is confounding van ondergeschikt belang wanneer er sprake is van sterke effectmodificatie door dezelfde variabele. De resultaten dienen dan immers toch apart per stratum te worden gepresenteerd en correctie voor confounding is dan niet meer nodig.

Etiologisch onderzoek wordt ook wel vergeleken met rechtspraak waarin de epidemioloog de rol heeft van de aanklager. Net zoals het de taak is van de aanklager om aan te tonen (redelijke twijfels weg te nemen) dat de aangeklaagde en niet iemand anders (mede) schuld heeft aan het strafbare feit, zo zal de etiologisch onderzoeker de gebruikers van het onderzoek moeten overtuigen dat de determinant oorzakelijk (mede)verantwoordelijk is voor het ontstaan van de betreffende ziekte.

Wanneer het zover komt dat onderzoekers betrokken worden bij rechtszaken waarin gezondheidschade aan de orde is (bijwerkingen van geneesmiddelen, medische fouten, voedselcontaminatie, beroepsziekten enzovoort), dan komt het onderzoek ook letterlijk de rechtszaal in en zal de aanklager moeten aantonen dat de betreffende determinant (geneesmiddel, de medische ingreep, het voedselproduct, de arbeidsomstandigheid) en niet iets anders de aandoening heeft veroorzaakt. Omgekeerd zal de verdediging alles inzetten om aan te tonen dat het onderzoek nog veel twijfels (potentiële bias) overlaat over de vermeende causaliteit van de relatie. Zo is epidemiologische bewijsvoering altijd gebaseerd op kansen. De kans dat een aandoening optreedt bij een bepaalde belasting of blootstelling (gebaseerd op een schatting van de incidentie onder blootgestelden), de kans dat een bepaalde determinant verantwoordelijk is voor de betreffende ziekte (gebaseerd op de attributieve proportie voor geëxponeerden (AP$_E$; zie paragraaf 3.3.5) enzovoort. In de rechtspraak weet men zich vaak geen raad met kansen. Het liefst ziet men absolute causaliteitsuitspraken, alsof er alleen noodzakelijke oorzaken bestaan. Ook hoor je zelden over een uitspraak waarbij de AP$_E$ wordt gebruikt om de hoogte van de straf of boete te bepalen, terwijl dat uit epidemiologisch oogpunt juist goed te verdedigen zou zijn. Immers als 40% van de ernstige bijwerkingen van een geneesmiddel onder gebruikers van dat middel (causaal) toe te schrijven is aan dat medicament, dan ligt een schadevergoeding van 40% van het maximum voor de hand.

Het doel van de etiologische epidemiologie is dus om na te gaan of de in een observationeel onderzoek gevonden associatie tussen een bepaalde factor en het ontstaan van de bestudeerde aandoening causaal kan worden geïnterpreteerd. Bovendien zal men conclusies willen trekken over de meest waarschijnlijke sterkte van het effect en over de eventuele aanwezigheid van effectmodificatie. Stapsgewijs gaat men daarbij na of de gegevens aanleiding geven te veronderstellen dat andere verklaringen dan causaliteit meer of even waarschijnlijk zijn. In concreto gaat het daarbij om de volgende alternatieven.

1 De mogelijkheid dat de gevonden associatie (deels) verklaard wordt door selectiebias of informatiebias (zie paragraaf 5.3.1). Het is erg lastig om aan de hand van de verkregen gegevens na te gaan of dit een waarschijnlijk alternatief is. Meestal moet men afgaan op informatie over de opzet en de procesgang van het onderzoek. In casus 6.2 wordt een voorbeeld uitgewerkt (de beschermende werking van de pil tegen reuma) waarin dat aan de orde is. Ook wanneer er geen associatie wordt gevonden, is het van belang hiernaar te kijken. Immers, bias kan er eveneens voor zorgen dat een in werkelijkheid bestaand verband in de studie onzichtbaar blijft.

2 De mogelijkheid dat het gevonden verband (ten dele) kan worden toegeschreven aan confounding. Aanname van deze veronderstelling impliceert dat men vaststelt dat er sprake is van confounding (zie paragraaf 5.3.1). Met behulp van gestratificeerde analyse van de gegevens (zie paragraaf 5.3.2) kan men nagaan of dit een waarschijnlijke verklaring is voor de gevonden associatie, mits men alle potentiële confounders in de dataverzameling heeft betrokken. Wanneer de ruwe associatie niet substantieel

afwijkt van de associatie binnen de strata van de confounders, zal men concluderen dat de associatie waarschijnlijk niet door confounding kan worden verklaard.
3 De mogelijkheid dat de gevonden associatie op toeval berust. Met behulp van statistische technieken (betrouwbaarheidsintervallen) gaat men na of dit alternatief waarschijnlijk is. Een smal betrouwbaarheidsinterval dat niet de waarde 1 (voor RR en OR) dan wel 0 (voor AR) bevat, geeft weinig steun aan deze alternatieve verklaring. In dit verband kijkt men ook wel naar de sterkte van de associatie (op grond van het toeval is een zwakke associatie waarschijnlijker dan een sterke associatie), maar verderop in deze paragraaf zullen we zien dat een sterk verband (een grote RR, OR of AR) niet zonder meer als een bewijs voor causaliteit gebruikt kan worden.

Heeft men alle drie de alternatieve verklaringen als onwaarschijnlijk kunnen afdoen, dan wordt het daarmee waarschijnlijker dat de gevonden associatie een werkelijk causaal verband representeert. Het zal duidelijk zijn dat op deze wijze nooit absolute zekerheid kan worden verkregen over de aanwezigheid van een causaal verband. Wat er in de etiologische epidemiologie in feite gebeurt – in lijn met de opvatting van de wetenschapsfilosoof Karl Popper – is dat de onderzoeker steeds opnieuw probeert de veronderstelling dat er een causaal verband is, te verwerpen (*falsificeren*), in nadere analyses van hetzelfde materiaal of in nieuw onderzoek. Zolang dit niet lukt, blijft de hypothese gehandhaafd. Zo groeit de geloofwaardigheid van de hypothese dat er een causaal verband is, naarmate de tests die deze 'overleeft' strenger en gevarieerder zijn. 'Bewijzen' dat een hypothese juist is, is in deze optiek niet mogelijk. Het hoogste wat een hypothese kan bereiken, is: streng getest en (nog) niet gefalsificeerd zijn.

Ter ondersteuning van de discussie over causaliteit maakt men ook regelmatig gebruik van de methode van *sensitiviteitsanalyse*, waarmee men de kwantitatieve invloed van bias en random meetfouten op de effectschatting kan verkennen. Men gaat dan voor mogelijke selectiebias, misclassificatie en confounding na wat realistische ranges voor alternatieve waarden zouden kunnen zijn. Met behulp van computersimulaties krijgt men dan een verdeling van mogelijke uitkomsten van het onderzoek onder verschillende realistische aannames voor de diverse vormen van bias. Als deze range van 'gecorrigeerde' waarden niet tot wezenlijk verschillende interpretaties leidt, zal men met meer zekerheid uitspraken over causaliteit kunnen doen. Indien echter de interpretatie van het onderzoeksresultaat sterk wordt beïnvloed door ongecontroleerde vormen van bias, dan zal men minder ferme conclusies kunnen trekken. Zo zal men een zwak verband tussen alcoholgebruik en longkanker niet goed kunnen interpreteren wanneer men niet heel nauwgezet heeft gecontroleerd voor de invloed van sigaretten roken. Omgekeerd zal een sterk verband tussen roken en longkanker niet erg variëren wanneer men er realistische veronderstellingen aan toevoegt over verstoring door een slecht gemeten variabele 'alcoholgebruik'.

Sensitiviteitsanalyse wordt tevens toegepast in andere situaties waarin men met onzekerheden in de opzet en uitvoering van het onderzoek te maken krijgt, zoals bij vergelijkend onderzoek naar de kosteneffectiviteit van twee of meer behandelingen. Een uitspraak over de superioriteit van een van de behandelingen op basis van dergelijk onderzoek zal winnen aan kracht wanneer men in een sensitiviteitsanalyse kan laten zien dat deze conclusie niet verandert wanneer men andere, eveneens realistische waarden hanteert voor onzekere factoren met veel invloed op het resultaat.

In paragraaf 3.3.5 is de attributieve proportie voor de totale populatie (AP_T) geïntroduceerd. Deze maat geeft het aandeel van een bepaalde determinant in het voorkomen van de bestudeerde aandoening binnen een bepaalde populatie. Uit het model voor causaliteit zoals beschreven in figuur 6.2 blijkt dat de AP_T afhangt van de frequentie waarmee de andere determinanten uit dezelfde voldoende oorzaak in de populatie voorkomen. Stel dat de drie voldoende oorzaken uit figuur 6.2 verantwoordelijk zijn voor respectievelijk 80%, 15% en 5% van het aantal gevallen van de onderzochte aandoening. De attributieve proportie voor de totale populatie voor bijvoorbeeld risicofactor K is dan 15%, want als oorzaak K in de populatie wordt weggenomen, valt de voldoende oorzaak II weg die 15% van het aantal ziektegevallen voor zijn rekening neemt. Voor een noodzakelijke oorzaak (bijvoorbeeld C, E en H in figuur 6.2) is de attributieve proportie voor de totale populatie steeds 100%. Uit deze voorbeelden blijkt ook dat het geen zin heeft attributieve proporties voor de totale populatie bij elkaar op te tellen, omdat men dan al heel snel boven de 100% uitkomt. De reden hiervoor is dat voor het ontstaan van een ziekte weliswaar een samenspel van verschillende factoren nodig is, maar dat reeds het wegnemen van één van die factoren kan voorkomen dat ziektegevallen ontstaan. Het wegnemen van andere factoren voegt daaraan niets toe.

Hetzelfde principe wordt ook geïllustreerd door het volgende voorbeeld. Stel dat de incidentiedichtheid (ID) van kanker in het hoofd-halsgebied uitgedrukt per 100.000 persoonsjaren over rokers en drinkers is verdeeld als getoond in tabel 6.1.

Tabel 6.1 Hypothetische incidentiedichtheid van kanker in het hoofd-halsgebied, per 100.000 persoonsjaren

	niet-roker	roker
niet-drinker	1	4
drinker	3	12

Uit de tabel kan worden berekend dat binnen de groep rokende drinkers $12 - 3 = 9$ van de 12 incidente gevallen van hoofd-halskanker per 100.000 personen aan het roken, en $12 - 4 = 8$ van de 12 aan het drinken kunnen worden toegeschreven. De attributieve proportie voor geëxponeerden (AP_E) is daarmee voor roken 75% en voor drinken 67%, hetgeen opgeteld beduidend meer is dan 100%.

De optelsom is hier groter dan 100% omdat er sprake is van *effectmodificatie* (op de additieve schaal; zie paragraaf 5.5.5). Immers, zonder roken en zonder drinken zou per 100.000 persoonjaren 1 geval van kanker zijn opgetreden. Met alleen roken zouden daar 3 gevallen bij gekomen zijn en met alleen drinken 2 extra gevallen. Dat betekent dat er $12 - 1 - 2 - 3 = 6$ kankergevallen per 100.000 persoonsjaren zijn opgetreden door de combinatie van roken en drinken. Was deze effectmodificatie er niet, dan waren de attributieve proporties voor de groep rokende drinkers respectievelijk $(6 - 3)/6 = 50\%$ voor drinken en $(6 - 4)/6 = 33\%$ voor roken.

Uit het model van figuur 6.2 kan tevens worden afgeleid dat voor een noodzakelijke oorzaak zal gelden dat het attributief risico (AR) gelijk is aan de incidentie van de aandoening in kwestie. Omdat de incidentie in afwezigheid van een noodzakelijke oorzaak per definitie nul is, zal het relatief risico (RR) in theorie oneindig groot zijn. De hoogte van het AR en het RR voor risicofactoren die geen noodzakelijke oorzaak zijn, zal afhangen van de verhouding tussen:
1 de frequentie waarmee de aandoening in een bepaalde populatie wordt veroorzaakt door een voldoende oorzaak waarvan de desbetreffende factor deel uitmaakt;
2 de frequentie waarmee de aandoening wordt veroorzaakt door een voldoende oorzaak waarvan de desbetreffende factor geen deel uitmaakt.

Dit impliceert tevens dat de *sterkte* van een risicofactor (uitgedrukt in AR of RR) zal afhangen van de populatie waarin men dit onderzoekt.

6.2.4 ARGUMENTEN DIE CAUSALITEIT WAARSCHIJNLIJKER MAKEN

Uit het voorgaande zal duidelijk zijn dat een volledig sluitend bewijs van een oorzaak-gevolgrelatie in de wetenschap en daarmee ook binnen de epidemiologie onmogelijk is. Omdat het in de praktijk toch nodig is om tot causaliteitsuitspraken te komen, bijvoorbeeld als men moet besluiten of een preventieve of curatieve interventie uitgevoerd zal gaan worden, zijn in de loop der tijd richtlijnen geformuleerd waarmee de aannemelijkheid van causaliteit kan worden beredeneerd. Hiertoe worden de onderzoeksresultaten, bij voorkeur van alle onderzoek met de desbetreffende vraagstelling, samengevat aan de hand van bepaalde criteria. Deze criteria zijn bedoeld om op systematische wijze na te gaan of er wellicht van een causale relatie sprake is. Toepassing van deze *causaliteitscriteria*, die in de jaren zestig van de vorige eeuw door de biostatisticus Austin Bradford Hill werden geformuleerd, geeft hierover echter geen absolute zekerheid.

Type onderzoek

Bij de beoordeling van de ter zake doende publicaties zal niet ieder type onderzoek evenveel gewicht in de schaal leggen. In het algemeen wordt er een duidelijke hiërarchie van causale geloofwaardigheid aangebracht. In opklimmende volgorde: patiëntenserie, ecologisch onderzoek, cross-sectioneel onderzoek, patiëntcontroleonderzoek, cohortonderzoek en experiment. De achtergrond van dit onderscheid is vooral het feit dat in deze reeks de mogelijkheden om in het onderzoek verschillende vormen van bias en confounding onder controle te houden, toenemen (zie hoofdstuk 4 en 5). Vooral over de relatieve positie van het patiëntcontroleonderzoek en het cohortonderzoek is er enige discussie. Mits goed toegepast, is de causale verklaringskracht van beide designs identiek, maar in de praktijk blijkt het bij (prospectief) cohortonderzoek veelal toch beter mogelijk bias te vermijden dan in patiëntcontroleonderzoek.

Validiteit en generaliseerbaarheid

De (interne) validiteit van het onderzoek waaruit men de resultaten in de overweging wil betrekken, is uiteraard van eminent belang. Daarbij is het zaak om zo goed mogelijk na te gaan in hoeverre deze onderzoeksresultaten zullen zijn vertekend door selectiebias, informatiebias en confounding. De verschillende aspecten van validiteit kwamen reeds uitvoerig aan de orde in hoofdstuk 5 en in de eerste paragrafen van dit hoofdstuk. Daarom zal hierop nu niet verder worden ingegaan. Bij de discussie over de *generaliseerbaarheid* van de bevindingen waarvan men de causaliteit tracht in te schatten, gaat het om de vraag of er goede redenen zijn, bij voorkeur gebaseerd op het veronderstelde biologische werkingsmechanisme, om aan te nemen dat het (causale) verband dat men voor een deel van de bevolking heeft gevonden ook geldig is voor andere categorieën van de bevolking. Om tot een positief antwoord op dergelijke vragen te komen, is het niet strikt noodzakelijk dat het onderzoek ook echt bij een dergelijke groep heeft plaatsgevonden.

Biologische plausibiliteit

De vraag naar de theoretische of biologische *plausibiliteit* is in feite een beroep op het gezond verstand van een ter zake kundige. De centrale vraag daarbij is of de huidige kennis van de biologie van de mens een causaal verband waarschijnlijk maakt. Zo kan iedereen zich bij een verband tussen roken en longkanker wel iets voorstellen, terwijl velen vermoedelijk de wenkbrauwen zullen fronsen bij een gesuggereerde associatie tussen roken en baarmoederhalskanker. Een ander voorbeeld is, dat een relatie tussen vliegtuiglawaai en slaapstoornissen niemand zal verbazen, terwijl het veel minder voor de hand ligt om het ontstaan van hazenlippen aan vliegtuiglawaai toe te schrijven. *Biologische plausibiliteit* is echter een moeilijk criterium, want wat voor de ene onderzoeker een redelijke biologische verklaring lijkt, zal soms door een ander als nonsens worden bestempeld. Er zijn in de geschiedenis van de geneeskunde vele voorbeelden te vinden van inventief beschreven werkingsmechanismen die achteraf onjuist bleken te zijn. Daarom is het goed om bij de inschatting van de (biologische) plausibiliteit van een gevonden associatie niet te veel af te gaan op de eigen fantasie en vooral de blik te richten op relevante bevindingen uit biomedisch onderzoek en in het bijzonder dierexperimenteel onderzoek. Het aantonen van een oorzaak-gevolgrelatie bij proefdieren betekent uiteraard niet automatisch dat de relatie ook voor de mens opgaat, maar verschaft veelal wel een sterke aanwijzing in die richting.

Tijdsrelatie

In het causaliteitsbegrip ligt het idee besloten dat de oorzaak aan het gevolg voorafgaat. Dit is een noodzakelijke voorwaarde en in feite het enige absolute criterium dat kan worden aangelegd. Wanneer kan worden aangetoond dat het veronderstelde gevolg aan de genoemde oorzaak voorafging, kan van causaliteit geen sprake zijn. Helaas vormt de aanwezigheid van de juiste volgorde in de tijd geen garantie voor de aanwezigheid van een causaal verband.

Sterkte van de associatie

De gedachte is dat sterkere verbanden met een grotere mate van waarschijnlijkheid causaliteit representeren dan zwakke verbanden. De reden hiervoor is, dat eventuele confounders waarvoor niet is gecorrigeerd, een minstens even sterk verband met de uitkomst moeten hebben, willen ze de gevonden associatie geheel kunnen verklaren. En omdat sterke risicofactoren veel zeldzamer zijn dan zwakke, ligt het voor de hand bij een sterke associatie eerder tot het bestaan van een causale relatie te besluiten. In paragraaf 6.2.3 is reeds gewezen op het probleem dat de sterkte van een verband sterk bepaald wordt door de frequentie waarmee de andere determinanten uit het complex van voldoende oorzaken voorkomen. Bovendien is een zwakke associatie geen goed argument om het bestaan van causaliteit te ontkennen.

Dosis-effectrelatie

Omdat men aanneemt dat een *dosis-effectrelatie* een argument in het voordeel van causaliteit vormt, bestudeert men of een hogere dosis of een langduriger blootstelling een hogere frequentie van het effect met zich meebrengt. Een dosis-effectrelatie kan echter ook door een confounder worden veroorzaakt. Bovendien kan over het algemeen de afwezigheid van een dosis-effectrelatie niet zonder meer worden uitgelegd als argument tegen causaliteit. Er kan bijvoorbeeld sprake zijn van een drempelwaarde waaronder geen effect aanwezig is. Ook kan er een plafondwaarde zijn van de risicofactor waarboven het effect steeds maximaal is. Een andere mogelijkheid is dat de relatie tussen dosis en effect een U-vorm heeft.

Consistentie

Wanneer hetzelfde verband is aangetoond door verschillende onderzoekers, op verschillende momenten, op verschillende plaatsen, in verschillende populaties en met een verschillende onderzoeksopzet, pleit dit voor causaliteit. Ook dit criterium – *consistentie* – levert geen absolute maatstaf. Het is immers denkbaar dat bepaalde oorzaak-gevolgrelaties zich uitsluitend onder bijzondere omstandigheden manifesteren. Er is dan in feite sprake van effectmodificatie door die omstandigheden. Ook de interne consistentie van een studie kan worden gebruikt als criterium voor causaliteit. Hiermee wordt bedoeld dat het gevonden verband ook opgaat voor afzonderlijke subgroepen van de onderzoekspopulatie, bijvoorbeeld zowel voor mannen als voor vrouwen, zowel voor ouderen als voor jongeren, en zowel op het platteland als in de stad. De belangrijkste moeilijkheid bij de beoordeling van de consistentie is dat inconsistentie ook het gevolg kan zijn van effectmodificatie. Daardoor is het moeilijk om geconstateerde verschillen in de grootte van het effect eenduidig te interpreteren. Kwalitatieve inconsistenties, dat wil zeggen: een tegenovergestelde richting van het effect, leggen over het algemeen wat meer gewicht in de schaal. Causaliteit is immers minder waarschijnlijk als dezelfde factor in het ene onderzoek als risicofactor naar voren komt maar in ander onderzoek met dezelfde vraagstelling juist beschermend blijkt te werken.

6.2.5 CAUSALITEIT OP INDIVIDUEEL NIVEAU VERSUS CAUSALITEIT OP POPULATIENIVEAU

Bij het interpreteren van associaties probeert men in gedachten na te gaan, voor elke element in de causale keten apart, wat er in de populatie zou gebeuren als de betreffende factor niet aanwezig zou zijn. Zou het effect, de ziekte bijvoorbeeld, ook en in dezelfde frequentie optreden wanneer de situatie volkomen identiek is, maar dan zonder de aanwezigheid van die ene factor. Het gaat dus om een gedachte-experiment waarin men redeneert vanuit de perfect tegengestelde situatie (*spiegelsituatie*, *counterfactuals* in de Engelstalige literatuur). Als in dat gedachte-experiment de ziekte alleen optreedt wanneer de factor wel aanwezig is en niet als deze afwezig is (zoals in het voorbeeld van het lichtknopje in paragraaf 6.2.1), dan is er sprake van een noodzakelijke oorzaak. Treedt de ziekte nog wel op, maar in mindere mate, dan maakt de factor kennelijk wel deel uit van het geheel van determinanten voor de betreffende aandoening, maar is daarin geen noodzakelijke factor. Treedt de ziekte in gelijke frequentie op met en zonder aanwezigheid van de factor (terwijl alle andere factoren gelijk zijn), dan is de betreffende factor kennelijk niet van invloed op het ontstaan van de betreffende ziekte. In dat laatste geval dient de gevonden associatie op andere wijze te worden verklaard, bijvoorbeeld door toeval, of door te laten zien dat de betreffende factor vaak samengaat met een andere factor die wel oorzakelijk aan de betreffende ziekte is gerelateerd (denk aan het dragen van een aansteker in relatie tot het optreden van longkanker, zoals beschreven in paragraaf 6.1.5).

Als we causaliteit beschouwen op het niveau van het individu (bijvoorbeeld: heeft opa longkanker gekregen omdat hij gedurende zijn leven veel sigaretten heeft gerookt), dan is het zeer moeilijk aan te tonen wat de causale factor is. We weten immers niet wat er gebeurd zou zijn in de tegenovergestelde situatie, wanneer hij niet had gerookt. Roken is immers geen noodzakelijke oorzaak voor longkanker. Alleen als we te maken hebben met een noodzakelijke oorzaak, kunnen we voor het individu met zekerheid stellen dat hij de ziekte niet zou hebben gekregen als hij niet aan de betreffende factor zou zijn blootgesteld.

Als we in hetzelfde voorbeeld kijken naar causaliteit op populatieniveau, 'is de longkankerepidemie veroorzaakt doordat mensen in groten getale sigaretten zijn gaan roken?' dan is de causaliteit onmiskenbaar. We zijn er immers zeker van dat er veel minder longkanker in de bevolking zou voorkomen wanneer (in de tegengestelde situatie, maar onder overigens vergelijkbare omstandigheden) de mensheid zou afzien van het roken van sigaretten. En omdat gedegen epidemiologisch onderzoek heeft laten zien dat de incidentie van longkanker sterk toeneemt onder invloed van het aantal rokers in de bevolking, kunnen deze gegevens ook gebruikt worden voor toepassing op het individu: iedere roker heeft een grotere kans om longkanker te krijgen en daaraan te overlijden, dan wanneer hij of zij niet rookt. Echter, net zo min als de bevolking gevrijwaard zou zijn van longkanker wanneer niemand rookt, zo heeft het niet-rokende individu geen zekerheid gevrijwaard te blijven van deze ziekte. Het tegengestelde is ook waar: een roker krijgt niet altijd longkanker (de kans dat je het krijgt is zelfs kleiner dan dat je het niet krijgt) en in een populatie verstokte rokers is de incidentie van longkanker lang geen 100%. Toch is roken onmiskenbaar een oorzaak voor de ziekte, zij het geen noodzakelijke, noch een voldoende oorzaak.

6.3 Etiologisch onderzoek

6.3.1 MEESTAL KIEST MEN VOOR EEN COHORT OF EEN PATIËNTCONTROLEDESIGN

Zoals in hoofdstuk 4 reeds werd uiteengezet, levert het experiment het beste design voor onderzoek naar oorzaak-gevolgrelaties. In een experiment kan men immers de gepostuleerde oorzaak variëren, terwijl alle overige factoren constant worden gehouden. In feite wordt daarmee het gedachte-experiment uit paragraaf 6.2.5 in de praktijk uitgevoerd. Als in zo'n situatie het bijbehorende gevolg daadwerkelijk optreedt, is dit over het algemeen een sterke aanwijzing voor causaliteit. Jammer genoeg is een experiment voor de beantwoording van vragen naar oorzaken van het ontstaan en verloop van ziekte vaak niet uitvoerbaar. Immers, het is ethisch gezien niet toelaatbaar om mensen willens en wetens bloot te stellen aan factoren waarvan men vermoedt dat ze het ontstaan van een aandoening in de hand werken, dan wel het beloop ervan nadelig zullen beïnvloeden. Weliswaar is een experiment waarin men de vermoedelijke oorzaak wegneemt bij een deel van de onderzoeksgroep ethisch gezien meer toelaatbaar, maar praktische overwegingen verhinderen toch vaak dergelijke preventieve experimenten. Daarom is men veelal aangewezen op observationeel onderzoek, met als grootste nadeel het feit dat de omstandigheden waaronder de veronderstelde oorzaak-gevolgrelatie zich voltrekt, niet door de onderzoeker onder controle kunnen worden gehouden. De noodzaak van controle over de overige omstandigheden (c.q. de andere determinanten) is gelegen in het feit dat determinanten van een bepaalde ziekte onderling samenhangen. Het is dan moeilijk uit dit samenspel de unieke bijdrage van één determinant te isoleren. Het gebrek aan controle over deze andere factoren in observationeel (niet-experimenteel) onderzoek maakt het naspeuren van oorzaak-gevolgrelaties extra lastig.

Feitelijk heeft men voor etiologisch onderzoek dus de keus tussen cohortonderzoek (historisch of prospectief) en patiëntcontroleonderzoek. Cross-sectioneel onderzoek, ecologisch onderzoek en andere vormen van observationeel onderzoek zullen slechts bij uitzondering kunnen leiden tot oorzaak-gevolginterpretaties.

De opzet van patiëntcontroleonderzoek en cohortonderzoek is in hoofdstuk 4 uitvoerig beschreven. Het verzamelen van gegevens over potentiële confounders vergt relatief veel aandacht en energie, maar is nodig om in de analysefase het effect van de primaire determinant te kunnen isoleren van het effect van de andere determinanten (confounders). Ook wanneer men in de opzet van het onderzoek door middel van selectie, stratificatie of matching vergelijkbare groepen heeft trachten te krijgen, is het goed om gegevens te verzamelen over de belangrijkste confounders, teneinde te kunnen demonstreren dat de beoogde vergelijkbaarheid daadwerkelijk is gerealiseerd. Casus 6.2 geeft een voorbeeld van een etiologisch patiëntcontroleonderzoek. Voorbeelden van etiologisch cohortonderzoek zijn te vinden in hoofdstuk 4 (casus 4.2 en 4.3).

Casus 6.2 Pilgebruik en reumatoïde artritis

Van de volwassen vrouwen in Nederland lijdt een klein percentage aan reumatoïde artritis. Veel vrouwen gebruiken voor langere perioden een anticonceptiepil. Vandaar dat de negatieve associatie tussen pilgebruik en reumatoïde artritis, die aan het einde van de jaren zeventig in enkele studies werd gerapporteerd, nogal wat stof deed opwaaien. In een in Nederland uitgevoerd patiëntcontroleonderzoek werd deze associatie nader bekeken. Zowel de patiënten als de controlepersonen waren afkomstig uit de groep vrouwen die waren ingeschreven bij vijf poliklinieken voor reumatologie. Bij de patiënten luidde de diagnose reumatoïde artritis, terwijl de diagnose van de controlegroep 'wekedelenreuma' was (bijvoorbeeld hernia, lagerugpijn of carpaletunnelsyndroom). In de analyse werden gegevens gebruikt over onder meer pilgebruik, tijdstip van eerste bezoek met de klachten aan huisarts en specialist, menopauze en burgerlijke staat. Ook in dit onderzoek bleek pilgebruik te beschermen tegen reumatoïde artritis, zoals tabel 6.2 laat zien.

Tabel 6.2 Odds ratio's voor ooit-pilgebruik vergeleken met nooit-pilgebruik in relatie tot reumatoïde artritis (met 95%-betrouwbaarheidsinterval)

	nooit	ooit
ongecorrigeerd	1	0,36 (0,25-0,52)
gecorrigeerd*	1	0,42 (0,27-0,65)

* Gecorrigeerd voor geboortejaar, jaar van eerste bezoek aan de huisarts voor de klachten, burgerlijke staat, menopauze en behandelkliniek.

Omdat de auteurs dit resultaat eigenlijk niet hadden verwacht, wordt in de discussieparagraaf van het artikel waarin het onderzoek wordt beschreven extra zorgvuldig gekeken naar mogelijke bronnen van vertekening:
- Selectiebias. Omdat incidente gevallen (dat wil zeggen: nieuwe diagnosen) in een specialistische kliniek relatief zelden voorkomen en bovendien moeilijk zijn te definiëren, is gekozen voor prevalente gevallen. De aanname hierbij is dat het pilgebruik voor patiënten geen andere invloed heeft op de overlevingskans dan voor controlepersonen. Dit lijkt een redelijke aanname. Een ander probleem kan ontstaan wanneer er een associatie zou zijn tussen pilgebruik en de diagnose in de controlegroep. Daarom is een groot aantal verschillende diagnoses in de controlegroep opgenomen. Bovendien bleek het pilgebruik in de controlegroep niet af te wijken van dat van een vergelijkbare groep vrouwen uit de algemene bevolking. Wel werd de pil in de controlegroep wat vaker voor menstruatieproblemen voorgeschreven, hetgeen misschien wijst op een hogere klaaggeneigdheid bij de desbetreffende vrouwen.

  Selectiebias hierdoor is echter niet waarschijnlijk, omdat ongeveer dezelfde odds ratio's worden gevonden wanneer de analyse wordt beperkt tot contraceptief gebruik. Selectiebias door selectieve non-respons leek evenmin waarschijnlijk. De respons was hoog (ongeveer 85%), en vergelijkbaar voor patiënten en controlepersonen.
- Informatiebias. Omdat ook de controlepersonen reumatische klachten hadden, kon de vragenlijst voor beide onderzoeksgroepen identiek zijn. Daardoor was de blindering van de respondenten optimaal. Omdat er werd teruggevraagd naar het pilgebruik tot ver in het verleden, zal er vermoedelijk sprake zijn geweest van enige misclassificatie. Omdat dit ook voor de controlegroep geldt, zal deze waarschijnlijk non-differentieel zijn. Hiermee wordt bedoeld dat de fouten in de informatie over pilgebruik in het verleden voor vrouwen met reumatoïde artritis en 'wekedelenreuma' niet systematisch zullen verschillen. Op grond daarvan kan worden beredeneerd (zie paragraaf 5.3.1) dat de werkelijke associatie sterker zal zijn dan de associatie die in het onderzoek is gevonden. Overigens is het de vraag of er van veel misclassificatie sprake zal zijn, wanneer de analyse zich overwegend beperkt tot de categorieën ooit en nooit pilgebruik.
- Confounding. Correctie voor een aantal confounders met behulp van logistische regressieanalyse leidde tot een geringe toename van de odds ratio. De grootste vertekenende invloed bleek samen te hangen met het geboortejaar en het tijdstip van het eerste bezoek aan de huisarts voor de klachten. Resterende confounding, doordat confounders niet of slecht zijn gemeten, blijft natuurlijk in principe altijd nog mogelijk.

Ondanks bovenstaande overwegingen benadrukten de auteurs de noodzaak van meer onderzoek alvorens men definitief zou kunnen concluderen dat de anticonceptiepil een beschermende werking heeft tegen reumatoïde artritis. Een belangrijk argument daarbij was dat er nog onvoldoende biomedische onderzoeksgegevens waren om een biologisch plausibel model van het werkingsmechanisme te kunnen schetsen.

(Bron: Vandenbroucke JP, et al. Oral contraceptives and rheumatoid arthritis: Further evidence for a preventive effect. Lancet 1982:839-42.)

6.3.2 IN DE ANALYSE PROBEERT MEN DE RESTERENDE CONFOUNDING WEG TE WERKEN

Zijn de gegevens in een etiologisch epidemiologisch onderzoek eenmaal verzameld, of het nu een patiëntcontroleonderzoek of een cohortonderzoek betreft, dan zal men in de fase van statistische analyse deze gegevens zo moeten bewerken dat het 'zuivere' causale effect van de determinant op de ziekte-uitkomst zo goed mogelijk geschat wordt. Zie bijvoorbeeld casus 6.3. De aandacht gaat daarbij in de eerste plaats uit naar een adequate *correctie voor confounding*. Na een eerste inspectie van de verdeling van de confounders en toepassing van eenvoudige methoden voor confoundercorrectie (stratificatie, standaardisatie) zal een multivariabel regressiemodel uiteindelijk een schatting van het effect van de primaire determinant opleveren die gecorrigeerd is voor het effect van de confounders. Zie hiervoor ook paragraaf 5.3.2. Ook kan men op zoek gaan naar eventuele effectmodificatie door determinanten die daar op grond van het etiologisch model voor in aanmerking komen. Men kijkt daartoe naar het (gecorrigeerde) effect van de primaire determinant in de afzonderlijke strata van de potentiële effectmodificator of neemt een interactieterm op in het multivariabel regressiemodel. In de praktijk blijkt effectmodificatie veel minder vaak aangetoond te worden dan men zou verwachten. Of dit komt doordat de meeste onderzoeken te klein zijn om effectmodificatie te detecteren of doordat er in werkelijkheid minder effectmodificatie is dan men vermoedt, valt lastig uit te maken.

Uiteraard zal men in de statistische analyse ook werk moeten maken van het laten zien van de toevalsvariatie rond elk van de geschatte effectparameters. Dit kan eenvoudig door met behulp van de standaardfouten van de gemeten regressiecoëfficiënten passende betrouwbaarheidsintervallen te berekenen. Over de statistische analyse van patiëntcontroleonderzoek en cohortonderzoek gericht op het maximaliseren van de validiteit en precisie zijn dikke statistiekboeken geschreven. Raadpleeg daartoe de literatuurlijst achter in dit hoofdstuk. Aarzel ook niet om voor dit doel tijdig een professionele (bio)statisticus in te schakelen.

6.3.3 INTERPRETATIE: IS CAUSALITEIT AANNEMELIJK?

In paragraaf 6.2 zijn diverse strategieën beschreven die gehanteerd kunnen worden bij het maken van een vertaling van de (voor confounders gecorrigeerde) associatiemaat (regressiecoëfficiënt, RR, AR, OR) naar een antwoord op de vraag of betreffende determinant nu wel of niet deel uitmaakt van de causale keten die tot het ontstaan van ziekte leidt. Enerzijds maakt men aannemelijk dat het gevonden verband niet verklaard kan worden door bias (confounding, selectiebias, informatiebias) of toeval, en dat derhalve een causale relatie als de meest waarschijnlijke optie overblijft. Anderzijds bespreekt men het resultaat in het licht van de criteria die werden ontworpen door Austin Bradford Hill en die zijn beschreven in paragraaf 6.2.4.

In alle gevallen komt men tot een waarschijnlijkheidsuitspraak: causaliteit van deze relatie is meer of minder waarschijnlijk. Hoe beter het onderzoek is opgezet, des te groter is de kans dat het onderzoeksresultaat een duidelijke interpretatie toelaat. Een goede onderzoeksopzet begint met een heldere vraagstelling, die goed gefundeerd is in een etiologisch model dat de stand van kennis adequaat weergeeft. Zo'n model maakt het mogelijk een bij de vraagstelling passende epidemiologische functie te ontwerpen en daarbij een passend epidemiologisch design te ontwikkelen.

Tabel 6.3 Risico's op een hart-vaatziekte naar ijzeropname

ijzeropname	incidentie dichtheid (aantal patiënten/persoonjaren)	hazard ratio (ruw)	95% betrouwbaarheidsinterval	hazard ratio (gecorrigeerd[1])	95% betrouwbaarheidsinterval
< 1,28 mg/d	54/17413	1,0	-	1,0	
1,28-1,76	53/17384	0,98	0,67-1,44	1,06	0,71-1,59
1,76-2,27	57/17334	1,06	0,73-1,54	1,12	0,74-1,71
> 2,27 mg/d	88/17469	1,62	1,16-2,28	1,65	1,07-2,53

[1] Gecorrigeerd voor leeftijd, energieopname, BMI, roken, fysieke activiteit, hypertensie, diabetes, hoog cholesterol, opname van vetten, koolhydraten, vezels en alcohol, opname van diverse vitaminen.

Casus 6.3 IJzer en risico op een hartinfarct

Uit de literatuur komt naar voren dat menstruerende vrouwen lagere ijzerbloedspiegels hebben en daardoor minder risico lopen op een hartinfarct. Na de menopauze kunnen vrouwen een ijzerstapeling ontwikkelen die hen meer gevoelig maakt voor hart- en vaatziekten. Ook bij frequent voorkomende vormen van erfelijke ijzerstapeling (hemochromatose) is sprake van een verhoogd risico op hart- en vaatziekten. In-vitro- en in-vivo-onderzoek laat zien dat ijzerstapeling ook ontstaat door verhoogde opname van ijzer via de voeding. Er is daarom humaan onderzoek uitgevoerd naar de invloed van hoge voedingsinname van ijzer op de kans een hart-vaatziekte te ontwikkelen bij laagrisicopersonen (Van der A et al.; 2005). In dit onderzoek zijn in de periode 1993-97 bij ruim 16.000 vrouwen van 49-70 jaar de ijzerstatus en andere relevante kenmerken bepaald. Al deze vrouwen zijn 3-7 jaar (gemiddeld 4,2 jaar) gevolgd. Omdat bij inclusie van de deelnemers ook een uitvoerige voedingsanamnese is afgenomen, kon de inname van ijzer via de voeding bepaald worden. Daarbij zijn de vrouwen ingedeeld in vier kwartielen op basis van de verdeling van de ijzerinname bij de initiële metingen. In de follow-upperiode deden zich 252 cardiovasculaire incidenten voor. Omdat de follow-up niet voor alle deelnemers compleet is, hebben de onderzoekers incidentiedichtheden berekend op basis van het aantal persoonjaren dat elke vrouw in het onderzoek gevolgd kon worden. Met deze gegevens is een proportionele hazardanalyse uitgevoerd (zie paragraaf 3.3.3). Met de groep met de laagste ijzeropname als referentie zijn voor de andere drie subcohorten hazard ratio's geschat (zie tabel 6.3). Omdat dit onderzoek zich richt op het bestuderen van ijzeropname, zijn alle andere determinanten voor coronaire hartziekten potentieel verstorende variabelen: bijvoorbeeld leeftijd, totale energieopname, BMI, roken, fysieke activiteit, bloeddruk, diabetes, cholesterolniveau, opname van vetten en koolhydraten, vezels, alcohol, en diverse vitaminen. Voor al deze factoren is in de data-analyse gecorrigeerd.

Uit tabel 6.3 blijkt dat na correctie voor genoemde verstorende variabelen, vrouwen in het hoogste kwartiel voor ijzerinname 65% meer kans hadden op een hartinfarct.

Men kan op basis van deze gegevens ook het verschil in incidentiedichtheid berekenen, bijvoorbeeld voor de hoogste en laagste ijzeropnamekwartielen: 88/17469 – 54/17413 = 1,9 per 1000 persoonjaren ofwel 37,7% van de incidentiedichtheid in de hoogste categorie.

Gelet op de aanleiding voor het onderzoek, is het niet vreemd dat men het onderzoek heeft beperkt tot een cohort vrouwen. Omdat er geen reden is te denken dat het verband tussen ijzer en hart- en vaatziekten anders ligt voor mannen en vrouwen, zouden de resultaten van dit onderzoek wellicht ook naar mannen van middelbare leeftijd gegeneraliseerd kunnen worden.

(Bron: Grobbee DE, Hoes AW. Clinical Epidemiology. Principles, methods and applications for clinical research. Sudbury: Jones and Bartlett publishers; 2008.
Van der A, DL, Peeters PHM, Grobbee DE, Marx JJM, Van der Schouw Y. European Heart Journal 2005;26:257-262.)

6.4 Etiologisch onderzoek vindt toepassing in de preventieve gezondheidszorg, inclusief de gezondheidsvoorlichting

6.4.1 PREVENTIE

Etiologisch onderzoek levert primair wetenschappelijke kennis over oorzaken van ziekten en over determinanten die het verloop van ziekte beïnvloeden. Deze kennis wordt gebruikt voor het ontwerpen van preventieve en therapeutische maatregelen. Als men immers een van de determinanten kan elimineren uit het complex van voldoende oorzaken, dan zal de ziekte via dat mechanisme niet meer kunnen ontstaan. Minder vanzelfsprekend is dat het wegnemen van een ziekteoorzaak bij patiënten met de ziekte ook de ziekte zal wegnemen. Soms zal dit wel het geval zijn (antibiotica bijvoorbeeld doden de bacterie die verantwoordelijk is voor het voortduren van de infectieklachten), maar vaak ook niet (lawaaidoofheid zal bijvoorbeeld niet genezen door voortaan oorbeschermers te dragen).

Kennis van de oorzaken van een ziekte leidt overigens niet zonder meer tot effectieve preventiemaatregelen. Het is zelfs zo dat voor effectieve *preventie* volledige kennis van de oorzaken niet altijd per se noodzakelijk is. Denk bijvoorbeeld aan veilig vrijen en de preventie van aids. Deze maatregel werd reeds gepropageerd voordat men kennis had over de ziekteoorzaak (het hiv-virus). In het algemeen echter gaan preventie en kennis van etiologische factoren hand in hand. Preventieve interventies zijn bijvoorbeeld het aanpassen van de fysieke omgeving (riolering, vangrails), het uitvaardigen van wettelijke voorschriften (voedselveiligheid, snelheidsbeperkingen), het voorschrijven van een profylactische medicatie (foliumzuur, fluoride), het verrichten van een preventieve chirurgische ingreep (circumcisie, dotteren), of het uitbannen van pathogene micro-organismen (vaccinatie) en gezondheidsvoorlichting.

Men onderscheidt preventie op drie niveaus: primaire, secundaire en tertiaire preventie. *Primaire preventie* heeft ten doel het ontstaan van de aandoening te voorkómen. Hier richt men zich op etiologische factoren. Het stoppen met roken, of liever nog er nooit mee beginnen, ter voorkoming van onder andere astma, coronaire hartziekten en longkanker is er een voorbeeld van. *Secundaire preventie* richt zich op het vroegtijdig ontdekken van een aandoening, nadat deze is ontstaan. De bedoeling is om daarmee de kans op genezing te vergroten. Een voorbeeld hiervan is het propageren van borstzelfonderzoek teneinde vroegtijdige ontdekking van borstkanker te bewerkstelligen. Ook door professionals uitgevoerd bevolkingsonderzoek (screening, zie ook paragraaf 9.7) en 'casefinding' in de praktijk van huisartsen en specialisten maakt deel uit van de secundaire preventie. *Tertiaire preventie* is aan de orde bij hen die de aandoening eenmaal hebben, richt zich op een spoediger en zo mogelijk volledig herstel, en tracht de gevolgen alsmede de kans op terugkeer van de aandoening te minimaliseren. Een voorbeeld hiervan is de patiëntenvoorlichting die aan patiënten met diabetes wordt gegeven, maar ook casus 6.3 geeft hiervan een voorbeeld. Hoewel in feite ook medicamenteuze of chirurgische therapie als tertiaire preventie kan worden geïnterpreteerd, wordt deze term overwegend gereserveerd voor interventies bij patiënten op basis van gezondheidsvoorlichting.

6.4.2 GEZONDHEIDSVOORLICHTING

Gezondheidsvoorlichting vormt een belangrijk toepassingsgebied van etiologisch onderzoek. Gezondheidsvoorlichting dient te zijn gefundeerd op een grondig inzicht in de oorzaken van het gezondheidsprobleem dat men wil voorkomen. De in dit hoofdstuk gegeven aanwijzingen voor etiologisch onderzoek kunnen daarbij van dienst zijn. Gezondheidsvoorlichting richt zich op het voorkomen van gezondheidsproblemen door beïnvloeding van de motivatie tot gerichte verandering van leefstijl en gedrag. Gezondheidsvoorlichting richt zich doorgaans op een welomschreven segment van de samenleving, in de regel samenhangend met het gezondheidsprobleem dat men wil voorkomen. De beschrijvende epidemiologie (inclusief het gebruik van gezondheidsstatistieken) kan hierbij goede diensten leveren. Het is overigens niet zonder meer evident dat een strategie gericht op een risicogroep tot een beter resultaat zal leiden. Weliswaar zullen in dat geval de effecten op individueel niveau groter zijn, zeker omdat personen met een hoog risico veelal makkelijker tot gedragsverandering te motiveren zijn. Toch leidt een geringe risicoreductie bij de hele bevolking vaak tot een grotere reductie in het absolute aantal ziektegevallen. Dit fenomeen wordt aangeduid als de *preventieparadox*. Om een realistische schatting te maken van de opbrengst van de mogelijke alternatieve strategieën, wordt vaak gebruikgemaakt van de *potentiële invloedfractie* (PIF, zie paragraaf 3.3.6).

De wijzen waarop de voorlichting wordt vormgegeven, zijn zeer divers: folders, advertenties, websites, videoclips, boeken, lespakketten, affiches, radio- en televisieprogramma's, alsmede verbale interactie van de voorlichtende professionals met individuen of groepen.

De effectevaluatie richt zich primair op de vraag of het einddoel van de interventie, het voorkómen van een bepaald gezondheidsprobleem dan wel het elimineren van de gevolgen van een bepaalde aandoening, is bereikt. Het is zaak hiervoor met zorg de juiste uitkomstmaat te kiezen. Voor voorlichting over cariës zal dat bijvoorbeeld het aantal gaatjes zijn in de jaren na de interventie, en voor voorlichting over veiligheid bij sportbeoefening het aantal blessures in de doelgroep. Soms is de keuze van de juiste uitkomstmaat niet eenvoudig of stuit het meten van het effect op praktische bezwaren. In hoofdstuk 10 zal op deze problemen nader worden ingegaan.

> - Oorzakelijke factoren worden met veel verschillende termen aangeduid.
> - Een oorzakelijke factor is een essentieel onderdeel van een causaal complex.
> - Verschillende determinanten vormen samen een voldoende oorzaak.
> - Een noodzakelijke oorzaak komt als component in alle voldoende oorzaken voor.
> - In een causale redenering probeert men uit te sluiten dat het verband verklaard kan worden door toeval of bias.
> - Er zijn zeker acht criteria die causaliteit waarschijnlijker maken.
> - Causaliteit op individueel niveau drukt men uit in kansen, afgeleid van attributieve proporties.
> - Meestal kiest men bij etiologisch onderzoek voor een cohort of een patiëntcontroledesign.
> - In de analysefase van een etiologisch onderzoek probeert men de resterende confounding weg te werken.
> - Bij de interpretatie van de resultaten van etiologisch onderzoek beantwoordt men de vraag: is causaliteit aannemelijk?
> - Etiologisch onderzoek vindt zijn toepassing in de preventieve gezondheidszorg; gezondheidsvoorlichting is daar een belangrijk onderdeel van.

Kernpunten

- Het is lastig wegwijs te worden in het complexe veld van oorzaak-gevolgredeneringen.
- Het doel van etiologisch onderzoek is verklaren van ziekte.
- Voor risicostratificatie behoeft de determinant niet noodzakelijkerwijs een causale factor te zijn.
- Causale determinanten voor het ontstaan van ziekte zijn niet noodzakelijkerwijs ook causale determinanten die het verloop van ziekte verklaren.
- Het etiologisch model geeft een theoretische verklaring voor het ontstaan van ziekte.
- De epidemiologische functie is de vertaling van het etiologisch model.
- De hamvraag is steeds of er sprake is van oorzakelijkheid of dat er slechts een associatie is.

Aanbevolen literatuur

Fletcher RH, Fletcher SW. Clinical epidemiology: The essentials. 4th ed. Philadelphia: Lippincott, Williams & Wilkins; 2005.

Grobbee DE, Hoes AW. Clinical Epidemiology. Principles, methods and applications for clinical research. Sudbury, Jones and Bartlett Publishers; 2009.

Hill AB. The environment and disease: Association or causation? Proceedings of the Royal Society of Medicine 1965;58:295-300.

Miettinen OS. Evidence in medicine: Invited commentary. Can Med Assoc J 1998;158:215-21.

Rothman KJ. Epidemiology: An introduction. Oxford: Oxford University Press; 2002.

Rothman KJ, Greenland S, Lash TL. Modern epidemiology. 3rd ed. Philadelphia: Lippincott, Williams & Wilkins; 2008.

Szklo M, Nieto FJ. Epidemiology beyond the basics. 2nd ed. Sudbury, Jones and Bartlett Publishers; 2007.

Vineis P. Causality in epidemiology. In Morabia A (editor). A history of Epidemiologic Methods and Concepts. Basel: Birkhäuser Verlag; 2004.

Opdrachten

1 Ga na wat in figuur 6.2 de attributieve proportie voor de totale populatie (AP_T) is voor de afzonderlijke risicofactoren, onder de aanname dat de drie voldoende oorzaken respectievelijk 80, 15 en 5% van de aandoeningen veroorzaken. Verklaar waarom de som van alle AP_T's de 100% ver overstijgt.
2 Voor het vaststellen van causaliteit is bij voorkeur experimenteel onderzoek beschikbaar en zijn in ieder geval observationele studies met een adequate controlegroep nodig. Toch zijn hierop uitzonderingen. Probeer er enkele te bedenken.
3 De associatie tussen sigaretten roken en longkanker is zorgvuldig bestudeerd. Welke van de volgende uitspraken dragen bij aan de overtuiging dat er sprake is van een causale relatie?
    a Het risico op longkanker neemt toe bij toename van de dagelijkse consumptie van sigaretten en/of van de periode waarin wordt gerookt.
    b Ex-rokers hebben longkankerincidentiecijfers die tussen die van rokers en niet-rokers in liggen.
    c Dierexperimenten laten een toename zien van het aantal voorstadia van kanker na inhalatie van sigarettenrook.
    d Cohort- en patiëntcontroleonderzoek geven vergelijkbare associaties tussen het roken van sigaretten en het optreden van longkanker.
4 Cross-sectioneel onderzoek laat zien dat mensen die een hartinfarct hebben gehad (en dat overleefd hebben) in het jaar voorafgaand aan het infarct meer stress hebben ervaren dan controlepersonen zonder een infarct. Kan hieruit worden geconcludeerd dat stress hartinfarcten veroorzaakt?
5 Onderzoek bij moeders met kinderen met een aangeboren afwijking wijst uit dat zij vaker steroïden tijdens de zwangerschap hebben geslikt dan een vergelijkbare controlegroep van moeders met gezonde kinderen. Kunnen we op basis hiervan concluderen dat gebruik van steroïden tijdens de zwangerschap leidt to aangeboren afwijkingen?
6 Pas de criteria voor causaliteit toe op een probleemstelling uit uw eigen vakgebied. Zoek daartoe een recent en kwalitatief goed overzichtsartikel (review) op en ga in de eerste plaats uit van de informatie die daarin wordt gegeven. Eventueel kunnen, wanneer de review onvoldoende informatie biedt, tevens enkele oorspronkelijke onderzoeksartikelen worden geraadpleegd.

Zie voor de antwoorden op de opdrachten:
www.bsl.nl/epidemiologischonderzoek

7 Genetische epidemiologie[1]

Leerdoelen

Na bestudering van dit hoofdstuk is de lezer in staat:
1 belangrijke specifieke kenmerken van genetisch-epidemiologisch onderzoek te beschrijven met gebruikmaking van de volgende concepten uit de populatiegenetica: linkage, linkage disequilibrium en populatiestratificatie;
2 een globale schets te geven van de volgende designs en analysetechnieken voor familieonderzoek: familiecohortonderzoek, tweelingonderzoek, segregatieanalyse en koppelingsonderzoek;
3 een globale schets te geven van de volgende designs en analysetechnieken voor populatie- (of associatie)onderzoek: patiëntcontroleonderzoek en triodesign (inclusief de transmissie/disequilibriumtest);
4 het verschil tussen indirecte en directe associatiestudies te beschrijven met gebruikmaking van het concept tagSNP;
5 resultaten van eenvoudig genetisch-epidemiologisch onderzoek globaal te interpreteren;
6 mogelijke toepassingen van genetisch-epidemiologisch onderzoek te noemen.

7.1 Inleiding: zoeken naar genen als determinant van ziekte is speciaal

Bij het zoeken naar determinanten van ziekte onderscheidt men drie globale categorieën: genen, gedrag en omgeving (zie hoofdstuk 3). De genetische epidemiologie richt zich specifiek op de eerste categorie, en op de interactie tussen genetische kenmerken enerzijds en omgevings- of gedragsfactoren anderzijds. Als men het heeft over genen als determinanten, dan bedoelt men eigenlijk dat men op zoek is naar specifieke eiwitten die door deze genen worden gecodeerd of gereguleerd. Met het in kaart brengen van het menselijke genoom is duidelijk geworden dat het menselijk lichaam circa 20.000 tot 25.000 eiwitcoderende genen heeft, veel minder dan altijd werd verondersteld. Het aantal eiwitten in het menselijk lichaam is echter veel groter, hoewel niemand weet hoeveel groter. Schattingen gaan tot wel anderhalf miljoen. Eén gen codeert dus voor veel eiwitten en het zijn deze eiwitten die in onderlinge interactie zorgen dat het lichaam wordt opgebouwd en functioneert.

Nadat het menselijk genoom in kaart gebracht was, is de belangstelling voor genetische determinanten van ziekte en daarmee ook voor genetisch-epidemiologisch onderzoek enorm toegenomen. Toch is dit niet de reden om in een algemeen inleidend boek over epidemiologische methoden een apart hoofdstuk te wijden aan dit subspecialisme. Er worden immers ook geen hoofdstukken gewijd aan de epidemiologie van hart- en vaatziekten, aan psychiatrische epidemiologie, aan voedingsepidemiologie of aan farmaco-epidemiologie, om maar enkele van de vele

---

1 De auteurs van dit hoofdstuk zijn dr. ir. Sita Vermeulen, prof. dr. Bart Kiemeney, en prof. dr. Gerhard Zielhuis, afdeling Epidemiologie, Biostatistiek en HTA, Universitair Medisch Centrum St Radboud, Nijmegen.

toepassingsgebieden te noemen. Het motief om plaats in te ruimen voor een apart hoofdstuk over genetische epidemiologie (en voor een apart hoofdstuk over infectieziekte-epidemiologie: hoofdstuk 8) is, dat men voor het schatten van de kans op ziekte voor een individu ook gebruik kan maken van de aanwezigheid van die ziekte bij andere personen in de omgeving van het betreffende individu. Doordat er mendeliaanse wetmatigheden bestaan in de erfelijke overdracht van ziekte, is het mogelijk om vraagstellingen naar de genetische determinanten van ziekte anders, en efficiënter, aan te pakken dan andere epidemiologische vragen. De genetische epidemiologie maakt daarom gebruik van wezenlijk andere onderzoeksdesigns en analysemethoden, in aanvulling op de klassieke epidemiologische methoden.

De genetische epidemiologie richt zich, zoals gezegd, op het onderzoek naar de invloed van erfelijke factoren, al of niet in interactie met omgevings- en gedragsfactoren, op de frequentie van ziekten in de populatie. Daarmee is de genetische epidemiologie sterk gekoppeld aan de moleculaire epidemiologie die zich richt op de rol van biologische of moleculaire markers van blootstelling en gevoeligheid, waaronder DNA. Erfelijke informatie ligt opgeslagen in chromosomen die opgebouwd zijn uit DNA. Iedereen heeft van elk chromosoom, dus ook van elk gen, twee kopieën (allelen), één van de vader en één van de moeder. Die allelen kunnen in meerdere varianten voorkomen, hetgeen ervoor zorgt dat mensen verschillen in oogkleur, haarkleur en vele andere lichaamskenmerken. Het humane genoom is voor 99,9% identiek tussen twee personen, maar er bestaan ook miljoenen plekken op het DNA die variëren tussen mensen. Bepaalde varianten van een allel (men spreekt van *mutaties* indien de variant bij minder dan 1% van de mensen in een populatie voorkomt, en van *polymorfismen* indien de populatiefrequentie groter is dan 1%) kunnen verantwoordelijk zijn voor een grotere (of kleinere) kans om bepaalde aandoeningen te krijgen.

De wijzen waarop genetische determinanten het ontstaan van ziekte beïnvloeden, zijn heel divers. Klassiek zijn de *monogenetische afwijkingen*, waarbij een structurele afwijking in een chromosoom of een mutatie in een gen een noodzakelijke oorzaak is voor het ontstaan van een ziekte. Bekende voorbeelden zijn het Downsyndroom (trisomie 21) en de ziekte van Huntington (een afwijkend gen op chromosoom 4). Zonder het genetische defect ontstaat de ziekte niet. Soms ontstaan deze monogenetische afwijkingen door een (toevallige) mutatie, zonder dat er sprake was van eerder voorkomen in de familie, zoals het geval is bij het Downsyndroom. Soms ook ontstaat een ziektegeval door overerving, zoals het geval is bij de ziekte van Huntington. Bij sterke associaties tussen genotype en ziekte (fenotype) spreekt men van een hoge *penetrantie*. Indien deze hoogpenetrante varianten worden doorgegeven van de ene generatie op de andere, zal een sterke clustering van de aandoening in families te zien zijn. Het zal duidelijk zijn dat deze varianten die een grote kans op ziekte geven (zeker wanneer dit gepaard gaat met een korte overleving en/of een lage vruchtbaarheid; in de populatiegenetica noemt men dit een geringe *fitness*), veel minder frequent voorkomen dan varianten die de kans op ziekte slechts in geringe mate beïnvloeden (varianten met een lage penetrantie).

Veel vaker dan monogenetische aandoeningen komen aandoeningen voor waarbij meerdere genetische eigenschappen van een individu met een lage penetrantie, samen met omgevingsfactoren, de kans op een bepaalde ziekte bepalen. Deze aandoeningen worden *multifactorieel* genoemd. De genetische etiologie van deze aandoeningen is complex; naast de betrokkenheid van meerdere, laagpenetrante genetische determinanten en omgevings- en gedragsfactoren, kunnen verschillende genetische profielen leiden tot een fenotypisch gelijk ziektebeeld (genetische heterogeniteit) en spelen ook interacties tussen genen en omgeving een rol. Ze vertonen dan ook een veel minder sterke clustering in families. Aangezien dit met name de soort aandoeningen is waarmee de genetisch-epidemioloog zich tegenwoordig bezighoudt, wordt er in dit hoofdstuk veel aandacht geschonken aan de genetische epidemiologie van multifactoriële aandoeningen en minder aan die van de meer monogenetische ziekten.

In dit hoofdstuk worden diverse methoden en technieken gepresenteerd die gebruikt worden in genetisch-epidemiologisch onderzoek. Genetische epidemiologie is echter meer dan een verzameling instrumenten. De methoden en technieken worden ingezet met het doel inhoudelijke vraagstellingen te bestuderen. In de vraagstellin-

gen die centraal kunnen staan, zit een zekere natuurlijke volgorde besloten, bijvoorbeeld:
- is er sprake van familiaire clustering of correlatie?
- zo ja, is er een genetische component in deze clustering of correlatie?
- zo ja, volgens welk model erft de aandoening over?
- waar ligt het gen?
- wat is de genetische determinant?
- wat doet de genetische determinant?
- wat betekent de genetische determinant in de populatie?

Afhankelijk van de reeds bestaande kennis hoeft niet elke stap doorlopen te worden.

De mogelijke onderzoeksdesigns kunnen grofweg worden ingedeeld in familieonderzoek en populatieonderzoek. De keuze van het onderzoeksdesign wordt bepaald door het type vraag. Daarnaast is het type aandoening waarin men geïnteresseerd is van belang voor de keuze van het design bij de betreffende vraagstelling. Zo kunnen genetische determinanten voor afwijkingen die sterk clusteren in families en mogelijk monogenetisch van aard zijn, efficiënt bestudeerd worden met behulp van familieonderzoeken. De rol van laagpenetrante variaties in genen bij het ontstaan van multifactoriële ziekten bestudeert men doorgaans met populatieonderzoeken. In het design van populatie- of associatieonderzoeken zal men veelal de klassieke vormen van epidemiologisch onderzoek (vooral het patiëntcontroleonderzoek) kunnen herkennen. Overigens heeft recente technologische vooruitgang in het meten van genetische varianten de mogelijkheden voor onderzoek naar de genetische determinanten van multifactoriële aandoeningen sterk vergroot. Tot enkele jaren geleden was dit onderzoek met name gericht op de associatie tussen een klein aantal genetische varianten in zogenaamde kandidaatgenen, waarvan de betrokkenheid bij het ontstaan van de ziekte reeds vermoed werd. Tegenwoordig kunnen aan de hand van DNA micro-arrays (of 'chips') honderdduizenden genetische varianten in een groot aantal monsters goed en snel gemeten worden. Dit heeft geleid tot de mogelijkheid om het hele genoom op een exploratieve manier af te zoeken naar locaties die geassocieerd zijn met multifactoriële ziekten. In de volgende paragraaf worden de mogelijke vraagstellingen besproken die beantwoord kunnen worden met familieonderzoek. In paragraaf 7.3 zal nader worden ingegaan op de populatieonderzoeken voor multifactoriële aandoeningen. Vervolgens wordt in paragraaf 7.4 en 7.5 het belang van (internationale) samenwerking in de genetische epidemiologie beschreven en komen de mogelijkheden aan de orde voor toepassingen van resultaten van genetisch-epidemiologisch onderzoek.

7.2 Familieonderzoek vooral voor aandoeningen die sterk clusteren in families

Aan de hand van *familieonderzoek* kunnen vragen beantwoord worden omtrent de mogelijke rol van genetische factoren in het risico op ziekte, het type overervingsmodel, en de locatie van genetische determinanten. In familieonderzoeken wordt met name de relatie bestudeerd tussen ziekte en genotypen met een relatief hoge penetrantie en een relatief lage genfrequentie, hoewel die penetrantie en genfrequentie vaak nog niet bekend zijn. Het gaat dus om sterke genotype-fenotypeassociaties bij zeldzaam optredende genetische determinanten. Daarbij gaat men stapsgewijs te werk en zoomt men steeds verder in op de genetische mutatie:
- Bestaat er clustering van de betreffende ziekte in families? Indien de ziekte vaker voorkomt onder familieleden dan op basis van de ziektefrequentie in de algemene populatie is te verwachten, duidt dit op een rol voor factoren die door familieleden worden gedeeld. Dit kunnen zowel gedeelde omgevings- en gedragsfactoren als genetische factoren zijn. Nagaan of de ziekte clustert in families kan met patiëntcontroleonderzoek, maar beter met *familiecohortonderzoek* worden gedaan. Dit design wordt besproken in paragraaf 7.2.1.
- Heeft de clustering een erfelijke oorzaak? Om het relatieve aandeel te schatten van genetische en omgevings- en gedragsdeterminanten in familiaire clustering, kan gekozen worden voor het analyseren van de fenotypische overeenkomsten en verschillen binnen en tussen gerelateerde paren die in verschillende mate hun genen en omgeving delen (bijv. ouder-kindparen, broers) in families. Het in dit kader uit-

voeren van onderzoek met behulp van *tweelingen* wordt beschreven in paragraaf 7.2.1. Ook *adoptie- en migratieonderzoek* kunnen informatie geven over het relatieve belang van genen en omgeving en/of gedrag, maar deze designs worden in de praktijk zelden toegepast.

– Welk erfelijk model ligt ten grondslag aan de overerving van deze aandoening? Men denke daarbij aan autosomaal dominante overerving (AD), autosomaal recessieve overerving (AR), geslachtsgebonden overerving (X-linked), polygene overerving en combinaties van deze modellen. Voor dit doel kunnen meestal segregatieanalyses worden gebruikt, waarbij de waarschijnlijkheid van de mogelijke overervingsmodellen met elkaar worden vergeleken. Deze analysen worden in de huidige praktijk vrijwel enkel nog toegepast voor die aandoeningen die een sterke clustering laten zien in families, als eventuele voorbereiding op de stap die hieronder wordt beschreven.

– Wat is de lokalisatie van het voor de ziekte relevante gen (het zogeheten gevoeligheidsgen) of genen op het genoom? Hiervoor kan men zogeheten koppelingsanalysen uitvoeren waarbij verspreiding van bepaalde genetische 'markers' (een klein stukje DNA met bekende lokalisatie in het genoom) binnen families wordt geobserveerd in vergelijking met de verspreiding van de ziekte binnen deze families. In de praktijk zijn de koppelingsanalysen, waarvoor verschillende methoden bestaan, meer het terrein van de genetica dan van de epidemiologie. Het principe van koppelingsonderzoek wordt kort beschreven in paragraaf 7.2.2. Koppelingsonderzoek kan het meest efficiënt uitgevoerd worden in families waarin de ziekte sterk clustert volgens een bepaald overervingspatroon. Indien deze niet beschikbaar zijn of als er sprake is van een continu fenotype (bijv. bloeddruk), kan er worden gekozen voor koppelingsonderzoek aan de hand van 'sibling pairs'.

– Wanneer de globale lokalisatie van het gen bekend is ('mapping') dan kan men verder inzoomen met nog meer markers die steeds dichter bij elkaar liggen. Met specifieke methoden uit de moleculaire biologie en de bio-informatica kan men het gen ten slotte opsporen ('identificatie'). Deze methoden vallen buiten de epidemiologie en het bestek van dit boek.

Natuurlijk volgt daarna nog meer onderzoek om vragen op te lossen zoals: wat is of zijn de mutaties in het gen, wat doen die mutaties met het eiwit waarvoor het gen codeert, hoe vaak komen die mutaties voor bij hoogbelaste families en bij zogeheten sporadische patiënten (patiënten zonder aangedane familieleden), is het zinvol om families en/of de populatie te screenen op die mutaties, is er een gerichte therapie mogelijk enzovoort.

7.2.1 FAMILIECOHORTONDERZOEK EN TWEELINGONDERZOEK OM NA TE GAAN OF GENEN MOGELIJK EEN ROL SPELEN

Bij klassieke patiëntcontroleonderzoeken kan de familiaire belasting (het vóórkomen van de betreffende ziekte in de familie) worden nagegaan. Deze informatie wordt dan meestal samengevat in een dichotome variabele (wel/geen familiaire belasting) en als determinant in de risicofunctie meegenomen. Deze eenvoudige benadering kan echter een vertekend beeld geven van de mate van familieclustering van een ziekte. De kans dat de ziekte in de familie voorkomt, is immers afhankelijk van de omvang van de familie, de leeftijd en geslachtsverdeling van de familieleden, hun genetische relatie met de onderzoekspersonen en van het risicopatroon van elk familielid als gevolg van andere determinanten. Om die reden geeft men de voorkeur aan een cohortopzet bij het bestuderen van *familiaire clustering* van ziekten. Voor patiënten en controles worden dan de *familiecohorten* gereconstrueerd (de patiënt, respectievelijk de controlepersoon, maakt daarvan zelf geen deel uit) en in beide cohorten wordt de incidentie van de betreffende ziekte geschat. Het RR geeft dan het extra risico dat familieleden van patiënten hebben ten opzichte van familieleden van de controlepersonen (het basisrisico). Voor elk familielid kan men tevens informatie over potentiële confounders verzamelen en in de analyse van de gegevens betrekken. Omdat het optreden van ziekte onder familieleden uiteraard ook afhankelijk kan zijn van de leeftijd (op oudere leeftijd treedt meer concurrentie op door andere doodsoorzaken), zullen, vergelijkbaar met klassieke cohortonderzoeken, passende frequentiematen en dito analysestrategieën gehanteerd moeten worden (incidentiedichtheden, overlevingskansen; zie hoofdstuk 2). De determinant in dit soort familieucohortonderzoeken is de relatie met de indexpatiënt dan wel controlepersoon. Desgewenst kan men stratificeren naar de graad van verwantschap (eerste, tweede, enz.). Zo wordt het risico op ziekte onder eerstegraadsverwanten van een patiënt vergeleken met het risico op ziekte van een eerstegraadsverwant van een controlepersoon. Op deze wijze kunnen via (aangepaste) regressiemodellen incidentiedichtheden of hazard ratio's geschat worden, gecorrigeerd voor relevante verstorende variabelen, en kan een eerste indruk worden verkregen of de ziekte een genetische component heeft of alleen maar door familiaire clustering van omgeving en/of gedrag wordt veroorzaakt. In dit soort analysen moet wel rekening gehouden worden met de statistische afhankelijkheid van familieleden. Casus 7.1 beschrijft een voorbeeld van een familiecohortonderzoek.

Casus 7.1 Clustering van borstkanker in families

In de laatste decennia van de vorige eeuw hebben diverse patiëntcontroleonderzoeken en familiecohortonderzoeken laten zien dat een positieve familiegeschiedenis een risicofactor is voor borstkanker en dat het risico groter is naarmate het familielid op jongere leeftijd met borstkanker is gediagnosticeerd.

Een van deze studies betreft een familiecohortonderzoek uit 1990. In dit onderzoek werden 4730 borstkankerpatiënten en 4688 controles in de leeftijd van 20 tot 54 jaar geïncludeerd. Het betreft patiënten die tussen 1 december 1980 en 31 december 1982 werden geregistreerd bij de kankerregistraties van het National Cancer Institute in de Verenigde Staten. Informatie over het vóórkomen van borstkanker in vrouwelijke familieleden (eerstegraadsfamilieleden en grootmoeders en tantes van vaders- en moederszijde) werd verkregen via interviews met de indexpatiënten en controles binnen zes maanden na de diagnose van de eerste primaire borstkanker bij de indexpatiënt. Om de familiaire clustering te bestuderen, werd de incidentie van borstkanker onder familieleden van de patiënten vergeleken met de incidentie onder familieleden van de controlepersonen. De cumulatieve incidentie onder blanke moeders van patiënten en controlepersonen voor leeftijdscategorieën van 5 jaar staan weergegeven in tabel 7.1. Uit deze tabel wordt duidelijk dat voor alle leeftijdscategorieën het risico op borstkanker voor moeders van patiënten ongeveer twee keer zo groot is als het risico voor moeders van controlepersonen. Deze studie liet verder zien dat het risico het hoogst is onder die personen van wie de familieleden reeds op jonge leeftijd werden gediagnosticeerd. Zo bedraagt de cumulatieve-incidentieratio (CIR) voor borstkanker in moeders van patiënten die voor hun 30e, 40e en 50e werden gediagnosticeerd respectievelijk 4,3, 2,7, en 1,7.

Als blijkt dat een ziekte clustert in families, is een van de mogelijke volgende stappen na te gaan of die clustering bij monozygote (MZ)-tweelingen sterker is dan bij dizygote (DZ)-tweelingen. Omdat monozygote tweelingen 100% en dizygote tweelingen 50% van hun genen gemeenschappelijk hebben, zal een sterkere overeenkomst in het voorkomen van een ziekte bij monozygote tweelingen duiden op een rol van een genetische factor. Aan *tweelingonderzoek* kleven echter veel haken en ogen. Zo is het niet eenvoudig om voldoende tweelingen in het onderzoek te betrekken. Het zou tevens zo kunnen zijn dat de leefgewoonten van MZ-tweelingen meer overeenkomsten vertonen dan de leefgewoonten van DZ-tweelingen. Een bekend voorbeeld van tweelingonderzoek naar oorzaken van kanker is beschreven in casus 7.2.

Casus 7.2 De bijdrage van genetische factoren aan het ontstaan van kanker

Om de bijdrage van overerfbare genetische factoren aan het ontstaan van kanker te schatten, zijn de gegevens van bijna 45.000 tweelingparen uit de tweelingenregistraties van Zweden, Denemarken en Finland gecombineerd en gekoppeld aan de respectievelijke kankerregistraties. Zygotie was vastgesteld door middel van navraag bij de ouders van de tweelingen. Uit ander onderzoek blijkt dat hiermee 95% correcte classificatie van zygotie mogelijk is.

Er bleken 10.803 personen met kanker te zijn, afkomstig van 9512 tweelingen waarvan er minstens één met kanker geregistreerd stond. In het algemeen bleek de tweeling van een persoon met kanker een hoger risico te hebben op eenzelfde

Tabel 7.1 Familiecohortonderzoek naar de erfelijkheid van borstkanker: de cumulatieve incidentie van borstkanker onder moeders van borstkankerpatiënten en van controlepersonen

leeftijd (jaren) moeder	moeder van patiënt	controlepersoon
0-24	0,07	0,00
25-29	0,20	0,02
30-34	0,50	0,23
35-39	1,18	0,45
40-44	2,33	0,76
45-49	3,58	1,57
50-54	4,87	2,04
55-59	6,14	2,93
60-64	7,45	3,69
65-69	9,19	4,58
70-74	11,16	5,91
75-79	13,41	7,25
80-84	14,43	8,97
85-89	15,17	8,97
90-94		11,43
Aantal at risk:	4019	4026
Aantal met borstkanker:	379	189

RR = (379/4019) / (189/4026) = 2,0
(Bron: Claus EB, Risch NJ, Thompson WD. Age at onset as an indicator of familial risk in breast cancer. Am J Epidemiol 1990, 131: 961-972.)

tumor. Dit is met name het geval voor kanker van de maag, darm, long, borst en prostaat. In de meeste gevallen was het risico hoger bij monozygote dan bij dizygote tweelingen. Tabel 7.2 laat enkele voorbeelden zien. In de kolom 'concordant' is het aantal tweelingen weergegeven die beiden dezelfde vorm van kanker hebben en in de kolom 'discordant' het aantal tweelingen waarvan slechts één persoon is aangedaan. De OR, met 95%-BI, geeft (apart voor monozygote en dizygote tweelingen) in dit geval een goede schatting van de kans op (dezelfde) kanker voor één persoon van een tweeling waarvan de wederhelft die kanker heeft ten opzichte van die kans als de wederhelft geen kanker heeft. De OR is hier berekend als de ratio van het aantal concordante paren met kanker en de helft van het aantal discordante paren, gedeeld door de ratio van de helft van het aantal discordante paren en het aantal concordante paren zonder kanker. Onder de tabel wordt het voorbeeld uitgewerkt voor borstkanker.

Tabel 7.2 Resultaten van tweelingonderzoek naar het erfelijk risico op kanker

		concordant	discordant	OR (95%-BI)
borstkanker (vrouwen)	MZ	42	505	5,2 (3,7-7,4)
	DZ	52	1023	2,8 (2,1-3,8)
prostaatkanker (mannen)	MZ	40	299	12,3 (8,4-18,1)
	DZ	20	584	3,1 (1,9-4,9)
totaal (mannen)	MZ	262	1252	3,8 (3,2-4,5)
	DZ	356	2459	2,6 (2,3-2,9)
totaal (vrouwen)	MZ	265	1487	3,2 (2,7-3,8)
	DZ	408	3023	2,1 (1,9-2,4)

Berekening OR voor borstkanker onder vrouwelijke MZ tweelingparen (N = 8437) waarvan 42 concordant voor borstkanker, 505 discordant en 7890 concordant zonder borstkanker:

		borstkanker bij ene helft van de tweeling	
borstkanker bij andere helft van de tweeling		ja	nee
	ja	42	0,5 x 505
	nee	0,5 x 505	7890

OR = (42 x 7890) : (252,5 x 252,5) = 5,2

Uit de analyses bleek dat er een duidelijke erfelijke factor aanwezig was voor prostaatkanker en borstkanker, maar ook voor darmkanker (niet getoond in de tabel). Voor andere vormen van kanker is deze bijdrage veel kleiner of zelfs afwezig. De onderzoekers concluderen dat omgevingsfactoren dus een belangrijke rol spelen bij het ontstaan van kanker in het algemeen en dat preventie dus potentieel mogelijk is. De relatief grote bijdrage van erfelijke factoren aan de drie genoemde kankersoorten vraagt om verder onderzoek naar de specifieke genen (en eiwitten) die daarbij betrokken zijn.

(Bron: Lichtenstein P, Holm NV, Verkasalo PK, Iliadou A, Kaprio J, Koskenvuo M, Pukkala E, Skytthe A, Hemminki K. Environmental and heritable factors in the causation of cancer. N Engl J Med 2000, 343: 78-85.)

7.2.2 KOPPELINGSANALYSEN IN STRENG GESELECTEERDE FAMILIES OM NA TE GAAN WAAR HET GEN GELOKALISEERD IS

Met de beschikbaarheid van een groot aantal genetische markers op verschillende chromosomen is het sinds de jaren tachtig van de vorige eeuw mogelijk bepaalde ziekten of afwijkingen te koppelen aan een specifieke marker binnen families waarin de betreffende ziekte clustert. Langs deze weg van de *koppelingsanalyse* of 'gene mapping' zijn diverse hoogpenetrante ziektegenen gelokaliseerd. In klassieke koppelingsanalysen gaat men uit van een bepaald overervingsmodel met genfrequentie en penetrantie. Deze parameters kunnen voorafgaand aan de koppelingsanalyse geschat worden aan de hand van een segregatieanalyse. Aldus wordt de waarschijnlijkheid van dat model bestudeerd aan de hand van de gegevens over ziekte en DNA-markers. Doorgaans is het meten van enkele honderden tot maximaal enkele duizenden markers (aantal is afhankelijk van de variatie in de populatie voor de betreffende markers) voldoende voor een genoomwijde koppelingsanalyse. In de figuren 7.1 en 7.2 wordt de techniek van de koppelingsanalysen verduidelijkt.

Tijdens de meiose komen twee homologe chromosomen bij elkaar en recombineren doordat er een zogeheten 'crossing-over' plaatsvindt tussen twee chromatiden. Wanneer twee markers (of een ziektegen en een marker) ver van elkaar af liggen (of zelfs op verschillende chromosomen liggen), dan is de kans groot dat (minimaal één) crossing-over tussen de twee markers plaatsvindt. De kans op een recombinatie van beide markers is dan ook 50% (*recombinatiefractie* = θ = 0,50). Dat betekent dat een kind een kans van 25% heeft om elk van de vier mogelijke combinaties te krijgen van de beide allelen van beide markers (zie figuur 7.1: Z M, z m, Z m, z M; hierbij verwijzen Z en z en M en m naar de twee allelen van respectievelijk de ziektelocus en marker). Wanneer de markers echter dicht bij elkaar op het chromosoom liggen (gekoppeld of 'gelinkt' zijn), dan is de kans zeer klein dat een crossing-over tussen die twee markers plaatsvindt. De markers zullen dus vaker gezamenlijk worden doorgegeven van de ouder aan het kind (non-recombinant). In tabel 7.3 wordt deze kans op het doorgeven van zowel het dominante ziekteallel (Z) als het markerallel nog eens samengevat, voor de situatie waarin marker en ziekteallel onafhankelijk zijn, en voor de situatie waarbij sprake is van linkage (met recombinatiefractie θ).

Bij koppelingsanalysen weet men precies waar de gebruikte markers liggen, maar uiteraard niet waar het gen voor de ziekte ligt. Bij wijze van voorbeeld gaan we nu uit van een familie zoals beschreven in figuur 7.2. Figuur 7.2 toont een familie waarin het genotype bepaald is van één marker met twee allelen (M en m) van een grootouderpaar, de ouders en vijf kinderen. De vierkantjes zijn mannen, de cirkels vrouwen. Een zwart gemaakt symbool voor een familielid betekent dat dit familielid ziek is. Bij ziekte wordt aangenomen dat de betreffende persoon het ziekteallel Z draagt, dus dat er sprake is van volledige penetrantie en een dominante overerving.

De zieke vader blijkt een m-allel van de gezonde grootmoeder te hebben gekregen en dus zowel de ziekte als een M-allel van de grootvader. Dit betekent dat, in deze familie, het gemuteerde Z-allel van het ziektegen samen met het M-allel van een marker overerft. De moeder heeft zowel twee m-allelen als twee z-allelen en geeft dus geen informatie over recombinatie tijdens de meiose. De kinderen hebben allemaal een chromosoom met een m-allel en z-allel van de (homozygote) moeder gekregen. Het meest linkse kind is ziek en heeft een M-allel van de vader gekregen. Dat betekent dat er in de paternale meiose voor dit

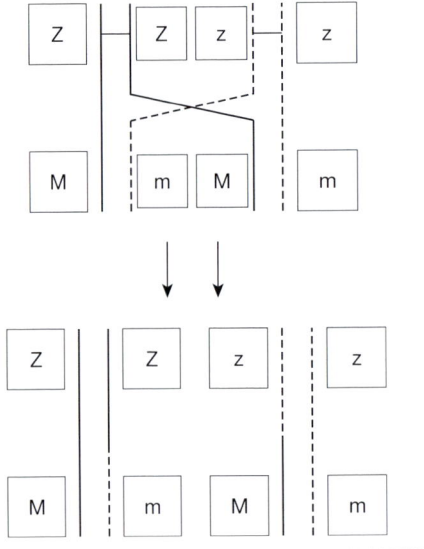

Figuur 7.1 Schematische voorstelling van het ontstaan van een recombinatie tijdens de meiose.

Tabel 7.3	Transmissiekansen bij af- en aanwezigheid van koppeling van ziektegen en marker; Z, z, M, m zijn de allelen van ziektegen en marker zoals aangeduid in figuur 7.1.			
marker	bij onafhankelijkheid van ziektegen en marker		bij koppeling van ziektegen en marker	
	Z	z	Z	z
M	0,25	0,25	$(1 - \theta) / 2$	$\theta / 2$
m	0,25	0,25	$\theta / 2$	$(1 - \theta) / 2$

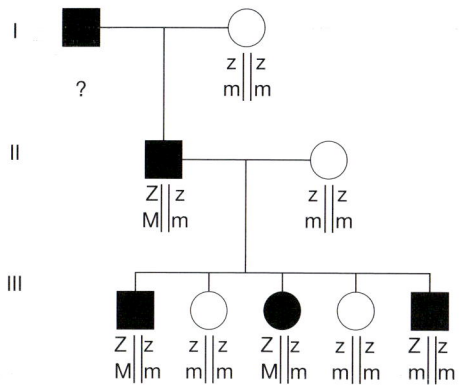

Figuur 7.2 Stamboom voor een familie met het ziektegen en de marker op hetzelfde chromosoom. (Bron: Khoury MJ, Beaty TH, Cohen BH. Fundamentals of genetic epidemiology. New York: Oxford University Press; 1993.)

kind geen recombinatie is opgetreden tussen Z en M. Het tweede kind van links is gezond en heeft een m-allel van de vader gekregen. Ook dit is dus een non-recombinant. Alleen het meest rechtse kind wijkt af van dit beeld. Hij heeft het m-allel van de vader gekregen maar is toch ziek. Dat betekent dat er in de meiose een recombinatie moet zijn opgetreden.

Wanneer de marker zeer dicht bij het ziektegen ligt, zullen er bijna nooit recombinanten gevonden worden. In dat geval spreekt men van *linkage* tussen de marker en de ziekte. Met behulp van de zogeheten 'log-odds score' (*LOD-score*) kan de sterkte van die linkage worden gekwantificeerd. De waarschijnlijkheid ('likelihood') van linkage in deze familie (met r = 1 recombinant uit n = 5 informatieve meioses) kan, als we bijvoorbeeld aannemen dat de recombinatiefractie (θ) tussen het ziektegen en de marker 0,05 is, als volgt berekend worden:

$$L(\theta) = (\theta/2)^r \times [(1-\theta)/2]^{n-r}$$
$$= (0,05/2)^1 \times [(1-0,05)/2]^{5-1}$$
$$= 0,0013$$

De likelihood van de alternatieve hypothese van geen linkage is:

$$L(\theta = 0,50) = (0,50/2)^5 = 0,00098$$

De LOD-score is de ^{10}log van de likelihood ratio. In dit geval:

$$LOD = \log[L(\theta=0,05)/L(\theta=0,50)] = 0,12$$

Uiteraard weet men niet of de recombinatiefractie 0,05 is. Daarom bepaalt men de LOD-score bij meerdere recombinantiefracties tussen 0,00 en 0,25 (nog hogere recombinatiefracties geven weinig bewijs dat een marker in de buurt van het gen ligt). De recombinatiefractie die hoort bij de hoogste LOD-score geeft een indicatie van de afstand van het marker tot het gen.

Als er meer families zijn beschreven, ieder met een bepaalde LOD-score voor een specifieke recombinatiefractie, dan kunnen de LOD-scores van verschillende families bij elkaar worden opgeteld. Als er minder recombinanten zijn, wordt de LOD-score voor lage recombinatiefracties dus groter en is er meer bewijs dat de marker gekoppeld is met de ziekte. Een LOD-score groter dan 0 pleit voor een koppeling van de marker met het onbekende ziektegen, maar vanwege toevalsvariatie zal men pas bij een hoge LOD-score (zeg 3 of hoger) daadwerkelijk van koppeling spreken.

Het is belangrijk te beseffen dat bij koppelingsanalysen alleen de relatie tussen de lokalisatie van de marker en de lokalisatie van een onbekend ziektegen relevant is. De verschillende allelen van de marker hebben geen pathofysiologische (ziekmakende) functie. Het kan daarom het geval zijn dat in de ene familie allel M van een bepaalde marker samen met de ziekte overerft en in de andere familie allel m. De marker is als het ware slechts een coördinaat op de genomische landkaart, waarbij het niet uitmaakt of die coördinaat met rode, blauwe of zwarte inkt op de kaart is aangebracht. Dit is een groot verschil met de populatie- of associatieonderzoeken die verderop worden behandeld. Bij die onderzoeken wordt de relatie tussen ziekte en een specifiek allel voor die ziekte onderzocht.

In casus 7.3 wordt een klassiek onderzoek beschreven naar de lokalisatie van het BRCA1-gen met behulp van koppelingsanalysen, voordat dit gen kon worden gekloneerd.

Casus 7.3 Lokalisatie van hoogpenetrant borstkankergen

In de tweede helft van de twintigste eeuw werd in veel onderzoeken gevonden dat borstkanker clustert in families. Er waren (en zijn) weinig omgevingsfactoren bekend voor borstkanker, dus er werd al snel gezocht naar een genetische oorzaak van de ziekte. Ook tweelingonderzoeken suggereerden dat een genetische component belangrijk is. In 1988 publiceerde een groep onder leiding van Marie-Claire King een segregatieanalyse bij 1579 families van jonge (< 55 jaar) patiënten met borstkanker. Naast deze analyse werd een extra segregatieanalyse uitgevoerd in een uitgebreide high-riskfamilie met 14 patiënten onder 252 familieleden. In beide analyses vond men dat een autosomaal dominant model de beste verklaring was voor de verspreiding van borstkanker in deze families. De genfrequentie was laag (0,06%), maar draagsters van het gen hadden een zeer hoge kans op de ziekte (82% gedurende het leven tegen 8% voor de niet-draagsters). De groep van King besloot daarop de gegevens uit de segregatieanalyse te gebruiken voor een koppelingsanalyse.

Men verzamelde bloed van 329 personen in 23 families uit Noord-Amerika, Puerto Rico, Engeland en Colombia waarin veel borstkanker (in totaal 146 gevallen) voorkwam. Van elke persoon werd het genotype van 183 markers bepaald. Het bleek dat een marker genaamd D17S74, gelegen op chromosoom 17q21, samen met de ziekte in de families overerfde, met name in de families waarin de patiënten op zeer jonge leeftijd werden gediagnosticeerd. In de families van oude patiënten werd de koppeling met de marker niet gezien. De LOD-score was bijna 6, hetgeen een zeer sterke aanwijzing is voor een gen in de buurt van die marker.

In de wedloop op zoek naar het gen werd de groep van King verslagen door de groep van Mark Skolnick, die het gen in 1994 als eerste wist te identificeren. Dit gen, inmiddels BRCA1 genoemd, bleek een tumorsuppressorgen te zijn dat van belang is voor de controle van de celcyclus. Er werden talrijke verschillende mutaties in het gen gevonden. Vrouwen met de mutatie hadden niet alleen een groot risico op borstkanker maar ook een groot risico op kanker van de eierstok, waar het gen ook tot expressie komt. Inmiddels kunnen vrouwen met een positieve familieanamnese zich in klinisch-genetische centra laten testen op mutaties in het gen. Als de mutatie wordt gevonden, betekent dit dat vrouwen zeer intensief gecontroleerd worden op borstkanker en eierstokkanker. Er zijn zelfs vrouwen die na een positieve testuitslag preventief hun borsten laten amputeren.

(Bronnen: Newman B, Austin MA, Lee M, King MC. Inheritance of human breast cancer: Evidence for autosomal transmission in high risk families. Proc Natl Acad Sci USA 1988, 85: 3044-8; Hall JM, Lee MK, Newman B, Morrow JE, Anderson LA, Huey B, King MC. Linkage of early-onset familial breast cancer to chromosome 17q21. Science 1990, 250: 1684-9; Miki Y, Swensen J, Shattuck-Eidens D, et al. A strong candidate for the breast and ovarian cancer susceptibility gene BRCA1. Science 1994, 266: 66-71.)

7.3 Associatieonderzoeken voor multifactoriële aandoeningen

Het hierboven beschreven koppelingsonderzoek is een zeer krachtige methode voor het lokaliseren op het genoom van onbekende genen voor zeldzame aandoeningen die sterk clusteren in families. Echter, door de kleine effecten van afzonderlijke varianten en de beperkte clustering is deze methode inefficiënt voor multifactoriële aandoeningen. Genetische determinanten van dit type aandoeningen worden doorgaans geïdentificeerd aan de hand van populatie- of associatieonderzoeken. Dit zijn meestal 'klassieke' patiënt-controleonderzoeken waarbij bij patiënten en controlepersonen DNA wordt verzameld en de prevalentie van meer of minder functionele variaties in genen wordt vergeleken tussen beide groepen. Dit design voor *genetisch associatieonderzoek* wordt kort besproken in paragraaf 7.3.1, en de alternatieve varianten in de paragrafen 7.3.3 en 7.3.5. Het uitgangspunt voor een associatieonderzoek is in feite dat patiënten met de ziekte afstammelingen zijn van een en dezelfde verre voorouder, die als eerste (via een mutatie) het betreffende allel heeft gekregen. Onder de controlepersonen zonder de ziekte zouden minder mensen afstammen van die voorouder. Ook bij deze associatieonderzoeken wordt met genetische markers gewerkt. Anders dan bij koppelingsonderzoek kunnen de markers nu echter in de genen liggen en functioneel zijn (d.w.z. coderen voor een essentieel eiwit), maar dit hoeft zeker niet altijd het geval te zijn. Men hoopt dus, in tegenstelling tot bij koppelingsonderzoek, te vinden dat allel M van een gen wel het risico op de ziekte verhoogt en allel m niet.

Zoals reeds genoemd in de inleiding, bestaat er sinds een aantal jaren de mogelijkheid om via associatieonderzoeken het hele genoom af te zoeken naar laagpenetrante varianten die het risico op ziekte beïnvloeden. Dit is mogelijk via high-throughput meting van enkele honderdduizenden zogenaamde *tagging single nucleotide polymorfismen (tagSNP's)* in vele DNA-samples aan de hand van *micro-array*technieken. Om te begrijpen dat via het meten van deze SNP's op een efficiënte manier indirect informatie over variatie in het hele genoom verkregen kan worden, dient het begrip *linkage disequilibrium* (LD) te worden toegelicht.

In de genetica gaat men ervan uit dat elk allel van een marker of gen al duizenden generaties geleden is ontstaan in één van die voorouders. We kunnen dan aannemen dat er voldoende kans is geweest dat tussen de betreffende plaats op het genoom en in de buurt gelegen plaatsen crossovers en dus recombinaties zijn opgetreden (in tegenstelling tot de situatie in één familie met slechts enkele generaties). De prevalentie van de combinatie van allelen op twee genlocaties in een populatie is in principe daarom gelijk aan het product van de afzonderlijke allelfrequenties. De populatie is dan, voor wat de bewuste genlocaties betreft, in evenwicht en de allelen van de twee locaties zijn niet met elkaar geassocieerd; men zegt dat er sprake is van een linkage equilibrium. Echter, wanneer een allel minder lang geleden is ontstaan (honderden in plaats van duizenden generaties geleden) of wanneer het zeer dicht bij elkaar gelegen plekken op het genoom betreft, kan het zijn dat er praktisch geen crossing-over heeft plaatsgevonden tussen deze markers en/of genen op nabij gelegen locaties in de populatie. De combinatie van bepaalde allelen van deze markers en/of genen komt dan vaker, of minder vaak, voor dan men zou verwachten op grond van de afzonderlijke allelfrequenties. Men spreekt dan van *linkage disequilibrium* (LD) (ook wel allelassociatie of correlatie tussen allelen genoemd).

Doordat tagSNP's in sterke mate linkage disequilibrium vertonen met nabijgelegen SNP's, kan men via het meten van deze SNP's snel indirect informatie verkrijgen over variatie in het hele genoom. Genetisch associatieonderzoek aan de hand van LD wordt dan ook wel indirecte associatie genoemd. Het principe van LD en tagSNP's wordt verder besproken in paragraaf 7.3.4. Genoomwijde associatieonderzoeken worden behandeld in paragraaf 7.3.5.

In kandidaat-genstudies wordt gericht associatieonderzoek verricht naar genen waarvan op basis van voorkennis al vermoed wordt dat ze het risico op ziekte zouden kunnen beïnvloeden. Vóór de beschikbaarheid van micro-arrays was dit de standaardmethode in genetisch associatieonderzoek. Bij voorkeur worden functionele varianten van kandidaat-genen gemeten. Men spreekt dan van direct associatieonderzoek. Echter, ook hier kan gekozen worden voor een tagSNP-aanpak op gen-niveau wanneer men niet zeker weet welke functionele variant in het gen eigenlijk belangrijk is.

7.3.1 PATIËNTCONTROLEDESIGNS ZEER GESCHIKT OM GENEN TE BESTUDEREN

Hoewel elke vorm van observationeel onderzoek ingezet kan worden voor genetisch-epidemiologisch onderzoek, is vooral het patiëntcontroleonderzoek bijzonder geschikt. Men kan daarmee een hele serie mogelijke kandidaat-genen tegelijk bestuderen, al of niet in interactie met omgevings- en gedragsfactoren. Bovendien heeft men geen last van *differentiële misclassificatie (informatiebias)*, omdat de genetische informatie opgeslagen in het DNA een stabiel gegeven is. Tevens is de kans op het optreden van selectiebias bij genetisch onderzoek erg klein, aangezien het onwaarschijnlijk is dat de kans op selectie als controle of patiënt in het onderzoek, afhangt van de aanwezigheid van een onderliggende (en niet geobserveerde) genetische variant. Ten slotte hebben aandoeningen waarvan men de genetische determinanten wil onderzoeken in het algemeen een lage prevalentie, waardoor patiëntcontroleonderzoek aanzienlijk efficiënter is dan bijvoorbeeld cohortonderzoek (zie hoofdstuk 4).

Voor het karakteriseren van genetische determinanten kan men kiezen voor het gebruik van DNA-markers of voor markers die het product van specifieke genen, dus specifieke eiwitten of enzymen markeren. Nu men steeds meer kandidaat-genen heeft gekarakteriseerd, benoemd en via micro-arraytechnieken eenvoudig meetbaar heeft gemaakt, zal men in de meeste gevallen kiezen voor de relatief eenvoudig te gebruiken DNA-markers. Uiteindelijk, zo is in de inleiding betoogd, is de expressie van het gen, het specifieke eiwit, echter van meer belang dan het onderliggende gen dat voor dit eiwit codeert. In casus 7.4 wordt een voorbeeld gegeven van een gerichte kandidaat-genbenadering in een patiëntcontroleonderzoek.

Voor het bestuderen van *interacties* (of *effectmodificatie*) tussen genen en omgeving (of tussen genen onderling) zijn vaak grote aantallen patiënten nodig. Dat maakt het patiëntcontroleonderzoek doorgaans beter geschikt om interacties te bestuderen dan cohortonderzoek. In zijn eenvoudigste vorm splitst men de patiënten en controles op in vier determinantengroepen op basis van aan- of afwezigheid van een specifiek allel en omgevingsfactor. Er is sprake van interactie tussen de marker en de omgevingsfactor als de odds ratio bij gecombineerde blootstelling groter of kleiner is dan men op grond van de effecten van de afzonderlijke factoren zou verwachten (zie ook hoofdstuk 5). Om de resultaten juist te kunnen interpreteren, heeft men een goed begrip nodig van hoe deze interactie biologisch gezien in haar werk zou kunnen gaan.

Hoewel het patiëntcontroleonderzoek erg efficiënt is voor het zoeken naar genetische determinanten van ziekte, wordt ook het cohortonderzoek aanbevolen, vooral wanneer men geïnteresseerd is in omgevingsfactoren en gen-omgevingsinteracties wil bestuderen. In principe is men in een cohortonderzoek immers beter in staat de blootstelling aan de omgevingsfactor te karakteriseren, onafhankelijk van de aan- of afwezigheid van de ziekte.

Casus 7.4 APOE en het risico op diabetische nefropathie (1)

Apolipoproteïne E speelt een belangrijke rol in het metabolisme van bloedvetten. Er bestaan drie verschillende functionele allelen van het APOE-gen die frequent voorkomen: ε2, ε3, en ε4. Deze allelen variëren op twee posities in exon 4. Omdat diverse onderzoeken wezen op associaties tussen het APOE-ε2-allel en het optreden van hyperlipoproteïnemie en lipoproteïne glomerulopathie is er nieuw onderzoek gestart naar de relatie tussen deze APOE-variant en het risico op nierfalen bij diabetespatiënten, zogenaamde diabetische nefropathie (DN). Een van deze studies was een patiëntcontroleonderzoek, uitgevoerd bij 223 type-I-diabetespatiënten en 192 controles. Uit de DNA-analyse gericht op karakterisering van de APOE-allelen bleek dat dragers van het ε2-allel een sterk verhoogd risico hebben op het ontwikkelen van DN in vergelijking tot personen die dit ε2-allel niet hebben (OR = 3,1, 95%-BI 1,6-5,9).

(Bron: Araki S, Dariusz KM, Hanna L, Scott LJ, Warram JH, Krolewski AS. APOE polymorphisms and the development of diabetic nephropathy in type 1 diabetes. Diabetes 2000, 49: 2190-2195.)

7.3.2 POPULATIESTRATIFICATIE KAN LEIDEN TOT CONFOUNDING

Een associatie tussen een marker en ziekte gevonden in patiëntcontroleonderzoek kan duiden op toeval (bij studies van geringe omvang) of op causaliteit, maar ook op twee andere fenomenen, namelijk linkage disequilibrium of populatiestratificatie. Het eerste komt in paragraaf 7.3.4 aan de orde; nu richten we ons op het laatste fenomeen. Confounding van de associatie tussen een genetische variant en ziekte kan optreden wanneer de patiënten en de controles, zonder dat de onderzoeker dat weet, een verschillende genetische achtergrond hebben. Dit fenomeen wordt *populatiestratificatie* genoemd. Stel, men wil onderzoek doen naar de oorzaken van prostaatkanker. Men neemt een groep van tien prostaatkankerpatiënten en maakt een vergelijking met een groep van tien controlepersonen. Omdat personen van het zwarte ras een hoger risico hebben op prostaatkanker dan personen van het blanke ras, bestaat de kans dat er meer zwarte personen in de patiëntengroep zitten. Na analyse van het DNA van alle onderzoekspersonen blijkt dat zeven van de tien patiënten het specifieke allel M hebben, tegen slechts één van de controlepersonen. De OR van $(7 / 3) : (1 / 9) = 21$ suggereert dat de mensen met allel M een veel hoger risico hebben dan mensen zonder M. Het zou echter heel goed kunnen zijn dat allel M op zichzelf niets met de ziekte te maken heeft, maar gewoon veel vaker voorkomt bij het zwarte ras. Ook willekeurige andere markers zouden met de ziekte geassocieerd kunnen zijn, simpel en alleen omdat de allelfrequentie anders is bij verschillende rassen. Nu zal geen enkele onderzoeker de fout maken om geen rekening te houden met een zo duidelijk kenmerk als ras, maar de genetische afkomst gaat vele generaties terug en is niet goed traceerbaar voor de onderzoeker. Casus 7.5 beschrijft een klassiek voorbeeld van bias door populatiestratificatie.

Casus 7.5 Diabetes bij Pima-indianen

Zoals bij elk patiëntcontroleonderzoek is de keuze van de controlegroep ook bij genetisch patiëntcontroleonderzoek cruciaal. Een verkeerde keuze kan tot vertekende resultaten leiden ten gevolge van (onbekende) confounders. Zo bleek, in een onderzoek onder 4920 Pima-indianen in New Mexico, bij personen met een bepaalde genetische marker (Gm3;5;13;14) aanzienlijk minder vaak niet-insulineafhankelijke diabetes voor te komen dan onder personen zonder de marker (RR = 0,27; 95%-BI 0,18-0,40). Dit suggereerde dat het ontbreken van deze marker, of van een gen dat daar dicht in de buurt zit, een oorzakelijke factor voor type-II-diabetes is. Later bleek dat de marker vooral voorkomt bij blanken en het voorkomen van de marker onder indianen was dan ook vooral een maat voor vermenging met het blanke ras. Na correctie voor deze factor verdween de relatie tussen de marker en diabetes volledig.

(Bron: Knowler WC, Williams RC, Pettitt DJ, Steinberg AG. GM3;5,13,14 and type 2 diabetes mellitus: An association in American Indians with genetic admixture. Am J Hum Genet 1988, 43: 520-6.)

Toch is het probleem in de praktijk veel ingewikkelder dan casus 7.5 suggereert, omdat er vaak geen duidelijke classificatie te maken is in de mix van onderliggende genetische achtergronden. In de Nederlandse situatie is het echter niet waarschijnlijk dat men bij zorgvuldige selectie van patiënten en controlepersonen uit eenzelfde subpopulatie tot sterk vertekende resultaten zal komen. Is men onzeker over de aanwezigheid van populatiestratificatie, dan kan men van de te vergelijken groepen (patiënten en controlepersonen) een aantal markers typeren waarvan men weet dat ze niet (kunnen) samenhangen met de ziekte.

Omdat eventuele genetische selectie betrekking heeft op het hele genoom, zal men op deze wijze die selectie op het spoor kunnen komen (en er eventueel voor kunnen corrigeren: de zogeheten genomic-controlaanpak). Een alternatief is om een onderzoeksdesign te kiezen waarbij directe familieleden als controle worden gebruikt, bijvoorbeeld het triodesign (zie paragraaf 7.3.3). Omdat die familieleden per definitie uit dezelfde populatie afkomstig zijn, bestaat er geen mogelijkheid meer voor populatiestratificatie.

7.3.3 HET TRIODESIGN MET FAMILIE ALS CONTROLEPERSONEN REKENT AF MET CONFOUNDING DOOR POPULATIESTRATIFICATIE

Doordat allelen op een bekende (mendeliaanse) manier overerven, kan in sommige situaties beter informatie verzameld worden van de ouders van patiënten dan van controlepersonen. Met die informatie kan bepaald worden welke allelen de patiënten wel en welke allelen ze niet hebben gekregen van hun ouders. Met dit zogeheten patiënt-ouder-*triodesign* heeft men een effectieve manier gevonden om van de confounding door populatiestratificatie af te komen. Het triodesign, ook vaak aangeduid met de naam van de statistische toets – de *transmissie/disequilibriumtest* (TDT) – waarmee in het triodesign wordt nagegaan of er sprake is van een associatie tussen een bepaald genotype van het kind en de ziekte, is gebaseerd op de relatieve frequenties van overerfde en nietovererfde allelen bij patiënten.

In feite gaat het hier om een patiëntcontroleonderzoek waarin men allelen van de ouders van de patiënten die niet worden doorgegeven (die allelen zou je kunnen zien als een fictief broertje of zusje), gebruikt als controles. In de eenvoudigste vorm wordt de verdeling van de allelen die de patiënten van hun ouders hebben gekregen, vergeleken met de verdeling van de allelen die ze niet hebben gekregen. Wanneer onder zieke kinderen vaker een van beide allelen voorkomt, is dat een sterke aanwijzing dat het betreffende allel iets met de ziekte te maken heeft, omdat er geen sprake kan zijn van confounding. Vanwege de gematchte onderzoekspopulatie berekent men odds ratio's voor een gematcht design (zie paragraaf 5.3) en kunnen alleen heterozygote ouders wezenlijke informatie bijdragen aan dit type onderzoek. Tabel 7.4 geeft de bijbehorende opzet.

Tabel 7.4 De rangschikking van de gegevens in het triodesign voor het uitvoeren van de TDT

		niet doorgegeven allelen	
		M	m
doorgegeven allelen	M	a	b
	m	c	d
totaal = 2n (bij n kinderen)			

Figuur 7.3 geeft ter verduidelijking een voorbeeld waarbij beide ouders van een ziek kind heterozygoot (M||m) zijn op een bepaalde marker. Beide ouders hebben allel M doorgegeven en allel m niet. De bijdrage aan tabel 7.4 is b = 2.

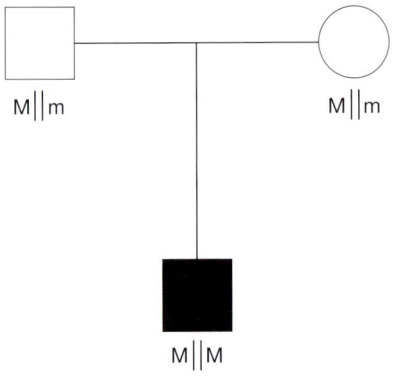

Figuur 7.3 Een voorbeeld van een ouderpaar met een ziek kind.

Door een groot aantal patiënt-ouderparen op deze wijze te karakteriseren, komt men erachter of allel M inderdaad vaker werd doorgegeven aan zieke kinderen. Met de verzameltabel kan men dan een gematchte OR (= b / c) met bijbehorend betrouwbaarheidsinterval uitrekenen. Eventueel voegt men een McNemar-chikwadraattoets toe, hier TDT-chikwadraat genoemd:

$$T_{TDT} = (b - c)^2 / (b + c)$$

Het triodesign, waarvan casus 7.6 een voorbeeld geeft, is simpel en eenvoudig toe te passen. Het grote nadeel is uiteraard dat de ouders nog beschikbaar moeten zijn om DNA te leveren, hetgeen bij ouderdomsziekten doorgaans niet het geval is. Er zijn overigens varianten van het triodesign waarbij niet de ouders, maar meerdere broers en zussen als controlepersonen kunnen worden meegenomen (*sibling-TDT-design*). Een ander nadeel is dat bij gebrek aan echte controlepersonen het effect van omgevingsfactoren niet in kaart kan worden gebracht.

Casus 7.6 APOE en het risico op diabetische nefropathie (2)

In het artikel dat de bron vormt voor casus 7.4 wordt ook een deelonderzoek beschreven met een triodesign om confounding door populatiestratificatie uit te sluiten. De transmissie van APOE-allelen van 59 heterozygote ouders (ε2/ε3 of ε2/ε4 genotype) naar DN-patiënten werd bestudeerd.
Uit de resultaten gepresenteerd in tabel 7.5 blijkt dat heterozygote ouders vaker allel ε2 aan hun aangedane kinderen doorgaven dan allel ε3 of ε4 van het APOE-gen. Dit bevestigde de resultaten van het patiëntcontroleonderzoek (zie casus 7.4) en leidde tot de conclusie dat gevoeligheid voor diabetische nefropathie kennelijk aan het APOE-gen is gekoppeld en dat dragers van het ε2-allel een groter risico hebben.

7.3.4 LINKAGE DISEQUILIBRIUM KAN HELPEN OM GENETISCHE DETERMINANTEN OP TE SPOREN

In paragraaf 7.3 werd reeds genoemd dat het uitgangspunt voor een associatieonderzoek is dat de patiënten afstammelingen zijn van een en dezelfde verre voorouder en dat de controlepersonen minder sterk aan deze voorouder zijn gerelateerd. Specifieke allelen van markers op een locatie in de buurt van genen die ziekten veroorzaken en die *linkage disequilibrium* (LD) vertonen met de ziektelocus, hebben dan de neiging onder patiënten vaker voor te komen, net zoals die ziekteallelen zelf. Dit betekent dus dat een gevonden associatie met zo'n marker die in LD ligt met een ziektegen

Genetische epidemiologie

Tabel 7.5 De verdeling van allelen bij kinderen met diabetische nefropathie en hun heterozygote ouders

	niet doorgegeven allelen		
		ε2	ε3/ε4
doorgegeven allelen	ε2	–	38
	ε3/ ε4	21	–
			totaal: 59

	aantal doorgegeven allelen				
	ε2	ε3/ ε4	totaal	TDT χ^2	p-waarde
waargenomen	38	21	59	7,47	0,006
verwacht	29,5	29,5	59		

(Bron: Araki S, Dariusz KM, Hanna L, Scott LJ, Warram JH, Krolewski AS. APOE polymorphisms and the development of diabetic nephropathy in type 1 diabetes. Diabetes 2000, 49: 2190-2195.)

helemaal geen causale relatie is, maar dat het echte ziektegen in de buurt ligt: associatie door linkage. Men kan linkage disequilibrium dus gebruiken om op het spoor te komen van een ziektegen zonder daadwerkelijk het ziektegen zelf te meten.

Om van deze LD-aanpak gebruik te kunnen maken, is het van belang om te weten welke LD-patronen aanwezig zijn in het humane genoom in populaties met verschillende genetische achtergronden. Het genereren van deze kennis was een van de doelen van het HapMapproject. In dit project zijn in een viertal populaties van verschillende geografische afkomst miljoenen SNP's gemeten. Op basis van de informatie die door dit project vrij beschikbaar is gekomen, kan men voor een kandidaat-gen of kandidaat-regio waarin men interesse heeft, die daaraan gerelateerde SNP-markers uitkiezen. Door in patiëntcontroleonderzoek te zoeken naar indirecte associaties met deze zogenaamde tagging of tagSNP's, kan men op het spoor komen van het stukje genoom waar de eigenlijke causale variant hoogstwaarschijnlijk gevonden zal kunnen worden. In feite is dit ook het principe van koppelingsonderzoek (paragraaf 7.2.4). Voor deze zogeheten *linkage disequilibrium mapping* van ziektegenen in patiëntcontroleonderzoek heeft men echter veel meer markers nodig; het gebied waarover LD in populaties zich uitstrekt is veel kleiner dan het gebied dat linkage vertoont in families, vanwege de vele meioses die aan de huidige populatie zijn voorafgegaan. In casus 7.7 is een voorbeeld gegeven van een associatiestudie waarin gebruik wordt gemaakt van tagSNP's.

Casus 7.7 Varianten in TCF7L2 en risico op type-II-diabetes

In 2003 toonden IJslandse onderzoekers in een koppelingsanalyse aan dat de chromosomale regio 10q gekoppeld is aan type-II-diabetes (DT2). In 2006 werden in de IJslandse bevolking (en in twee andere patiëntcontroleonderzoeken) associaties aangetoond tussen DT2 en markers gelegen in het gen 'transcriptie factor 7-like 2' (*TCF7L2*) dat gelegen is in de 10q-regio. Het ging om de microsatelietmarker DG10S478 en om vijf SNP's die matige tot sterke LD vertoonden met DG10S478. *TCF7L2* codeert een transcriptiefactor die een rol heeft in de zogenaamde 'Wnt signalling pathway', een belangrijk regelmechanisme voor de ontwikkeling en groei van cellen.

Andere onderzoekers voerden een replicatiestudie uit voor *TCF7L2* in een Finse populatie. Van de 5 SNP's die uit de IJslandse studie naar voren kwamen, vertoonden rs12255372 en rs7903146 de sterkste associatie. Daarnaast werden 12 additionele SNP's geselecteerd in *TCF7L2*. Deze 12 SNP's waren namelijk in staat om indirect alle 63 SNP's te meten (of 'taggen') die in de HapMap data LD lieten zien met rs12255372, de

SNP die de sterkste associatie vertoonde met DT2 in de IJslandse studie. De 12 additionele SNP's vertoonden echter een zwakkere associatie met DT2 dan rs12255372. De onderzoekers concludeerden dan ook dat rs12255372 en rs7903146 in *TCF7L2* de sterkste (indirecte) associatie vertonen met DT2. Ze konden echter niet uitsluiten dat ook andere varianten in *TCF7L2* het risico op DT2 beïnvloeden, aangezien de geselecteerde 12 SNP's enkel in staat waren om een deel van de varianten gelegen in *TCF7L2* te taggen.

(Bronnen: Grant SFA, Thorleifsson G, Reynisdottir I, et al. Variant of transcription factor 7-like 2 (TCF7L2) gene confers risk of type 2 diabetes. Nature Genetics 2006, 38: 320-323; Scott LJ, Bonnycastle LL, Willer CJ, et al. Association of transcription factor 7-like 2 (TCF7L2) variants with type 2 diabetes in a Finnish sample. Diabetes 2006, 55: 2649-2653.)

7.3.5 GENOOMWIJDE ASSOCIATIEONDERZOEKEN OM GENETISCHE DETERMINANTEN TE LOKALISEREN

'Linkage disequilibrium mapping' van ziektegenen voor multifactoriële aandoeningen op genoomwijde schaal vereist de meting van enorm veel markers (minimaal zo'n 300.000 SNP's tegen 6000 à 10.000 SNP's in koppelingsonderzoek binnen families). Met het beschikbaar komen van micro-arrays, waarmee een groot aantal genetische markers (SNP's) in een groot aantal samples gemeten kunnen worden tegen relatief lage kosten, werd de weg een aantal jaren geleden echter vrijgemaakt voor deze *genoomwijde associatieonderzoeken* (GWA-onderzoeken). In tegenstelling tot de kandidaat-genaanpak wordt hier het hele genoom zonder voorafgaande hypothese afgezocht naar ziektegenen. Onder andere op basis van informatie uit het HapMapproject hebben verschillende bedrijven arrays ontwikkeld die een selectie van SNP's bevatten die via LD in staat zijn om informatie te geven over bestaande (niet zeldzame) genetische variatie in het humane genoom. Toepassing van deze SNP-arrays in grote patiënt-controleonderzoeken hebben geleid tot een snelle toename in de ontdekking van nieuwe geassocieerde regio's en genen voor multifactoriële aandoeningen.

Wat in de vorige paragrafen over associatieonderzoek van multifactoriele aandoeningen is gezegd, is ook van toepassing op GWA-onderzoek, maar het ongericht (dus zonder specifieke hypothesen vooraf) zoeken naar ziektegenen in het hele genoom brengt ook enkele specifieke problemen met zich mee. Zo vereist het uitvoeren van honderdduizenden associatietoetsen naar kleine genetische effecten (het gaat hier per slot van rekening om laagpenetrante varianten die indirect worden gemeten) grote onderzoekspopulaties van duizenden personen om voldoende gevoeligheid (power) te bewerkstelligen en geen bevindingen over het hoofd te zien. Om aan de andere kant te voorkomen dat er te veel vals-positieve bevindingen optreden (bij het gebruik van 300.000 standaard statistische toetsen met een alfa (type-1-fout) van 0,05 kun je 15.000 vals-positieven verwachten), moet er gewerkt worden met veel kleinere onbetrouwbaarheidsdrempels. Maar zelfs dan is het ook noodzakelijk dat het onderzoeksresultaat gerepliceerd wordt in andere populaties om de vals-positieve associaties te onderscheiden van terecht positieve bevindingen.

Het uiteindelijke resultaat van GWA-onderzoeken is een kandidaat-regio die een genetische variant bevat die de kans op ziekte beïnvloedt. Net zoals bij de koppelingsanalysen, kan men verder inzoomen op de kandidaat-regio met nog meer markers om de daadwerkelijke causale variant op te sporen. Ook moleculair-biologische en bio-informaticamethoden kunnen hiertoe worden ingezet. GWA-onderzoeken in het verleden hebben echter uitgewezen dat het niet altijd eenvoudig is om te komen van geassocieerde tagSNP's naar een onderliggend causaal mechanisme. De recente opkomst van genotyperingstechnieken die efficiënt de volgorde van alle baseparen van het DNA kunnen bepalen ('sequencen'), maakt het mogelijk om bepaalde genomische regio's zeer gedetailleerd te bekijken. Deze methode kan worden ingezet voor het opsporen van de daadwerkelijke causale gevoeligheidsvarianten op geleide van GWA-onderzoeken en het opsporen van zeer zeldzame varianten in het genoom. Wanneer in de toekomst de bepaling van de volgorde van het hele genoom verbetert en betaalbaar wordt voor toepassing in een groot aantal samples, zal het gebruik van tagSNP-arrays overbodig zijn geworden.

Casus 7.8 beschrijft een recent voorbeeld van een GWA-onderzoek.

Casus 7.8 GWA-onderzoek voor type-II-diabetes

Een van de eerste grootschalige patiëntcontrole-GWA-studies is uitgevoerd door het zogenaamde 'Wellcome Trust Case Control Consortium' (WTCCC), een samenwerkingsverband tussen verschillende onderzoeksgroepen in Groot-Brittannië. Er zijn zeven verschillende aandoeningen bestudeerd, waaronder type-II-diabetes (DT2). Het DNA van 2000 DT2-patiënten en 3000 controlepersonen werd bestudeerd met een array met ruim 500.000 SNP's. Bij twaalf SNP's was sprake van een associatie met DT2, op basis van een overschrijdingskans (p-waarde) kleiner dan 0,00001. Drie van deze associatiesignalen betroffen SNP's in genen waarvan in eerdere koppelings- en associatieonderzoeken reeds was aangetoond dat ze genetische gekoppeld waren aan het risico op DT2. Ook de associatie met *TCF7L2* (zie casus 7.7) werd blootgelegd in het GWA-onderzoek. Het sterkste associatiesignaal werd namelijk gevonden voor rs4506565. Deze SNP vertoont sterk LD met rs7903146 (die niet direct gemeten was), de variant gelegen in *TCF7L2* die via eerdere koppelings- en associatieonderzoeken al werd opgespoord. De negen additionele signalen betroffen SNP's die wel en niet gelegen waren in of in de buurt van kandidaat-genen voor DT2; een aantal van deze SNP's zijn inmiddels bevestigd in additionele patiënt-controlepopulaties.

(Bron: Wellcome Trust Case Control Consortium. Genome-wide association study of 14,000 cases of seven common diseases and 3,000 shared controls. Nature 2007, 447: 661-678.)

7.3.6 NABOOTSEN VAN GERANDOMISEERDE TRIAL VIA PRINCIPE VAN MENDELIAANSE RANDOMISATIE

Kennis omtrent genetische determinanten van omgevingsfactoren kan worden ingezet voor de bewijsvoering voor of tegen een causale relatie tussen de blootstelling aan deze omgevingsfactor (bijv. vitamine D, LDL-cholesterol) en het optreden van ziekte. Dit principe wordt *mendeliaanse randomisatie* genoemd en is gebaseerd op de gedachte dat allerlei vormen van bias die optreden bij epidemiologisch onderzoek naar determinanten van ziekte (zie hoofdstuk 5), niet optreden wanneer men de associatie tussen het genotype en de ziekte bestudeert. Zo is in paragraaf 7.3.1 al beschreven dat er geen informatie- of selectiebias zal optreden en is er bij genetisch onderzoek ook geen twijfel omtrent de tijdsrelatie. We kunnen immers aannemen dat het genotype geen gevolg is van de ziekte. Ook is aanwezigheid van confounding bij de bestudering van de associatie tussen het genotype en de ziekte onwaarschijnlijk, door de randomisatie van allelen die plaatsvindt gedurende de meiose. Zo is het bijvoorbeeld onlogisch dat het genotype van een marker die wordt bestudeerd in het kader van het optreden van hart- en vaatziekten, samenhangt met de mate van cholesterolinname via de voeding. Enige uitzondering op die regel is de in paragraaf 7.3.2 besproken confounding door populatiestratificatie. Het principe van de mendeliaanse randomisatie berust op het feit dat een causale relatie tussen een omgevingsfactor en een ziekte betekent dat dan ook een genetische determinant van deze omgevingsfactor een associatie moet vertonen met deze ziekte. Door de genetische determinant van de omgevingsfactor te gebruiken als proxy voor de blootstelling aan deze omgevingsfactor treedt er dus in een observationele setting hetzelfde effect op dat plaatsvindt door toepassing van randomisatie in een klinische trial. Voor de bewijsvoering van een causale relatie heeft dit uiteraard grote betekenis.

7.4 Het belang van samenwerken is groot in de genetische epidemiologie

De noodzaak tot grootschalig onderzoek en het repliceren van bevindingen in onafhankelijke studiepopulaties om de kans op vals-positieve en vals-negatieve bevindingen te verkleinen, heeft de samenwerking tussen verschillende onderzoeksgroepen in zogenaamde consortia, en de inrichting van zogenaamde biobanken sterk gestimuleerd. Een voorbeeld van een consortium is het Wellcome Trust Case Control Consortium (zie ook casus 7.8). Het gaat hier om een samenwerkingsverband, opgericht in 2005 door inmiddels vijftig

Britse onderzoeksgroepen. De oorspronkelijke onderzoekspopulatie bestond uit 14.000 patiënten (2000 patiënten voor een zeventel verschillende aandoeningen) en twee controlepopulaties van elk 1500 personen, maar het consortium is inmiddels uitgebreid met nieuwe controle- en patiëntenpopulaties.

De term *biobank* verwijst naar een verzameling van biologisch materiaal (bijv. bloed, DNA, tumormateriaal) gekoppeld aan een gedetailleerde beschrijving van de persoonlijke en klinische kenmerken van een groot aantal personen. Biobanken vormen een rijke bron voor genetisch-epidemiologisch onderzoek. Het wordt daarbij steeds duidelijker dat integratie van kennis en data uit verschillende 'omics' disciplines (genomics, transcriptomics, proteomics, metabolomics) belangrijk is om de genetische etiologie en pathofysiologie van multifactoriële aandoeningen te kunnen ophelderen. Ook daar ligt een belangrijke rol voor biobanken. De meeste biobanken berusten op een cohortdesign. De selectie van de studiepopulatie kan een steekproef uit de populatie betreffen (bijv. gebaseerd op geografische regio), maar ook gericht zijn op de verzameling van een bepaalde patiëntengroep. Een voorbeeld van een populatiebiobank is LifeLines, gestart in 2006 met als doel 45.000 inwoners uit Groningen, Friesland en Drenthe en hun familieleden (ouders, kinderen) te includeren en ten minste gedurende dertig jaar te volgen. Elke deelnemer van deze biobank wordt elke vijf jaar opgeroepen voor onderzoek. Daarbij beantwoorden zij vragen over ziekten, leefstijl, gezondheid, medicijngebruik, voedingsgewoonten en dergelijke. Bovendien worden dan metingen verricht van onder andere bloeddruk, lengte, gewicht, longfunctie, hartfunctie en bloed- en urinewaarden. Het Parelsnoer Initiatief is een voorbeeld van een klinische biobank, opgezet als samenwerkingsproject van alle acht Universitair Medische Centra in Nederland. Voor een achttal groepen van aandoeningen (nierfalen, inflammatoire darmziekten, diabetes, reuma, leukemie, CVA, erfelijke darmkanker en dementie) worden patiënten uit de deelnemende ziekenhuizen benaderd met de vraag om extra bloed en weefsel af te staan voor toekomstig onderzoek. Tevens wordt van alle deelnemers een uitgebreide en gestandaardiseerde lijst met persoonlijke en klinische kenmerken vastgelegd en worden alle patiënten gevolgd om het verloop van de ziekte te registreren.

Het idee van consortia en biobanken en het gebruik voor genetisch-epidemiologisch onderzoek is niet nieuw, maar wel nieuw is de schaal waarop deze vormen van infrastructuur zich ontwikkelen, inclusief de daaruit voortvloeiende logistieke, ethische en politieke uitdagingen. Overigens worden de data die verzameld zijn en beheerd worden door consortia en biobanken (onder bepaalde voorwaarden) vaak beschikbaar gesteld voor onderzoek door derden, om de data zo goed mogelijk te gebruiken en de wetenschappelijke vooruitgang te bevorderen. Dit geldt tevens voor een aantal belangrijke grootschalige cross-sectionele onderzoeken die opgezet zijn om de genetische variatie in humane populaties te beschrijven, zoals het in paragraaf 7.3.4 genoemde HapMap project en het 1000 Genomes Project. Dit laatste project wordt uitgevoerd door een internationaal consortium en heeft als doel de volgorde van het complete genoom te bepalen van minstens 1000 mensen afkomstig uit verschillende delen van de wereld. De genoomsequenties van deze mensen zullen vrij toegankelijk zijn via een web-based portal. Het is een grote uitdaging de komende decennia orde te scheppen en informatie te halen uit de data die beschikbaar komen uit al deze grote samenwerkingsinitiatieven.

7.5 Toepassingen resultaten genetisch-epidemiologisch onderzoek: opsporen van gevoelige groepen

De kennis omtrent hoogpenetrante genetische determinanten voor monogene aandoeningen vindt toepassing in de klinische praktijk. Zo kunnen, onder begeleiding van klinisch genetici, specifieke genetische testen uitgevoerd worden bij personen met een positieve familiegeschiedenis voor een bepaalde erfelijke aandoening. Deze gerichte genetische screening en counseling kunnen bijdragen aan een (vroegtijdige) diagnose of een risicoschatting voor het optreden van de betreffende aandoening. Een voorbeeld is de pre-symptomatische screening op BRCA1- en BRCA2-mutaties in families waarin deze mutaties voor erfelijke borstkanker en/of ovariumkanker reeds is ontdekt (zie casus 7.3).

De toepassing van GWA-onderzoeken heeft geleid tot een snelle toename in kennis omtrent genetische determinanten van multifactoriële aandoeningen. Een deel van deze determinanten betreft genen en pathways waarvan de betrokkenheid bij pathofysiologische mechanismen voorheen onbekend was. Deze kennis biedt belangrijke aanknopingspunten voor de ontwikkeling van nieuwe preventieve en therapeutische maatregelen en de ontwikkeling van biomarkers voor diagnose en prognose.

De toename in kennis omtrent genetische determinanten van multifactoriële aandoeningen met behulp van GWA-onderzoeken heeft de discussie opgestart rondom *genetische screening* in de populatie waarbij op basis van individuele genetische profielen uitspraken gedaan kunnen worden over het risico op bepaalde multifactoriële aandoeningen. Dit soort prognostische genetische testen worden zelfs al aangeboden door commerciële bedrijven via het internet. Echter, in tegenstelling tot de meer monogene aandoeningen beïnvloeden individuele genetische determinanten het risico op multifactoriële aandoeningen slechts in geringe mate en is op dit moment slechts een klein gedeelte van de genetische etiologie opgehelderd. Verder is het nog onduidelijk of kennis over het genetische risicoprofiel ook daadwerkelijk kan leiden tot effectieve preventieve en therapeutische maatregelen. Zo geldt het advies om te stoppen met roken voor elke roker, ongeacht het genetisch risicoprofiel, en zal kennis over dit profiel niet vanzelfsprekend leiden tot meer leefstijlverbetering. De klinische betekenis (validiteit en utiliteit, zie hoofdstuk 9) van dit soort genetische testen is dan ook (nog) te laag om toepassing in de praktijk te rechtvaardigen.

Van groot belang daarentegen is het onderzoek naar interacties tussen genetische en modificeerbare gedrags- en omgevingsfactoren. Op basis van de kennis uit deze studies kunnen namelijk groepen personen worden geselecteerd bij wie, gelet op het genetisch profiel, meer profijt te verwachten valt van preventieve en therapeutische maatregelen die zijn gericht op beïnvloeding van deze gedrags- en omgevingsfactoren. Men spreekt dan wel van 'preventie- en geneeskunde-op-maat'. Zo richt farmacogenetisch-epidemiologisch onderzoek zich specifiek op het identificeren van genetische determinanten die bepalen hoe een patiënt zal reageren op een geneesmiddel. De hoop en verwachting is dat er uiteindelijk voldoende en betaalbare genetische testen beschikbaar zullen zijn om voor de start van een behandeling te kunnen bepalen bij welke patiënten toepassing van een bepaald geneesmiddel wel nuttig zal zijn en bij welke patiënten niet of in een andere dosering. Er zijn nog maar enkele voorbeelden van een dergelijke toepassing in de klinische praktijk beschikbaar. Eén daarvan is het toepassen van een genetische test voor het thiopurine-methyltransferase (TPMT)-gen bij patiënten die in aanmerking komen voor behandeling met thiopurines. Thiopurines zijn inactieve prodrugs met een immunosuppressieve werking die worden ingezet bij verschillende aandoeningen (bijv. reumatoïde artritis, ziekte van Crohn). Het is bekend dat bepaalde genetische varianten in het gen dat codeert voor thiopurine-methyltransferase (TPMT), een enzym dat belangrijk is voor de omzetting van thiopurines naar actieve metabolieten, de TPMT-activiteit verlagen. Het aanpassen van de dosis van thiopurines voor de start van behandeling op geleide van de uitslag van deze genetische test kan veel van de ongewenste bijwerkingen van thiopurines voorkomen.

> **Kernpunten**
>
> - De zoektocht naar genetische determinanten van ziekte vereist gedeeltelijk andere methoden.
> - Met familiecohortonderzoek spoort men clustering in families op.
> - Tweelingonderzoek is bedoeld om na te gaan of een cluster een genetische oorzaak heeft.
> - Met segregatieanalysen probeert men het overervingspatroon te ontdekken.
> - Koppelingsanalysen zijn bedoeld om na te gaan waar het gen gelokaliseerd is en zijn geschikt om hoogpenetrante genen op te sporen.
> - Populatieassociatieonderzoek is geschikt voor multifactoriële aandoeningen.
> - Patiëntcontroledesigns bieden de mogelijkheid vele genen te bestuderen.
> - Cohortonderzoek is slim als je moeilijk meetbare omgevingsfactoren in het genetisch onderzoek wilt betrekken.
> - Populatiestratificatie kan leiden tot bias in populatieassociatieonderzoek.

- Het triodesign met familie als controles rekent af met confounding door populatiestratificatie.
- Linkage disequilibrium duidt erop dat het ziektegen in de buurt zit.
- Transmissie/disequilibrium duidt op een causale relatie of op linkage disequilibrium tussen een marker en een ziekte in het zogeheten triodesign.
- Genoomwijde associatieonderzoeken zijn bedoeld om na te gaan waar genetische determinanten voor multifactoriële aandoeningen gelokaliseerd zijn.

Aanbevolen literatuur

Burton PR, Tobin MD, Hopper JL. Key concepts in genetic epidemiology. Lancet 2005, 366: 941/951.
Cordell HJ, Clayton DG. Genetic association studies. Lancet 2005, 366: 1121/1131.
Davey Smith G, Ebrahim S, Lewis S, Hansell AL, Palmer LJ, Burton PR. Genetic epidemiology and public health: hope, hype, and future prospects. Lancet 2005, 366: 1484/1498.
Hattersley AT, McCarthy MI. What makes a good genetic association study? Lancet 2005, 366: 1315/1323.
Hopper JL, Bishop DT, Easton DF. Population-based family studies in genetic epidemiology. Lancet 2005, 366: 1397/1406.
Khoury MJ, Little J, Burke W. Human genome epidemiology: A scientific foundation for using genetic information to improve health and prevent disease. New York: Oxford University Press; 2003.
Khoury MJ, Millikan R, Gwinn M. Genetic and molecular epidemiology. In: Rothman KJ, Greenland S, Lash, TL. Modern Epidemiology. 3rd ed. Philadelphia: Lippincott, Williams & Wilkins; 2008. p. 564-580.
Malats N, Calafell F. Advanced glossary on genetic epidemiology. J Epidemiol Comm Hlth 2003, 56: 562-564.
McCarthy MI, Abecasis GR, Cardon LR, Goldstein DB, Little J, Ioannidis JPA, Hirschhorn JN. Genome-wide association studies for complex traits: consensus, uncertainty and challenges. Nature reviews – Genetics 2008, 9: 356-369.
Palmer LJ, Cardon LR. Shaking the tree: mapping complex disease genes with linkage disequilibrium Lancet 2005, 366: 1223-1234.
Pharaoh PD, Dunning AM, Ponder BAJ, Easton DF. Association studies for finding cancer-susceptibility genetic variants. Nature reviews – Cancer 2004, 4: 850-860.
Teare MD, Barrett JH. Genetic linkage studies. Lancet 2005, 366: 1036-1044.
Thomas DC. Statistical Methods in Genetic Epidemiology. New York: Oxford University Press; 2004.

Zie voor enkele relevante websites bij dit hoofdstuk: www.bsl.nl/epidemiologischonderzoek.

Plotselinge uitbraken

8

Leerdoelen

Na bestudering van dit hoofdstuk is de lezer in staat:
1 belangrijke specifieke kenmerken van epidemiologisch onderzoek naar plotselinge uitbraken te beschrijven;
2 een globale schets te geven van de designs voor beschrijvend en analytisch onderzoek naar plotselinge uitbraken en van het gebruik van modellen en simulaties voor het bestuderen van deze epidemieën;
3 het stappenplan van het Center for Disease Control (CDC) in uitbraaksituaties toe te passen;
4 een globale schets te geven van enkele belangrijke analysetechnieken in onderzoek naar plotselinge uitbraken: clusteranalyse en basaal reproductiecijfer;
5 resultaten van onderzoek naar plotselinge uitbraken te interpreteren.

8.1 Inleiding: onderzoek naar uitbraken van ziekte is lastig maar reuzespannend

Er is sprake van een *plotselinge uitbraak* van ziekte als het aantal nieuwe ziektegevallen dat men in een bepaalde situatie en in een relatief korte tijd waarneemt aanzienlijk groter is dan men zou verwachten. Eigenlijk is dit ook de definitie van een *epidemie*, maar toch prefereren veel epidemiologen die term voor meer grootschalige en geografisch meer uitgebreide stijgingen van de ziekte-incidentie.

Doel van het onderzoek naar plotselinge uitbraken is de omvang van de uitbraak in kaart te brengen en zo snel mogelijk zowel het agens (de determinant) als de bron op te sporen, omdat in beide het aangrijpingspunt voor interventie gelegen kan zijn. Hierbij moet men denken aan het behandelen van de ziektegevallen zelf, het nemen van maatregelen die de uitbraak tot staan brengen, en het doen van aanbevelingen om te voorkomen dat zich in de toekomst hier of elders vergelijkbare plotselinge uitbraken voordoen.

In hoofdstuk 4 is onderscheid gemaakt tussen particularistische vraagstellingen, gebonden aan een specifiek moment en/of specifieke plaats, en abstracte, wetenschappelijke vraagstellingen die kennis genereren over de abstracte werkelijkheid. Onderzoek naar plotselinge uitbraken zal bijna altijd particularistisch van aard zijn. Het gaat er niet om nieuwe determinanten voor een ziekte in het algemeen te ontdekken, maar om erachter te komen wat een specifieke, aan tijd en plaats gebonden uitbraak heeft veroorzaakt. Met deze kennis kan men lokaal maatregelen nemen om de uitbraak te stoppen en vergelijkbare uitbraken te voorkomen. Indien het onderzoek tevens leidt tot nieuwe inzichten, bijvoorbeeld over een nog niet eerder beschreven transmissieroute, dan heeft het ook abstracte kennis geproduceerd, maar dat is niet de primaire ambitie van de epidemioloog die zich met plotselinge uitbraken bezighoudt.

Als men het heeft over determinanten van plotselinge uitbraken, dan denkt men doorgaans aan uitbraken van infectieziekten (voedselinfecties, open tuberculose, drinkwaterverontreinigingen). Toch blijken diverse plotselinge uitbraken het gevolg te zijn van een milieu-incident (spelen van kinderen op gifgronden, onbedoelde uitstoot van giftige stoffen, rampen), of van fouten bij de behandeling en verzorging van patiënten (iatrogene uitbraken, bijvoorbeeld aangeboren afwijkingen ten gevolge van het gebruik van thalidomide tijdens de zwangerschap, oogafwijkingen ten gevolge van te hoge zuurstofconcentraties in couveuses van prematuur geboren kinderen enzovoort). Niet alle uitbraken zijn dus van infectieuze aard en niet alle infectieziekten leiden tot plotselinge uitbraken.

Omdat deze beide toepassingen van de epidemiologie – de infectieziektenepidemiologie en de epidemiologie van plotselinge uitbraken – wel vaak samenvallen, zullen in dit hoofdstuk de uitbraken van infectieziekten de meeste aandacht krijgen. Specifiek voor de *infectieziektenepidemiologie* is, dat men te maken heeft met een micro-organisme (virus, bacterie, parasiet). Veel van deze micro-organismen kunnen alleen overleven als ze van de ene gastheer op de andere gastheer worden overgebracht. Deze overdracht kan direct van mens tot mens plaatsvinden, of door tussenkomst van een 'tussengastheer' (bijvoorbeeld een insect, zoals bij malaria). Alleen bij directe mens-tot-mensoverdracht spreekt men van besmettelijke ziekten.

Tegenover de neiging van het infectieuze agens om te reproduceren staat de neiging van de gastheer zich te verdedigen. Hiertoe beschikt deze over een algemeen afweersysteem, aangevuld met specifieke afweer (immuniteit) tegen bepaalde agentia, die is opgebouwd door eerdere infectie met dat agens of door vaccinatie. Een verminderde werking of het ontbreken van dergelijke verdedigingsmechanismen maakt de gastheer extra gevoelig voor infecties. Het gedrag van het infectieuze agens en de afweer van de potentiële gastheren betekenen op hun beurt dat, in tegenstelling tot de situatie van niet-infectieuze ziekten, de kans op ziekte in een individu ook afhangt van de aanwezigheid van ziekte bij andere individuen in de populatie. Een micro-organisme zoals het poliovirus kan immers alleen een epidemie veroorzaken als het micro-organisme kan circuleren in een gemeenschap van mensen die nog niet immuun zijn voor het virus. Interventie bij infectieziekten (zoals het geven van een poliovaccin) heeft dan ook niet alleen gevolgen voor de persoon die de interventie ondergaat, maar ook voor de andere individuen in de populatie.

Er zijn dus twee elementen waarin de infectieziekte-epidemiologie verschilt van de epidemiologie van chronische ziekten:
– Een patiënt kan ook een determinant zijn voor een andere persoon. Daarmee is de kans op ziekte dus afhankelijk van de vraag of zich andere personen met de ziekte in de buurt bevinden en is het patroon van contacten in de bevolking van belang bij het bestuderen van een infectieziektenepidemie.
– Mensen kunnen immuun zijn voor de ziekte.

De consequentie hiervan is dat enkele aanvullende begrippen nodig zijn om de frequentie van infectieziekten te kunnen beschrijven en verklaren: besmettelijkheid, transmissiekans, contactpatroon en het basaal reproductiegetal. Bovendien verlopen de gebeurtenissen die tot een infectieziekte leiden (en haar gevolgen) vaak veel sneller dan bij niet-infectieuze ziekten, een fenomeen dat zich bij uitstek voordoet bij plotselinge uitbraken. Daardoor gaan allerlei gebruikelijke assumpties, zoals die van onafhankelijke ziektekansen, niet op en moeten aangepaste analysemethoden worden gebruikt.

Wanneer een persoon geïnfecteerd wordt, kunnen na een zekere tijd (de *incubatieperiode*) symptomen optreden en wordt de ziekte manifest. Meestal verdwijnen de verschijnselen van de ziekte weer, al dan niet na behandeling, maar de infectie blijft doorgaans niet zonder gevolgen voor immuniteit en dragerschap. Min of meer los van het verloop van de ziekte heeft namelijk ook de infectie een karakteristiek verloop, dat wordt aangeduid met besmettelijkheid. Na enige tijd (de *latentieperiode*) is het besmette individu zelf besmettelijk en kan het de ziekte doorgeven aan anderen. Ook aan de besmettelijke periode komt in de regel een eind, maar belangrijk is dat begin en eind ervan niet noodzakelijkerwijs samenvallen met de periode waarin de verschijnselen van de ziekte manifest zijn. Zo kan een individu al besmettelijk zijn voordat het symptomen heeft (bijvoorbeeld bij waterpokken onder kinderen en bij besmetting met het hiv-virus), en in andere gevallen kan de besmettelijkheid voortduren als de symptomen al verdwenen zijn (bijvoorbeeld bij hepatitis B, waar zelfs jarenlang asymptomatisch infectieus dragerschap mogelijk is).

De kans dat een persoon geïnfecteerd wordt bij contact met een ander, besmet individu noemt men de *transmissiekans* (p). Deze kans is afhankelijk van de kenmerken van het besmette individu, van de vector (mug, voedsel, deeltjes in de lucht) die voor de overdracht zorgt, van de wijze waarop het contact plaatsvindt en van de kenmerken van de nog te infecteren gastheer. De simpelste manier om deze transmissiekans weer te geven is de *secundaire attack-rate*: het aantal zieken onder degenen die contact hebben gehad met een besmet individu, gedeeld door het totale aantal personen dat contact heeft gehad. Meer verfijnde methoden houden rekening met het feit dat een gastheer meerdere contacten met een of meer geïnfecteerden gehad kan hebben. De transmissiekans wordt dan uitgedrukt als het aantal nieuw-geïnfecteerden, die contact hebben gehad met geïnfecteerde personen, gedeeld door het totaal aantal contacten met geïnfecteerde personen.

Het *basaal reproductiegetal* (R_0) is het aantal nieuwe besmettelijke individuen dat één besmettelijk individu kan produceren in een populatie waarin iedereen vatbaar is voor de infectie. In paragraaf 8.6.2 werken we dit begrip verder uit.

Deze specifieke kenmerken van onderzoek naar plotselinge uitbraken maken deze vorm van epidemiologie erg spannend en kunnen de onderzoekers ook veel voldoening geven, in het bijzonder als de resultaten gebruikt kunnen worden om nieuwe ziektegevallen te voorkomen. Het gaat echter vaak om particularistisch onderzoek, dat doorgaans niet tot nieuwe wetenschappelijke bevindingen leidt, maar wel tot snel ingrijpen. Epidemiologen betrokken bij onderzoek naar plotselinge uitbraken dienen, behalve over methodologische vaardigheden, ook te beschikken over sociale, politieke en praktische vaardigheden. Ten slotte geldt dat de tijdsdruk vaak noodzaakt tot compromissen voor wat betreft de zorgvuldigheid waarmee het onderzoek wordt opgezet en de kwaliteit waarmee de gegevens verkregen kunnen worden.

8.2 Surveillance om tijdig alarm te kunnen slaan

Vrijwel elke plotselinge uitbraak begint met de ontdekking van een ongebruikelijke ziektebevinding in de bevolking. Soms is een enkel geval van een ziekte al alarmerend genoeg (bijvoorbeeld een geval van botulisme, een geval van verlamming door schelpdiervergiftiging of antrax). Vaker echter is de aanleiding voor het vermoeden van een uitbraak dat twee of meer ziektegevallen dicht bij elkaar of spoedig na elkaar worden waargenomen. Men spreekt dan van een *ziektecluster* (zie paragraaf 8.6). Meestal zijn het oplettende artsen, maar soms ook slimme burgers, die signalen afgeven over een mogelijk cluster van ziektegevallen.

Om niet afhankelijk te zijn van de (toevallige) oplettendheid van individuele professionals en burgers, is er behoefte aan systemen die zijn ingericht om vroege signalen te kunnen afgeven over ongebruikelijke clusters van ziektegevallen. Dit heeft geleid tot allerlei vormen van *surveillance*, de continue verzameling, bewerking, analyse en rapportage van gegevens over ziekten. Met surveillance detecteert en signaleert men opvallende verschuivingen, in tijd en plaats, van de ziektefrequentie.

Surveillance is als activiteit al eeuwen oud en van grote waarde gebleken om autoriteiten te informeren over de ontwikkeling van de staat van gezondheid van de bevolking. Al in de zeventiende eeuw publiceerde John Graunt wekelijks zijn inventarisatie van doodsoorzaken onder de bevolking van Londen en William Farr analyseerde en publiceerde in het midden van de negentiende eeuw met grote regelmaat ziekte- en sterftecijfers voor Engeland en Wales. Na de Tweede Wereldoorlog zijn speciale instanties, zoals het Center for Disease Control and Prevention (CDC) in de Verenigde Staten aangewezen om de surveillancetaken uit te voeren. Sinds 2005 is er ook een Europese pendant, het European Center for Disease Prevention and Control (ECDC) in Stockholm met een netwerk van centra in elk aangesloten land. Voor Nederland is het Centrum voor Infectieziekten Bestrijding (CIB) van het Rijksinstituut voor Volksgezondheid en Milieuhygiëne (RIVM) aangewezen om de surveillance voor infectieziekten te verzorgen.

Dankzij actieve surveillance is men er wereldwijd in geslaagd om pokken definitief uit te bannen. Dat wil zeggen dat tijdens de pokkencampagne wereldwijd actief werd gespeurd naar nieuwe ziektegevallen en dat na elke melding patiënten werden geïsoleerd en al hun contacten gevaccineerd. De principes van surveillance zijn uiteraard niet alleen van toepassing op infectieziekten. Ook kanker, aangeboren afwijkingen, ongevaltraumata en andere ziekten zijn onderwerp van surveillance en met hetzelfde idee opgezet: tijdig signalen krijgen over veranderingen in het ziektepatroon die aanleiding geven voor nader onderzoek en/of maatregelen.

Surveillance is niet in de eerste plaats bedoeld als een vorm van epidemiologisch onderzoek, maar als een instrument om snel ingrijpen mogelijk te maken en daarmee een uitbraak in de kiem te smoren. Snelheid gaat daarom voor nauwkeurigheid.

Het belangrijkste surveillancesysteem is gebaseerd op meldingen van ziektegevallen. Voor een aantal infectieziekten bestaat een meldingsplicht, vastgelegd in de Wet Publieke Gezondheid. Alle artsen, microbiologische laboratoria en hoofden van instellingen die ziektegevallen op het spoor komen die onder deze meldingsplicht vallen, dienen deze te melden bij de arts infectieziektebestrijding van de Gemeenschappelijke Gezondheidsdienst (GGD) in diens werkgebied. Hierdoor worden de verantwoordelijke autoriteiten snel geïnformeerd over het optreden van infectieziekten en kan bij eventuele uitbraken tijdig ingegrepen worden. De GGD meldt vervolgens de geanonimiseerde casusgegevens aan het Centrum Infectieziektebestrijding van het RIVM, om landelijke surveillance van infectieziekten mogelijk te maken. Op de website van het RIVM staat alle actuele informatie over deze meldingsplicht.

Ook algemene (geautomatiseerde) *gezondheidszorgregistraties* (denk aan de *doodsoorzakenregistratie* van het Centraal Bureau voor de Statistiek (CBS), de regionale *kankerregistraties*, de registratie van aangeboren afwijkingen in Noord-Nederland, de landelijke registratie van ziekenhuis-ontslagdiagnosen, enz.) kunnen voor dit doel worden ingezet, zij het dat deze in de regel niet voldoende snel zijn met de analyse van gegevens om plotselinge uitbraken te signaleren voordat andere instanties dat hebben gedaan. Veel waarde wordt gehecht aan de *huisartsenpeilstations* die elke week over een beperkt aantal aandoeningen rapporteren hoeveel nieuwe gevallen zij die week hebben gezien. Voor bijvoorbeeld de surveillance van influenza is dit een belangrijke bron van gegevens. Deze wijze van surveillance, waarbij in specifieke geografische locaties, zorginstellingen, of populaties in omschreven tijdsperioden gegevens worden verzameld, worden ook wel *sentinel systemen* genoemd.

Omdat het doel is om zo snel mogelijk veranderingen te signaleren in ziektefrequentie en clusters van ziekte in tijd en plaats, moet een surveillancesysteem veel van de ziektegevallen oppikken en dus een hoge sensitiviteit hebben. Dit mag, mede gelet op de consequenties, desnoods ten koste gaan van de specificiteit.

Surveillancesystemen kunnen ook nuttig worden ingezet om de effectiviteit van volksgezondheidsmaatregelen te monitoren. Inventarisatie van het aantal meldingen van bijna-ongevallen geeft in ziekenhuizen en bedrijven informatie over de mate waarin men zich aan allerlei voorschriften voor kwaliteit en veiligheid houdt. Landelijke surveillance van infectieziekten wordt ook voortdurend gebruikt om de effectiviteit van het Rijksvaccinatieprogramma te evalueren. Zo is de toename van het aantal gevallen van kinkhoest bij kinderen in 1996-1997 aanleiding geweest om een extra vaccinatie op de leeftijd van 4 jaar te introduceren (zie casus 8.1). Dezelfde systemen geven ook aan voor welke bevolkingsgroepen extra inspanningen nodig zijn om de gewenste vaccinatiegraad te bewerkstelligen.

Casus 8.1 Surveillance en vaccinatie van kinkhoest bij kinderen

Kinkhoest is een acute besmettelijke longziekte die meestal veroorzaakt wordt door de bacterie *Bordetella pertussis*. De 'typische' hoestbuien zijn het gevolg van de door deze bacteriën geproduceerde toxinen. Overdracht vindt plaats door hoesten van een patiënt en inademen door de contacten. Patiënten zijn het meest besmettelijk in de periode voorafgaand aan de typische hoestbuien, maar de besmettelijkheid duurt ook daarna nog enkele weken voort. Kinkhoest is zeer besmettelijk. Gemiddeld 90% van de onbeschermde leden van een gezin met een kinkhoestpatiënt raakt geïnfecteerd. In landen met een hoge vaccinatiegraad spelen adolescenten en volwassen een belangrijke rol bij de verspreiding van kinkhoest. Het doormaken van kinkhoest geeft geen levenslange immuniteit. Vier tot twintig jaar na doorgemaakte kinkhoestinfectie neemt de immuniteit af. Ook vaccinatie beschermt niet levenslang maar circa vier tot twaalf jaar.

Kinkhoest komt wereldwijd voor, met naar schatting jaarlijks 45 miljoen ziektegevallen en

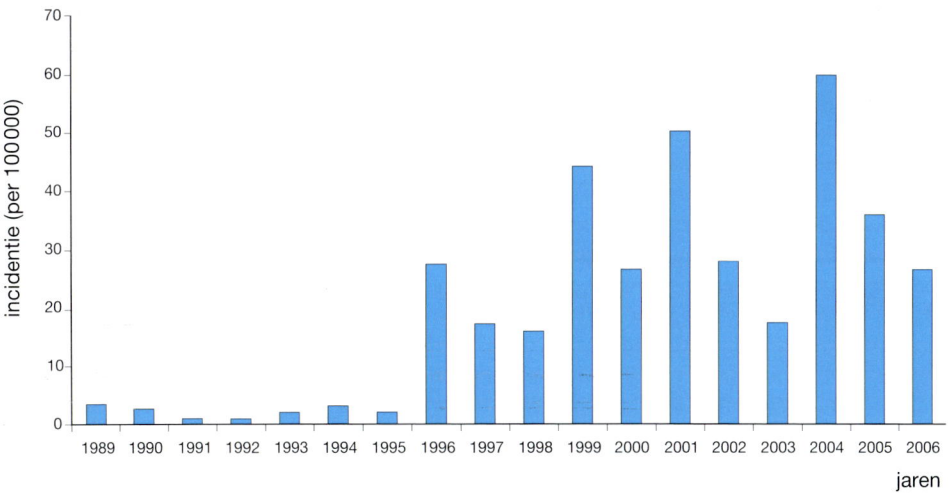

Figuur 8.1 Incidentie per 100.000 per jaar van kinkhoestmeldingen in Nederland in de periode 1989-2006.
(Bron: Conijn-Van Spaendonck MAE. De bestrijding van kinkhoest na een halve eeuw vaccineren. Ned Tijdschr Geneeskd 2008, 152: 66-68.)

400.000 sterfgevallen. Er zijn grote verschillen in de gerapporteerde incidentie, deels reëel door verschillen in de preventie- en bestrijdingsstrategie, deels ook door verschillen in diagnose en rapportagecriteria. Sinds 1996 is het aantal gevallen van kinkhoest in Nederland weer toegenomen (zie figuur 8.1). Jaarlijks worden er nu 4000 tot 8000 gevallen van kinkhoest gemeld. In 250 tot 500 gevallen is ziekenhuisopname noodzakelijk. Sterfte ten gevolge van kinkhoest komt slechts bij hoge uitzondering voor.

Voor de preventie van kinkhoest zijn zowel cellulaire als acellulaire vaccins beschikbaar. Cellulaire vaccins zijn gemaakt van dode bacteriën. Zij bevatten veel antigenen en veroorzaken soms milde tot heftige bijwerkingen. Acellulaire vaccins bevatten combinaties van eiwitcomponenten afkomstig van de bacterie. Ook hiervan kunnen lichte bijwerkingen optreden, zoals roodheid, pijn en zwelling op de plaats van injectie alsmede huilen en hangerigheid.

Vanaf de start van het Rijksvaccinatieprogramma in 1953 werd op de leeftijd van 2, 3, 4 en 11 maanden een DKTP-injectie gegeven met een cellulaire K-component. Omdat in de jaren rond de eeuwwisseling de effectiviteit van de K-component van de DKTP-inenting achteruit bleek te gaan en bij herhaling omvangrijke epidemische golven van kinkhoest over Nederland trokken (zie figuur 8.1), mogelijk door verandering in de circulerende *B. pertussis*-bacteriën, heeft de minister van Volksgezondheid in 2000 besloten een extra vaccinatie tegen kinkhoest voor 4-jarigen in te voeren als onderdeel van het Rijksvaccinatieprogramma. Er is voor een acellulair vaccin gekozen omdat het cellulair vaccin op vierjarige leeftijd te veel bijwerkingen geeft. Vanaf 2005 wordt ook in het eerste levensjaar een acellulair kinkhoestvaccin gebruikt.

Er wordt een gecombineerd DTP-acellulair kinkhoestvaccin ontwikkeld dat in de toekomst de huidige DKTP kinkhoestvaccinaties kan vervangen. Op grond van de berichten dat het huidige kinkhoestvaccin niet meer zou voldoen, zijn veel ouders kritisch geworden over vaccinatie en is de vaccinatiegraad ook verminderd.

De nauwgezette interpretatie van gegevens uit verschillende bronnen in de continue surveillance draagt bij aan de evaluatie van het Rijksvaccinatieprogramma en vormt de basis voor de optimalisatie van de bestrijding van kinkhoest in Nederland.

(Bron: Conijn-Van Spaendonck MAE. De bestrijding van kinkhoest na een halve eeuw vaccineren. Ned Tijdschr Geneeskd 2008, 152: 66-68.)

Naar aanleiding van epidemieën van severe acute respiratory syndrome (SARS), vogelgriepvirus type H5N1 en bioterrorisme rond de recente eeuwwisseling is ook de behoefte gegroeid om ongebruikelijke ziekteverheffingen te signaleren van (combinaties van) aspecifieke klachten en symptomen. Bij deze zogenaamde *syndroomsurveillance* bestudeert men de frequentie van vroege, aspecifieke klachten of verschijnselen die bij bijvoorbeeld huisarts, ziekenhuis, apotheker (verkoop van geneesmiddelen) of arbodienst (ziekteverzuim) worden gerapporteerd. Zonder dat er sprake is van een exacte enkelvoudige diagnose worden syndroomdefinities opgesteld op basis van combinaties van klachten. Een verhoogd voorkomen van een dergelijk syndroom vormt dan aanleiding voor nader onderzoek of zelfs maatregelen.

Een toename van het aantal ziektegevallen behoeft niet altijd te betekenen dat er sprake is van een plotselinge uitbraak. Men dient ook bedacht te zijn op de mogelijkheid dat de populatie naar omvang of samenstelling is veranderd, of dat er sprake is van een verandering in de wijze waarop ziektegevallen worden opgespoord of geregistreerd. Media-aandacht alleen al zorgt doorgaans voor een forse toename van het aantal gerapporteerde ziektegevallen. Om van een uitbraak te kunnen spreken, is het tevens van belang dat de gerapporteerde ziektegevallen op de een of andere manier aan elkaar gerelateerd zijn, bijvoorbeeld omdat ze dezelfde karakteristieke ziektekenmerken hebben, dezelfde serologische bacterietypen, dezelfde omstandigheden enzovoort. Het ontbreken van dit soort gemeenschappelijke kenmerken betekent niet dat een plotselinge uitbraak uitgesloten is, maar het maakt het wel minder waarschijnlijk.

In onderzoek naar uitbraken, en dus ook in surveillancesystemen, is een goede definitie van een ziektegeval uiterst belangrijk. Hoe duidelijker de definitie van een ziektegeval des te groter de kwaliteit van de gegevens. Als er weinig misclassificatie is, zal de verzamelde informatie beter interpreteerbaar zijn en zullen de vragen over de aard en ernst van een uitbraak ook beter beantwoord kunnen worden. Een *definitie van een ziektegeval* bevat altijd de volgende vier elementen:
– klinische symptomen;
– kenmerken van de aangedane personen;
– kenmerken van plaats (waar de uitbraak zich afspeelt);
– kenmerken van de tijd waarbinnen de ziektegevallen met elkaar in verband worden gebracht.

Vaak is het zinvol om onderscheid te maken in zekere, waarschijnlijke en verdachte ziektegevallen (zie casus 8.5). Is er eenmaal vastgesteld dat er sprake is van een uitbraak of een opkomende epidemie, dan zal men deze nauwkeurig in kaart willen brengen om een basis te leggen voor verder onderzoek naar de oorzaken ervan. Op zo'n moment heeft men bij elk ziektegeval behoefte aan een hele range van gegevens, zoals:
– naam, leeftijd, geslacht, etniciteit;
– woonplaats;
– datum en tijdstip waarop de ziekte zich voor het eerst manifesteerde;
– symptomen en duur van de ziekteverschijnselen; eventueel datum van overlijden;
– mogelijke manieren van transmissie, risicogedrag;
– andere relevante informatie (vaccinatiestatus, beroep enz.).

Naarmate een surveillancesysteem per ziektegeval reeds (een deel van) deze kenmerken heeft vastgelegd, zullen deze systemen ook beter ingezet kunnen worden voor het onderzoek dat volgt op het moment dat met zo'n systeem een uitbraak is gesignaleerd.

Casus 8.2 beschrijft een uitbraak van toxischeshocksyndroom (TSS) bij jonge vrouwen. Het signaal voor deze beginnende uitbraak was afkomstig van surveillance van ziekenhuisopnamen en vormde aanleiding om snel specifiek onderzoek te starten naar de oorzaken.

Veel surveillancesystemen zijn gebaseerd op spontane meldingen van professionals in de gezondheidszorg. De mate waarin deze professionals daadwerkelijk ziektegevallen melden, is daarom een belangrijke factor die de kwaliteit en bruikbaarheid van deze systemen bepaalt. Wettelijke verplichting tot melden, zoals bij een aantal infectieziekten en kindermishandeling het geval is, is daarbij echter onvoldoende. Melders zullen vooral gemotiveerd worden doordat ze terugkoppeling krijgen en kunnen waarnemen dat het systeem daadwerkelijk leidt tot vroege signalering en effectieve actie. Het *meldingspercentage* zal verder toenemen wanneer de administratieve last die het melden met zich meebrengt tot een minimum beperkt blijft.

8.2.1 SNELLE ALARMERING ZONDER VALSE MELDING

Om (dreigende) uitbraken tijdig te signaleren, maakt men voortdurend vergelijkingen van het aantal waargenomen ziektegevallen met de aantallen die men zou verwachten bij een vergelijking in de tijd of bij een vergelijking met andere regio's. Hierbij wil men vals alarm natuurlijk zo veel mogelijk voorkomen. Dat betekent dat men, alvorens te concluderen dat er sprake is van een uitbraak, andere verklaringen zal willen uitsluiten: toeval, een verkeerd geschat uitgangsniveau, veranderingen in demografische kenmerken (bijvoorbeeld een geboortegolf) of veranderingen in registratieprocedures. Er zijn enkele statistische technieken beschikbaar om het aantal waarschuwingen dat slechts een gevolg is van toevallige variatie terug te dringen tot een acceptabel niveau. Dat wil overigens niet zeggen dat vals alarm helemaal uitgesloten is. Het principe van deze methoden gaat uit van de gedachte dat toevallige verheffingen random gespreid zijn in tijd en plaats. Toeval is dus niet waarschijnlijk als de verheffing in opeenvolgende perioden en/of in aansluitende gebieden plaatsvindt.

Voordat men overgaat tot toepassing van allerlei statistische technieken dient men eerst een grafische voorstelling te maken van de ziektefrequentiecijfers, bijvoorbeeld door in een grafiek het (cumulatief) aantal gevallen dat men waarneemt en de aantallen die men zou verwachten op basis van een stabiele ziekte-incidentie, uit te zetten tegen de tijd. Hiervoor gebruikt men bij voorkeur niet de datum van de melding, maar de datum waarop de diagnose is gesteld.

Lokale variaties kunnen bestudeerd worden door de ziektefrequenties (incidentiedichtheden, zie paragraaf 2.5.2) op een kaart uit te zetten, waarbij men bijvoorbeeld vijf klassen van ziektefrequentie onderscheidt die men op de kaart met opklimmende kleursterktes weergeeft. Met behulp van zogeheten autocorrelatiecoëfficiënten, die de correlatie weergeven tussen ziektefrequenties in aangrenzende gebieden, kan men patronen in het totale gebied tot uitdrukking brengen. Het probleem zit hierin, dat een dreigende uitbraak niet de enige verklaring vormt voor het feit dat de ziektefrequenties van aangrenzende gebieden met elkaar correleren. Zo hebben dichtbevolkte gebieden stabielere incidentiedichtheden en daarmee een sterkere samenhang. Bovendien zijn verschillen in de wijze waarop geregistreerd wordt kleiner tussen aangrenzende gebieden. Ten slotte zullen aangrenzende gebieden ook in andere determinanten voor de ziekte een grotere gelijkenis vertonen. Om te voorkomen dat men zich te veel laat leiden door toevallige variatie tussen gebieden, kunnen de ziektefrequenties 'gesmoothd' worden, dat wil zeggen dat men gecorrigeerde frequenties berekent aan de hand van de informatie in de aangrenzende gebieden. Men noemt deze techniek ook wel 'empirisch bayesiaanse schattingen'. Door het toepassen van deze methoden (waarvan de technische beschrijving het karakter van dit boek overstijgt), neemt men onderliggende patronen in ziektefrequenties beter waar dan met de niet-gesmoothde cijfers. Een nadere uitleg is te vinden in de referenties aan het eind van dit hoofdstuk.

Ook wordt vaak gebruikgemaakt van *Geografische Informatie Systemen* (GIS) om patiënten op een kaart te plotten en de gegevens te analyseren. Een belangrijk probleem van geografische methoden is dat men zich vaak moet baseren op de informatie uit surveillancesystemen die alleen de locatie vermelden waar de diagnose heeft plaatsgevonden. Door de grote mate van mobiliteit geven deze locaties vaak niet aan waar de besmetting vermoedelijk heeft plaatsgevonden. Zo gaven de eerste internationale kaarten van de verspreiding van gevallen van het aquired immunodeficiency syndrome (aids) een beter beeld van de belangrijkste vliegroutes, dan van enig epidemiologisch patroon. Voor een lokale uitbraak die veroorzaakt wordt door een gemeenschappelijke watervoorziening zijn deze geografische methoden juist wel heel geschikt.

Met behulp van specifieke software (onder de naam 'SaTScan' te vinden op het internet) wordt de analyse van gegevens naar tijd en plaats gecombineerd en kan men gelijktijdig tijd- en plaatsgerelateerde uitbraken detecteren. Dit is daarom bij surveillance een zeer krachtig hulpmiddel. In feite registreert de software elk ziektegeval in tijd en plaats en bepaalt deze voor iedere locatie op ieder moment het aantal geobserveerde en het aantal verwachte ziektegevallen.

Met behulp van statistische procedures die rekening houden met het feit dat veel toetsen worden uitgevoerd, worden clusters gedetecteerd die zich van toevalsfluctuatie onderscheiden.

Meestal is de ziekte waar men bij uitbraakonderzoek mee geconfronteerd wordt als zodanig bekend en richt het onderzoek zich op het vinden (en elimineren) van de bron, het micro-organisme en/of de verspreidingswijze van deze ziekte. Toch komen er op gezette tijden en plaatsen ook nieuwe ziekten voor die men nog niet eerder kende (hiv/aids was bijvoorbeeld vóór 1983 nog een onbekend fenomeen), of waarvan men het optreden in het specifieke gebied niet (meer) kende. De opkomst van het West Nile Virus in de VS aan het eind van de vorige eeuw is daarvan een bekend voorbeeld, maar men kan ook denken aan de opmars van malaria in Nederland in de huidige tijd. Aan zo'n opkomende ziekte kunnen verschillende oorzaken ten grondslag liggen:

- veranderingen in gedrag van mensen (bijv. het delen van naalden onder intraveneuzedruggebruikers; toename van het internationaal toerisme);
- oorlogen en natuurrampen (bijv. het grote aantal verkrachtingen met hiv-besmetting onder de daaruit voortkomende kinderen tijdens de burgeroorlog in Rwanda);
- veranderingen in de omgeving (vervuiling, klimaat);
- veranderingen in het agens zelf (bijv. resistentieontwikkeling door excessief gebruik van antimicrobiële middelen; spontane mutaties in het genetisch materiaal van het micro-organisme, zoals bij vogelgriep);
- veranderingen in de gezondheidszorg (bijv. de introductie van behandelingen die als bijwerking hebben dat de afweer sterk verminderd; verslappen van preventieve maatregelen);
- veranderingen in voedselbereiding of voedselketen (bijv. de variante vorm van ziekte van Creutzfeldt-Jakob in 1996 door introductie van met boviene spongiforme encefalopathie (BSE of gekkekoeienziekte) besmet dierlijk afval in de voedselketen in de jaren daarvoor).

Naast surveillance en de ontwikkeling van rampenplannen, worden diverse preventieve maatregelen genomen om het risico op nieuwe ziekten te verminderen. Deze maatregelen zijn vooral gericht op het aanpakken van de hierboven genoemde oorzaken, zoals de verbetering van de hygiëne van bloed, voedsel en water; terughoudendheid in het gebruik van antibiotica; ontwikkeling van nieuwe vaccins; vermindering van de humane blootstelling aan dierlijke infecties; bescherming van gevoelige groepen (kinderen, bejaarden, zwangeren) en de bestrijding van bioterrorisme.

Een goed voorbeeld van het nut van internationale surveillance is het detecteren van gevallen van legionellose bij toeristen die terugkomen van vakanties rond de Middellandse Zee. Vaak gaat het om door hoteldouches of airconditioners veroorzaakte gevallen, patiënten die pas na terugkomst in eigen land ziek worden en zich als geïsoleerd geval presenteren. Door internationaal deze gegevens te combineren, worden uitbraken van legionellose gesignaleerd en kan de bron worden opgespoord en aangepakt.

Voor een meer uitgebreide bespreking van opzet, uitvoering en gebruik van surveillancesystemen wordt verwezen naar de literatuur achterin dit hoofdstuk.

8.3 Designs voor epidemiologisch onderzoek naar plotselinge uitbraken; detectivewerk en systematisch onderzoek

Uitbraken zijn ongeplande gebeurtenissen en kunnen dus alleen bestudeerd worden als de uitbraak al gestart of zelfs al voorbij is. Dit bemoeilijkt het opzetten van goed onderzoek. Bovendien is er meestal sprake van tijdsdruk en zijn de meeste uitbraken van beperkte omvang, waardoor het lastig wordt om het effect van specifieke determinanten te onderscheiden van toevallige variatie in het voorkomen van ziekte bij subgroepen.

Casus 8.2 Toxischeshocksyndroom

In 1978 beschreven Todd en collega's al de eerste gevallen van toxischeshocksyndroom (TSS) bij zeven adolescenten. TSS gaat gepaard met plotseling hoge koorts, lage bloeddruk of shock, en een vuurrode huiduitslag die één tot twee weken aanhoudt. TSS-patiënten voelen zich verder lamlendig en hebben vaak maag-darm- en

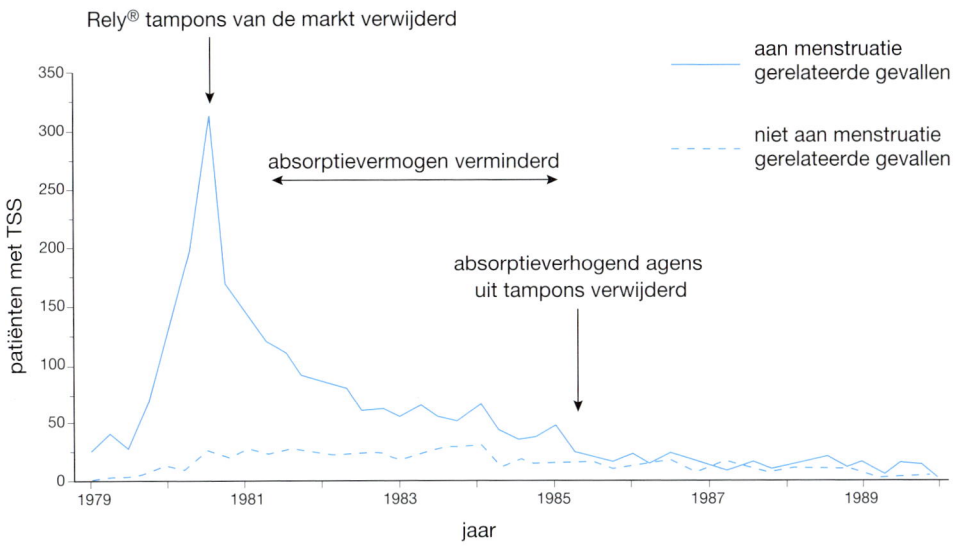

Figuur 8.2 Verloop van het aantal TSS-gevallen in de VS tussen 1979 en 1990.

spierproblemen. Soms zijn ook de nieren of de lever aangedaan. De oorzaak van TSS is een gelokaliseerde infectie met groep 1-*Staphylokokken aureus*.

In 1980 werden bij de eerstehulppost van ziekenhuizen in Wisconsin en Minnesota diverse jonge, overigens gezonde vrouwen binnengebracht met de hierboven beschreven klachten en verschijnselen. Bijzonder was dat bij hen steeds de ziekte was begonnen bij de start van een, verder normaal verlopen menstruatie. Omdat het aantal ziektegevallen onder menstruerende vrouwen niet afnam, werd besloten vrouwen met deze verschijnselen gekoppeld aan de menstruatie, te melden bij het Center for Disease Control (CDC), zodat patiëntcontroleonderzoek kon starten. Het eerste patiëntcontroleonderzoek werd uitgevoerd in Wisconsin bij 35 patiënten met TSS tijdens de menstruatie en 105 controlepersonen. Voor elke patiënt werden via de huisarts drie controlepersonen gezocht uit dezelfde streek met dezelfde leeftijd en een normaal menstruatiepatroon. Via telefonische interviews verzamelde men gegevens over burgerlijke staat, seksuele gewoonten, aanwijzingen voor een seksueel overdraagbare aandoening, menstruatieduur en intensiteit, gebruik van anticonceptie en gebruik van tampons. Patiënten bleken vaker (97%) tampons te gebruiken dan controlepersonen (76%). Ook was er een verschil in het gebruik van anticonceptie. Er bleek geen verschil in het type en merk van de gebruikte tampons. Zowel patiënten als controlepersonen rapporteerden vaak het gebruik van 'sterk absorberende' tampons van het merk *Rely*. Een volgend patiëntcontroleonderzoek van het CDC in Atlanta bevestigde de relatie met tampons (100% gebruik onder patiënten, tegen 80% onder controlepersonen), maar niet de relatie met anticonceptie. Het CDC voerde in de zomer van 1980 opnieuw een studie uit bij 50 patiënten met een recent ontstane TSS en 150 door de patiënten aangezochte controlepersonen. In dit onderzoek vroeg men alle vrouwen het doosje op te zoeken waaruit de recent gebruikte tampons waren gehaald en het daarop vermelde merk en serienummer op te geven. Omdat 100% van de patiënten tampons gebruikte, waarvan 83% van het merk *Rely*, tegen 75% gebruik van tampons onder de controlepersonen met 26% gebruik van *Rely*, werd de conclusie getrokken dat de oorzaak van TSS bij deze jonge vrouwen moest worden gezocht in het gebruik van dit merk tampons. *Rely*tampons waren in 1975 geïntroduceerd als 'supertampons' met hoge absorptie en groot gebruiksgemak, omdat ze pas na enkele dagen verwisseld hoefden te worden. Hoewel de tampons inderdaad meer bloed absorbeerden, bleken ze ook aanleiding te geven tot meer slijmvliesirritaties en meer groei van micro-organismen wanneer ze langer in gebruik waren. Vrouwen met *S. aureus* bleken inderdaad een grotere kans te hebben op TSS als ze deze tampons van het merk *Rely* gebruikten. Op 22 september 1980 heeft de fabrikant de betreffende tampons van de markt gehaald en werd in het algemeen het absorptievermogen van tampons verminderd. Uit figuur 8.2 blijkt dat TSS als ziektebeeld nagenoeg verdween. Later optredende TSS-gevallen waren doorgaans toe te schrijven aan wondcontaminatie met *S. aureus*. Uit deze casus blijkt dat een drietal relatief kleine patiëntcontrolestudies voldoende informatie kan opleveren om een epidemie tot staan te brengen.

(Bron: Holland WW, Olsen J, Du V Florey C. The development of modern epidemiology; personal reports from those who were there. Oxford: Oxford University Press; 2007. p. 248).

8.3.1 DE EPIDEMISCHE CURVE: VAN DE TIJDSDIMENSIE KUN JE LEREN

De *epidemische curve* is een standaardonderdeel van de eerste descriptieve fase van een onderzoek naar een plotselinge uitbraak. Men zet daartoe het aantal opgespoorde ziektegevallen uit tegen het moment waarop de verschijnselen van de ziekte bij die personen begonnen. De schaal die men daarbij gebruikt voor de x-as (tijd van optreden van de ziekteverschijnselen) hangt af van de aard van de ziekte, in het bijzonder van de incubatieperiode, en omvat ook een tijdsperiode voorafgaand aan de uitbraak, om de gebruikelijke ('normale') incidentie van de betreffende ziekte te kunnen weergeven. Als vuistregel hanteert men vaak een kwart van de incubatieperiode als eenheid voor de x-as. Figuur 8.3 geeft een voorbeeld van een epidemische curve van een uitbraak van Q-koorts in de GGD-regio 'Hart voor Brabant' in de periode 2007-2008.

Als van de betreffende aandoening de gemiddelde incubatieperiode al bekend is, en alle cases ongeveer op hetzelfde moment zijn blootgesteld (zoals vaak het geval is bij een voedselvergifti-

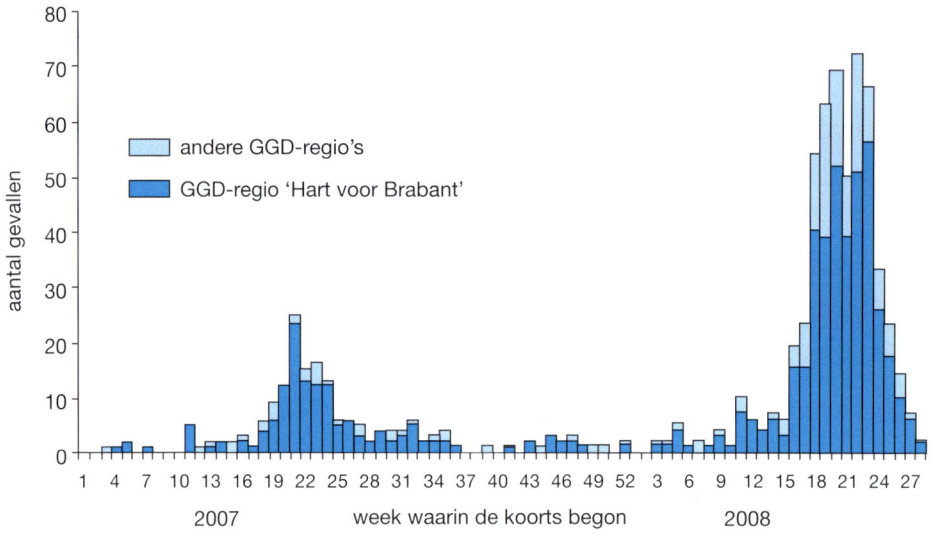

Figuur 8.3 Voorbeeld van een epidemische curve van een uitbraak van Q-koorts in Noord Brabant.
In de figuur staan alle gemelde nieuwe gevallen van Q-koorts per week, in zowel het verzorgingsgebied van de GGD 'Hart voor Brabant' als in alle overige GGD-regio's in het jaar 2007 (N =182) en in de periode 1 januari-24 juli 2008 (546 gevallen).
(Bron: Schimmer B, Morroy G, Dijkstra F, Schneeberger PM, Weers-Pothoff G, Timen A, Wijkmans C, Hoek W van der. Large ongoing Q fever outbreak in the South of the Netherlands, 2008. Eurosurveill 2008, 13: 18939.)

ginguitbraak), dan kan uit de figuur het meest waarschijnlijke tijdstip van blootstelling worden afgeleid.

De epidemische curve dient al in een vroeg stadium van de uitbraak gemaakt te worden, om van nut te kunnen zijn bij de evaluatie van genomen maatregelen. Het is in feite een van de eerste analysen die men onderneemt wanneer de definitie van een ziektegeval is vastgesteld en de cases geteld zijn.

De vorm van de epidemische curve geeft vaak informatie over de meest waarschijnlijke vorm van overdracht. Een *puntbronuitbraak*, waarbij alle ziektegevallen op een bepaald moment door dezelfde bron zijn besmet, leidt meestal tot een snel stijgende curve met een enkele vroege piek, gevolgd door een gestage afname van het aantal nieuwe gevallen (zie figuur 8.3). Wanneer de populatie langere tijd is blootgesteld aan dezelfde besmettingsbron (zoals bij een voedselproduct dat lang op het winkelschap ligt), dan is de curve veel meer uitgesmeerd. Een uitbraak die veroorzaakt wordt door besmetting van persoon tot persoon (zoals het geval kan zijn bij influenza of mazelen), leidt tot een epidemische curve met meerdere kleinere pieken, waarvan de onderlinge afstand overeenkomt met de gemiddelde incubatieperiode. In de praktijk blijkt zo'n kenmerkend patroon echter toch vaak moeilijk zichtbaar te maken door variatie in de latente periode na infectie. Hierdoor zal het piekenpatroon vervagen.

De epidemische curve biedt ook informatie over het verloop van de uitbraak. Zolang men nog in het stijgende deel van de curve zit, is de uitbraak kennelijk nog aan de gang, terwijl een dalende lijn aangeeft dat de uitbraak kennelijk al tot staan is gebracht. Het spreekt vanzelf dat deze informatie van het grootste belang is voor de vraag of, en zo ja welke, maatregelen genomen moeten worden, alsmede voor de inhoud van een eventuele boodschap aan het publiek.

8.3.2 COHORTONDERZOEK: VERGELIJKING VAN ATTACK-RATES LEIDT TOT DE BRON

Omdat plotselinge uitbraken meestal in korte tijd plaatsvinden en dus de invloed van veranderingen in de samenstelling van de populatie 'at risk' verwaarloosbaar zullen zijn, wordt de ziektefrequentie veelal uitgedrukt in de vorm van *attack-rates*. Een attack-rate is eigenlijk een cumulatieve incidentie, dus een proportie, en strikt genomen geen 'rate', zoals de incidentiedichtheid een 'rate' is (zie paragraaf 2.5.2). Het verschil in attack-rates tussen personen die wel of niet aan een bepaalde determinant zijn blootgesteld, is derhalve het attributieve risico (paragraaf 3.3.1). De ratio van attack-rates is op analoge wijze het relatief risico (zie paragraaf 3.3.2).

Met zo'n vergelijking van attack-rates bij cohorten blootgestelden en niet blootgestelden kunnen eenvoudig hypothesen worden getoetst over potentiële oorzaken van de plotselinge uitbraak. Tabel 8.1 geeft een voorbeeld van een salmonellose-uitbraak bij 226 deelnemers aan een groot buffet. Uit deze tabel wordt aannemelijk dat besmetting van de huzarensalade de meest waarschijnlijke oorzaak was van de epidemie onder deze buffetgebruikers. Het is in een dergelijke situatie ook interessant te kijken naar de attributieve proportie voor de populatie (zie paragraaf 3.3.5). Wanneer er slechts weinig ziektegevallen blootgesteld zijn aan de veronderstelde factor, dan zal ook slechts een kleine proportie van de ziektegevallen door de betreffende factor veroorzaakt kunnen zijn, zelfs bij een sterk verhoogd relatief risico. Zo is in het voorbeeld van tabel 8.1 het relatieve risico voor het eten van kiwi 1,8 maar gaf slechts 9% van de patiënten aan kiwi gegeten te hebben. Dat betekent dat het eten van kiwi slechts voor $0{,}09 \times (1{,}8 - 1) / (0{,}09 \times (1{,}8 - 1) + 1) = 0{,}07$, ofwel 7% verantwoordelijk zou kunnen zijn. Voor de huzarensalade daarentegen, die door 90% van de patiënten werd gerapporteerd, zou deze attributieve proportie uitkomen op 60% van de ziektegevallen in de populatie.

8.3.3 PATIËNTCONTROLEONDERZOEK ALS JE NIET MEER WEET WIE IS BLOOTGESTELD

In het voorbeeld van tabel 8.1 was het kennelijk mogelijk een lijst samen te stellen van alle deelnemers aan een groot buffet, waarmee men een cohort kon definiëren van potentiële ziektegevallen. Dit is echter een uitzondering. Meestal is men niet in staat een cohort van potentiële ziektegevallen samen te stellen. Indien er bijvoorbeeld in een landelijk gebied een uitbraak van Q-koorts wordt geconstateerd, is niet te achterhalen wie er allemaal zijn blootgesteld. In dat geval neemt men zijn toevlucht tot een patiëntcontroleonderzoek. Dit is ook het geval wanneer

Tabel 8.1 Aantal ziektegevallen en attack-rates voor een aantal gerechten die werden gebruikt door 226 deelnemers aan een koud buffet

	wel gegeten (attack rate)	niet gegeten (attack rate)	verschil in attack rate	relatieve risico
huzarensalade	116 (73%)	18 (27%)	+ 46%	2,7
kiwi	12 (100%)	123 (57%)	+ 43%	1,8
garnalensalade	34 (74%)	101 (56%)	+ 18%	1,3
Franse kaas	46 (53%)	89 (64%)	− 11%	0,8
gevulde tomaat	49 (82%)	86 (52%)	+ 30%	1,6

de incidentie van de ziekte in een situatie van een plotselinge uitbraak niet erg hoog is en de ziektegevallen verspreid over een grote populatie plaatsvinden. In paragraaf 4.3 is de opzet van dit type design uitvoerig besproken, maar een paar zaken zijn specifiek van belang bij onderzoek naar plotselinge uitbraken.

Omdat in een onderzoek naar een specifieke uitbraak doorgaans alleen ziektegevallen worden meegenomen die in een bepaalde periode en in een bepaald gebied zijn opgetreden (restrictie van de ziektedefinitie naar tijd en plaats), dient deze beperking ook toegepast te worden op de controlegroep. Idealiter haalt men de controlepersonen uit de populatie die, wanneer ze de ziekte ontwikkeld zouden hebben, in de patiëntengroep terecht zouden zijn gekomen (zie paragraaf 4.3.2). Dus bij een uitbraak onder de bezoekers van een popfestival zoekt men ook de controlepersonen onder de bezoekers van dit festival. De controlepersonen moeten echter niet onbedoeld zo gekozen worden dat ze dezelfde blootstelling hebben aan de verdachte determinanten als de patiënten. Als men bijvoorbeeld wil nagaan of het spelen op verontreinigde grond oorzaak kan zijn van een uitbraak van vergiftigingsgevallen bij kinderen, dan mag wel of niet spelen op verontreinigde grond de kans om in de controlegroep te komen niet beïnvloeden.

Hoe langer men wacht met de interviews na de initiële blootstelling, hoe lastiger het wordt om accurate gegevens te verkrijgen over de relevante determinanten. Als dit herinneringsprobleem groter is bij de controlepersonen dan bij de patiënten, ontstaat er *recall bias* (differentiële misclassificatie, paragraaf 5.3). Anders dan bij epidemiologisch onderzoek naar chronische aandoeningen heeft men bij patiëntcontroleonderzoek naar een plotselinge uitbraak dus haast om de gegevens te verzamelen, wat op zichzelf al een bedreiging is voor de kwaliteit van het onderzoek. Door gebruik te maken van standaardmeetinstrumenten en getraind personeel voor de gegevensverzameling kan men toch ook in dit soort onderzoeken voldoende kwaliteit realiseren.

Casus 8.3 Legionella in Bovenkarspel

Veteranenziekte is voor het eerst beschreven na een grote uitbraak van longontsteking bij deelnemers aan een reünie van Amerikaanse veteranen in Philadelphia in 1976. Het onderzoek leidde tot de ontdekking van een tot dan toe onbekend organisme in het sputum van de ziektegevallen: *Legionella pneumophila*. De bacterie bleek zich te verspreiden via de luchtbehandelinginstallatie van het conferentiehotel. Na die eerste uitbraak zijn nog vele plotselinge uitbraken van legionellose beschreven. Inmiddels zijn meer dan veertig verschillende soorten *Legionella* geïdentificeerd, maar serotype I van *L. pneumophila* blijkt de belangrijkste ziekteverwekker te zijn. Nederland werd in maart 1999 getroffen door een zeer massale uitbraak in het Noord-Hollandse Bovenkarspel.

Op 6 maart 1999 werd in het West-Fries Gasthuis (WFG) in Hoorn de eerste patiënt met een ernstige longontsteking opgenomen en een week later was het aantal gevallen opgelopen tot twaalf. Acht van hen verkeerden in een dermate slechte conditie dat beademing op de intensive-careafdeling noodzakelijk was. Aanvankelijk dachten de behandelend artsen aan een virusinfectie. De directie van het WFG alarmeerde de gemeenschappelijke gezondheidsdienst (GGD) van West-Friesland, en gezien de ernst van de situatie organiseerde de secretaris van het Landelijk Coördinatiecentrum Infectieziektebestrijding (LCI) direct een spoedberaad met verschillende medisch specialisten en vertegenwoordigers van de openbare gezondheidszorg.

Op basis van de symptomen werd onder andere een snelle urinetest op *Legionella pneumophila* uitgevoerd. Deze test gaf bij zeven patiënten een positieve uitslag. Later werd ook bij andere patiënten dezelfde bacterie aangetoond. Omdat de helft van de patiënten geografisch geclusterd was rond Bovenkarspel, werd een verband vermoed met de daar zojuist beëindigde West-Friese Flora, een tentoonstelling voor tuinliefhebbers. Uit een oriënterend patiëntcontroleonderzoek van de GGD bleek dat patiënten vaker dan hun buurtgenoten deze tentoonstelling hadden bezocht. Gezien het grote aantal bezoekers (80.000) werd groot alarm geslagen.

Eind april waren er 233 patiënten gemeld die ziek waren geworden na een bezoek aan de West-Friese Flora. Bij 106 van hen is de definitieve diagnose legionellose gesteld, bij 48 was deze diagnose waarschijnlijk en bij 4 'mogelijk'. Van de patiënten zijn er 23 overleden. Uitgebreider onderzoek naar de locaties in de Flora waar de patiënten waren geweest, leidde tot ernstige verdenking van met *Legionella* besmette whirlpools die op de West-Friese Flora werden gedemonstreerd. Testuitslagen van waterleidingen, tappunten en apparatuur bevestigden deze vermoedens. De in de whirlpools aangetroffen bacteriën waren van hetzelfde type als die waren verkregen bij patiënten. Sinds deze plotselinge uitbraak zijn in openbare voorzieningen en instellingen talrijke extra controlemaatregelen genomen rond plekken waar water wordt verspreid, teneinde nieuwe uitbraken te voorkomen. Het is echter ondenkbaar dat de bacterie zelf uit de samenleving geëlimineerd zou kunnen worden.

(Bron: Hoepelman IM. Legionella-epidemie in Nederland. Ned Tijdschr Geneeskd 1999; 143:1192-6.)

8.3.4 RISICO'S VOOR INDIVIDU EN RISICO'S VOOR POPULATIES

Infectieziekten worden veroorzaakt door micro-organismen die worden overgedragen en die zich in de gastheer kunnen vermenigvuldigen. Een individu kan besmet raken door een bron in de omgeving of door een ander besmettelijk persoon. Veel micro-organismen kunnen van persoon op persoon worden overgedragen en vormen daarmee transmissieketens in de bevolking, een eigenschap die kenmerkend is voor infectieziekten. Deze intermenselijke overdracht van pathogenen in de tijd leidt tot dynamische veranderingen in *overdrachtskansen* in het proces dat leidt tot ziekte. Deze tijdsafhankelijke gebeurtenissen, uniek voor infectieziekten, maken dat men verschillende niveaus van ziekterisico moet onderscheiden.

Een individu dat contact heeft met een bron heeft een zekere kans op blootstelling aan het infectieus agens. Heeft deze blootstelling plaatsgevonden, dan heeft betreffende persoon vervolgens een zekere kans op een infectie door dat agens. Vervolgens heeft dat geïnfecteerde individu een zekere kans om daar ziek van te worden, en ten slotte een zekere kans om aan de ziekte te overlijden. Het kennen en beïnvloeden van deze reeks van risico's is in het belang van het individu. Hierop richt zich de preventie en behandeling van het ziektegeval. Voorkom dat het individu wordt blootgesteld, zorg dat een persoon bij blootstelling niet geïnfecteerd kan worden, voorkom dat bij geïnfecteerde personen de ziekte zich ontwikkelt en zorg ten slotte dat manifeste ziektegevallen zo snel mogelijk genezen.

Bezien vanuit het perspectief van de populatie is uiteraard tevens de kans op blootstelling van belang en de kans op infectie onder blootgestelden. Maar vervolgens is het voor de populatie primair van belang wat de kans is dat geïnfecteerde personen in de populatie besmettelijk zijn en wat de kans is dat zij in die besmettelijke periode de pathogeen overbrengen op andere personen in de populatie. De kans op een uitbraak van betreffende ziekte in de bevolking en de kans dat de epidemie erger wordt, vermindert of verdwijnt, hangt namelijk van deze factoren af.

Epidemiologisch onderzoek bestudeert de epidemiologische functie op elk van deze niveaus: de infectiekans bij diverse niveaus van blootstelling, de kans op besmettelijkheid en feitelijke ziekteoverdracht bij diverse niveaus van infectie enzovoort. Kennis over deze factoren biedt vervolgens de gelegenheid daarop gerichte interventies uit te voeren, met de bedoeling deze kansen voor de gehele bevolking te reduceren. Afhankelijk van de vraag of men zich richt op de klinische epidemiologische context van de kans op ziekte bij een individu met een zeker risicoprofiel, dan wel op de public-healthcontext van de kans op een uitbraak van deze infectieziekte in de bevolking, worden de gegevens anders gebruikt en geïnterpreteerd.

Zo is de overdracht door besmettelijke personen afhankelijk van de duur van de besmettelijkheid en het aantal contacten dat men heeft met personen die de ziekte nog kunnen ontwikkelen. Overdracht is dus, bij een bepaalde graad van besmettelijkheid, afhankelijk van het gedrag van de patiënt en van de mate van bescherming die de contacten van deze personen genieten. Individuele patiënten die behandeld zijn voor een bacillaire dysenterie (shigellose) kunnen, ook na herstel van klachten, soms nog tot enkele maanden *Shigellae* uitscheiden via hun ontlasting. Op deze wijze kan bijvoorbeeld in een kleuterklas met jonge kinderen zonder voldoende hygiënebesef, zeer gemakkelijk een uitbraak ontstaan.

8.4 Stapsgewijs aan de slag bij plotselinge uitbraken

Hoewel geen twee plotselinge uitbraken hetzelfde zijn, kunnen in de reactie op een (mogelijke) uitbraak meestal toch dezelfde stappen onderscheiden worden. Het *Center voor Disease Control and Prevention* (CDC), een wijdvertakte organisatie die verantwoordelijk is voor het opsporen, bestrijden en voorkomen van plotselinge uitbraken in de Verenigde Staten, heeft op basis van zijn ervaringen een *stappenplan* opgesteld dat als uitgangspunt dient voor elke situatie waarin een plotselinge uitbraak wordt vermoed en waarbij het CDC betrokken is. Ook elders in de wereld, in Nederland bijvoorbeeld door het Rijksinstituut voor Volksgezondheid en Milieu (RIVM), wordt dit stappenplan min of meer als het standaardprotocol gehanteerd. Het is belangrijk dat elke (vermeende) plotselinge uitbraak systematisch en gestructureerd wordt aangepakt, om onnodig tijdverlies, ineffectief optreden en paniek onder de bevolking te voorkomen.

Bij de diverse onderdelen in dit stappenplan voor uitbraakonderzoek levert *laboratoriumonderzoek* op drie onderdelen een cruciale bijdrage:

- Onderzoek van lichaamsmateriaal van de patiënten (ontlasting, bloed, sputum, wondvocht enz.) op geleide van hypothesen over de mogelijke oorzaak van de ziekteverschijnselen leidt tot isolatie en/of identificatie van de specifieke toxine of de specifieke pathogeen. Men gebruikt hiervoor zo veel mogelijk standaard (kweek)methoden en bewaart altijd de isolaten voor eventueel nadere moleculaire analyse. Als kweken niet kan, analyseert men ook wel de concentraties van antilichamen om blootstelling aan specifieke pathogeen aan te tonen.
- Onderzoek van de omgeving, op indicatie, geeft informatie over mogelijke bronnen die voor de uitbraak verantwoordelijk zouden kunnen zijn. Denk aan bemonstering van voedsel, water, maar ook veegmonsters van gebruiksoppervlakken. Als het gaat om pathogenen of stoffen die ook normaal al veel voorkomen in de omgeving, is de interpretatie van omgevingsmonsters niet altijd eenduidig.
- Moleculaire vergelijking (bijv. met polymerase chain reactions (PCR) en DNA-fingerprinttechnieken) van de geïsoleerde pathogenen afkomstig van de patiënten, onderling en met die van de omgeving, kan onderbouwen dat er inderdaad sprake is van een ziektecluster c.q. dat de betreffende bron verantwoordelijk is voor de uitbraak. Ook het omgekeerde kan het geval zijn, namelijk dat uit deze vergelijking blijkt dat een epidemiologisch gevonden associatie waarschijnlijk niet door het veronderstelde pathogeen is veroorzaakt. In casus 8.3 wordt beschreven dat men in microbiologisch onderzoek van watermonsters getrokken uit de verdachte whirlpools, hetzelfde type *Legionella*bacterie aantrof als die uit de monsters afkomstig van de patiënten.

Nog belangrijker dan bij andere epidemiologische studies zijn de organisatorische aspecten. Zorg voor een goed geolied *uitbraakmanagementteam* waarin alle relevante disciplines vertegenwoordigd zijn. Verdeel de taken. Zorg dat iedereen zijn rol en verantwoordelijkheden kent. Leg vanaf het eerste begin alle bevindingen vast voor gebruik in de schriftelijke rapportage naar de verantwoordelijke instanties. Besteed ook apart aandacht aan het communicatieplan opdat op ieder gewenst moment men de betrokkenen en de pers te woord kan staan over het verloop van de epidemie, de vorderingen van het onderzoek en de te nemen maatregelen.

De verschillende stappen bij een onderzoek van een plotselinge uitbraak zijn de volgende.

Stap 1: zorg dat je voorbereid bent

Het is van belang dat degene die de uitbraak onderzoekt vooraf voldoende wetenschappelijke kennis heeft van aandoeningen die zich als een plotselinge uitbraak kunnen voordoen en van de mogelijke determinanten die daarbij een rol kunnen spelen. Men heeft immers geen tijd en gelegenheid zich die kennis eigen te maken nadat de uitbraak is opgetreden. Schakel eventueel experts in om deze kennis paraat te hebben. Richt een *uitbraakmanagementteam* in. Zorg ook dat de administratieve en logistieke procedures van tevoren goed geregeld zijn, in de vorm van een *uitbraakprotocol* met namen en telefoonnummers van relevante instanties en personen. Van het begin af aan moet ook duidelijk zijn wie welke verantwoordelijkheden heeft, inclusief de vraag wie de uiteindelijke leiding heeft over het uitbraakonderzoek en van de uitbraakbestrijding. In de praktijk in Nederland is dat vaak (in eerste instantie) een arts infectieziektebestrijding van de GGD, met ondersteuning van een epidemioloog van het *Centrum voor Infectieziekten Bestrijding* (CIB). Zorg dat ook helder is wie de bestuurlijke eindverantwoordelijkheid draagt en wie de communicatie met pers en publiek verzorgt.

Stap 2: toon het bestaan van een uitbraak aan

Om vast te stellen dat er werkelijk een uitbraak is, wordt het waargenomen aantal ziektegevallen vergeleken met het verwachte aantal. Dit laatste kan gebaseerd zijn op het aantal ziektegevallen in de afgelopen maanden/jaren of dat op andere plaatsen. Wanneer het waargenomen aantal ziektegevallen het verwachte aantal overschrijdt, wil dit nog niet zeggen dat er ook daadwerkelijk een uitbraak is. Eerst dient men bijvoorbeeld na te gaan of er geen ander systeem van ziekteregistratie is gekomen, of ziektegevallen anders gedefinieerd worden, enzovoort. Ook een toevalsfluctuatie moet zo veel mogelijk worden uitgesloten.

Stap 3: verifieer de diagnose

Het doel van deze stap is te zorgen dat diagnosefouten of laboratoriumfouten uitgesloten worden als verklaring van het toegenomen aantal ziektegevallen. Men bestudeert hiertoe de medische dossiers en de laboratoriumuitslagen van de gerapporteerde gevallen en vat deze samen in een overzichtelijke tabel. Het is voor de verdere bestrijding van de uitbraak noodzakelijk snel te weten wat de microbiologische diagnose is. Voor een groot aantal infectieziekten, maar niet voor alle, is daarvoor sneldiagnostiek (PCR) beschikbaar bij de regionale laboratoria. Hoe eerder de uitbraak is gedetecteerd en in een microbiologische diagnose bevestigd, hoe eerder men de mogelijkheid heeft om maatregelen te nemen die de uitbraak beteugelen.

Het kan in dit stadium ook heel verstandig zijn een aantal patiënten met de betreffende ziekte op te zoeken en zelf een beeld te vormen van de aard van de uitbraak. Uiteraard neemt men hierbij de nodige hygiënemaatregelen in acht.

Stap 4: stel een definitie voor ziektegevallen vast, spoor deze gevallen van ziekte op en tel ze

Het doel van een goede *casusdefinitie* is te zorgen dat zo veel mogelijk echte patiënten van de plotselinge uitbraak worden geïncludeerd en zo weinig mogelijk ziektegevallen die er niets mee te maken hebben. Deze laatste groep zorgt immers voor misclassificatie en verkleint dus de kans dat de oorzaak van de uitbraak wordt opgespoord (zie paragraaf 5.3.1). In het begin zal men een brede definitie willen hanteren om geen ziektegevallen te missen, en over deze patiënten zo veel mogelijk informatie willen verzamelen om een goed beeld te krijgen van wat er aan de hand is. Spoedig daarna wordt de omschrijving van welke patiënten men wel en welke niet tot de uitbraak rekent verder ingeperkt tot een operationele definitie van de te onderzoeken ziekte. In deze definitie zijn klachten, symptomen en laboratoriumbevindingen, maar ook specifieke persoonlijke kenmerken (bijvoorbeeld leeftijd) en plaats- of tijdsaanduidingen opgenomen. Hanteer zo nodig een indeling van ziektegevallen in 'waarschijnlijke' gevallen en 'bevestigde' gevallen, waarbij men voor de laatste categorie een ondersteunende laboratoriumuitslag heeft.

Actieve opsporing van alle ziektegevallen vormt de basis om de omvang van de plotse uitbraak te kunnen vaststellen. Men doet dit door bijvoorbeeld de lokale huisartsen, specialisten en klinische laboratoria actief te vragen naar bij hen bekende gevallen en hen alert te maken op nieuwe gevallen. Ook kan het publiek ingeschakeld worden om nieuwe gevallen te melden. Een goede relatie met de pers, om dergelijke verzoeken goed te laten overkomen zonder paniek te zaaien, is daarbij onontbeerlijk voor de onderzoeker.

Een goede beschrijving van de belangrijkste kenmerken van alle ziektegevallen vormt, samen met kwalitatieve informatie over de aard van de bevolking, geografische kenmerken en het tijdsverloop van de uitbraak, de basis voor het verdere onderzoek naar de mogelijke determinanten van de uitbraak. Deze beschrijving begint met een systematische lijst van alle opgespoorde gevallen met tabellarische informatie over leeftijd, geslacht, diagnosedatum, datum waarop de verschijnselen begonnen, de aanwezigheid van specifieke symptomen, eventuele laboratoriumuitslagen en eventuele andere factoren die in dit vroege stadium van het onderzoek al van belang zijn gebleken.

Stap 5: beschrijf het voorkomen van deze ziektegevallen naar tijd, plaats en persoonlijke karakteristieken

Met de in stap 4 verkregen tabel van de ziektegevallen kunnen al eenvoudige beschrijvende analysen gedaan worden. Op basis van deze gegevens kan eventueel de casusdefinitie (stap 4) nog verder aangepast worden. Door alle ziektegevallen op een kaart van het betreffende gebied te tekenen, kan worden nagegaan of er bepaalde geografische overeenkomsten zijn die duiden op een eventuele bron van besmetting of overdracht. Casus 8.3 laat zien hoe op deze wijze hypothesen over de mogelijke oorzaak gevormd kunnen worden. Ook Snow (zie hoofdstuk 1, casus 1.5) ontdekte op die manier de bron van besmetting tijdens de Londense cholera-epidemie.

Dezelfde informatie wordt ook gebruikt om een epidemische curve te tekenen en te interpreteren, inzake de aard, het mogelijke tijdstip van blootstelling en het verloop van de uitbraak (zie paragraaf 8.3.1).

Stap 6: ontwikkel hypothesen over de aard van de ziekteverwekker

Door interviews met de patiënten te houden, kan men op ideeën komen over de mogelijke aard en bron van de besmetting. Wanneer het een 'standaarduitbraak' betreft, waarbij wel de ziekteverwekker maar nog niet de bron bekend is, dan maakt men bij de interviews gebruik van een standaardvragenlijst. Is er sprake van een onbekende ziekteverwekker, dan zal men in deze interviews meer explorerend te werk moeten gaan. Ook experts en de medische literatuur kunnen hypothesen leveren over de mogelijke oorzaak van de uitbraak. Soms zijn de ziektegevallen die net niet in het karakteristieke beeld van de epidemische curve passen een waardevolle bron van informatie. Zo kan het geïsoleerde ziektegeval dat een incubatieperiode eerder optrad dan de andere ziektegevallen, juist net de kok zijn die (zonder het zelf te weten) het voedselproduct heeft besmet. Hypothesen bevatten bij voorkeur uitspraken over de bron, de wijze van overdracht, en de determinant of determinanten die de ziekte veroorzaakt of veroorzaken. Met de aldus verkregen hypothesen over mogelijke oorzaken voor de uitbraak kan men verder onderzoek gaan plannen.

Stap 7: evalueer de hypothesen

Evaluatie van de hypothesen kan geschieden door vergelijking met bestaande feiten of door middel van aanvullende epidemiologische studies. De eerste methode volstaat wanneer klinische gegevens, laboratoriumbevindingen en/of epidemiologische aanwijzingen de hypothese zo duidelijk ondersteunen dat formele toetsing van de hypothese niet nodig is. In de meeste gevallen wordt extra epidemiologisch onderzoek verricht om de hypothesen te testen.

Stap 8: stel de hypothesen bij en voer additioneel onderzoek uit

Hypothesen die in de vorige fase overeind gebleven en/of bijgesteld zijn, vormen de aanleiding voor formeel vervolgonderzoek. Dit kunnen epidemiologische studies zijn (cohortonderzoek, patiëntcontroleonderzoek) of studies die trachten de blootstelling aan de vermoede oorzaak in kaart te brengen. Als de uitbraak optreedt in een bepaalde, specifieke groep (zoals de deelnemers aan een bruiloft of congres), dan ligt het voor de hand om attack-rates te berekenen in een cohortonderzoek (zie paragraaf 8.3.2), terwijl nader onderzoek van een uitbraak die optreedt in een grotere populatie, zoals in casus 8.3, vaak de vorm krijgt van een patiëntcontroleonderzoek (zie paragraaf 8.3.3).

Een bezoek aan de locatie waarin de veronderstelde ziekteverwekker zich bevindt (inspectie van de keuken, een bezoek aan het bedrijf of de wijk waaruit de patiënten afkomstig zijn) kan veel informatie opleveren en relevant 'bewijsmateriaal' veilig stellen. Het is van groot belang zo snel mogelijk monsters te nemen van patiënten, voedsel, dieren en omgeving, omdat anders het betreffende agens verdwenen is en ook omdat de medewerking van betrokkenen het grootst zal zijn als de uitbraak nog actueel is en de klachten nog aanwezig zijn.

Binnenkomende gegevens dienen op compleetheid en consistentie geëvalueerd te worden en ingevoerd te worden in een database. Het programma *EpiInfo* is speciaal gemaakt voor het invoeren en analyseren van gegevens uit onderzoek naar plotselinge uitbraken, maar ook andere software kan uiteraard gebruikt worden.

Omdat plotselinge uitbraken meestal in korte tijd plaatsvinden en dus de veranderingen in de populatie 'at risk' verwaarloosbaar zullen zijn, wordt de ziektefrequentie veelal uitgedrukt in de vorm van attack-rates (zie paragraaf 8.3.2).

Stap 9: neem maatregelen om de uitbraak tot staan te brengen en nieuwe uitbraken te voorkomen

Doorgaans leiden de resultaten van de onderzoeken naar plotse uitbraken tot een bepaalde oorzaak en/of een bepaalde bron. Van de specifieke determinant en bron, en van wat over die determinant al bekend is inzake transmissie en dergelijke, hangt af welke preventieve maatregel genomen kan worden om toekomstige uitbraken te voorkomen. Er zijn twee soorten interventies:
- verwijderen van de bron of het agens (product uit de markt halen, verwijderen van een besmettelijk dier, aanpassen van hygiënemaatregelen, enz.);
- beschermen van niet-zieken of niet-geinfecteerden door bijvoorbeeld vaccinatie, vroegbehandeling (postexpositieprofylaxe), door screenen van contacten, door immunisatie, door persoonlijke hygiëneadviezen en/of door het isoleren van ziektegevallen.

Hoe eerder maatregelen genomen worden hoe groter de kans om de uitbraak te controleren en nieuwe uitbraken te voorkomen. Met surveillancesystemen kan men vervolgens evalueren of de genomen maatregelen, ook op de lange termijn, effect hebben gesorteerd.

Stap 10: maak de bevindingen bekend bij verantwoordelijke personen en bij het publiek

Effectieve, duidelijke en tijdige informatievoorziening is een cruciaal element in elk onderzoek van een plotselinge uitbraak. Men kan daarbij denken aan de volgende aspecten:
- Informeren van het publiek over de aard van de ziekte en de wijze waarop deze herkend, behandeld en voorkomen kan worden. Voor het verspreiden van deze informatie kan men gebruikmaken van persberichten en andere media. Uiteraard dient de informatie in heldere en duidelijke bewoordingen gesteld te zijn. Het kan nodig zijn om de informatie te vertalen voor specifieke subgroepen, dan wel om speciale voorlichtingscampagnes in te zetten om specifieke groepen te bereiken. Uitbraken vormen ook een gelegenheid om in verband met de volksgezondheid belangrijke boodschappen nog eens voor het voetlicht te brengen.
- Informeren van het onderzoeksteam zelf. Alle betrokken medewerkers dienen dagelijks op de hoogte te worden gehouden van het verloop van de uitbraak en van het onderzoek naar de oorzaken.
- Informeren van de verantwoordelijke bestuurders. Om hun verantwoordelijkheid te kunnen dragen, dienen de personen die verantwoordelijk zijn voor de volksgezondheid en het algemene bestuur van de betreffende populatie dagelijks te worden geïnformeerd over de voortgang van het onderzoek.
- Informeren van de lokale huisartsen, specialisten (voor zover relevant voor de betreffende ziekte) en andere gezondheidszorgwerkers die met patiënten of van ziekte verdachte personen te maken kunnen krijgen.
- Informeren van andere instanties die mogelijk bij de uitbraak betrokken kunnen raken: instellingen of gebieden elders met vergelijkbare blootstellingen, maar ook instanties die indirect betrokken kunnen zijn (Ministerie van Volkshuisvesting, Ruimtelijke Ordening en Milieubeheer, waterleidingbedrijven, de Voedsel en Waren Autoriteit, milieudiensten).
- Informeren van collega-onderzoekers. Elke uitbraak is een leermoment voor de onderzoeker. Een evaluatie achteraf van wat goed ging en wat fout, is doorgaans nuttig. Generaliseerbare bevindingen daaruit kunnen van nut zijn

om door te geven (bijv. in de vorm van een publicatie) aan de collega's elders.

Het spreekt vanzelf dat men in concrete situaties niet altijd strikt de volgorde van deze tien stappen zal kunnen aanhouden. Zo suggereert het stappenplan dat interventies pas bij stap 9 aan de orde zijn en communicatie pas bij stap 10. Soms echter zijn reeds maatregelen nodig, vooral op het gebied van hygiëne, voordat de gehele gegevensverzameling en -analyse afgerond is. Ook dit versterkt het chaotische karakter van het onderzoek, maar men wacht natuurlijk niet met handenwasinstructies op een basisschool totdat duidelijk is welk toilet de bron is van een uitbraak van diarree.

8.5 Interpretatie van gegevens over vermeende plotselinge uitbraken blijft moeilijk

Over de vraag of er sprake is van een uitbraak of niet is in de praktijk veel discussie, mede omdat er ook veel vormen van bias zijn die een goede interpretatie bemoeilijken:
- De keuze van de populatie of het gebied waarin men de uitbraak vermoedt, is van belang. Omdat deze keuze vaak voortkomt uit toevallige, gekleurde, niet goed omschreven waarnemingen, bestaat het risico op een vals alarm. Meer specifiek bestaat er een neiging de grenzen van het gebied of de populatie te verengen rond een bepaald aantal ziektegevallen. Hoe strikter de populatie wordt gedefinieerd, hoe kleiner het aantal te verwachten gevallen, hoe groter het overschot aan gevallen en hoe sneller significantie bereikt wordt, ook in situaties waarin sprake is van een normale variatie in ziekteincidentie.
- Kleine populaties en kleine aantallen ziektegevallen zijn inherent aan uitbraakonderzoek, maar zorgen voor onnauwkeurige schattingen.
- Een slecht geformuleerde hypothese, of zelfs het ontbreken van een hypothese, leidt tot het missen van werkelijke determinanten of het vinden van determinanten die er niet toe doen.
- Onnauwkeurige gegevens over de ziektegevallen en gemiste gevallen kunnen het zoeken van de oorzaken van uitbraken ernstig hinderen. Ook gerapporteerde ziektegevallen die naar voren komen nadat de uitbraak eenmaal bekend is geworden, kunnen voor vertekening zorgen. Ten slotte vormt het ontbreken van goede, kwantitatieve informatie over de blootstelling aan determinanten vaak een ernstige bedreiging om dit soort onderzoek tot een goed einde te brengen. Vaak kunnen dergelijke gegevens niet meer achterhaald worden, omdat de bron van blootstelling inmiddels is verdwenen of schoongemaakt.
- Net als bij andere vormen van epidemiologisch onderzoek kan confounding voor ernstige vertekening zorgen.

Casus 8.4 Kankercluster in Weurt

Eind 1994 ontstond onrust in Weurt (gemeente Beuningen), omdat binnen korte tijd enkele jonge vrouwen uit één straat aan kanker waren overleden. Uit een snel uitgevoerde clusteranalyse over de periode 1989-1992 bleek dat in Weurt 56 gevallen van kanker waren waargenomen, terwijl er 40 verwacht mochten worden. De inwoners van Weurt vreesden dat deze extra gevallen van kanker waren veroorzaakt door de uitstoot van dioxinen door een naburige afvalverbrandingsinstallatie. Op basis van de eerste bevindingen werd nader onderzoek gedaan naar kanker en andere gezondheidseffecten, alsmede onderzoek naar blootstelling aan carcinogene stoffen via de lucht. Hiermee kon een verband tussen uitstoot van de lokale industrie en de verhoogde incidentie van kanker niet worden uitgesloten.

Uit een tweede clusteronderzoek over de jaren 1989-1993 kwam in het bijzonder naar voren dat de longkankerincidentie bij mannen in Weurt was verdubbeld. Omdat in zo'n relatief klein gebied de incidentie van kanker onderhevig is aan grote toevalsfluctuaties, werd een verfijnde statistische methode (met gebruikmaking van de ruimtelijke correlatie tussen aangrenzende gebieden) toegepast op de gegevens van de kankerregistratie in de jaren 1989-2001 in een gebied van circa een miljoen inwoners, verdeeld over 263 postcodegebieden. Populatiegegevens per postcodegebied waren afkomstig van het Centraal Bureau voor de Statistiek. Per postcodegebied werd de ratio uitgerekend van waargenomen en verwacht aantal kankergevallen, waarbij een correctie werd toegepast voor de kankerincidentie in de buurgebieden. Het totale aantal kankergevallen in deze periode bedroeg 97 bij mannen en 70 bij vrouwen. Dit betekent een gecorrigeerde 'standardized mortality ratio' (SMR) van 1,18 (95%-BI 0,95-1,44) voor de mannen en van 1,10 (95%-BI 0,29-2,13) voor de vrouwen. Voor longkanker was de gecorrigeerde SMR bij mannen 1,35 (95%-BI 0,88-1,94) en bij de vrouwen 1,00 (95%-BI 0,29-2,13). Ook andere vormen van kanker werden niet statistisch significant vaker gediagnosticeerd in Weurt.

Deze resultaten laten derhalve geen duidelijk kankercluster zien. Weliswaar is de incidentie van longkanker bij mannen wat verhoogd, maar de normale incidentie bij vrouwen spreekt een milieufactor als determinant tegen.

(Bron: Dijck JAAM van, Hendriks JCM, Verbeek ALM, Kiemeney LALM. Het risico op kanker voor bewoners van Weurt. Ned Tijdschr Geneeskd 2004, 148: 828-35.)

8.6 Soms zijn er voor het bestuderen van uitbraken en clusters bijzondere benaderingen nodig

Ging het in het voorgaande uitdrukkelijk om plotselinge uitbraken, ook in situaties van (ogenschijnlijk) evenwicht kunnen infecties een belangrijke invloed hebben op de volksgezondheid en er kunnen sluipenderwijs ook epidemieën ontstaan. Ten gevolge van infecties, maar ook door verontreiniging van voedsel of milieu of door gebruik van onveilig materiaal in de gezondheidszorg. Doordat de tijdsdimensie anders is en de effecten minder uitgesproken, kunnen dergelijke epidemieën (*clusters*) onopgemerkt blijven. In het navolgende gaan we kort in op enkele veelgebruikte methoden voor dit type onderzoek.

Doorgaans kan men bij het analyseren van gegevens uit onderzoek naar uitbraken uit de voeten met de klassieke methoden van statistische analyse van de gegevens: men vertaalt de epidemiologische functie in een (logistisch) regressiemodel, en schat de regressiecoëfficiënten als maat voor het effect van de determinant op het ontstaan van de aandoening, waarbij men in het model corrigeert voor eventuele confounders en met behulp van betrouwbaarheidsintervallen de precisie van de schatting weergeeft.

De specifieke eigenschappen van infectieziekten en van clusters in het algemeen dwingen de onderzoeker echter soms tot het gebruik van speciale methoden en technieken. Enkele veelgebruikte benaderingen worden hierna kort toegelicht, met verwijzingen naar de meer specialistische literatuur.

8.6.1 MODELLEN EN SIMULATIES ALS DE WERKELIJKHEID TE INGEWIKKELD IS

Zowel in situaties van plotselinge uitbraken als in situaties van evenwicht, kunnen *modellen* een belangrijke rol spelen. Het grote voordeel van modellen is dat men geen last heeft van het effect van allerlei toevallige variaties. Dit is tegelijk ook het nadeel, wanneer het model te eenvoudig is en allerlei zinvolle variaties (ten gevolge van een verschillende dosis, leeftijd, persoonlijke bescherming, enz.) over het hoofd ziet.

Het gedrag van infectieziekten in de bevolking is een dynamisch proces dat weliswaar via zekere wetmatigheden verloopt, maar niet zomaar in een eenvoudig model is te vatten. In paragraaf 8.6.2 wordt bijvoorbeeld ingegaan op het basaal reproductiegetal, een centraal begrip voor het verklaren van het ontstaan en weer uitdoven van plotselinge uitbraken en infectieziekte-epidemieën die zich over langere tijd uitstrekken. Uit die beschrijving blijkt ook dat het aantal factoren dat op dit proces van invloed is, zo groot is dat gecompliceerde infectieziektemodellen nodig zijn om dit alles te beschrijven. Deze modellen kunnen *deterministisch* zijn, dat wil zeggen in een algebraïsche vergelijking te beschrijven, maar veelal blijken *dynamische transmissiemodellen* (met toevalselementen) betere beschrijvingen te geven. Een voorbeeld van zo'n situatie is de gemiddelde leeftijd waarop een infectie optreedt. Als veel mensen worden geïmmuniseerd tegen een bepaald infectieus agens, zal de incidentie van de betreffende ziekte afnemen, waarmee de gemiddelde leeftijd van infecties onder de gevoelige personen toeneemt. Maar een aantal ziekten (zoals bof, mazelen, rodehond) zijn ernstiger wanneer ze optreden op latere leeftijd. Door een vaccinatiecampagne kan dus het totaal aantal ziektegevallen afnemen, terwijl het aantal ernstig zieken toeneemt. Dit soort ingewikkelde processen wordt bestudeerd met behulp van dynamische transmissiemodellen. Met behulp van die modellen kunnen dan verschillende scenario's voor interventie worden doorgerekend, alvorens daarover besluiten worden genomen.

Ook zijn modellen nodig om de verschillende patronen van contact in een populatie te kunnen verdisconteren in de berekeningen. Simpele modellen veronderstellen dat de gevoelige individuen in een populatie willekeurig zijn verdeeld en daarmee een even grote kans lopen als elk ander individu om contact te maken met een besmettelijk individu en besmet te raken. Uiteraard is die aanname doorgaans onjuist en dienen ingewikkelder patronen van contact in een populatie beschreven te worden. Voor vrijwel iedere infectieziekte is er sprake van aanzienlijke heterogeniteit in de *ziektetransmissie* binnen een populatie. Omdat bepaalde groepen in de bevolking nu eenmaal meer of minder intensief contact met elkaar hebben, zullen de mathematisch modellen voor de verspreiding van een ziekte rekening moeten houden met verschillende contact- en transmissiekansen voor verschillende bevolkingsgroepen. Zo hebben in westerse landen seksueel actieve homoseksuele mannen een grote rol gespeeld in de initiële verspreiding van hiv. Bij uitbraken van influenza echter zijn het juist de kleuterscholen die een groot aandeel in de ziekteverspreiding hebben, omdat kinderen uit verschillende wijken daar samenkomen en intensief contact met elkaar hebben. Door voor relevante subgroepen verschillende transmissiekansen in de modellen op te nemen, wordt deze heterogeniteit in ziektetransmissie verdisconteerd.

Een model dat vaak wordt gebruikt om het verloop van een direct overdraagbare infectieziekte (bijvoorbeeld polio, bof, mazelen, rodehond, kinkhoest) te bestuderen, is het *SLIR-model*. Het SLIR-model is gebaseerd op een verdeling van de personen in een populatie in vier compartimenten, die de vier mogelijke stadia representeren waarin een persoon zich kan bevinden: vatbaar ('susceptible', S), geïnfecteerd maar nog niet besmettelijk ('latent', L), besmettelijk ('infectious', I), en genezen en immuun ('resistant', R) Het SLIR-model is een dynamisch model voor de bestudering van de overgangskansen van het ene naar het andere stadium. Het model wordt beschreven met behulp van een stelsel van differentiaalvergelijkingen, die gebaseerd zijn op de specifieke kenmerken van de betreffende infectieziekte, de demografische kenmerken van de populatie, de contactkansen tussen besmettelijke en gevoelige individuen en de transmissiekans van het micro-organisme bij contact. De kansen om van het ene stadium in het andere stadium te komen, worden dan gemodelleerd en geschat met behulp van empirische gegevens verkregen uit de literatuur of uit eigen empirisch onderzoek. Uiteraard is het mogelijk om verschillende subgroepen apart in de modellen op te nemen om zo recht te doen aan de heterogeniteit in ziektetransmissie.

Behalve het klassieke SLIR-model, dat sterk uitgaat van populatiegemiddelden en daarbij diverse aannames doet, zijn er ook andere typen benaderingen, zoals die van de microsimulatie. In deze benadering wordt in een hypothetische populatie een epidemie gesimuleerd, waarbij men realistische parameters invoert voor het gedrag van micro-organismen, mensen, enzovoort. Op deze wijze kan men – gegeven deze aannames - heel precies (infectie)ziektekansen schatten. Uitwerking van deze wijzen van modelvorming en het gebruik ervan in de infectieziekte-epidemiologie valt buiten het bestek van dit boek.

Casus 8.5   Een meningitisuitbraak in Sudan

In januari 1999 brak er een meningitisepidemie uit in het noordwesten van Sudan. Midden januari werd het eerste ziektegeval geconstateerd en in de weken daarna verspreidde de ziekte zich snel over het gehele land en de aangrenzende gebieden. In Sudan zijn de klimatologische omstandigheden een groot gedeelte van het jaar ideaal voor de verspreiding van meningokokkenmeningitis. Gezien de snelle verspreiding en de ervaring die het land had met eerdere epidemieen, werd al snel de hulp van Artsen zonder Grenzen (AzG) ingeroepen. Een van de teams van AzG werd naar West-Darfur gestuurd, een gebied met ongeveer 550.000 inwoners, sterk getroffen door burgeroorlogen en door de slechte infrastructuur enkele maanden per jaar afgesloten van de rest van het land. Begin februari werden in dit gebied de eerste ziektegevallen gezien en in week 8 was het aantal ziektegevallen opgelopen tot 15 per 10.000 per week, waarna men in dit gebied kon spreken van een epidemie.

In diezelfde week arriveerde het AzG-team voor een verkennende missie, waarbij ook lumbaalpuncties werden genomen. Uit deze monsters isoleerde men *Neisseria meningitidis* groep A. In week 10 werd begonnen met de voorbereiding van een vaccinatiecampagne. Binnen enkele dagen waren acht vaccinatieteams getraind en volledig toegerust met materialen voor de vaccinatie. Via radio, televisie, kranten, moskeeën en luidsprekerboodschappen werd de bevolking geïnformeerd. Meningitispatiënten werden effectief behandeld met intramusculair toegediende chlooramfenicol in olie. In week 11 ging de vaccinatie van start. In de stad werden per dag tot maximaal twaalfduizend mensen gevaccineerd.

Gezondheidswerkers buiten de stad werden getraind in het gebruik van de casusdefinitie, in de medicatie en in het geven van voorlichting aan de bevolking. Tevens vulden zij surveillanceformulieren in, die wekelijks naar het coördinatiecentrum werden gestuurd. Zo kon de epidemie in kaart worden gebracht en konden verdere vaccinatieactiviteiten doeltreffend worden geregeld.

De casusdefinitie luidde als volgt:
- verdacht als vanaf februari 1999 in de provincie West-Darfur snel optredende koorts, een stijve nek of een uitslag met kleine rode vlekjes (petechieën) optreedt (voor zuigelingen geldt als symptoom een bolle fontanel);
- waarschijnlijk als een verdachte casus een troebele lumbaalpunctie heeft;
- bevestigd als een verdachte casus een positieve kweek of antigeendetectie heeft in de lumbaalpunctie.

Ondanks de slechte infrastructuur kon op deze manier snel een beeld worden verkregen van de epidemie in de provincie. De epidemie was binnen acht weken na het begin van de campagne onder controle. Op dat moment waren er reeds 200.000 mensen gevaccineerd. Van de 755 geconstateerde ziektegevallen waren er 106 overleden. Dit komt neer op een attack-rate van 0,02% en een case-fatality rate van 14%. Zonder vaccinatie had de attack-rate kunnen oplopen tot 1 à 2 %.

(Bron: Persoonlijke mededeling van R. Appels, Artsen zonder Grenzen, Amsterdam.)

8.6.2 HET BASAAL REPRODUCTIEGETAL ALS CENTRAAL BEGRIP VOOR HET BESCHRIJVEN VAN DE INFECTIEDRUK IN DE BEVOLKING

Het *basaal reproductiegetal* (R_0) is het aantal nieuwe besmettelijke individuen dat een besmettelijk individu kan produceren in een populatie waarin iedereen besmettelijk kan worden. Mazelen is een voorbeeld van een zeer besmettelijke ziekte en heeft een R_0 van circa 16. Dit betekent dat een kind met mazelen in de periode dat hij besmettelijk is, gemiddeld 16 nieuwe kinderen succesvol kan besmetten in een populatie kinderen die allemaal nog mazelen kunnen ontwikkelen. Hierbij zijn eventuele kinderen die wel verschijnselen van mazelen krijgen, maar zelf niet besmettelijk worden, niet meegeteld. SARS daarentegen is een veel minder besmettelijke ziekte met een R_0 van 3. Om een uitbraak te kunnen veroorzaken, zal R_0 groter moeten zijn dan 1. De R_0 is afhankelijk van het aantal contacten per tijdseenheid (c), de duur van de besmettelijkheid (d) en de transmissiekans per contact (p):

$$R_0 = c \times p \times d$$

Doordat R_0 van zoveel factoren afhangt, is het basaal reproductiegetal als zodanig niet goed te interpreteren. Bovendien veronderstelt het dat alle contacten potentiële patiënten zullen opleveren, terwijl er in werkelijkheid ook contacten zullen zijn met personen die immuun zijn voor de ziekteverwekker. Dit leidt tot het *effectief reproductiegetal* (R). Als x de proportie personen is die gevoelig is voor de ziekte in een goed gemixte populatie, dan geldt:

$$R = R_0 \times x$$

Als het basaal reproductiegetal voor mazelen 16 is en de helft van de populatie kinderen is immuun, dan zal een kind met mazelen slechts 8 nieuwe (besmettelijke) gevallen van mazelen kunnen veroorzaken.

Het is niet zo makkelijk om het basaal reproductiegetal rechtstreeks te schatten. Meestal wordt een schatting van de R_0 langs indirecte weg verkregen. Zo zal in een stabiele situatie waarin de incidentie en prevalentie van een infectieziekte niet veranderen, elke zieke gemiddeld één nieuwe zieke produceren. Het basaal reproductiegetal is dan de reciproke van de proportie personen die gevoelig zijn voor de ziekte. Ook kan men gebruikmaken van het feit dat in een stabiele situatie de gemiddelde leeftijd waarop de infectie optreedt afhankelijk is van het basaal reproductiecijfer: hoe lager de R_0, hoe hoger de gemiddelde leeftijd. Het omgekeerde is waar voor de levensverwachting. Hoe hoger de gemiddelde levensverwachting, hoe hoger de R_0. Langs deze indirecte wegen kan men een grove indicatie van de R_0 verkrijgen.

Het basaal reproductiegetal is een complex begrip, waarin verschillende belangrijke kenmerken van het gedrag van een infectieus agens in een bevolking zijn opgenomen en waarmee veel belangrijke aspecten van preventie en controle van epidemieën kunnen worden begrepen. Zo dient, om een uitbraak van infectieziekten tot staan te brengen, het reproductiegetal onder de 1 gebracht te worden. Stel dat voor hiv-infectie in een bevolking geldt dat $R_0 = 5$ en dat condoomgebruik de transmissiekans p met 90% terugbrengt, dan zou het basaal reproductiegetal tot 0,5 kunnen worden verlaagd als iedereen condooms zou gebruiken. Een uitbraak zal ook tot staan worden gebracht als de fractie personen die immuun zijn geworden, groot genoeg is. Op deze manier kan men berekenen hoe groot de fractie geïmmuniseerden (f) moet zijn om een epidemie te voorkomen. Omdat $f = 1 - x$, geldt:

$$R = R_0 \times (1 - f)$$

Om een uitbraak te voorkomen moet gelden: $R < 1$. Dit betekent dat:

$$f > 1 - \frac{1}{R_0}$$

Bij het voorbeeld van de mazelen met een R_0 van ongeveer 16 betekent dit dat $1 - 1/16 = 0,94$, dat wil zeggen: 94% van de kinderen die kans lopen op een eerste infectie, moet zijn geïmmuniseerd (op natuurlijke wijze of via vaccinatie) om een uitbraak van mazelen te voorkomen. Dit alles gaat uiteraard alleen op wanneer de geïmmuniseerden gelijkelijk verspreid zijn onder de bevolking. Dit blijkt in de praktijk niet het geval. Zo treedt er sedert de introductie van de poliovaccinatie in 1957 ongeveer elke zeven tot veertien jaar een uitbraak van kinderverlamming (polio) op in de groep kinderen van strenggereformeerde ouders in Nederland, omdat deze gezinnen geconcentreerd in bepaalde gebieden in Nederland wonen en om geloofsredenen hun kinderen niet laten deelnemen aan het Rijksvaccinatieprogramma.

Het voorgaande leidt tot een belangrijk concept in de infectieziektebestrijding: *groepsimmuniteit* (Engels: herd immunity). Met deze term karakteriseert men de immunologische status van de populatie (in tegenstelling tot die van het individu) voor een bepaald infectieus agens. In paragraaf 8.6.1 is de achtergrond van dit begrip reeds geschetst. Een populatie is immuun als het reproductiegetal R kleiner is dan 1. Hiervoor hoeven niet noodzakelijkerwijs alle individuen in die populatie immuun te zijn De groepsimmuniteit neemt toe naarmate meer mensen zijn gevaccineerd tegen het betreffende agens of naarmate meer mensen door een eerste besmetting immuun zijn geworden.

Ook zal het meestal niet zo zijn dat een vaccin voor volledige afweer zorgt bij alle gevaccineerden. In bovengenoemde formules kunnen dan verfijningen aangebracht worden om voor dit soort effecten te corrigeren. Steeds meer komt men dan in de sfeer van de modellen en simulaties waarop in paragraaf 8.6.1 kort is ingegaan.

> **Kernpunten**
>
> - Onderzoek naar uitbraken van ziekte is lastig maar reuzespannend.
> - Epidemiologisch onderzoek naar uitbraken is een combinatie van detectivewerk en systematisch onderzoek.
> - Vaak vormt een serie ziektegevallen de aanleiding voor onderzoek naar een mogelijke uitbraak.
> - Zonder een goede casusdefinitie kom je nergens.
> - Aan de hand van de epidemische curve leer je het karakter van de ziekte kennen.
> - Om de bron van een uitbraak op te sporen, moet je bij gedefinieerde cohorten de attack-rates vergelijken.
> - Met patiëntcontroleonderzoek kun je mogelijke determinanten van een uitbraak achterhalen.
> - Ga altijd stapsgewijs aan de slag bij plotselinge uitbraken, maar heb oog voor de uitzonderingen.
> - Soms moet je al maatregelen nemen voordat je precies weet hoe het zit.
> - Interpretatie van gegevens over vermeende plotselinge uitbraken blijft moeilijk.

> - Soms zijn er voor de analyse van epidemieën bijzondere benaderingen nodig.
> - Pas op voor vals alarm bij het zoeken naar clusters in tijd en plaats.
> - Modellen en simulaties heb je nodig als de werkelijkheid te ingewikkeld is.
> - Met het basaal reproductiegetal karakteriseer je de infectiedruk in de bevolking.
> - Er is sprake van groepsimmuniteit, omdat de populatie meer is dan de som van de samenstellende individuen.

Aanbevolen literatuur

Anderson RM, May RM. Infectious diseases of humans: Dynamics and control. Oxford: Oxford University Press; 1992.

Aron JL. Mathematical modelling: the dynamics of infection. In: Nelson KE, Masters Williams CF. Infectious Disease Epidemiology. Theory and Practice. 2nd ed. Boston: Jones and Bartlett Publ; 2007.

Buehler JW. Surveillance. In: Rothman KJ, Greenland S, Lash TL. Modern Epidemiology, 3rd ed. Philadelphia: Lippincott, Williams and Wilkins; 2008.

Chin J, editor. Control of communicable disease manual. 17th ed. Washington (DC): American Public Health Association; 2000.

Detels R. Emerging infectious diseases. In: Holland WW, Olsen J, Du V Florey C. The development of modern epidemiology; personal reports from those who were there. Oxford: Oxford University Press; 2007.

Elliott P, Wakefield JC, Best NG, Briggs DJ, editors. Spatial epidemiology: Methods and applications. 2nd ed. Oxford: Oxford University Press; 2000.

Giesecke J. Modern infectious disease epidemiology. 2nd ed. London: Arnold Publ; 2002.

Gregg MB, editor. Field epidemiology. 2nd ed. New York: Oxford University Press; 2002.

Horsburgh CR, Mahon BE. Infectious Disease Epidemiology. In: Rothman KJ, Greenland S, Las TL. Modern Epidemiology, 3rd edition. Philadelphia: Lippincott, Williams and Wilkins; 2008.

Hardy A. Methods of outbreak investigation in the 'Era of Bacteriology' 1880-1920. In: Morabia A, editor. A History of Epidemiologic Methods and Concepts. Basel: Birkhäuser Verlag; 2004.

Koehler J, Duchin J. Outbreak investigation. In: Koepsell TD, Weiss NS, editors. Epidemiologic methods: Studying the occurrence of illness. New York: Oxford University Press; 2003.

Morrow RH, Moss WJ. Malaria. In: Holland WW, Olsen J, Du V Florey C. The development of modern epidemiology; personal reports from those who were there. Oxford: Oxford University Press; 2007.

Murray CJ, Lopez AD. Global epidemiology of infectious diseases. Cambridge (MA): Harvard University Press; 2000.

Nelson KE. Outbreak investigations. In: Holland WW, Olsen J, Du V Florey C. The development of modern epidemiology; personal reports from those who were there. Oxford: Oxford University Press 2007.

Nelson KE, Masters Williams CF. Infectious Disease Epidemiology. Theory and Practice. 2nd ed. Boston: Jones and Bartlett Publ; 2007.

Thomas JC, Weber DJ, editors. Epidemiologic methods for the study of infectious diseases. New York: Oxford University Press; 2001.

Zie voor enkele relevante websites bij dit hoofdstuk: www.bsl.nl/epidemiologischonderzoek

Opdrachten

8

1 Uitbraak van een epidemie op een universiteitscampus

Greenberg et al. beschrijven de uitbraak van een epidemie op de campus van een universiteit. Het onderzoek naar de toedracht van deze uitbraak resulteerde onder andere in de gegevens die hierna worden samengevat.

Tracht aan de hand van deze informatie het pathogene agens te identificeren, en het ontstaan en het verdere verloop van de epidemie te reconstrueren.

a Op 17 januari om halfelf 's avonds meldde zich bij de aan de campus verbonden gezondheidspost een 23-jarige mannelijke student met klachten van plotselinge buikkrampen, misselijkheid en diarree. Hij voelde zich zwak en ellendig, maar reageerde verder vrij normaal, en had geen verhoging of last van braken. In de twintig uur daarna bezocht een flink aantal studenten met vergelijkbare klachten de gezondheidspost. Alle patiënten kregen bedrust en orale rehydratietherapie voorgeschreven. Binnen 24 uur na het begin van de klachten waren ze allemaal weer hersteld.

Is hier sprake van een epidemie?

b Zodra de massaliteit van de uitbraak duidelijk werd, werd door de gezondheidsautoriteiten snel gestart met systematische gegevensverzameling, eerst bij de gezondheidspost, en vervolgens via de campusadministratie. Nadat het eerste geval ('index case') zich op 17 januari om half elf 's avonds had gemeld, werden binnen een etmaal, tot acht uur 's avonds de volgende dag, 18 januari, nog eens 47 zieke studenten onderzocht, op een totaal van 1164 bij de universiteit ingeschreven studenten. Opvallend was dat alle getroffen studenten bewoners waren van de campusresidentie, terwijl toch ongeveer een derde van de studentenpopulatie (n = 408) buiten de campus domicilie hield.

Kwantificeer de omvang van deze epidemie.

c Bij het bezoek aan de gezondheidspost was voor ieder slachtoffer het nummer van diens afdeling in de residentie (flat, wooneenheid; jongens en meisjes waren gescheiden gehuisvest) geregistreerd. Dit maakte het mogelijk om na te gaan of de gevallen zich misschien binnen een of meer afdelingen concentreerden. Deze gegevens staan vermeld in tabel 8.2.

Op grond van deze bevindingen werden een paar flats kortstondig als 'verdacht' aangemerkt, vooral de flats die aan de gezondheidspost grensden. Bij een bezoek aan enkele van de flats werd echter al snel duidelijk dat lang niet alle studenten die ziek waren geworden, zich bij de gezondheidspost vervoegd hadden.

Is er een relatie tussen de epidemie en de woonlocatie van de studenten?

d Daarom werd besloten tot een aanvullend surveyonderzoek op basis van een vragenlijst. Deze werd uitgereikt aan alle bewoners van zeven flats die samen een goede afspiegeling leken te vormen van de relevante studentenpopulatie. Tabel 8.3 laat de resultaten zien.

Wat leert vergelijking van tabel 8.2 en tabel 8.3?

e Het surveyonderzoek wees uit dat er recentelijk geen grootschalige meetings (feesten, sportevenementen, andere bijeenkomsten) hadden plaatsgevonden. Gelet op de aard van de symptomen en het verspreidingspatroon van de ziektegolf werd besloten in de vragenlijst ook enkele vragen op te nemen over de herkomst van het voedsel gedurende de afgelopen dagen. Bekend was dat veel studenten dagelijks hun maaltijden in de mensa van de campus tot zich nemen. Tabel 8.4 laat zien hoeveel van de ziek, respectievelijk niet ziek geworden studenten in de onderzoekspopulatie op 16 en 17 januari de mensamaaltijden nuttigden.

Is er een relatie met een van de mensamaaltijden?

Tabel 8.2 Aantal ziektegevallen naar woning

flat	geslacht	bewonersaantal	aantal ziektegevallen
1	vrouwen	80	19
2	vrouwen	62	2
3	vrouwen	89	0
4	vrouwen	61	1
5	vrouwen	53	5
6	mannen	35	0
7	mannen	63	0
8	vrouwen	103	4
9	mannen	35	1
10	mannen	37	0
11	vrouwen	34	1
12	mannen	62	13
13	mannen	32	1
14	mannen	10	0
totaal		756	47

Tabel 8.3 Bewonersaantallen, aantal geretourneerde vragenlijsten en aantal ziektegevallen naar wooneenheid

flat [a]	bewonersaantal	aantal geretourneerde vragenlijsten	aantal ziektegevallen
5	53	49	13
6	35	26	13
7	63	28	15
8	103	65	121
9	35	19	5
12	62	44	22
V [b]	60	60	17
? [c]	–	13	4
totaal	411	304	110

[a] flats 1-4, 10, 11, 13 en 14 werden niet bij de survey betrokken.
[b] verpleegstersflat, buiten het terrein van de campus gelegen.
[c] nummer van de flat niet ingevuld op 13 formulieren.

Tabel 8.4 Deelname van zieke en niet-zieke studenten aan de mensamaaltijden op 16 en 17 januari

	aantallen studenten die van de bewuste maaltijd gebruikmaakten		aantallen studenten die niet van de bewuste maaltijd gebruikmaakten	
	ziek	niet-ziek	ziek	niet-ziek
16 januari				
ontbijt	52	100	51	94
lunch	89	150	20	44
diner	87	150	23	44
17 januari				
ontbijt	56	105	42	89
lunch	106	145	3	49
diner	78	130	31	64

f De bovenstaande bevindingen waren aanleiding om één maaltijd in het bijzonder als verdacht aan te merken. Door de informatie over het begintijdstip van de klachten te koppelen aan het tijdstip waarop deze maaltijd geserveerd werd, kreeg men een indruk van de verdeling van de individuele incubatietijden van de ziekte (tabel 8.5).
Teken de epidemische curve.

Tabel 8.5 Aantal zieke studenten naar duur van incubatieperiode

incubatieperiode (uren)	aantal studenten
8	22
9	11
10	18
11	8
12	42

g Door 251 studenten werd via de vragenlijst gerapporteerd welke gerechten zij tijdens de mensamaaltijden genuttigd hadden. Tabel 8.6 vat de gegevens samen met betrekking tot de lunch van 17 januari.
Welk gerecht is geassocieerd met het optreden van de ziekte in deze situatie?

h Aan het plotseling uitbreken van een ziekte kan een gemeenschappelijke bron ten grondslag liggen, bijvoorbeeld verontreinigd of bedorven voedsel. Er zijn meer dan tweehonderd verschillende ziekten bekend die via voedsel op de mens overgedragen kunnen worden. Het aantal personen dat met een voedselinfectie of -intoxicatie geregistreerd wordt, is vaak maar een klein deel van alle personen die bloot hebben gestaan aan het gecontamineerde voedsel. Allerlei selectiefilters spelen een rol. Van de blootgestelde personen wordt meestal slechts een deel ziek, en van de personen met symptomen zal meestal slechts een deel medische hulp inroepen, en een nog kleiner deel bemonsterd worden. Niet alle monsters zullen aan een diagnostische test onderworpen worden, en slechts een deel van de tests zal in een bevestiging van de diagnose resulteren. In minder dan de helft van alle geregistreerde ziekte-uitbraken via het voedsel kan het pathogene agens bevestigd worden. Bacteriën zijn verantwoordelijk voor meer dan de helft van alle gerapporteerde uitbraken van een voedselinfectie of -intoxicatie met een bekende oorzaak, gevolgd door virussen, chemische stoffen, parasieten en overige substanties. Vooral bacteriën en virussen kunnen aan de wieg staan van massale uitbraken. Tot de notoire boosdoeners behoren onder andere *Salmonella enteritidis*, *Clostridium perfringens*, *Staphylococcus aureus*, *Escherichia coli* (serotype O157:H7), *Campylobacter jejuni*, *Salmo-*

Tabel 8.6 Frequentie van gegeten gerechten door zieke en niet-zieke studenten (lunch 17 januari)				
	aantallen studenten die het bewuste voedingsitem (voedsel/drank) consumeerden		aantallen studenten die het bewuste voedingsitem (voedsel/drank) niet consumeerden	
	ziek	niet-ziek	ziek	niet-ziek
vissoep	16	36	87	103
stoofschotel lamsvlees	95	56	7	82
stoofschotel van tonijn en noedels	12	57	92	80
gelatinepudding met ananas	58	54	39	69
fruitsalade	32	39	63	82
koolsalade	4	5	95	126
gelatinepudding met vanillesaus	19	29	80	102
gelatinepudding zonder vanillesaus	62	77	39	56
melk	91	127	12	13
koffie	10	31	89	103
thee	23	19	78	114

nella typhimurium, Shigella sonnei, Listeria, Yersinia, en het Norwalk-virus. Tabel 8.7 vat de belangrijkste kenmerken van de meest voorkomende bacteriële voedselpathogenen samen.
Wat is, gelet op alle gegevens, de meest waarschijnlijke oorzaak van deze epidemie?

2 Gastro-enteritis na een huwelijksfeest

Het moest een sfeervolle bruiloft worden, en iedereen mocht delen in de feestvreugde. Meer dan 300 mensen waren dan ook naar de receptie gekomen om het bruidspaar te feliciteren. Maar voor een deel van de gasten werd het helemaal niet zo feestelijk. Integendeel, 49 personen bleken uiteindelijk gastro-enteritis te hebben opgelopen. De GGD stelde een onderzoek in.
Op een nazomerse zondagmiddag begon het bruiloftsfeest voor een groep van 85 mensen die koffie en bruidstaart kregen: een slagroomtaart afgewerkt met marsepein, geleverd door een lokale bakker. Vervolgens was er een door een cateringbedrijf verzorgde receptie voor ongeveer 300 mensen die ook een stuk van de taart aangeboden kregen. Het diner voor 26 personen vond als sluitstuk plaats in een restaurant. Twee dagen later maakte de huisarts van de bruidegom bij de GGD melding van circa 40 zieken. De klachten bestonden vooral uit braken en diarree. Overigens heeft niemand op de feestdag in het bijzijn van anderen gebraakt, terwijl de eerste klachten zich al dezelfde avond voordeden.
Om de explosie volledig in beeld te krijgen en een oorzaak te kunnen vinden, zijn diverse wegen bewandeld. De uiteindelijke conclusie was dat het hier ging om een besmetting met het norovirus, type Birmingham.
a Geef aan welke wegen in het kader van dit onderzoek vermoedelijk bewandeld zijn, en welke personen en instanties daarbij wellicht betrokken zijn geweest.
b Onder andere werden er 301 vragenlijsten verstuurd, waarvan er uiteindelijk 215 geretourneerd zijn. Welke vragen zijn hoogstwaarschijnlijk via de vragenlijst aan de orde gesteld?
c De resultaten van de epidemiologische analyse werden in een tabel samengevat (tabel 8.8).

Tabel 8.7 Kenmerken van de meest voorkomende pathogene voedselbacteriën

agens	vehikel voor transmissie	incubatieperiode	mechanisme	symptomen
Salmonella enteritidis	onvoldoende verhitte eieren	12-72 uur	weefselinvasie, ontsteking	koorts, diarree, krampen
Clostridium perfringens	onvoldoende verhit(te) vlees/jus	8-22 uur	enterotoxine	buikpijn, krampen, diarree
Staphylococcus aureus	onvoldoende verhit(te) vlees/jus/eieren	2-6 uur	eerder gevormd toxine	misselijkheid, braken, krampen, diarree
Escherichia coli O157:H7	onvoldoende verhit rundergehakt	72-216 uur	enterotoxine	bloederige diarree, krampen, soms nierfalen
Campylobacter jejuni	onvoldoende verhitte kip	48-120 uur	weefselinvasie, ontsteking	diarree, buikpijn, koorts
Salmonella typhimurium	onvoldoende verhit(te) vlees/gevogelte/eieren	12-48 uur	weefselinvasie, ontsteking	diarree, koorts, buikpijn
Shigella sonnei	salades, zuivelproducten, gevogelte	12-48 uur	weefselinvasie, enterotoxine	koorts, diarree (vaak met bloed), krampen

(Bron: Greenberg RS, Daniels SR, Flanders WD, Eley JW, Boring III JR. Medical epidemiology. 4th ed. New York: McGraw Hill; 2005. Ch. 5: Disease outbreaks.)

Beredeneer hoe de epidemiologische analyse wellicht in zijn werk is gegaan, en interpreteer de uitkomsten.

Zie voor de antwoorden op de opdrachten: www.bsl.nl/epidemiologischonderzoek

(Bron: Van Dijk G, Moïze de Chateleux W, De Goede J. Gastro-enteritis na huwelijksfeest. Infectieziekten Bulletin 2003, 14(1).)

Tabel 8.8 Gastro-enteritis na een huwelijksfeest: resultaten van de epidemiologische analyse

voedingsmiddel	aantal eters onder zieken (n = 49)	aantal eters onder niet-zieken (n = 166)	odds ratio gecorrigeerd	
bruidstaart	39	33	12,3	(5,2-29,0)
toast gerookte paling	41	89	4,2	(1,5-11,3)
gevuld ei	14	17	n.s.	
toast filet américain	42	77	6,1	(2,0-18,4)
gefrituurde hapjes	29	64	n.s.	
notenmix	31	48	n.s.	
zoute koekjes	33	53	n.s.	

Diagnostiek en prognostiek

9

Leerdoelen

Na bestudering van dit hoofdstuk is de lezer in staat:
1 vraagstellingen te formuleren voor diagnostisch en prognostisch onderzoek;
2 een epidemiologische functie te ontwerpen voor een diagnostische of prognostische vraagstelling;
3 de dimensies van de kwaliteit van een diagnostische test te onderscheiden;
4 een globale opzet te maken voor een onderzoek naar de kwaliteit van een diagnostische test;
5 de volgende maten voor reproduceerbaarheid van een diagnostische testuitslag te berekenen in eenvoudige situaties: percentage overeenstemming, kappa, correlatiecoëfficiënt, grenzen van overeenstemming;
6 de volgende maten voor validiteit van een diagnostische testuitslag te berekenen in eenvoudige situaties: diagnostische odds ratio, likelihood ratio, diagnostische waarde, sensitiviteit, specificiteit;
7 een 'receiver operating characteristic' (ROC)-curve te interpreteren;
8 de resultaten van eenvoudig diagnostisch onderzoek te interpreteren;
9 een globale opzet te maken voor een onderzoek naar een prognostische vraagstelling;
10 een globale schets te geven van de wijze waarop gegevens uit prognostisch onderzoek geanalyseerd worden;
11 de resultaten van eenvoudig prognostisch onderzoek te interpreteren.

9.1 Inleiding: diagnostiek en prognostiek geven beschrijvende informatie voor klinische besluitvorming

In dit hoofdstuk wordt aandacht besteed aan epidemiologisch onderzoek ten behoeve van diagnostiek en prognostiek. Diagnostiek en prognostiek vormen twee basiselementen van het (para)medisch handelen. Het Griekse woord 'diagnosis' betekent onderscheiding. Het diagnostisch proces is dan ook bedoeld om onderscheid te maken tussen gezonde en zieke personen, of tussen personen met een verschillend stadium of een verschillende mate van ernst van een bepaalde aandoening. Prognostiek daarentegen is bedoeld om het verloop of de uitkomst van een ziekteproces te voorspellen. Prognostiek houdt zich bezig met vragen omtrent kans op genezing, op blijvende invaliditeit, op overlijden in een bepaald tijdsbestek enzovoort. Zowel het diagnostische als het prognostische proces is beschrijvend van aard. Het gaat er niet om zaken te verklaren in termen van oorzaak en gevolg (zoals bij etiologie, zie de hoofdstukken 6, 7 en 8 of bij de effecten van interventies, zie hoofdstuk 10), maar om een beschrijving te geven van de kans dat een bepaalde ziekte of gezondheidsuitkomst aanwezig is (diagnostiek), dan wel zal gaan optreden (prognostiek). Extreem gesteld: als zou blijken dat men aan de lengte van de grote teen kan aflezen of een persoon na een herseninfarct volledig gaat herstellen, dan heeft de lengte van de grote teen diagnostische respectievelijk prognostische betekenis.

Diagnostiek en prognostiek zijn geen doel op zichzelf. Het gaat om beschrijvende informatie op basis waarvan patiënten en professionals beslissingen nemen. Zo zijn diagnostische en prognostische gegevens van cruciaal belang voor de vraag of een therapie ingesteld gaat worden, en zo ja, welke therapie. Ook wanneer er geen geschikte of aanvaardbare behandeling is, is diagnostische en prognostische informatie van belang voor de patiënt. Die informatie kan zowel de emotionele toestand als het gedrag van de patiënt beïnvloeden. Soms is diagnostische of prognostische informatie van belang om een besluit te nemen over verder onderzoek van de patiënt. Omdat de uitslag van diagnostische en prognostische processen ingrijpende consequenties kan hebben, is het cruciaal dat de kwaliteit van deze processen groot is. Men wil niet alleen voorkomen dat men ernstige ziekten of ongewenste uitkomsten over het hoofd ziet, maar ook voorkomen dat diagnostische en prognostische procedures leiden tot onterechte verdenkingen omtrent het hebben van een aandoening of het krijgen van een ongewenste uitkomst. De kwaliteit van het diagnostische en het prognostische proces wordt daarmee een doel en ook een object van epidemiologisch onderzoek.

Voor toepassing in de gezondheidszorg is het niet alleen van belang dat de kwaliteit van diagnostische en prognostische processen groot is, ook de doelmatigheid van deze processen is belangrijk. Het streven is om tot kwalitatief goede diagnostische en prognostische uitspraken te komen bij een zo gering mogelijke inspanning. Dit betekent dat de patiënt zo weinig mogelijk (belastende) tests hoeft te ondergaan en de gewenste informatie zo snel mogelijk beschikbaar is. Het betekent ook dat inspanningen van de kant van de gezondheidszorg en daarmee de kosten voor het individu en de gemeenschap worden geminimaliseerd. De eis van goede kwaliteit en de wens van geringe inspanning staan doorgaans op gespannen voet met elkaar, in die zin dat verhoging van de kwaliteit vaak meer inspanning of kosten met zich meebrengt, en verhoging van de doelmatigheid doorgaans gepaard gaat met een reductie van de kwaliteit. Het is aan de epidemiologisch onderzoeker van diagnostische of prognostische processen om empirische gegevens te leveren die een antwoord geven op de volgende vraag: wat is de minimale set van diagnostische (of prognostische) determinanten waarmee onderscheid gemaakt kan worden tussen de personen die een bepaalde ziekte of uitkomst (waarschijnlijk) hebben (respectievelijk zullen ontwikkelen) en de personen die deze ziekte of uitkomst (waarschijnlijk) niet hebben (respectievelijk zullen ontwikkelen)? Met andere woorden: diagnostisch en prognostisch onderzoek is onderzoek naar kansen op ziekte of uitkomsten en de minimale set van determinanten die deze kansen kan beschrijven. Voor *diagnostisch onderzoek* gaat het daarbij om de kans op aanwezigheid van de ziekte (of op een bepaald stadium of ernst van de ziekte) op dat moment. Bij *prognostisch onderzoek* gaat het om de kans dat zich in de toekomst bij dit type personen een bepaalde uitkomst zal ontwikkelen.

Er zijn velerlei potentiële diagnostische en prognostische determinanten, maar zij vallen doorgaans in de volgende drie categorieën: klachten en symptomen, uitslagen van laboratorium- en andere tests, en kenmerken van de patiënt (zoals leeftijd en geslacht). De anamnese (het mondelinge interview van de patiënt) is bedoeld om door de patiënt zelf waargenomen klachten en tekenen ('signs') van de ziekte in kaart te brengen. Het lichamelijk onderzoek moet leiden tot de ontdekking van symptomen ('symptoms') van de ziekte door de hulpverlener via zintuiglijke waarneming, al dan niet ondersteund door eenvoudige apparatuur (bijvoorbeeld een stethoscoop). Dit klinische onderzoek – anamnese en lichamelijk onderzoek – kan worden aangevuld met waarnemingen op basis van beeldvormende technieken, zoals röntgenfoto, computertomografie (CT), magnetic resonance imaging (MRI) of echoscopie, en laboratoriumonderzoek, zoals hematologisch onderzoek naar de kenmerken van het bloedbeeld (bijvoorbeeld hemoglobine), (bio)chemisch onderzoek naar de moleculaire samenstelling van lichaamsvloeistoffen, -weefsels en -excreta (serum, urine, feces, vetweefsel, leverweefsel, nagels, haren, speeksel, liquor), enzovoort.

De uitkomsten van klinisch onderzoek – bijvoorbeeld anamnestische informatie over pijn, misselijkheid, moeheid, neerslachtigheid – worden vaak als 'zacht' en aspecifiek bestempeld, terwijl de uitkomsten van beeldvormende technieken en laboratoriumonderzoek veelal als 'hard' en objectief worden opgevat. Toch verschaffen klinische observaties vaak meer bruikbare aanwijzingen voor de aanwezigheid of de prognose van een ziekte dan laboratoriumbepalingen. In het vervolg wordt onder een diagnostische (c.q. prognostische) test verstaan: iedere waarnemingsstrategie, al dan niet ondersteund door technische hulpmiddelen, die erop gericht is informatie te krijgen over een potentiële diagnostische (respectievelijk prognostische) determinant.

Uit het voorgaande komt haast als vanzelf de inmiddels vertrouwde epidemiologische functie naar voren. Epidemiologisch onderzoek naar diagnostische en prognostische vraagstukken is erop gericht een functie te schatten die zo goed mogelijk beschrijft welke diagnostische, respectievelijk prognostische determinanten samenhangen met de kans dat een bepaalde ziekte of uitkomst aanwezig is, respectievelijk zal ontstaan. Een bijkomende eis is dat de set van determinanten niet groter is dan noodzakelijk om de ziektekansen te kunnen beschrijven. Zo komt men tot de diagnostisch-epidemiologische functie:

$$Z = f(D_i)$$

Daarin is Z de kans op aanwezigheid van de ziekte (prevalentie) en D_i de set van diagnostische determinanten (klachten, symptomen, tests, persoonlijke kenmerken). Merk op dat er in de diagnostisch-epidemiologische functie geen sprake is van confounders en effectmodificatoren, omdat het om een beschrijvende en niet om een verklarende functie gaat.

De prognostisch-epidemiologische functie heeft een identieke vorm:

$$Z = f(D_i)$$

In dit geval echter is Z de kans op het ontwikkelen (incidentie) van een bepaalde uitkomst (genezing, overlijden, invaliditeit) bij een reeds aanwezige ziekte en D_i de set van prognostische determinanten.

In dit hoofdstuk zal allereerst worden ingegaan op de verschillende aspecten van de kwaliteit van diagnostiek. Vervolgens wordt beschreven hoe men onderzoek opzet om de kwaliteit van diagnostische procedures te beschrijven. Daarna worden de diverse maten om de kwaliteit van diagnostiek te karakteriseren gepresenteerd. Deze informatie vormt de basis voor een beter begrip van de haken en ogen die vastzitten aan de interpretatie van diagnostische tests en van de strategieën die gevolgd kunnen worden om de efficiëntie van het diagnostische proces te verhogen. Vervolgens zal een korte paragraaf gewijd worden aan problemen die zich met name voordoen bij de evaluatie van vroege diagnostiek (screening). Aan het eind van het hoofdstuk komen enkele specifieke elementen voor prognostisch onderzoek aan de orde, maar de beschrijving daarvan kan kort zijn omdat in essentie de opzet en analyse van prognostisch-epidemiologisch onderzoek veel gelijkenis vertoont met de opzet en analyse van diagnostisch-epidemiologisch onderzoek.

9.2 Reproduceerbaarheid en validiteit beschrijven de kwaliteit van diagnostische tests

9.2.1 DIAGNOSTISCHE VARIATIE KENT VELERLEI BRONNEN

Aan de variatie in de uitkomsten van een diagnostische test kunnen verschillende oorzaken ten grondslag liggen (zie tabel 9.1). De geconstateerde variatie berust op een gecombineerd effect van de instabiliteit van het gemeten kenmerk binnen de onderzochte persoon, de wisselvalligheid van de waarnemer, het aantal metingen, het aantal verschillende meetmomenten, het aantal verschillende waarnemers en het aantal onderzochte personen. De totale spreiding in de meetuitkomsten kan beschouwd worden als de resultante van de invloeden van elk van deze bronnen van variatie (zie figuur 9.1).

Allereerst vormen de meetresultaten tot op zekere hoogte een afspiegeling van de werkelijke variatie van het gemeten kenmerk in de populatie (dit is de biologische variatie wanneer het gaat om een biologisch kenmerk). In de tweede plaats berust de geconstateerde spreiding in de meetuitkomsten meestal voor een deel op meetfouten. Deze *meetfouten* kunnen 'random' (toevallig) dan wel systematisch zijn (zie hoofdstuk 5). Om een

Tabel 9.1	Bronnen van variatie in een gemeten diagnostisch kenmerk	
bron		toelichting
werkelijke (biologische) variatie	binnen individuen	veranderingen in individuen in relatie tot de tijd en de testsituatie
	tussen individuen	(biologische) verschillen tussen individuen
ogenschijnlijke variatie (meetfouten)	meetinstrument	het meetinstrument functioneert niet goed
	waarnemer	de persoon die het meetinstrument toepast of de testuitslagen interpreteert, maakt fouten

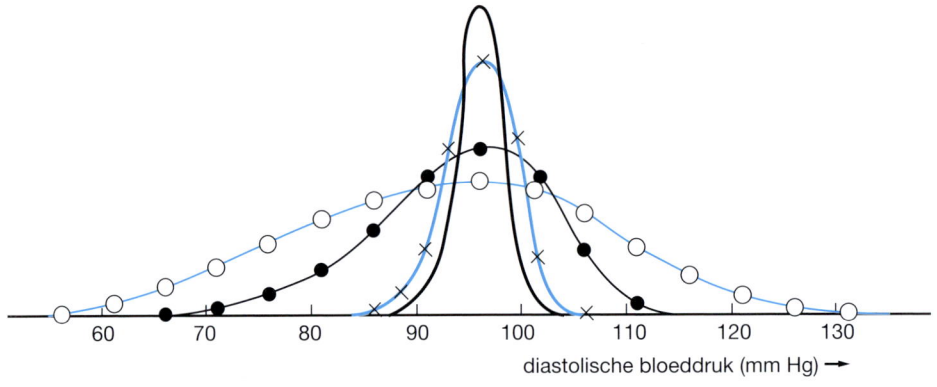

——— één individu, één onderzoeker, herhaalde metingen op één tijdstip
—×— één individu, meer onderzoekers, metingen op één tijdstip
—●— één individu, één onderzoeker, metingen op verschillende tijdstippen
—○— meer individuen (populatie)

Figuur 9.1 Cumulatief effect van verschillende bronnen op de waargenomen spreiding in de meetuitkomsten van een biologisch kenmerk (diastolische bloeddruk).

zuiver beeld te krijgen van de werkelijke variatie is het zaak dergelijke meetfouten zo veel mogelijk te elimineren. De werkelijke variatie die aanwezig is in biologische en andere persoonsgebonden kenmerken, vormt in feite de basis van het diagnostische proces. Een diagnostische test beoogt personen met abnormale waarden voor een relevant kenmerk te onderscheiden van personen met normale waarden. Men dient echter rekening te houden met het feit dat veel kenmerken in de loop van de tijd en afhankelijk van de onderzoekssituatie ook binnen één persoon verschillende waarden kunnen aannemen.

Veel biologische kenmerken hebben een zodanige verdeling van waarden in de populatie dat veel waarnemingen voorkomen in de buurt van het centrum en dat relatief weinig waarnemingen zich aan de uiteinden van de verdeling bevinden. Figuur 9.2 geeft twee kenmerkende voorbeelden van dergelijke verdelingen: die van bloedglucose en hemoglobine.

De vraag is nu: welke waarden van een diagnostisch kenmerk dienen als normaal en welke als abnormaal te worden beschouwd? Wanneer is er sprake van een te hoog of een te laag hemoglobinegehalte, wanneer van overgewicht of ondergewicht, wanneer van hoge of lage bloeddruk? Het beantwoorden van deze vraag impliceert dat in de verdelingscurve van het diagnostische kenmerk een grenswaarde wordt aangegeven die de overgang tussen normaal en abnormaal markeert. De meest geschikte grenswaarde kan vrijwel nooit uit de vorm van de frequentieverdeling worden afgeleid. Het gebeurt slechts zelden dat de verde-

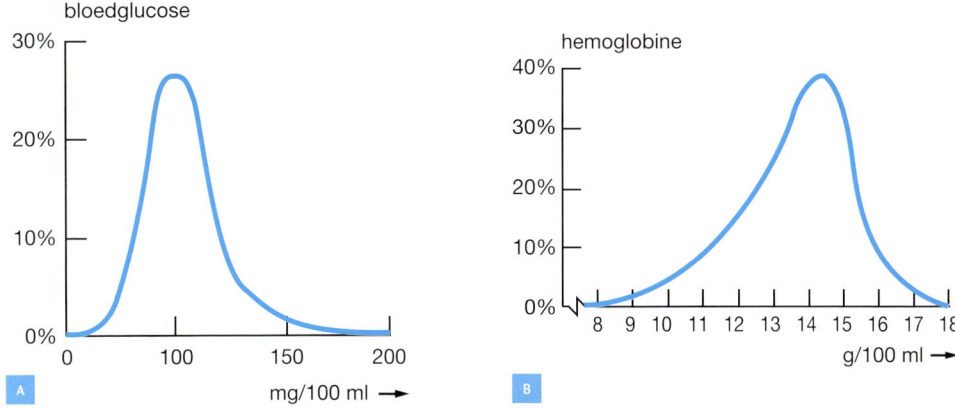

Figuur 9.2 Voorbeelden van frequentieverdelingen van klinische parameters in de open bevolking: bloedglucose en hemoglobine.

lingscurve van een diagnostisch kenmerk bimodaal is, dat wil zeggen dat er sprake is van een duidelijke cesuur tussen de waarden van personen met en personen zonder de betreffende ziekte. De verdelingscurve van het kenmerk bij zieken vertoont in de regel een forse overlap met de curve bij de niet-zieken. De keuze van een geschikt afkappunt is dus niet eenvoudig, vooral ook omdat de verdeling van een biologisch kenmerk vaak afhankelijk is van andere persoonskenmerken, zoals leeftijd, geslacht, ras, voedingsgewoonten enzovoort. Om een diagnostische testuitslag te kunnen interpreteren, zal men dus een diagnostische functie moeten ontwerpen waarin deze testuitslag samen met andere relevante diagnostische determinanten is opgenomen. Pas dan kan men goed nagaan hoe het betreffende biologische kenmerk samenhangt met de aanwezigheid van ziekte. Abnormale waarden zijn dan de waarden die zijn geassocieerd met ziekte; normale testuitslagen zijn de uitslagen waarbij de ziekte afwezig is. Bij sommige biologische kenmerken, zoals serumcholesterol en bloeddruk, is er echter sprake van een continue toename van het morbiditeits- en mortaliteitsrisico over de hele range van mogelijke meetuitkomsten. Iedere verhoging van de gemeten waarde impliceert een additioneel risico. Normale waarden zijn er in zulke gevallen strikt genomen niet. In de praktijk zal men toch vaak een afkappunt kiezen aan de hand waarvan men kan bepalen of men tot behandeling overgaat of niet. Het afkappunt wordt dan idealiter zo gekozen dat een therapeutische interventie bij abnormale waarden meer voor- dan nadelen heeft. Men moet zich daarbij wel realiseren dat dergelijke afkappunten soms onder invloed van medisch-technologische innovaties moeten worden bijgesteld.

Meetfouten vertroebelen het zicht op de werkelijke waarde van een diagnostisch kenmerk en op de biologische variatie in dat kenmerk. Systematische meetfouten, bijvoorbeeld doordat het meetinstrument verkeerd is afgesteld, leiden tot bias. Zijn er geen systematische fouten in de diagnostische meting, dan is de meting valide. De validiteit van een meetprocedure drukt dus uit in hoeverre de uitslag gemiddeld overeenkomt met de werkelijke waarde van het gemeten kenmerk. Voor systematische fouten zou men kunnen corrigeren wanneer men de grootte en de richting van de meetfout zou kennen. Toevallige meetfouten, die verantwoordelijk zijn voor een random verdeling van de meetuitkomsten rondom de werkelijke waarde van een diagnostisch kenmerk, zijn onvermijdelijk. Ze tasten de *reproduceerbaarheid* aan, dat wil zeggen: de mate waarin twee metingen bij hetzelfde individu tot dezelfde uitslag leiden. Door de meetprocedure te herhalen, en het gemiddelde van de testuitslagen te nemen, wordt de random meetfout gereduceerd (en de reproduceerbaarheid vergroot). In figuur 9.3 wordt een en ander geïllustreerd voor de meting van de diastolische bloeddruk bij een individu met een werkelijke (intra-arterieel gemeten) onderdruk van 92 mm Hg.

9.2.2 REPRODUCEERBAARHEID GEEFT DE PRECISIE VAN DE TESTUITSLAG

Een graadmeter voor de kwaliteit van het diagnostisch handelen vormt de mate van overeenstemming tussen de testuitslagen die verkregen worden wanneer een test meer dan eens wordt toegepast bij dezelfde onderzoekspersonen. Op voorwaarde dat de meetcondities constant blijven en aannemende dat het te meten kenmerk niet verandert, mag verwacht worden dat herhaalde toepassing van de test in consistente diagnostische testuitslagen resulteert. Er zijn veel verschillende termen in omloop om de mate van overeenstemming tussen herhaalde metingen en de afwezigheid van toevallige fouten bij metingen te duiden. In hoofdstuk 5 werd daartoe de term 'precisie' geïntroduceerd, refererend aan de mate van overeenstemming tussen de uitkomsten van herhaald oorzaak-gevolgonderzoek op basis van steekproeven van beperkte omvang. Bij diagnostische tests is de term *reproduceerbaarheid* gangbaar, ofwel de overeenkomst tussen de uitkomsten van herhaalde metingen, door dezelfde of verschillende waarnemers. Andere termen zijn *repeatability* (overeenkomst bij herhaalde meting onder dezelfde omstandigheden), *consistentie*, *reliability* en *agreement*. Het gebruik van de term 'betrouwbaarheid' moet worden ontraden, aangezien dit begrip niet eenduidig gedefinieerd is en in verschillende betekenissen wordt toegepast. Dit geldt ook voor 'nauwkeurigheid', een term die bovendien ook met validiteit geassocieerd wordt.

De precisie van een diagnostische test kan op verschillende manieren beoordeeld worden. In de eerste plaats kan onderzocht worden of één waarnemer, die de test bij dezelfde personen herhaalt, steeds tot dezelfde bevindingen komt (geringe intrawaarnemervariatie, stabiliteit van de waarnemingsuitkomsten, hoge test-retest reliability). Dit betekent dat de test op minimaal twee verschillende tijdstippen moet worden uitgevoerd. De opeenvolgende observaties dienen onafhankelijk van elkaar te zijn. Indien het tussenliggende tijdsinterval te kort is, bestaat het gevaar dat de waarnemer of de onderzochte persoon zich de eerdere uitkomsten herinnert. Er ontstaat dan een geflatteerd beeld van de precisie van de diagnostische test. Indien het tussenliggende tijdsinterval te lang is, dient men rekening te houden met een werkelijke verandering in het gemeten biologische kenmerk. De totale variatie die in dat geval gemeten wordt, is een optelsom van twee

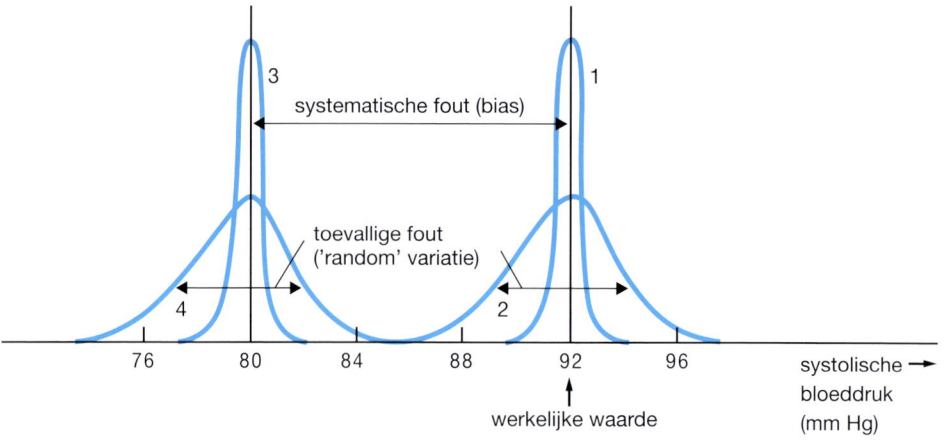

Figuur 9.3 Systematische en toevalsfout bij de meting van een diagnostisch kenmerk (bloeddruk).
1: Meting is valide en reproduceerbaar.
2: Meting is slecht reproduceerbaar; voldoende herhaling van de meting zorgt echter voor een uitmiddeling van de toevalsfouten en voor een valide schatting van de werkelijke bloeddrukwaarde.
3: Meting is reproduceerbaar, maar niet valide.
4: Meting is noch valide, noch reproduceerbaar.

componenten: de echte variatie en de variatie als gevolg van de meetfout (zie tabel 9.1). Het gevolg is een onderschatting van de werkelijke precisie van de testprocedure. In de tweede plaats kan bekeken worden of twee of meer waarnemers die de test bij dezelfde personen uitvoeren – voor zover mogelijk gelijktijdig – tot gelijkluidende conclusies komen (geringe interwaarnemervariatie, hoge inter-observer agreement, hoge inter-rater reliability).

9.2.3 VALIDITEIT GEEFT AAN OF DE UITSLAG GEMIDDELD CORRECT IS

Reproduceerbare meetuitkomsten zijn een noodzakelijke, maar onvoldoende voorwaarde voor de kwaliteit van een diagnostische test. De meetuitkomsten moeten ook valide zijn. De testuitslagen dienen een juiste representatie te geven van de ziektestatus of te resulteren in een correcte classificatie van de onderzochte personen in verschillende categorieën van de ernst of het stadium van de ziekte. Hoe dichter een diagnostische observatie de werkelijke klinische toestand benadert, hoe groter de *validiteit* (geldigheid) van de test. Systematische afwijkingen tussen de waargenomen toestand en de echte klinische toestand (bias) zijn verantwoordelijk voor een niet-perfecte validiteit van een diagnostische test. Toevallige meetfouten (gebrek aan precisie, slechte reproduceerbaarheid) hebben geen nadelige consequenties voor de validiteit van de meetuitkomsten, mits de test maar vaak genoeg herhaald wordt. In de gezondheidszorg worden bij voorkeur diagnostische tests gebruikt die – behalve valide en precies – ook snel, eenvoudig, goedkoop en weinig belastend zijn.

9.2.4 VOOR DE PRAKTIJK IS VOORAL DE DIAGNOSTISCHE WAARDE VAN BELANG

In de klinische praktijk is men vooral geïnteresseerd in de kans op ziekte bij een bepaalde testuitslag. Men noemt dit de *diagnostische waarde* van die testuitslag. De diagnostische waarde geeft aan hoe groot de kans is dat een persoon met de desbetreffende testuitslag de ziekte heeft. Men gebruikt ook wel de termen predictieve of voorspellende waarde. De diagnostische waarde van een positieve testuitslag of positieve diagnostische waarde (DW^+) geeft aan welk deel van de onderzochte personen met een abnormale testuitslag de ziekte heeft. De diagnostische waarde van een negatieve testuitslag of negatieve diagnostische waarde (DW^-) geeft aan welk deel van de onderzochte personen met een normale testuitslag van de ziekte gevrijwaard is gebleven. Op grond van de testuitslag is dus een uitspraak mogelijk ten aanzien van de aanwezigheid respectievelijk de afwezigheid van de ziekte. Men spreekt in dit verband ook wel van de *posterior kans* op de ziekte, dat wil zeggen de kans na het bekend worden van de testuitslag. De waarde van de diagnostische test ligt hierin dat de posterior kans op de ziekte na het bekend worden van de testuitslag ten opzichte van de *prior kans* sterk toeneemt (bij een abnormale uitslag) of juist afneemt (bij een normale testuitslag). De prior kans op de ziekte is vooral gebaseerd op voorkennis, uit de literatuur of uit eigen ervaring, omtrent de frequentie van voorkomen van de ziekte. Anders gezegd: de prior kans is gelijk aan de de prevalentie in de groep waartoe de persoon in kwestie behoort. Zo zal de prior kans op reumatoïde artritis veel hoger zijn onder degenen die door de huisarts naar een reumatoloog zijn verwezen, dan onder de algemene bevolking.

9.3 Diagnostisch-epidemiologisch onderzoek geschiedt in fasen

Net zoals onderzoek naar effecten van geneesmiddelen niet in één keer wordt afgerond, geldt ook voor een nauwkeurige evaluatie van de kwaliteit en klinische bruikbaarheid van een diagnostische test dat een serie onderzoeken nodig is. Naar analogie van het onderzoek dat wordt uitgevoerd om een nieuw geneesmiddel op de markt te brengen (zie hoofdstuk 10), worden ook voor de ontwikkeling van een diagnostische test vier fasen van onderzoek onderscheiden:
– Fase I: het vergelijken van de testuitslagen voor patiënten met een duidelijk ontwikkeld stadium van de te diagnosticeren ziekte enerzijds en gezonde controlepersonen anderzijds (patiënt-controleonderzoek, op basis van een maximaal contrast in de ziektestatus binnen de onderzoekspopulatie).
– Fase II: het vergelijken van de testresultaten voor patiënten met de ziekte en controlepersonen met verschillende andere ziekten (patiënt-controleonderzoek; uitbreiden van het ziekte-

spectrum en dus vermindering van het contrast in de ziektestatus indien het onderscheidend vermogen van de test in fase I voldoende bleek te zijn).
- Fase III: het vergelijken van de testresultaten bij een mix van patiënten en controlepersonen, waarin het hele spectrum van de te diagnosticeren ziekte vertegenwoordigd is: symptomatische en asymptomatische gevallen, lichte en ernstige gevallen, patiënten met en zonder comorbiditeit (aanwezigheid van andere ziekten, die met de test zouden kunnen interfereren), patiënten met verschillende anatomische, microscopische en etiologische karakteristieken (patiëntcontroleonderzoek; verder uitbreiden van het ziektespectrum, indien het onderscheidend vermogen van de test in fase II bevredigend bleek te zijn).
- Fase IV: het toepassen van de test bij een grote serie opeenvolgende patiënten bij wie het klinisch beeld de diagnostische test indiceert (prospectief cohortonderzoek).

Uit deze indeling blijkt wel hoe belangrijk het is om ook voor diagnostisch onderzoek de onderzoekspopulatie zorgvuldig te kiezen. In de volgende paragrafen zullen we dan ook zien dat de resultaten van diagnostisch onderzoek bij de ene populatie soms weinig informatie bieden over de diagnostische betekenis in andere populaties.

9.3.1 DIAGNOSTISCH ONDERZOEK IS ALTIJD PREVALENTIEONDERZOEK

Vraagstellingen voor diagnostische onderzoek hebben betrekking op de kans dat een ziekte of een bepaald stadium van ziekte aanwezig is. Dit in tegenstelling tot etiologisch onderzoek (hoofdstukken 6, 7 en 8) waarbij men geïnteresseerd is in causale determinanten voor het krijgen van ziekte. En ook in tegenstelling tot onderzoek naar de causale effecten van therapie (hoofdstuk 10). De consequentie hiervan is dat men bij diagnostisch onderzoek altijd de prevalentie van een ziekte tracht te beschrijven als functie van een of meer determinanten. Dit betekent dat diagnostisch onderzoek altijd cross-sectioneel is (zie hoofdstuk 4): men brengt de prevalentie van de betreffende ziekte in verband met de diagnostische kenmerken (determinanten) op hetzelfde moment als waarop de aanwezigheid van de ziekte is vastgesteld.

Dit hoeft uiteraard niet voor alle personen die men in het onderzoek betrekt hetzelfde (kalender)moment te zijn, maar voor ieder individu is er idealiter wel sprake van eenzelfde tijdstip waarop de ziektestatus en de diagnostische determinanten worden vastgesteld. Soms is het niet mogelijk de ziektestatus vast te stellen op hetzelfde moment waarop de diagnostische test wordt uitgevoerd en meet men pas op een later tijdstip onder de aanname dat het ziekteproces niet wezenlijk veranderd is.

9.3.2 VOOR VALIDITEITSBEOORDELING IS EEN GOUDEN STANDAARD NODIG

Om de validiteit van een diagnostische test te kunnen beoordelen, is het noodzakelijk in een bepaalde populatie de met behulp van deze test verkregen uitslagen te vergelijken met de uitkomsten van een ander meetinstrument (extern criterium). Men spreekt ook wel van *criteriumvaliditeit* ('criterion validity'). In het ideale geval is er een *gouden standaard* beschikbaar, die als extern criterium dienst kan doen. Het gaat dan om een instrument dat op een objectieve, onafhankelijke manier de aanwezigheid of het stadium van dezelfde aandoening meet en waarvan men (nagenoeg) zeker weet dat het een juist beeld geeft van de werkelijkheid.

Deze gouden standaard is zelf doorgaans niet inzetbaar als diagnostische test, omdat het duur of bewerkelijk is, riskant is voor de onderzochte personen en/of te veel tijd vergt. Vaak maakt de gouden standaard gebruik van invasieve technieken. Dit zijn technieken waarbij het lichaam wordt geopend en er bijvoorbeeld stukjes lichaamsweefsel worden verwijderd, of waarbij bepaalde diagnostische hulpmiddelen in het intacte lichaam worden ingebracht (röntgenstraling, contrastvloeistof, optische apparatuur), die in combinatie met beeldvormende technieken inwendige inspectie van het lichaam mogelijk maken (bijvoorbeeld angiografie van de bloedvaten). Veel diagnostisch onderzoek is erop gericht om een goede vergelijking te maken tussen de uitslagen van een eenvoudig toepasbare, snelle, goedkope en niet-invasieve test en de uitslagen van een bewerkelijke, tijdrovende, dure, invasieve test met hoge validiteit (de gouden standaard),

Tabel 9.2 Voorbeelden van enkele aandoeningen, diagnostische tests die gebruikt kunnen worden om de betreffende aandoeningen op te sporen, en definitieve diagnostische criteria (gouden standaard)

Aandoening	diagnostische kenmerken of test	gouden standaard
galstenen	dyspeptische klachten, pijn	echoscopie
appendicitis	specifieke pijnverschijnselen in de buikstreek	histologisch onderzoek na appendectomie
hoge bloeddruk	uitwendige bloeddrukmeting (sfygmomanometer)	intra-arteriële bloeddrukmeting
borstkanker	palpatie (knobbeltje in de borst), mammografie, thermografie	histologisch onderzoek na biopsie
cervixkanker	contactbloedingen, pijn, cytologisch onderzoek na het maken van een uitstrijkje	histologisch onderzoek na biopsie
coronaire hartziekte	specifieke klachten, inspanningselektrocardiogram, serumenzymen	coronaire angiografie
koorts	temperatuurmeting door middel van hand op het voorhoofd	temperatuurmeting met behulp van een koortsthermometer

om met het resultaat van die vergelijking te kunnen rechtvaardigen dat de eenvoudige test voortaan wordt gebruikt bij patiënten die lijken op degenen bij wie het valideringsonderzoek is uitgevoerd. In tabel 9.2 worden bij wijze van voorbeeld enkele combinaties gepresenteerd van aandoeningen, de gangbare diagnostische hulpmiddelen en de bijbehorende gouden standaarden.

Voor veel aandoeningen is geen geschikte gouden standaard beschikbaar. Denk bijvoorbeeld aan kwalen als angina pectoris (pijn op de borst), lage-rugpijn, migraine en de meeste psychiatrische ziektebeelden. Soms kan men, door het verloop van de klachten af te wachten (zonder interventie), alsnog een uitspraak krijgen over de validiteit van de test (predictieve validiteit als bijzondere vorm van criteriumvaliditeit; onder de aanname dat in de tussentijd de aanwezigheid van de ziekte niet wezenlijk is gewijzigd).

In gevallen waarbij geen gouden standaard beschikbaar is, is het vaak toch mogelijk enige indruk te krijgen van de validiteit van een diagnostische test. Men kan bijvoorbeeld toetsen of een meetinstrument op het oog meet wat het geacht wordt te meten (face validity), bijvoorbeeld door het instrument voor te leggen aan een of meer externe deskundigen (expert validity). In geval van een samengesteld meetinstrument – bijvoorbeeld een vragenlijst – is het soms mogelijk op een meer systematische wijze na te gaan of de verschillende componenten van het meetinstrument het gehele domein van het te meten fenomeen dekken (inhoudsvaliditeit of content validity). Zo moeten de items in een vragenlijst alle relevante aspecten omvatten. Het vertrouwen in de geldigheid van een diagnostisch meetinstrument dat gehanteerd wordt als operationalisatie van een abstract, achterliggend concept, kan verder worden onderbouwd door dit concept in te bedden in een theoretisch raamwerk van relaties met andere concepten (begripsvaliditeit of construct validity). Aan de hand van empirisch onderzoek wordt vervolgens nagegaan of de scores op het bewuste meetinstrument conform de theorie samenhangen met de scores op de meetinstrumenten voor de andere concepten. In casus 9.1 worden enkele van deze begrippen aan de hand van een voorbeeld toegelicht.

Casus 9.1 Bloed van zwangeren als indicator voor de gezondheidstoestand van zwangere vrouwen

Over het algemeen wordt verondersteld dat bepaalde hematologische parameters, waaronder het hemoglobinegehalte (Hb) en de hematocriet (Ht, het volume van de rode bloedcellen als percentage van het totale bloedvolume), verband

Tabel 9.3 Percentage subjectieve klachten respectievelijk ongunstige zwangerschapsuitkomst (korte zwangerschapsduur, laag geboortegewicht) bij circa 500 vrouwen met verschillende waarden voor enkele hematologische parameters rond de 30e week van de zwangerschap

klacht/zwangerschapsuitkomst	hematologische parameter							
	hemoglobine (mmol/l) N = 494					hematocriet (%) N = 474		
	≤ 6,4	6,5-6,9	7,0-7,4	7,5-7,9	≥ 8,0	≤ 30	31-34	35-38	≥ 39
n	29	107	161	136	61	42	186	196	50
moeheid	76	75	65	63	67	79	69	67	60
hoofdpijn	21	11	13	13	21	21	15	10	22
duizeligheid	35	24	19	17	18	33	24	18	14
hartkloppingen	21	20	11	10	10	21	15	13	4
kortademigheid	52	44	34	37	38	50	42	36	34
bleekheid	38	25	34	21	23	42	23	29	20
prikkelbaarheid	38	39	47	39	49	43	42	44	44
slecht slapen	21	11	16	22	15	19	12	18	18
matig slapen	41	50	44	36	54	50	45	45	40
neerslachtigheid	18	20	21	18	25	22	18	24	14
kuitkrampen	63	54	46	50	45	63	53	47	40
concentratiemoeilijkheden	10	10	11	17	10	14	8	15	14
zwangerschapduur < 37 weken	3	3	6	3	10	2	5	2	10
geboortegewicht < 2500 g	3	6	4	2	13	5	5	2	14
geboortegewicht < 3000 g	24	27	22	21	34	24	22	26	27

(Bron: Knottnerus JA. Interpretatie van diagnostische gegevens; theoretische en praktische bijdragen aan de diagnostische epidemiologie in de extramurale gezondheidszorg. Proefschrift. Maastricht: Rijksuniversiteit Limburg; 1986. Hoofdstuk 8: Het hemoglobinegehalte van zwangeren en subjectieve klachten. Hoofdstuk 22: Hemoglobine en zwangerschapsuitkomst.)

houden met de gezondheid van zwangere vrouwen. Enerzijds zouden lage Hb- en Ht-waarden dikwijls gepaard gaan met subjectieve gezondheidsklachten bij de aanstaande moeder, zoals extreme vermoeidheid, hartkloppingen, kuitkrampen en duizeligheid. Anderzijds bestaan er aanwijzingen dat hoge waarden relatief vaak samengaan met een ongunstige zwangerschapsuitkomst (laag geboortegewicht, korte zwangerschapsduur). Hiermee hebben deze bloedwaarden dus zowel een diagnostische als een prognostische betekenis. Bekend is verder dat bedoelde parameters vanaf de 6e zwangerschapsweek de neiging vertonen flink te dalen, ten gevolge van een toename van het plasmavolume (hemodilutie). Meestal ziet de controlerend arts hierin een aanleiding om ijzersuppletie (staalpillen) voor te schrijven. De vraag is nu wat optimale bloedwaarden zijn en bij welke waarden er reden is voor bezorgdheid.

In een gecombineerd diagnostisch en prognostisch onderzoek bij 494 zwangere vrouwen werd rond de 30e zwangerschapsweek in het kader van een routinecontrole navraag gedaan naar het optreden van een aantal subjectieve gezondheidsklachten in de voorafgaande week, naar het rookgedrag en het alcoholgebruik tijdens de zwangerschap en naar het gebruik van staalpillen. Daarnaast werden diverse persoonsgegevens vastgelegd (onder andere leeftijd en aantal kinderen). Verder werden het bloedbeeld (Hb, Ht, enzovoort) en de bloeddruk bepaald. De onderzochte vrouwen werden gevolgd teneinde informatie te krijgen over de zwangerschapsduur en het geboortegewicht.

De onderzoekspopulatie bestond uit vrouwen in de leeftijd van 18-39 jaar. Van hen was 50% in verwachting van het eerste kind. De gemiddelde Hb- en Ht-waarden bedroegen respectievelijk 7,3 mmol/l en 35%. 'Anemische' klachten kwamen frequent voor (moeheid bijvoorbeeld bij 68% van de vrouwen, kuitkrampen bij 50%). Het gemiddelde geboortegewicht van het kind bedroeg 3316 gram, de gemiddelde zwangerschapsduur was 39 weken en 4 dagen.

Uit tabel 9.3 blijkt dat Hb-waarden < 7,0 mmol/l en Ht-waarden < 30% relatief vaak gepaard gingen met subjectieve gezondheidsklachten (vaststellen van de 'concurrent validity'). Maar ook bij hogere Hb- en Ht-waarden werden dergelijke klachten regelmatig gerapporteerd. De predictieve validiteit van verschillende Hb- en Ht-waarden voor het optreden van een ongunstige zwangerschapsuitkomst (vroeggeboorte, laag geboortegewicht) kan eveneens worden afgeleid uit de tabel. Hb-waarden $\geq$ 8,0 mmol/l en Ht-waarden $\geq$ 39% blijken relatief vaak te resulteren in een laag geboortegewicht of een vroegtijdige geboorte. Het verband tussen de bloedwaarden en de zwangerschapsuitkomst kon niet verklaard worden op grond van verschillen in andere variabelen, zoals roken, alcoholconsumptie, gebruik van staaltabletten en pariteit. Wellicht heeft een onvoldoende hemodilutie een ongunstig effect op de doorbloeding van de placenta. Vooralsnog lijken Hb-waarden in de range van 7,0-8,0 mmol/l en Ht-waarden in de range van 32-39% optimaal te zijn.

9.3.3 ONAFHANKELIJKHEID VAN WAARNEMINGEN IS EEN HARDE EIS VOOR DIAGNOSTISCH-EPIDEMIOLOGISCH ONDERZOEK

Een belangrijke eis voor diagnostisch onderzoek, of het nu onderzoek is naar de validiteit, naar de reproduceerbaarheid of naar de diagnostische waarde, is dat er bij de vergelijking van testresultaten geen afhankelijkheid optreedt in de wijze waarop de verschillende testresultaten bij één individu zijn vastgesteld. Wanneer men bijvoorbeeld bij reproduceerbaarheidsonderzoek (paragraaf 4.4) een individu twee keer of vaker meet met hetzelfde meetinstrument, dient men ervoor te zorgen dat de uitslag van de eerste meting niet bekend is bij degene die de uitslag van de tweede meting vaststelt. De waarnemer zou immers in de verleiding kunnen komen bewust of onbewust een uitslag vast te stellen die lijkt op de uitslag van de voorgaande meting. Naarmate de aard van de meting subjectiever is, is het belangrijker om onafhankelijkheid te realiseren. Men zal in dat geval de waarnemer moeten blinderen voor de eerdere uitslag, bijvoorbeeld door hem eerst metingen bij andere onderzoekspersonen te laten uitvoeren alvorens met de tweede reeks metingen te beginnen. Soms kan men met technische ingrepen een dergelijke blindering bewerkstelligen, bijvoorbeeld door de uitslag wel digitaal op te slaan, maar de display af te plakken.

Ook bij onderzoek naar de validiteit is het van belang dat de uitslag van een diagnostische test tot stand komt onafhankelijk van de uitslag van de gouden standaard, en omgekeerd. Niet blind evalueren kan resulteren in bias. Wanneer bijvoorbeeld, in het kader van de diagnostiek van cervixcarcinoom, de patholoog-anatoom die het histologisch preparaat van de cervix uteri moet beoordelen, de uitslag van eerder verricht cytologisch onderzoek (het 'uitstrijkje') kent en deze gegevens (onbewust) gebruikt om het uitstrijkje te evalueren, wordt de validiteit overschat.

9.3.4 DE DIAGNOSTISCHE FUNCTIE OM DE OPTIMALE SET VAN FACTOREN TE VERKRIJGEN WAARMEE DE KANS OP ZIEKTE KAN WORDEN GESCHAT

In paragraaf 9.1 is betoogd dat diagnostisch onderzoek zich het best laat beschrijven als een epidemiologische functie. In dit geval geeft de *diagnostische functie* de kans op aanwezigheid (de prevalentie) van de ziekte (of een stadium daarvan), afhankelijk van een serie diagnostische determinanten (klachten, symptomen, testuitslagen, persoonlijke kenmerken). De bij deze determinanten behorende regressiecoëfficiënten geven de meerwaarde aan van elk van de determinanten, boven op de diagnostische waarde van de andere determinanten in het model. Belangrijk is de mate waarin men in staat is met deze set diagnostische determinanten de kans op ziekte correct te voorspellen. Hiervoor hanteert men een zogeheten 'area under the curve' (AUC). In paragraaf 9.5 worden deze begrippen verder uitgewerkt. Het is daarbij de ambitie met zo weinig mogelijk determinanten (diagnostische kenmerken) zo goed mogelijk de kans op ziekte te schatten. Een typische diagnostische functie ziet er als volgt uit:

$$P(Z) = \frac{1}{1 + e^{-(b_0 + b_1 D_1 + b_2 D_2 + \ldots + b_n D_n)}}$$

In woorden (zie ook hoofdstuk 3): de kans op aanwezigheid van ziekte P(Z) is een (logistische) functie van de lineaire combinatie van de determinanten D_1, D_2, ..., D_k. Hierbij geven de regressiecoëfficiënten b_0, b_1 ....b_k de sterkte aan van het verband tussen de determinanten D_i en de kans op ziekte P(Z).

Bij de opzet van een diagnostisch onderzoek is men eropuit om te komen tot een gegevensbestand waarmee men de coëfficiënten b_0, b_1 ..., b_k kan schatten. Men selecteert daartoe een groep personen bij wie men de testprocedure in de toekomst zou willen gaan uitvoeren (personen verdacht van de ziekte). Bij deze onderzoekspopulatie stelt men (met behulp van een gouden standaard) vast of er sprake is van de ziekte of niet. Tevens verzamelt men van deze zelfde onderzoekspersonen gegevens over de potentiële diagnostische determinanten. Van elk van deze kenmerken stelt men vast of er sprake is van een relatie met de aanwezigheid van ziekte. Alle kenmerken die aan de ziektestatus zijn gerelateerd, worden vervolgens opgenomen in een multivariabel (logistisch) model om te kijken welke kenmerken meerwaarde hebben boven op de informatie die de andere kenmerken leveren. Vervolgens tracht men het model te vereenvoudigen door telkens een kenmerk uit het model weg te laten en te kijken welk effect dat heeft op de totale diagnostische waarde van het model. Als de diagnostische waarde van het model slechts weinig achteruitgaat, is de meerwaarde van het betreffende kenmerk dus beperkt. Op deze manier werkt men toe naar de kleinste set van diagnostische determinanten die gezamenlijk toch op een goede manier de kans op ziekte kunnen schatten.

Wanneer er vervolgens een nieuwe diagnostische test op de markt verschijnt, kan men deze evalueren in een nieuwe, vergelijkbare onderzoekspopulatie, waarbij men ook de kenmerken van de bestaande (minimale) diagnostische functie meeneemt. De meerwaarde van de nieuwe test moet dan blijken uit het feit dat toevoeging aan het bestaande model de diagnostische waarde aanmerkelijk verbetert, dan wel dat de nieuwe test andere diagnostische kenmerken uit het model kan vervangen.

9.4 Verschillende maten voor reproduceerbaarheid van diagnostische tests

Onderzoek naar de reproduceerbaarheid van diagnostische tests heeft uitgewezen dat professionals frequent van mening verschillen. Niet alleen met elkaar, maar ook – zij het in iets mindere mate – met zichzelf. Deze meningsverschillen manifesteren zich niet alleen bij anamnestisch en lichamelijk onderzoek, maar ook bij klinisch-chemisch, radiologisch, pathofysiologisch, histologisch en ander laboratoriumonderzoek; soorten onderzoek die, naar vaak wordt aangenomen, garant zouden staan voor 'harde' gegevens.

Er zijn diverse maten beschikbaar om de graad van consistentie van één beoordelaar respectievelijk van meer beoordelaars te kwantificeren. Welke procedures en associatiematen in aanmerking komen, hangt onder andere af van de schaal waarop het diagnostisch kenmerk is gemeten.

9.4.1 PERCENTAGE OVEREENSTEMMING VOOR NOMINALE TESTUITSLAGEN

Een veelgebruikte maat, die met name wordt berekend wanneer de onderzochte personen op basis van de testuitslag in een beperkt aantal categorieën worden ingedeeld – bijvoorbeeld wel/

geen galstenen, geen/lichte/matige/ernstige vermoeidheid – is het *percentage overeenstemming* (tussen de eerste en de tweede beoordeling, respectievelijk de eerste en de tweede beoordelaar). De berekening van het percentage overeenstemming wordt geïllustreerd in figuur 9.4. Hier is sprake van de eenvoudigst mogelijke situatie: op basis van de testuitslag vindt een indeling in twee categorieën plaats. Men kan bijvoorbeeld denken aan een situatie waarin twee radiologen onafhankelijk van elkaar de mammogrammen (röntgenfoto's van de borst) beoordelen van honderd vrouwelijke patiënten die door de huisarts zijn doorverwezen op verdenking van borstkanker. Er kan sprake zijn van een afwijkend of van een normaal patroon op de borstfoto. Is het patroon afwijkend, dan wordt het mammografisch onderzoek gevolgd door een biopsie en histologisch onderzoek van het borstweefsel.

Het in figuur 9.4 waargenomen percentage overeenstemming bedraagt 82% (a + d). Betekent dit nu dat de beide beoordelaars het goed doen, of beter gezegd, op dezelfde wijze beoordelen? De interpretatie van de berekende mate van overeenstemming levert de nodige problemen op. In de eerste plaats is de aldus berekende maat sterk afhankelijk van de verwachte frequentie van afwijkende kenmerken in de onderzochte populatie.

Dit blijkt uit figuur 9.5. Ook hier vindt door twee beoordelaars op grond van de testuitslag een indeling in twee categorieën plaats. Men kan bijvoorbeeld denken aan een situatie waarbij twee radiologen onafhankelijk van elkaar de mammogrammen beoordelen van duizend vrouwen die deelnemen aan een bevolkingsonderzoek op borstkanker. Het waargenomen percentage overeenstemming valt in deze situatie hoger uit, ook al verschillen de beoordelaars absoluut gezien vaker van mening en bestaat er met name minder eensgezindheid over de vraag van welke personen de testuitslag als afwijkend moet worden beschouwd.

De berekende mate van uniformiteit in de beoordeling wordt dus duidelijk beïnvloed door de prevalentie van afwijkende testuitslagen in de onderzochte populatie. In figuur 9.4 bedroeg deze prevalentie ongeveer 50%, in figuur 9.5 ongeveer 5%. Een meer realistische indruk van de mate van consistentie in de beoordeling wordt verkregen door alleen de testuitslagen die door één of beide beoordelaars als afwijkend zijn bestempeld, in de berekening te betrekken:

$$\frac{d}{b+c+d} \times 100\%$$

		beoordelaar 2		
		normale testuitslag	afwijkende testuitslag	
beoordelaar 1	normale testuitslag	42	12	54
	afwijkende testuitslag	6	40	46
		48	52	100

$$\text{Waargenomen overeenstemming} = \frac{\text{aantal consistente waarnemingen}}{\text{totaal aantal waarnemingen}} \times 100\%$$

$$= \frac{a+d}{a+b+c+d} \times 100\%$$

$$= \frac{42+40}{100} \times 100\% = 82\%$$

Figuur 9.4 Berekening van het waargenomen percentage overeenstemming tussen twee beoordelingen of beoordelaars bij diagnostisch onderzoek in een geselecteerde patiëntenpopulatie (vierveldentabel).

		beoordelaar 2		
		normale testuitslag	afwijkende testuitslag	
beoordelaar 1	normale testuitslag	932	22	954
	afwijkende testuitslag	16	30	46
		948	52	1000

$$\text{Waargenomen overeenstemming} = \frac{a+d}{a+b+c+d} \times 100\%$$

$$= \frac{932+30}{1000} \times 100\% = 96{,}2\%$$

Figuur 9.5 Berekening van het waargenomen percentage overeenstemming tussen twee beoordelingen of beoordelaars bij diagnostisch onderzoek in een open populatie (vierveldentabel).

Het op deze wijze berekende percentage overeenstemming in de beide figuren bedraagt respectievelijk 69% (= 40 / 58) en 44% (= 30 / 68).

9.4.2 KAPPA: PERCENTAGE OVEREENSTEMMING GECORRIGEERD VOOR TOEVAL

Bij het karakteriseren van de reproduceerbaarheid van een diagnostische testprocedure moet ook rekening worden gehouden met het feit dat de overeenstemming tussen de beide beoordelingen gedeeltelijk op toeval berust. Laten we terugkeren naar de situatie zoals geschetst in figuur 9.4. Indien beoordelaar 1 tot de conclusie komt dat er in 46 van de 100 gevallen sprake is van een afwijkende testuitslag en beoordelaar 2 constateert dat 52 van de 100 mammogrammen afwijkend zijn, dan luidt de verwachting dat beoordelaar 2 alleen al op grond van het toeval 52% van de

		beoordelaar 2		
		normale testuitslag	afwijkende testuitslag	
beoordelaar 1	normale testuitslag	$\frac{48}{100} \times 54 = 25{,}9$	$\frac{52}{100} \times 54 = 28{,}1$	54
	afwijkende testuitslag	$\frac{48}{100} \times 46 = 22{,}1$	$\frac{52}{100} \times 46 = 23{,}9$	46
		48	52	100

$$\text{Verwachte overeenstemming} = \frac{a+d}{a+b+c+d} \times 100\%$$

$$= \frac{25{,}9 + 23{,}9}{100} \times 100\% = 49{,}8\%$$

Figuur 9.6 Berekening van het uitsluitend op grond van toeval te verwachten percentage overeenstemming tussen twee beoordelingen of beoordelaars bij diagnostisch onderzoek in een geselecteerde patiëntenpopulatie (vierveldentabel).

46 door beoordelaar 1 als abnormaal beschouwde mammogrammen eveneens als afwijkend zal classificeren. De overige 48% zullen als niet-afwijkend worden gediagnosticeerd. Evenzo zal beoordelaar 2 van de 54 door beoordelaar 1 als normaal beschouwde mammogrammen 52% als afwijkend en 48% als niet-afwijkend registreren (zie figuur 9.6). Aan de hand van figuur 9.6 kan worden berekend dat de beide beoordelaars alleen al op basis van toeval het in 49,8% van de gevallen met elkaar eens zullen zijn.

Cohen's *kappa* is een maat voor inter- en intrawaarnemersovereenstemming die de feitelijke overeenstemming als proportie van de potentiële overeenstemming weergeeft, na correctie voor de toevalsovereenstemming:

$$\text{kappa} = \frac{\%\text{ feitelijke (waargenomen) overeenstemming} - \%\text{ toevallige overeenstemming}}{\%\text{ potentiële (volledige) overeenstemming} - \%\text{ toevallige overeenstemming}}$$

In het uitgewerkte voorbeeld bedraagt de kappa dus:

$$\frac{82\% - 49,8\%}{100\% - 49,8\%} = 0,64$$

Kappa kan worden berekend voor dichotome of nominale variabelen; voor ordinale gegevens bestaat er een aangepaste versie: de gewogen kappa. Bij het berekenen van de gewogen kappa wordt ook de grootte van de afwijking tussen de uitkomsten van de eerste en tweede meting meegewogen. Kappa neemt normaal gesproken waarden aan tussen 0 (uitsluitend toevalsovereenstemming) en 1 (perfecte overeenstemming). Het kan echter gebeuren dat twee beoordelaars het minder vaak met elkaar eens zijn dan op basis van het toeval verwacht zou mogen worden. De kappa wordt dan negatief.

Hoewel de kappa als maat van overeenstemming tussen twee beoordelaars of twee beoordelingsrondes het voordeel heeft dat rekening gehouden wordt met het feit dat de waargenomen overeenstemming voor een deel op toeval berust, zijn er bij de interpretatie van de kappa toch enkele moeilijkheden, doordat:
– de kappa afhankelijk is van het aantal beoordelingscategorieën (strata). Hoe meer strata hoe kleiner de kappa;
– de kappa afhankelijk is van de prevalentie van de testuitslagen.

Gepubliceerde onderzoeksgegevens suggereren dat in de klinische diagnostiek kappa's in de orde van 0,40-0,70 gebruikelijk zijn.

9.4.3 CORRELATIECOËFFICIËNT EN DE GRENZEN VAN OVEREENSTEMMING VOOR CONTINUE TESTUITSLAGEN

Voor het vaststellen van de reproduceerbaarheid van een diagnostische test met een continue uitslag zal men in eerste instantie een figuur (scattergram) schetsen waarin de uitslagen van beide metingen voor iedere onderzoekspersoon tegen elkaar worden uitgezet. Bij een reproduceerbare meting zullen alle punten (nagenoeg) op een rechte lijn liggen die met een hoek van 45 graden door het nulpunt gaat. Naarmate de puntenwolk verder van deze lijn verwijderd is, is de reproduceerbaarheid minder. Hiervan afgeleid kent men de volgende maten voor overeenstemming van continue variabelen:
– De *correlatiecoëfficiënt* (r) is een maat voor de dikte van de puntenwolk. Een correlatiecoëfficiënt van 1 krijgt men bij volstrekte overeenstemming. Hoe lager de correlatiecoëfficiënt, des te slechter de reproduceerbaarheid, met het getal 0 in geval van een volstrekt gebrek aan correlatie. De correlatiecoëfficiënt houdt echter geen rekening met systematische afwijkingen tussen beoordelaars. Als bijvoorbeeld twee beoordelaars perfect overeenstemmen, met dien verstande dat de ene beoordelaar systematisch twee keer zo hoge waarden meet als de andere waarnemer, dan blijft de correlatiecoëfficiënt gelijk (in dit geval 1). Bovendien blijkt de hoogte van de (Pearson) correlatiecoëfficiënt gevoelig te zijn voor de verdeling van de waarden op de x- en de y-as. Een extreme waarde bij beide metingen doet de correlatiecoëfficiënt sterk toenemen. Om deze redenen dient altijd tevens de bovengenoemde figuur (scattergram) gemaakt te worden om de onderliggende verdeling te bekijken. Eventueel kan een parame-

tervrije variant van de correlatiecoëfficiënt (Spearman) gebruikt worden. Bedenk dat de gebruikelijke statistische toetsen die horen bij de correlatiecoëfficiënt bij reproduceerbaarheidonderzoek geen enkele betekenis hebben, omdat ze de (in dit geval belachelijke) nulhypothese toetsen dat de verkregen correlatie aan het toeval toegeschreven wordt.
- De verdeling van verschillen tussen beide metingen per individu. Deze verdeling zal een gemiddelde van nul hebben wanneer er slechts random variatie optreedt. De spreiding (standaarddeviatie) van deze verdeling van verschillen is een maat voor de reproduceerbaarheid.

De zogeheten *Bland-Altman plot* visualiseert de mate van overeenstemming tussen twee reeksen waarnemingen van een op een continue schaal gemeten kenmerk. Het kan hierbij gaan om een vergelijking van de resultaten van twee verschillende meetinstrumenten (A en B) voor dat kenmerk, of om een vergelijking van de uitkomsten bij herhaalde toepassing van hetzelfde meetinstrument (A_1, A_2) bij een aantal onderzoekspersonen. In de Bland-Altman plot wordt voor elke onderzoekspersoon het verschil tussen beide metingen (bijvoorbeeld: A – B) uitgezet tegen de gemiddelde waarde van beide metingen (bijvoorbeeld: (A + B) / 2). De individuele verschilscores worden daarbij uitgedrukt in dezelfde dimensie als de metingen. Onder de aanname van een normale verdeling zal ongeveer 95% van de gevonden verschillen liggen tussen de gemiddelde verschilscore, circa 2x de standaarddeviatie van de individuele verschilscores. Deze *grenzen van overeenstemming (limits of agreement)* vormen een goede graadmeter om vast te stellen of de individuele verschillen in meetuitkomsten klinisch relevant en acceptabel zijn. Als methode om de reproduceerbaarheid en mate van overeenstemming van metingen van een continu kenmerk vast te stellen, rekent de Bland-Altman plot af met een deel van de beperkingen van Pearson's correlatiecoëfficiënt (Pearson's r): een eventuele systematische meetfout wordt zichtbaar gemaakt (de gemiddelde verschilscore), en bovendien komt de grootte van de intra-individuele verschillen in meetresultaten beter in beeld.
- Ook de intraklassecorrelatiecoëfficiënt *(intraclass correlation coefficient,* ICC) ondervangt het bezwaar van Pearson's correlatiecoëfficiënt (r)

dat deze geen rekening houdt met systematische meetverschillen. De ICC neemt namelijk uitsluitend de maximale waarde – dat is 1 – aan als de meetuitkomsten op individueel niveau exact overeenkomen. De andere bezwaren van Pearson's r – de afhankelijkheid van de spreiding van de meetuitkomsten en de grote gevoeligheid voor uitbijters – gelden echter ook voor de ICC. Bovendien is de berekening van de ICC erg complex. Indien er geen systematische meetverschillen verwacht worden, wordt daarom doorgaans de voorkeur gegeven aan Pearson's r boven de ICC als maat voor reproduceerbaarheid. Voor een meer gedetailleerde beschrijving van de ICC wordt verwezen naar de statistische handboeken.

9.5 Moderne en klassieke maten voor de validiteit van diagnostische tests

9.5.1 DE DIAGNOSTISCHE ODDS RATIO ALS PRODUCT VAN DE DIAGNOSTISCHE FUNCTIE

In paragraaf 9.3 is de diagnostische functie geïntroduceerd op basis van een logistisch regressiemodel. De logistische functie is een functie die de kans op een bepaald verschijnsel (i.c. ziekte) schetst in afhankelijkheid van een combinatie van andere verschijnselen (i.c. diagnostische kenmerken):

$$P(Z) = \frac{1}{1 + e^{-(b_0 + b_1 D_1)}}$$

Deze functie bestrijkt de range van 0 tot 1, en volgt een S-vormige curve, met in het middentraject een scherpe toename van de kans. Dit model past goed bij een situatie waarin de kans op een ziekte verklaard of voorspeld moet worden. Voor een dergelijke situatie kan het model als volgt geformuleerd worden:

$$P(Z) = P(Z^+) / (D_1, D_2, \ldots \ldots D_k)$$
$$= \frac{1}{1 + e^{-(b_0 + b_1 D_1 + b_2 D_2 + \ldots + b_k D_k)}}$$

In het model staat P[Z] voor de kans op de ziekte, of liever: voor de kans op aanwezigheid van de ziekte, gegeven een bepaalde combinatie van diagnostische kenmerken, zijn b_0, b_1, b_2 enzovoort gewichten die op basis van de onderzoeksgegevens geschat kunnen worden, en zijn D_1, D_2 enzovoort de waarden behorende bij een set van diagnostische kenmerken voor een bepaalde onderzoekspersoon. Uit de bovenstaande functie kan worden afgeleid dat geldt:

$$\ln\left[\frac{P(Z)}{1-P(Z)}\right] = \ln \text{odds}(Z)$$
$$= b_0 + b_1 D_1 + b_2 D_2 + \ldots + b_k D_k$$

En hieruit kan worden afgeleid dat voor personen met een positieve uitslag voor kenmerk D_1 (waarde: 1) ten opzichte van personen met een negatieve uitslag voor kenmerk D_1 (waarde: 0), onder constanthouding van de waarden voor alle overige kenmerken, geldt:

$$\frac{\text{odds}(Z)}{\text{odds}(\overline{Z})} = OR_1 = e^{b_1}$$

Op basis van het logistische regressiemodel kan aldus de diagnostische odds ratio voor elk relevant diagnostisch kenmerk geschat worden, gecorrigeerd voor de invloed van alle andere kenmerken.

Indien nodig kunnen in het model ook interactietermen worden ingebouwd. Ten aanzien van de diagnose type-II-diabetes mellitus kan op deze wijze bijvoorbeeld worden onderzocht wat de unieke bijdrage is van het nuchtere bloedsuikergehalte, nadat rekening gehouden is met kenmerken als leeftijd, klachtenpatroon en 'waist-hip-ratio'.

Met het voorgaande is en passant een nieuwe testparameter geïntroduceerd: de *diagnostische odds ratio (DOR)*. De DOR weerspiegelt de meerwaarde van een diagnostisch kenmerk in een diagnostische functie. De odds ratio is een bekende epidemiologische associatiemaat (zie paragraaf 3.3.4), die ook kan worden berekend in de eenvoudige situatie van een diagnostische vierveldentabel. De DOR is in feite de diagnostische pendant van de odds ratio die in etiologisch onderzoek berekend kan worden. Een verschil is dat de relevant geachte OR-waarden voor een diagnostische factor groter zijn dan voor een etiologische factor, en dat interpretatie in termen van causaliteit bij de DOR niet aan de orde is. Tabel 9.4 geeft de verdeling van de testscores voor een diagnostische test bij een hypothetische ziekte in de vorm van een vierveldentabel. De odds ratio van een diagnostische testuitslag is nu gedefinieerd als het quotiënt van de ziekte-odds behorende bij die testuitslag (a / b) en de ziekte-odds (c / d) behorende bij een referentiewaarde (meestal de gunstige testuitslag).

$$\text{DOR} = \frac{\dfrac{a/(a+b)}{b/(a+b)}}{\dfrac{c/(c+d)}{d/(c+d)}} = \frac{\dfrac{a}{b}}{\dfrac{c}{d}} = \frac{ad}{bc}$$

De DOR combineert dus de informatie die besloten ligt zowel in de abnormale (positieve) als in de normale (negatieve) testuitslag. De ziekte-odds noemt men ook wel posterior-odds, omdat het

Tabel 9.4 Verdeling van testscores (positief, negatief) over zieken en niet-zieken

	ziekte +	ziekte −
test +	a	b
test −	c	a
totaal	a + c	b + d

gaat om de odds nadat de uitslag (positief of negatief) bekend is geworden.

$$\text{DOR} = \frac{\text{posterior-odds}^+}{\text{posterior-odds}^-}$$

Als maat voor het discriminerend vermogen van een diagnostische test heeft deze testparameter daarmee een belangrijk voordeel boven andere, hierna te behandelen testparameters: hij is niet afhankelijk van de prevalentie van de ziekte in de onderzoekspopulatie (de prior kans) en is daarmee aanzienlijk minder gevoelig voor veranderingen in de samenstelling van de patiëntenpopulatie die anders een belangrijke bron van vertekening kunnen vormen. Een ander voordeel van de DOR is dat men situaties aankan met meer dan twee testuitslagen (bijvoorbeeld: hoog, gemiddeld, laag).

9.5.2 DE LIKELIHOOD RATIO COMBINEERT INFORMATIE OVER DE TEST BIJ ZIEKEN EN NIET-ZIEKEN

De *likelihood ratio* of het *aannemelijkheidcoëfficiënt* van de testuitslag combineert de informatie die de testuitslag biedt over de zieken en over de niet-zieken. Meer precies geformuleerd: de likelihood ratio van een positieve testuitslag (LR^+) geeft aan wat de verhouding is tussen de kans op een positieve testuitslag bij personen met de ziekte en de kans op een positieve testuitslag bij personen zonder de ziekte:

$$LR^+ = \frac{P(T^+ \mid Z)}{P(T^+ \mid \overline{Z})} = \frac{a/(a+c)}{b/(b+d)}$$

De likelihood ratio van een negatieve testuitslag (LR^-) geeft aan wat de verhouding is tussen de kans op een negatieve testuitslag bij personen met de ziekte en de kans op een negatieve testuitslag bij personen zonder de ziekte:

$$LR^- = \frac{P(T^- \mid Z)}{P(T^- \mid \overline{Z})} = \frac{c/(a+c)}{d/(b+d)}$$

Een likelihood ratio in de buurt van 1 betekent dat op grond van de testuitslag eigenlijk niets extra's te zeggen valt over de aanwezigheid van de ziekte. Een diagnostische test is informatiever naarmate LR^+ hoger wordt en LR^- dichter tot 0 nadert. De verhouding tussen de LR^+ en LR^- geeft de reeds besproken diagnostische odds ratio:

$$DOR = \frac{LR^+}{LR^-}$$

Aan het gebruik van de LR als testparameter zijn in feite twee voordelen verbonden. In de eerste plaats geeft de LR de mogelijkheid om informatie over de kwaliteit van de test bij zieken en niet-zieken in één enkel getal te combineren. Een voorbeeld hiervan geeft tabel 9.5, waarin vijf categorieën van bloedsuikerconcentratie worden onderscheiden.

In de tweede plaats geeft de LR (net als de DOR) de mogelijkheid om meer dan twee niveaus van een testuitslag te onderscheiden en voor elk niveau het discriminerend vermogen te kwantificeren. Zo kan van een testvariabele die (geheel of gedeeltelijk) categorisch geschaald is (bijvoorbeeld de categorie 'niet-interpreteerbaar', die mogelijk toch relevante diagnostische informatie bevat) met behulp van de LR ook de diagnostische betekenis worden geëvalueerd.

Tabel 9.5 Likelihood ratio's in een onderzoek naar de waarde van de glucosetolerantietest bij de diagnostiek van diabetes

bloedsuikergehalte 2 uur na de maaltijd	diabetes				LR
	afwezig		aanwezig		
mmol/l	N	%	N	%	
≥ 150	11	1,5	162	64,8	44,2
120-150	58	7,7	38	15,2	2,0
100-120	156	20,8	25	10,0	0,48
80-100	331	44,1	20	8,0	0,18
< 80	194	25,9	5	2,0	0,08
totaal	750	100	250	100	

9.5.3 DE DIAGNOSTISCHE WAARDE GEEFT DE KANS OP ZIEKTE BIJ EEN BEPAALDE TESTUITSLAG

De *diagnostische waarde* van een abnormale testuitslag (DW$^+$) geeft aan hoe groot de kans is dat een persoon met deze testuitslag de ziekte heeft. De diagnostische waarde van een normale testuitslag (DW$^-$) geeft aan hoe groot de kans is dat een persoon met deze testuitslag de ziekte niet heeft. Men spreekt ook wel van de posterior kans op de aanwezigheid respectievelijk afwezigheid van de ziekte, dat wil zeggen: de kans nadat de testuitslag bekend is geworden. Deze posterior kans vergelijkt men dan met de prior kans op de ziekte, welke gelijk is aan de prevalentie van de ziekte in de betreffende populatie. In casus 9.2 wordt een en ander geïllustreerd aan de hand van (verzonnen) gegevens over de bruikbaarheid van de bloedsuikerspiegel bij de diagnostiek van diabetes.

Casus 9.2 Diagnostiek van diabetes

Suikerziekte of diabetes kan worden vastgesteld met behulp van de orale glucosetolerantietest (OGTT). Deze test bestaat uit het oraal toedienen van een standaardhoeveelheid glucose in oplossing (50 g glucose in ongeveer 200 ml water) en het vervolgens gedurende een paar uur ieder halfuur afnemen van een bloedmonster teneinde het bloedsuikergehalte te bepalen. De gemeten concentraties kunnen worden uitgezet in een grafiek. Indien blijkt dat de bloedsuikercurve over de observatieperiode te weinig daling vertoont, wordt de diagnose 'diabetes' gesteld. Patiënten met diabetes hebben een gestoorde hormoonfunctie (insulinedeficiëntie), waardoor glucose moeizaam door de cellen uit het bloed wordt opgenomen. De vraag is of diabetes niet op een eenvoudiger manier gediagnosticeerd kan worden, bijvoorbeeld door middel van een teststrip die in de urine gedoopt wordt, of door te kijken naar het glucosegehalte in het bloed twee uur na het nuttigen van een maaltijd: een glucosebepaling (GB).

Om de kwaliteit van de GB-methode te evalueren, worden in een diagnostisch onderzoek bij duizend opeenvolgende patiënten die op grond van bepaalde symptomen verdacht worden van diabetes, de uitkomsten van de GB-methode en van de OGTT-methode vergeleken. De glucosetolerantietest wordt gemakshalve als gouden standaard opgevat, hoewel moet worden betwijfeld of de OGTT de aanwezigheid van diabetes in alle opzichten correct meet. Een bloedglucosegehalte $\geq$ 100 mg/ml twee uur na de maaltijd wordt als maatgevend voor diabetes beschouwd. Op grond van de OGTT-uitslagen worden 250 personen als diabeet en 750 personen als niet-diabeet aangemerkt. De verdeling van de resultaten van de snelle testmethode over deze personen is weergegeven in de tabel 9.6.

Tabel 9.6	Relatie tussen de uitkomsten van de bepaling van het bloedsuikergehalte 2 uur na de maaltijd en de uitslagen van de OGTT bij duizend patiënten die verdacht worden van diabetes		
test	diabetes	geen diabetes	
> 100 mg/ml	225	225	450
< 100 mg/ml	25	525	550
	250	750	1000

Uit de vergelijking tussen beide bepalingsmethoden blijkt dat de GB-test 90% van de diabeten detecteert:

$$\frac{a}{a+c} = \frac{225}{250} \times 100\% = 90\%$$

Van de niet-diabeten classificeert de GB-test 70% juist:

$$\frac{d}{b+d} = \frac{525}{750} \times 100\% = 70\%$$

In totaal wordt 75% ({(225 + 525) / 1000} x 100%) van de patiënten juist geclassificeerd. In 25 gevallen wordt een zogeheten fout-negatieve en in 225 gevallen een zogeheten fout-positieve diagnose gesteld.

De vraag is uiteraard wat dit nu zegt over de bruikbaarheid van de GB-test als diagnosticum. Voorafgaand aan het diagnostisch onderzoek bestaat het vermoeden dat 25% van de personen in de praktijkpopulatie diabeet is en 75% niet. Na de diagnostische test weet men dat van de personen met een positieve testuitslag 50% diabeet is en 50% niet, en bovendien dat van de personen met een negatieve testuitslag 5% diabeet is en 95% niet. Voor personen met een positieve testuitslag geldt dus dat de waarschijnlijkheid van de ziekte is toegenomen van 25% tot 50%. Voor personen met een negatieve testuitslag is de kans op de ziekte juist afgenomen van 25% naar 5%. Een en ander blijkt uit figuur 9.7.

De test heeft dus meer inzicht opgeleverd in het vóórkomen van diabetes in de praktijkpopulatie, maar is niet in staat gebleken de diabeten en de niet-diabeten volledig van elkaar te onderscheiden. De vraag is of deze toename in kennis voldoende is om er vervolgactiviteiten, in het bijzonder therapeutische beslissingen, op te baseren. Uit tabel 9.6 blijkt dat de diagnostische waarde van een testuitslag afhankelijk is van de sensitiviteit ($a / a + c$) en de specificiteit ($d / b + d$) van de test (in paragraaf 9.5.4 worden deze begrippen nader uitgewerkt). Een grotere sensitiviteit (a wordt groter en c wordt kleiner) gaat gepaard met een grotere positieve diagnostische waarde en een grotere negatieve diagnostische waarde van de test. Hetzelfde geldt voor een grotere specificiteit (d wordt groter en b wordt kleiner). Behalve van de sensitiviteit en de specificiteit is de diagnostische waarde van de test echter ook afhankelijk van de prevalentie (P(Z)) van de ziekte in de onderzochte populatie. In figuur 9.8 wordt duidelijk gemaakt wat er gebeurt met de diagnostische waarden wanneer de eerder besproken bloedglucosetest (met sensitiviteit = 90% en specificiteit = 70%) wordt toegepast als screeningstest in een overwegend gezonde populatie van 100.000 personen, waarin de prevalentie van diabetes naar schatting 0,25% bedraagt.

In de open bevolking blijkt de test, ondanks gelijkblijvende testeigenschappen, waardeloos te zijn om diabetes te diagnosticeren. Bijna niemand van de personen met een positieve testuitslag heeft diabetes. Anderzijds wijst een negatieve testuitslag bijna zeker op het afwezig zijn van diabetes.

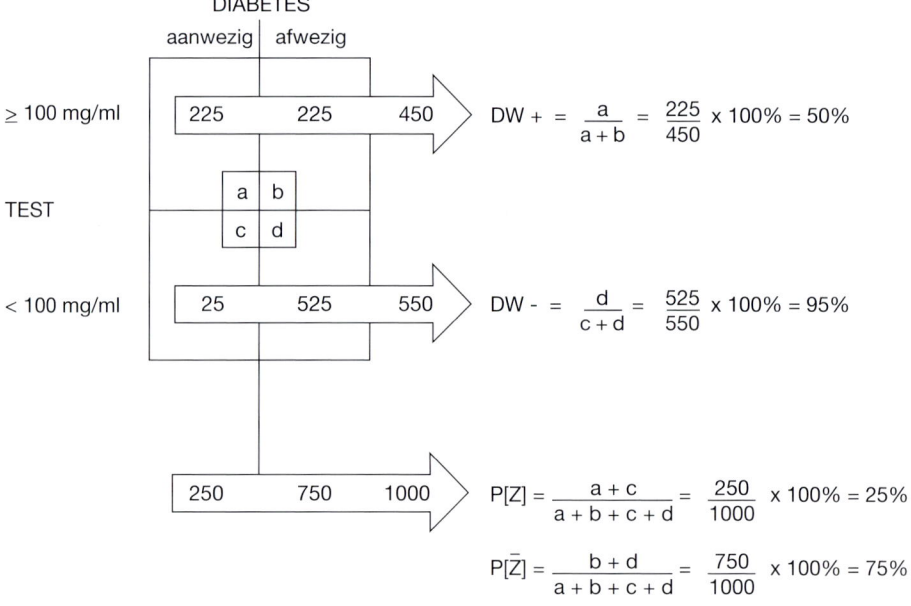

Figuur 9.7 Diagnostische waarde van het bloedsuikergehalte 2 uur na de maaltijd ten aanzien van de aanwezigheid van diabetes bij 1000 patiënten verdacht van diabetes.
$P[Z]$: Prior kans op diabetes = prevalentie van diabetes in de populatie die op de aanwezigheid van de ziekte onderzocht wordt.
$P[\bar{Z}]$: Prior kans op afwezigheid van diabetes = prevalentie van niet-diabetes in de populatie die op de aanwezigheid van de ziekte onderzocht wordt.
DW^+: Posterior kans op diabetes bij personen met een positieve testuitslag = predictieve waarde van een positieve testuitslag.
DW^-: Posterior kans op afwezigheid van diabetes bij personen met een negatieve testuitslag = predictieve waarde van een negatieve testuitslag.

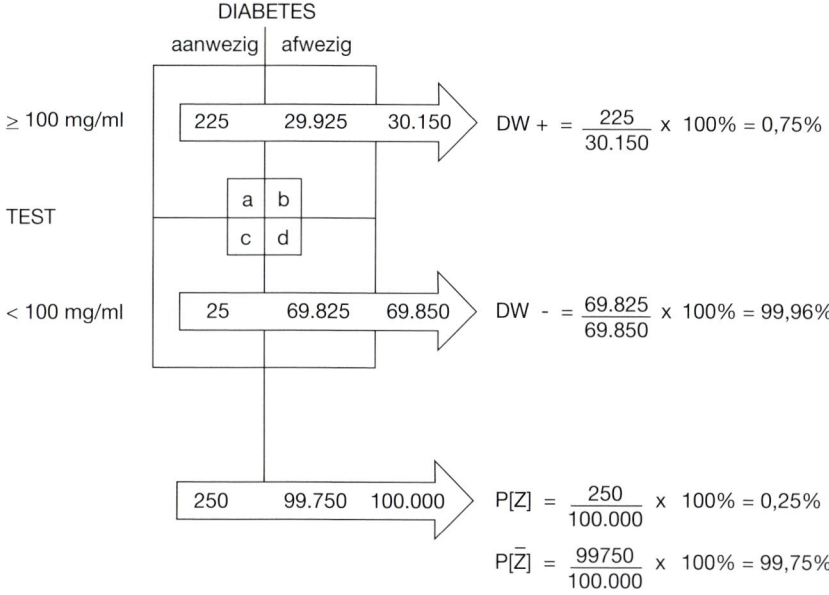

Figuur 9.8 Diagnostische waarde van het bloedsuikergehalte 2 uur na de maaltijd voor de aanwezigheid van diabetes bij 100.000 personen uit de open bevolking.

Algemeen geldt dat een hogere prevalentie van de ziekte in de onderzochte populatie resulteert in een hogere positieve diagnostische waarde en een lagere negatieve diagnostische waarde. Een lagere prevalentie heeft een lagere positieve diagnostische waarde en een hogere negatieve diagnostische waarde tot gevolg. Deze constatering heeft belangrijke consequenties voor de interpretatie van diagnostische tests. Hierop wordt in paragraaf 9.6 verder ingegaan.

Op eenvoudige wijze kan worden berekend dat tussen de prevalentie van de ziekte (de prior kans P(Z)), de likelihood ratio (LR) en de diagnostische waarde van een testuitslag (de posterior kans DW) de volgende relatie bestaat:

$$\frac{P(Z)}{1-P(Z)} \times LR^+ = \frac{DW^+}{1-DW^+}$$

en

$$\frac{P(Z)}{1-P(Z)} \times LR^- = \frac{1-DW^-}{DW^-}$$

Immers (en voor LR⁻ geldt een soortgelijke afleiding):

$$LR^+ = \frac{a/(a+c)}{b/(b+d)} = \frac{a}{b}\cdot\frac{(b+d)}{(a+c)}$$

$$= \frac{a/(a+b)}{b/(a+b)} \times \frac{(b+d)/(a+b+c+d)}{(a+c)/(a+b+c+d)}$$

$$= \frac{DW^+}{1-DW^+} \times \frac{1-P(Z)}{P(Z)}$$

In meer algemene zin, voor testuitslag x, geldt:

$$\frac{P(Z)}{1-P(Z)} \times LR^x = \frac{DW^x}{1-DW^x}$$

Eerder hebben we gezien dat een 'odds' staat voor het quotiënt van een bepaalde kans en het complement van die kans. Daarom kan ook worden geschreven:

prior odds × LR^x = posterior odds

Met de prior odds (of: pretest odds) wordt bedoeld de verhouding tussen de kans dat de ziekte aanwezig is en de kans dat de ziekte afwezig is,

voordat informatie uit de test beschikbaar is. De posterior odds (of: posttest odds) staat voor de verhouding tussen de kans dat de ziekte aanwezig is en de kans dat de ziekte afwezig is, na het bekend worden van de testuitslag.
Verder geldt:

odds = kans / (1 − kans), dus:
1 / odds = (1 − kans) / kans = (1 / kans) − 1, dus:
(1 / kans) = (1 / odds) + 1 = (1 + odds) / odds, dus:
kans = odds / (1 + odds).

Daarom kan uit de posterior odds gemakkelijk de posterior kans op de ziekte bij testuitslag x worden afgeleid:

posterior kans = posterior odds / (posterior odds + 1)

Wat we hier zien is het principe van de *regel van Bayes* dat wil zeggen dat men de testuitslag moet bezien in samenhang met wat al bekend was. De regel van Bayes luidt:

> *De kans op ziekte gegeven de testuitslag is gelijk aan de kans op deze testuitslag gegeven de ziekte, vermenigvuldigd met de kans op de ziekte zonder de testuitslag en gedeeld door de kans op deze uitslag ongeacht de ziekte.*

In formule:

$$P(Z|T^+) = \frac{P(T^+|Z) \times P(Z)}{P(T^+)}$$

Deze vergelijkingen laten zien dat de likelihood ratio gebruikt kan worden om snel te berekenen hoe de kans op de ziekte verandert onder invloed van een bepaalde testuitslag. Zo bedraagt de posterior kans op diabetes 50%, indien een positieve testuitslag wordt verkregen op een test met een positieve likelihood ratio van 3,00 in een populatie waarvan naar schatting 25% aan diabetes lijdt:

$$\frac{0,25}{(1-0,25)} \times 3,00 = \frac{DW^+}{(1-DW^+)}$$

$$2 \times DW^+ = 1$$
$$DW^+ = 50\%$$

De bij verschillende prevalenties en likelihood ratio's behorende diagnostische waarden kunnen ook worden afgelezen uit het in figuur 9.9 gepresenteerde nomogram. Door de ingeschatte prior kans op de ziekte en de likelihood ratio via een rechte lijn met elkaar te verbinden en deze lijn te extrapoleren, wordt aan de rechterzijde de bijbehorende posterior kans (diagnostische waarde) gevonden.

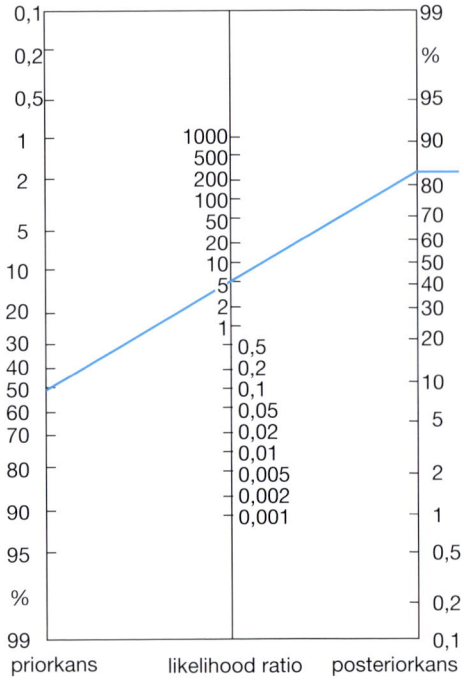

Figuur 9.9 Nomogram voor het afleiden van de posterior kans op een ziekte uit de prior kans en de likelihood ratio van de diagnostische test.
(Bron: Fagan IJ. Nomogram for Bayes' theorem. N Engl J Med 1975, 293: 257.)

In de inleiding van dit hoofdstuk is betoogd dat diagnostische tests vaak in onderlinge combinatie worden gebruikt. Wanneer deze verschillende determinanten onderling onafhankelijk zijn (dat wil zeggen: een heel ander aspect van de ziekte in de testuitslag tot uitdrukking brengen), kan de posterior kans op de ziekte als volgt worden geschat:

prior odds × LR_1 = posterior odds$_1$,
posterior odds$_1$ × LR_2 = posterior odds$_2$,
posterior odds$_2$ × LR_3 = posterior odds$_3$ enzovoort

Ofwel:

prior odds × (LR_1 × LR_2 × LR_3) = posterior odds

Waarbij geldt dat:

posterior kans = posterior odds / (posterior odds + 1)

Meestal is onafhankelijkheid van diagnostische tests echter geen realistische aanname, omdat veel diagnostische tests in essentie hetzelfde aspect van het ziekteproces tot uitdrukking brengen. Extreem gesteld: wanneer de ziektekans geschat wordt op basis van een positieve testuitslag voor twee tests die feitelijk hetzelfde meten, zou toepassing van bovenstaande rekenregel in een overschatting van de posterior kans op de ziekte resulteren. Als gevolg van de onderlinge afhankelijkheid verliest de tweede test zijn informatiewaarde bij toepassing na de eerste test. Men kan rekening houden met deze afhankelijkheid door gebruik te maken van conditionele LR's (dat wil zeggen: conditioneel op de uitslag van de voorgaande test), bijvoorbeeld: de LR voor een positieve uitslag van test 2, gegeven een positieve uitslag van test 1. De volgende relatie is namelijk wél geldig:

prior odds × ($LR_{test\,1}^+$ × $LR_{test\,2}^+$ | test 1^+) = posterior odds

Deze procedure wordt echter onuitvoerbaar wanneer veel verschillende diagnostische kenmerken in de beschouwing betrokken moeten worden. Om de conditionele LR's te kunnen afleiden, zijn immers gegevens over een groot aantal patiënten nodig. In die situatie biedt alleen het multivariabel logistisch regressiemodel dat de diagnostische functie beschrijft uitkomst (zie paragraaf 9.5.1). Als in dat model interactietermen worden opgenomen, kan uit de regressiecoëfficiënt de diagnostische odds ratio (DOR) worden afgeleid behorend bij de uitslag van de betreffende test. Analoog aan de wijze waarop verschillende test-uitslagen kunnen worden gecombineerd door de LR's te vermenigvuldigen, kunnen ook DOR's met elkaar worden vermenigvuldigd om de informatie uit verschillende tests met elkaar te combineren.

Diagnostisch onderzoek verschilt fors van de praktijk van de gezondheidszorg. In de praktijk zullen immers niet alle tests bij iedereen worden uitgevoerd, maar besluit men op grond van de uitslag van de ene test of verdere diagnostiek met nieuwe tests noodzakelijk is. In een fase 4-diagnostisch onderzoek (zie paragraaf 9.3) wordt er bij alle personen van een relevante populatie (bijvoorbeeld personen verwezen op verdenking van een bepaalde aandoening) informatie verzameld over een groot aantal potentiële diagnostische determinanten en de gouden standaard. Met dat databestand wordt een multivariabel logistisch regressiemodel gemaakt. Met de coëfficiënten in dat model kun je DOR's berekenen (of LR's), die de pretentie hebben iets te zeggen over de betekenis van de betreffende testuitslag, los van de patiënt (c.q. de prevalentie van de aandoening in de betreffende deelpopulatie) waarop de test wordt toegepast. Als dat correct is, kunnen in de praktijk de tests in willekeurige volgorde worden toegepast. Het is dan gewoon een kwestie van vermenigvuldigen van de DOR's of LR's die behoren bij de verkregen testuitslagen. Ook als slechts een deel van de tests uit het multivariabel logistisch regressiemodel zijn uitgevoerd bij de betreffende patiënt. Dit gaat echter voorbij aan de hierboven geschetste situatie, dat in de praktijk het uitvoeren van test Y afhankelijk is van de uitslag van test X. De meerwaarde van test Y moet daarom eigenlijk bepaald worden voor elk van de mogelijke uitslagen van test X. Deze onderlinge afhankelijkheid (interactie) van diagnostische tests is – in theorie – op te lossen door in het multivariabel logistisch regressiemodel interactietermen in te bouwen of te werken met conditionele LR's.

9.5.4 SENSITIVITEIT EN SPECIFICITEIT GEVEN DE KANS OP EEN BEPAALDE TESTUITSLAG BIJ ZIEKEN EN NIET-ZIEKEN

Twee gangbare maten om de validiteit van een diagnostische test te kwantificeren, zijn de sensitiviteit en de specificiteit. De *sensitiviteit* van een test geeft aan welk percentage van de personen met een bepaalde ziekte door de test (terecht) als ziek geclassificeerd wordt. De sensitiviteit zegt dus iets over de 'gevoeligheid' van de test voor het herkennen van gevallen van de desbetreffende ziekte. Als alle zieke personen door de test als 'ziek' worden aangeduid – dat wil zeggen: een positieve testuitslag krijgen – is de sensitiviteit maximaal: 100%. Men kan in dat geval ook zeggen dat het percentage terecht-positieve testuitslagen 100% bedraagt.

De *specificiteit* van een test geeft aan welk percentage van een groep personen zonder de ziekte die men met behulp van de test wil opsporen, (terecht) als niet-ziek geclassificeerd wordt. De specificiteit zegt dus iets van het vermogen van de test om uitsluitend zieke, en geen andere personen als 'ziek' aan te merken. Hoe meer personen zonder de ziekte in kwestie door de test als 'gezond' worden aangeduid – dat wil zeggen: een negatieve testuitslag krijgen – hoe specifieker de test is. In het gunstigste geval bedraagt het percentage terecht-negatieve testuitslagen 100%. Toepassing van een diagnostische test met twee mogelijke uitkomsten – positief (testdiagnose: ziek) en negatief (testdiagnose: niet-ziek) – in een populatie waarin zowel personen met als personen zonder de te diagnosticeren ziekte voorkomen, levert in totaal vier verschillende categorieën op:
– terecht-positieven (TP);
– fout-positieven (FP);
– terecht-negatieven (TN);
– fout-negatieven (FN).

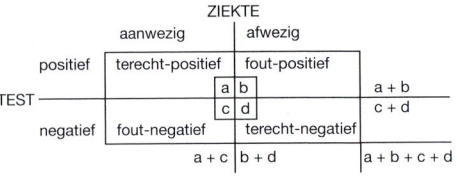

Figuur 9.10 Relatie tussen de uitslagen van een diagnostische test en het vóórkomen van een ziekte.

Figuur 9.10 kan alleen dan worden ingevuld wanneer met zekerheid bekend is wie van de onderzochte personen de ziekte echt heeft. Dit betekent dat er een gouden standaard beschikbaar moet zijn (zie paragraaf 9.3), en dat de ziektestatus van iedere persoon zowel met behulp van de diagnostische test als met behulp van de gouden-standaardmethode geëvalueerd is.

In casus 9.2 werd de berekening van sensitiviteit en specificiteit geïllustreerd aan de hand van (verzonnen) gegevens uit de diagnostiek van diabetes.

In paragraaf 9.5.2 werd de likelihood ratio geïntroduceerd. Deze heeft een eenvoudige relatie met de sensitiviteit en specificiteit:

$$LR^+ = \frac{\text{sensitiviteit}}{1 - \text{specificiteit}}$$

$$LR^- = \frac{1 - \text{sensitiviteit}}{\text{specificiteit}}$$

Tabel 9.7 Verdeling van testscores in een situatie met een strikter (A) en een ruimer (B) doorverwijsbeleid

A	ziekte +	ziekte –	B	ziekte +	ziekte –
test +	300	50	test +	300	50
test –	200	550	test –	280	770
totaal	500	600	totaal	580	820

sensitiviteit = 60,0%	sensitiviteit = 51,7%
specificiteit = 91,7%	specificiteit = 93,9%
LR^+ = 7,2	LR^+ = 8,5
LR^- = 0,44	LR^- = 0,51
DOR = 16,5	DOR = 16,5

In de likelihood ratio worden de sensitiviteit en de specificiteit dus gecombineerd tot één getal. Bij het schatten van de sensitiviteit en specificiteit (en daarmee ook bij het schatten van de likelihood ratio, paragraaf 9.5.2) kan gemakkelijk bias optreden. Potentiële bronnen van vertekening zijn de definitie die de onderzoekers hanteren voor de te diagnosticeren ziekte en de bijbehorende criteria voor ziek en niet-ziek, het protocol voor het toepassen van de diagnostische test en de definitie van een abnormale of positieve uitslag. Een andere vorm van vertekening treedt op wanneer uitsluitend personen met ernstiger symptomen of meer extreme testuitslagen in aanmerking komen voor de meting met de gouden standaard. Ook kan informatiebias optreden wanneer kennis van de uitslag van de diagnostische test een rol speelt bij het vaststellen van de uitslag volgens de gouden standaard of omgekeerd. Al deze vormen van vertekening leiden ertoe dat in de literatuur gerapporteerde waarden van de sensitiviteit, specificiteit en likelihood ratio onderling slecht vergelijkbaar zijn. Tabel 9.7 geeft een voorbeeld van vertekening door een veranderende samenstelling van de patiëntenpopulatie. In de tabel geeft het linkerdeel (A) de oorspronkelijke situatie weer, het rechterdeel (B) de situatie na versoepeling van de indicatie voor verwijzing naar de goudenstandaarddiagnostiek, waardoor 40% meer mensen met een negatieve score op het desbetreffende diagnostische kenmerk met de gouden standaard worden geconfronteerd.

Vergelijking van de delen A en B van tabel 9.7 leert dat de DOR, in tegenstelling tot de sensitiviteit, de specificiteit, de LR$^+$ en de LR$^-$, niet reageert op de onder invloed van selectiemechanismen opgetreden verandering in de samenstelling van de patiëntenpopulatie.

De verwarring rond deze begrippen wordt nog groter als we beseffen dat de sensitiviteit en specificiteit van een test bij patiënten in een bepaalde fase van het verloop van een ziekte anders kunnen zijn dan in een groep patiënten met dezelfde ziekte, maar in een eerder of later stadium. Simpel toegelicht: men kan zwangerschap valide vaststellen met het blote oog bij een zwangerschapsduur van 9 maanden, maar niet bij een duur van 9 weken.

9.5.5 ROC-CURVEN BESCHRIJVEN HET DISCRIMINEREND VERMOGEN VAN EEN TEST

Sensitiviteit en specificiteit zijn negatief communicerende vaten. Men kan door een verschuiving van het criterium voor een abnormale testuitslag de sensitiviteit opvoeren, maar dat gaat onherroepelijk ten koste van de specificiteit en omgekeerd (zie paragraaf 9.6.2). Alleen met een andere diagnostische test of een andere combinatie van diagnostische kenmerken kan men de sensitiviteit verbeteren bij gelijke specificiteit of omgekeerd. De uitwisseling tussen sensitiviteit en specificiteit die het gevolg is van alternatieve keuzes van het criterium voor een abnormale testuitslag (het afkappunt van een diagnostische test), kan ook worden geïllustreerd aan de hand van een *ROC-curve* ('receiver operating characteristic'). Hierbij wordt voor ieder potentieel afkappunt de sensitiviteit uitgezet tegen het complement van de specificiteit. Figuur 9.11 geeft daarvan een voorbeeld (afgeleid van casus 9.2).

Het onderscheidend vermogen van een test neemt toe naarmate de curve de linker bovenhoek van het diagram (sensitiviteit en specificiteit zijn beide 100%) dichter nadert. Men drukt dit uit door het berekenen van het oppervlak onder de ROC-curve en dit te delen door het maximale oppervlak (de hele rechthoek). De resultante, het percentage oppervlak onder de ROC-curve, noemt

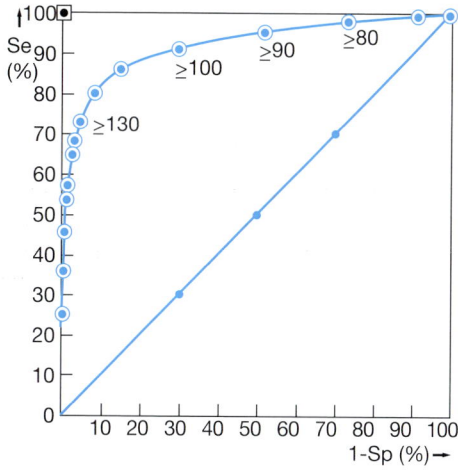

Figuur 9.11 ROC-curve voor bloedglucosetests met verschillende sensitiviteit en specificiteit.

Tabel 9.8 Gemiddelde waarden van hematologische bepalingen bij 322 personen met of zonder moeheidsklachten

bepaling	gemiddelde waarde			
	mannen		vrouwen	
	moeheid N = 42	controle N = 47	moeheid N = 132	controle N = 101
hemoglobine (mmol/l)	9,9	9,7	8,9	8,9
hematocriet (%)	47	47	43	43

men de *area under the curve* (AUC), en neemt waarden aan tussen 0 en 1. Bedenk wel dat een AUC van 0,5 betekent dat de ROC gelijk loopt met de diagonale lijn in figuur 9.11, en dus een test weergeeft zonder onderscheidend vermogen. Pas bij AUC-waarden die substantieel boven de 0,5 uitkomen, begint de test diagnostische betekenis te krijgen. Een toename in de AUC, als maat voor het onderscheidend vermogen van de diagnostische procedure, kan uitsluitend worden gerealiseerd door een bestaande diagnostische test te verfijnen of door een nieuwe, betere test te introduceren.

Ook voor het beoordelen van de diagnostische functie als geheel (paragraaf 9.3.4) kan men gebruikmaken van de AUC als maat voor het onderscheidend vermogen.

9.6 Blijf kritisch bij diagnostische claims

Het is goed om uiterst kritisch te blijven als het gaat om de diagnostische betekenis van een bepaalde test of een bepaald kenmerk. In casus 9.3 wordt een voorbeeld gegeven van een algemeen aanvaard diagnostisch kenmerk (moeheid als test voor bloedarmoede) waarvan de diagnostische waarde uiterst dubieus blijkt te zijn. Naar analogie van dit voorbeeld dienen ook de relaties tussen allerlei andere aandoeningen en de daarmee traditioneel geassocieerde kenmerken kritisch te worden bezien.

Casus 9.3 Vermoeidheid en anemie

Algemeen wordt aangenomen dat vermoeidheid een belangrijk diagnostisch kenmerk is voor bloedarmoede (anemie). Het feit dat het overgrote deel van de anemiepatiënten die door artsen gezien worden te kampen heeft met onverklaarde moeheidsklachten, kan echter ook veroorzaakt worden doordat personen met moeheidsklachten zich vaker tot de huisarts wenden dan personen zonder moeheidsklachten. De huisarts is immers eerder geneigd een onderzoek naar de aanwezigheid van anemie in te stellen (bepaling van de hemoglobineconcentratie en andere bloedparameters) wanneer moeheidsklachten aanwezig zijn dan wanneer dergelijke klachten ontbreken. Bovendien zullen hardnekkige moeheidsklachten de kans op verwijzing naar de specialist verhogen. Deze selectie resulteert zodoende in een oververtegenwoordiging van patiënten met de combinatie anemie-moeheidsklachten in de praktijk van de specialist. De relatie tussen bloedarmoede en moeheidsklachten krijgt vervolgens een plaats in de medische leerboeken, die op hun beurt weer fungeren als leidraad voor het handelen van de huisarts. Daarmee is de cirkel rond: het verband tussen moeheid en anemie is een 'self-fulfilling prophecy' geworden. Verschillende onderzoeken hebben uitgewezen dat er alle reden is om te twijfelen aan een samenhang tussen onverklaarde moeheidsklachten en bloedarmoede onder de algemene bevolking of in de populatie die de huisarts consulteert.

Zo werd een onderzoek naar de relatie tussen anemie en moeheid verricht in de praktijken van negen huisartsen (24.850 ingeschreven patiënten). De basispopulatie werd nader afgebakend (alleen volwassenen, geen zwangere vrouwen, geen ijzertherapie tijdens de twaalf maanden voorafgaand aan het onderzoek). De patiëntengroep bestond uit de personen uit de basispopulatie die zich in de loop van een aantal maanden bij hun huisarts meldden met als hoofdklacht 'moeheid' zonder aanwijsbare oorzaak. Een eerder consult wegens dezelfde klacht mocht niet hebben plaatsgevonden tijdens het afgelopen jaar. Iedere eerstvolgende persoon die de huisarts consulteerde na het bezoek van een patiënt met moeheidsklachten en die beantwoordde aan een aantal kenmerken (zelfde leeftijd en geslacht, geen 'anemische' klachten zoals moeheid, duizeligheid, hartkloppingen), kwam voor opname in de controlegroep in aanmerking. De 174 personen met moeheidsklachten en de 148 controlepersonen werden onderworpen aan een gestandaardiseerd hematologisch onderzoek (hemoglobine, hematocriet enzovoort). Tabel 9.8 geeft een overzicht van de gemiddelde hemoglobine- en hematocrietwaarden voor patiënten met moeheidsklachten en controlepersonen (voor mannen en vrouwen apart).

Uit tabel 9.8 blijkt dat er geen verschillen werden gevonden in de gemiddelde Hb- en Ht-waarden tussen patiënten met en zonder moeheidsklachten. Ook de verdelingscurven van de desbetreffende parameters vertoonden geen opvallende verschillen. Evenmin was er sprake van verschillen in andere hematologische parameters. Leeftijd fungeerde niet als effectmodificator. Er was geen aanwijsbare invloed van de duur en de ernst van de moeheidsklachten. De klacht 'moeheid' blijkt dus een geringe voorspellende waarde te hebben voor de diagnose 'bloedarmoede'. Mogelijk bestaat er wel een verband tussen moeheidsklachten en extreem lage hemoglobinewaarden.

(Bron: Knottnerus JA, et al. Onverklaarde moeheid en hemoglobinegehalte: Een onderzoek vanuit de huisartsenpraktijk. Ned Tijdschr Geneeskd 1986, 130: 36-9.)

De snelle ontwikkelingen op het gebied van de medische technologie stimuleren het ongericht toepassen van diagnostische hulpmiddelen. Met name in het kader van het biochemisch onderzoek van bloed of urine zijn er vandaag de dag allerlei geautomatiseerde bepalingsmethoden beschikbaar die in korte tijd inzicht geven in de aan- of afwezigheid van tal van afwijkingen. De gevaren van het klakkeloos hanteren van deze tests zijn evident. Zeker wanneer het onderzoek zich richt op relatief zeldzame afwijkingen, zullen veel fout-positieve diagnosen het gevolg zijn. Een test met een specificiteit van 95% zal in een groep van honderd gezonde personen bij vijf personen ten onrechte een afwijking constateren. Men kan berekenen dat, indien er bij dezelfde honderd personen twintig onafhankelijke tests zouden worden afgenomen, elk met een specificiteit van 95%, bij maar liefst 64 van de onderzochte personen minstens één afwijking wordt gevonden: $1 - (0,95)^{20} = 0,64$.

In de voorgaande paragrafen is impliciet een aantal handvatten aangereikt die gebruikt kunnen worden bij het ontwikkelen van een nieuwe diagnostische test, bij de kritische beoordeling van een bestaande test, en bij de evaluatie van de uitkomsten van een diagnostische test. Samenvattend zijn de volgende zaken van belang bij de interpretatie van diagnostische tests.

– Het in de praktijk introduceren van een diagnostische test is pas gerechtvaardigd indien de test een zekere meerwaarde heeft boven de gouden standaard (sneller, goedkoper, veiliger, gemakkelijker, comfortabeler, minder pijnlijk of anderszins belastend, in een eerder stadium van het beloop van een ziekte toepasbaar enzovoort).
– Het nut van een diagnostische test dient niet alleen te worden afgemeten aan de juistheid van de testuitslag, maar vooral ook aan de consequenties die aan de testuitslag verbonden worden. De met behulp van de test opgespoorde patiënten moeten beter af zijn. Dit betekent dat de informatie gebruikt wordt om een beslissing te kunnen nemen over de aard van de behandeling of dat de informatie voor de patiënt zelf van waarde is.
– Een diagnostische test is meestal niet bedoeld om onderscheid te maken tussen patiënten met een bepaalde ziekte enerzijds en gezonde personen anderzijds. Een dergelijk onderscheid is immers vaak op het oog al te maken. De diagnostische kwaliteit van een test wordt bepaald door het vermogen om een groep individuen met soortgelijke klachten en symptomen uiteen te rafelen in personen die inderdaad de ziekte hebben waarop deze klachten en symptomen lijken te wijzen, en personen met wie iets anders aan de hand is (differentiële diagnostiek). Bij de diagnostiek van appendicitis

bijvoorbeeld gaat het erom, personen met verschijnselen van acute buikpijn op de juiste wijze in te delen in appendicitispatiënten en patiënten met niet-specifieke acute buikpijn of andere inwendige aandoeningen.
- De validiteit van een diagnostische test wordt vaak afgemeten aan de sensitiviteit en de specificiteit, of aan de likelihood ratio. Welke betekenis men mag toekennen aan een bepaalde testuitslag wordt echter, behalve door de sensitiviteit en de specificiteit van de test, ook bepaald door de prevalentie van de ziekte in de deelpopulatie waarin men de test wil gebruiken. Daarin kunnen aanzienlijke verschillen bestaan. Bedenk dat de prevalentie van de ziekte in de onderzoekspopulatie, doorgaans – door de keuze voor een patiëntcontroleonderzoek – rond de 50%, geenszins representatief is en derhalve een vertekend beeld geeft van de diagnostische waarde van de test. Bedenk ook dat de prevalentie van de meeste aandoeningen in de wachtkamer van de huisarts veel lager is dan die in de wachtkamer van de specialist, juist omdat de huisarts deze laatste groep geselecteerd heeft. Daardoor zal eenzelfde diagnostische test in handen van de specialist een veel grotere diagnostische waarde hebben dan in handen van de huisarts, ook indien huisarts en specialist even vaardig met de test omgaan. Met het verschil in positie tussen huisarts en specialist wordt in het kader van de beroepsopleiding weinig rekening gehouden. De medische opleiding bestaat voor een groot deel uit het leren kijken door een specialistische bril. Veel van de kennis die gepresenteerd wordt in leerboeken en via wetenschappelijke presentaties, is verzameld bij patiënten in de specialistische (vaak academische) praktijk.
- Om de sensitiviteit en de specificiteit van een test te leren kennen, moeten de testuitslagen worden vergeleken met de uitslagen van een als gouden standaard geaccepteerde referentietest. Deze vergelijking moet 'blind' geschieden. De test moet worden afgenomen zonder voorkennis over de werkelijke ziektestatus en omgekeerd. In de klinische praktijk is het gebruikelijk dat alleen personen met een positieve uitslag van een diagnostische test blootgesteld worden aan de referentietest die leidt tot de definitieve diagnose. Op basis van deze gegevens kan evenwel geen volledig inzicht worden verkregen in de validiteit van de test. Informatie over de juistheid van de negatieve testuitslagen ontbreekt dan immers. Indien de kwaliteit van een diagnostische test getoetst wordt aan een niet-perfecte gouden standaard, zal de conclusie onvermijdelijk luiden dat de diagnostische test inferieur is aan de referentiemaat, ook al is in werkelijkheid het omgekeerde het geval. De methode die tot gouden standaard is verheven, 'wint' per definitie. Iedere afwijking in beoordeling tussen de diagnostische test en de goudenstandaardtest wordt, al dan niet ten onrechte, de te evalueren test aangerekend.
- Diagnostische tests met 100% sensitiviteit en 100% specificiteit zijn uiterst dun gezaaid. Zelfs met een röntgenfoto kan men een botbreuk missen. Wanneer een perfecte test ontbreekt, kan de kwaliteit van het diagnostische proces toch worden verbeterd door andere diagnostische kenmerken en andere tests in de diagnostiek te betrekken in een diagnostische functie. In feite is dit ook de situatie in de kliniek, waar een diagnose slechts zelden wordt gesteld op basis van slechts één kenmerk of testuitslag.

9.6.1 Diverse strategieën om diagnostische procedures te verbeteren

Na de voorgaande beschouwingen is het mogelijk aan te geven welke strategieën zoal gevolgd kunnen worden om de doelmatigheid van het diagnostisch proces te verhogen. Globaal genomen staan twee wegen open: zorgen dat in de te onderzoeken populatie de prevalentie hoog wordt, of verschillende tests combineren om de aandoening op te sporen.

Op de prevalentie van een ziekte in de onderzoekspopulatie (en daarmee op de prior kans op de ziekte van het betreffende individu) kan men op verschillende manieren invloed uitoefenen.
- Via het verwijsbeleid zullen de ziektegevallen zich in het medisch circuit steeds verder concentreren.
- Door het diagnostisch onderzoek selectief uit te voeren bij personen met bepaalde demografische kenmerken (leeftijd, geslacht, ras enzovoort). Zo is de kans op borstkanker groter bij oudere vrouwen dan bij jonge vrouwen.

– Door het diagnostisch onderzoek gericht uit te voeren bij personen met bepaalde klinische karakteristieken (symptomen, tekenen, vage manifestaties, blootstelling aan erkende risicofactoren). Men zegt dan dat er een indicatie is voor het verrichten van een diagnostisch onderzoek. In feite kan deze indicatiestelling als een combinatie van eenvoudige diagnostische tests worden opgevat. Zo zal men bij een patiënt met een continu gewichtsverlies en een sterk verminderde eetlust eerder geneigd zijn aan longkanker te denken wanneer tevens bekend is dat de patiënt zijn leven lang gerookt heeft en er sprake is van heesheidklachten, dan wanneer dat niet het geval is.

Het combineren van twee of meer diagnostische tests berust op de overweging dat een test met een hoge sensitiviteit, maar een lage specificiteit in combinatie met een test met tegenovergestelde eigenschappen gezamenlijk voldoende zekerheid kan bieden en daarmee voldoende aanknopingspunten voor het therapeutisch beleid. De tests kunnen op twee verschillende manieren gecombineerd worden: parallel of in serie.

Parallelle tests

Parallelle tests worden tegelijkertijd afgenomen bij alle te onderzoeken personen. De volgende beslissingsregels worden daarbij vaak gehanteerd: de totaaluitslag is positief bij een positieve uitkomst voor ten minste een van de tests; de totaaluitslag is negatief bij een negatieve uitkomst voor beide tests. Indien deze regels worden toegepast, is het netto-effect een toename van de sensitiviteit en een afname van de specificiteit ten opzichte van elk van beide tests afzonderlijk. De diagnostische waarde van een negatieve testuitslag neemt toe, die van een positieve testuitslag neemt af. Parallel testen is geïndiceerd indien:
– men behoefte heeft aan een sensitieve test (dus wanneer het missen van ziektegevallen ingrijpende gevolgen heeft);
– men de beschikking heeft over twee of meer alternatieve testmethoden die elk apart onvoldoende sensitief zijn;
– de testuitslag snel bekend moet zijn.

Parallel testen heeft de volgende nadelen:
– overdiagnostiek (een toename van het aantal fout-positieven);
– kostenstijging (iedereen wordt aan twee of meer verschillende tests onderworpen; bij in serie testen hoeft slechts een deel van de onderzoekspersonen op herhaling).

Tabel 9.9 illustreert wat de uitkomsten zijn van het parallel toepassen van twee testmethoden die onafhankelijk van elkaar de aanwezigheid van diabetes meten (test 1: sensitiviteit = 90%, specificiteit = 70%; test 2: sensitiviteit = 80%, specificiteit = 90%).

Serietests

Serietests worden na elkaar afgenomen. De tweede test wordt uitsluitend uitgevoerd bij personen met een positieve score op de eerste test. De volgende beslissingsregels worden meestal gehanteerd: de totaaluitslag is positief indien beide tests afzonderlijk een positieve uitslag opleveren. In alle andere gevallen is de uitslag negatief. Het netto-effect is een afname van de sensitiviteit en een toename van de specificiteit. De diagnostische waarde van een positieve testuitslag neemt toe, die van een negatieve testuitslag neemt af. Serietesten is geïndiceerd indien:
– men behoefte heeft aan een specifieke test;
– men de beschikking heeft over twee of meer alternatieve tests die elk op zich onvoldoende specifiek zijn;
– het beschikbaar komen van de definitieve testuitslag enig uitstel duldt.

De procedure is het meest efficiënt wanneer begonnen wordt met de test met de hoogste specificiteit. Men kan echter ook besluiten voorrang te geven aan de minst riskante of de goedkoopste procedure. Tabel 9.10 laat zien wat de uitkomsten zijn van het in serie toepassen van twee testmethoden die onafhankelijk van elkaar de aanwezigheid van diabetes meten (test 1: sensitiviteit = 90% en specificiteit = 70%; test 2: sensitiviteit = 80% en specificiteit = 90%).

Volledigheidshalve dient erop te worden gewezen dat de besproken diagnostische strategieën slechts onder bepaalde aannames de geschetste consequenties opleveren. Een uitvoerige bespreking hiervan valt buiten het bestek van dit boek.

Tabel 9.9 Parallelle toepassing van twee diagnostische tests om diabetes vast te stellen

test 1	wel diabetes	geen diabetes		test 2	wel diabetes	geen diabetes	
+	225	225	450	+	200	75	275
−	25	525	550	−	50	675	725
	250	750	1000		250	750	1000

sensitiviteit = 90% sensitiviteit = 80%

specificiteit = 70% specificiteit = 90%

DW^+ = 50% DW^+ = 72,73%

DW^- = 95,45% DW^- = 93,10%

$P[Z]$ = 25% $P[Z]$ = 25%

Diabeten

Kans op positieve uitslag voor zowel test 1 als test 2:	0,9 × 0,8 = 0,72
Kans op positieve uitslag voor test 1 en negatieve uitslag voor test 2:	0,9 × 0,2 = 0,18
Kans op negatieve uitslag voor test 1 en positieve uitslag voor test 2:	0,1 × 0,8 = 0,08
Kans op negatieve uitslag voor zowel test 1 als test 2:	0,1 × 0,2 = 0,02
Sensitiviteit van de gecombineerde test:	(0,72 + 0,18 + 0,08) / 1,00 = 0,98

Niet-diabeten

Kans op positieve uitslag voor zowel test 1 als test 2:	0,3 × 0,1 = 0,03
Kans op positieve uitslag voor test 1 en negatieve uitslag voor test 2:	0,3 × 0,9 = 0,27
Kans op negatieve uitslag voor test 1 en positieve uitslag voor test 2:	0,7 × 0,1 = 0,07
Kans op negatieve uitslag voor zowel test 1 als test 2:	0,7 × 0,9 = 0,63
Specificiteit van de gecombineerde test:	0,63 × 1,0 = 0,63

test 1 en test 2	wel diabetes	geen diabetes		
+	245	277,5	522,5	sensitiviteit = 98%
−	5	472,5	477,5	specificiteit = 6%
	250	750	1000	DW^+ = 46,89%
				DW^- = 98,95%

Nota bene: Bij de berekening is ervan uitgegaan dat test 1 en test 2 onafhankelijk van elkaar de aanwezigheid van diabetes meten. Indien er sprake is van afhankelijkheid van beide tests, moet hiervoor gecorrigeerd worden. Op deze procedure wordt hier niet verder ingegaan.

9.6.2 DE KEUZE VAN HET AFKAPPUNT IS CRUCIAAL

De meeste diagnostische kenmerken worden niet gemeten als dichotome variabelen (positief of negatief; abnormaal of normaal; ziek of gezond). Veelal geschiedt de meting op een ordinale schaal, een intervalschaal of een continue schaal. Vervolgens wordt via het kiezen van een of meer afkappunten vastgelegd welke meetwaarden als te hoog, te laag of juist goed moeten worden aangemerkt. Een dergelijke procedure wordt bijvoor-

Diagnostiek en prognostiek

Tabel 9.10 Toepassing in serie van twee diagnostische tests om diabetes vast te stellen

A	Eerst test 1, dan test 2			B	Eerst test 2, dan test 1		
test 1	wel diabetes	geen diabetes		test 2	wel diabetes	geen diabetes	
+	225	225	450	+	200	75	275
–	25	525	550	–	50	675	725
	250	750	1000		250	750	1000
test 2	wel diabetes	geen diabetes		test 1	wel diabetes	geen diabetes	
+	180	22,5	202,5	+	180	22,5	202,5
–	45	202,5	247,5	–	20	52,5	72,5
	225	225	450		200	75	275
test 1 + test 2	wel diabetes	geen diabetes		test 2 + test 1	wel diabetes	geen diabetes	
+	180	22,5	202,5	+	180	22,5	202,5
–	70	727,5	797,5	–	70	727,5	797,5
	250	750	1000		250	750	1000

sensitiviteit = 72%   sensitiviteit = 72%
specificiteit = 97%   specificiteit = 97%
DW^+ = 88,89% DW^+ = 88,89%
DW^- = 91,22% DW^- = 91,22%
Aantal tests: 1000 (test 1) + 450 (test 2)   Aantal tests: 1000 (test 2) + 275 (test 1) = 1275
= 1450

Nota bene: Bij de berekening is ervan uitgegaan dat test 1 en test 2 onafhankelijk van elkaar de aanwezigheid van diabetes meten. Indien er sprake is van afhankelijkheid van beide tests, moet hiervoor gecorrigeerd worden. Op deze procedure wordt hier niet verder ingegaan.

beeld gevolgd bij het meten van de bloeddruk, het vaststellen van afwijkingen op een inspannings-ecg, het beoordelen van biochemische bepalingen in serum of urine en het interpreteren van de uitkomsten van een leverfunctietest. Het stellen van de voorlopige diagnose 'appendicitis' (blindedarmontsteking) bij patiënten met acute buikpijn kan gebeuren aan de hand van een klachtenscore, gebaseerd op de meting van vier verschillende klachten: ernst van de pijn (wel/niet ernstig), plaats van de pijn (vier mogelijke plaatsen), drukgevoeligheid (ja/nee), gevoeligheid van het rectum (ja/nee). Er zijn dus 32 verschillende klachtencombinaties mogelijk. Deze kunnen ge-

rangschikt worden naar toenemende mate van waarschijnlijkheid waarmee iedere klachtencombinatie bij appendicitispatiënten voorkomt. Vervolgens kan een afkappunt tussen twee opeenvolgende klachtencombinaties worden gekozen om het omslagpunt te markeren van onvoldoende naar voldoende kans op appendicitis om operatief ingrijpen te rechtvaardigen.

Bij de in casus 9.2 beschreven bloedglucosetest werd het afkappunt gelegd bij 100 mg/100 ml. Op basis van dit afkappunt werden van de 250 diabetespatiënten er 225 als zodanig herkend (terecht-positieven; sensitiviteit = 90%) en 25 over het hoofd gezien (fout-negatieven). Van de 750

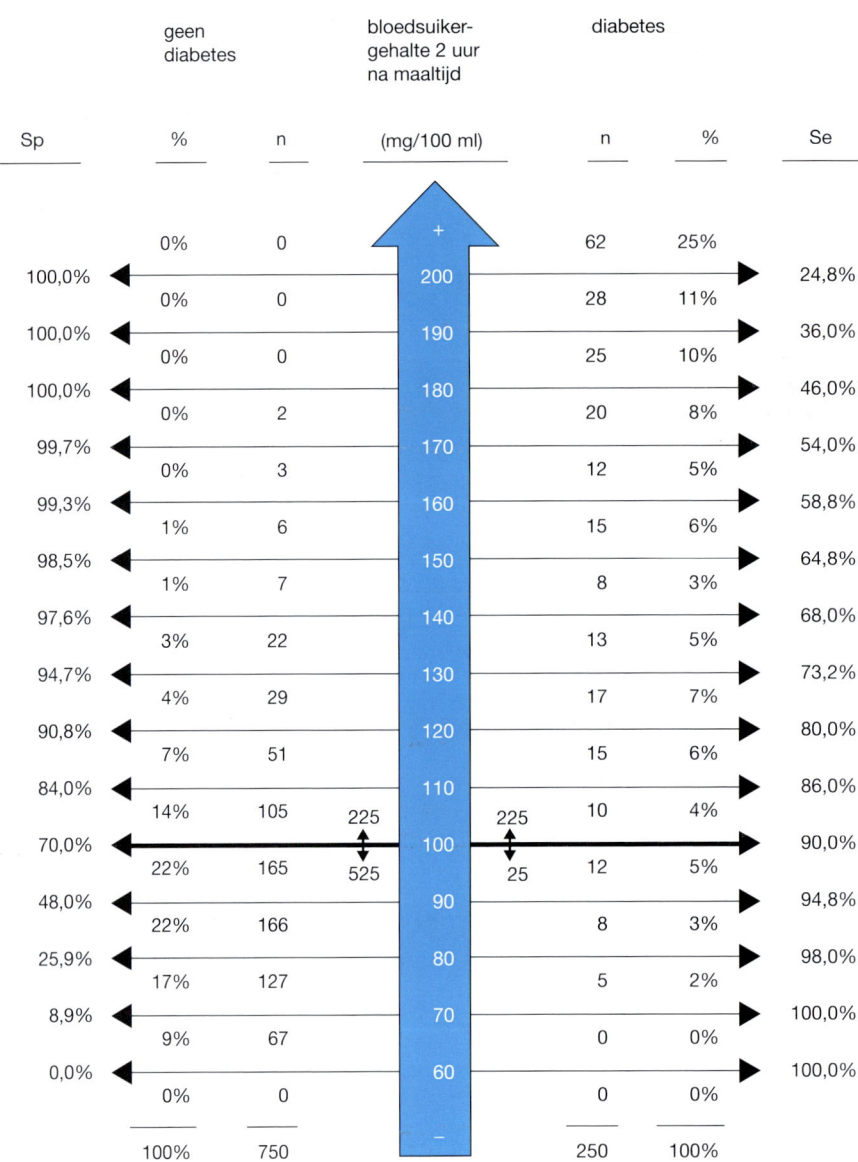

Figuur 9.12 Verdeling van uitkomsten van de glucosebepalingstest bij 250 diabeten en 750 niet-diabeten. Sensitiviteit en specificiteit behorende bij verschillende afkappunten voor een positieve/negatieve testuitslag.

Se = sensitiviteit
Sp = specificiteit

patiënten zonder diabetes werden er 525 juist (terecht-negatieven; specificiteit = 70%) en 225 onjuist (fout-positieven) gecategoriseerd. De vraag is of het afkappunt wel goed gekozen was.

In figuur 9.12 wordt de volledige range van meetresultaten gepresenteerd die de toepassing van de eenvoudige glucosebepalingsmethode bij de diabeten en de niet-diabeten opleverde. In de middelste kolommen zijn de aantallen en percentages diabeten, respectievelijk niet-diabeten met een bepaalde bloedglucoseconcentratie vermeld. De figuur maakt duidelijk dat het schuiven met de grenswaarde tussen een positieve en een negatieve testuitslag resulteert in steeds andere aantallen opgespoorde diabeten en niet-diabeten. Dit betekent in wezen dat de sensitiviteit en de specificiteit van de test afhankelijk zijn van het gekozen afkappunt. In de figuur zijn daarom bij ieder mogelijk afkappunt tevens de corresponderende waarden van de sensitiviteit en de specificiteit vermeld.

De verdeling van de verschillende bloedsuikerwaarden onder diabeten en niet-diabeten wordt grafisch weergegeven in de figuren 9.13 (histogram) en 9.14 (frequentiepolygoon). De verdelingen voor de diabeten en de niet-diabeten zijn hier 'ruggelings' geprojecteerd. Duidelijk is dat de beide verdelingen overlappen. Indien men met behulp van de diagnostische test alleen gevallen van diabetes wenst op te sporen ('rule-in' strategie), dient het afkappunt bij een bloedsuikergehalte van 180 mg/100 ml te worden gelegd. In dat geval zullen echter heel wat gevallen van diabetes worden gemist. Indien men met behulp van de test alleen personen zonder diabetes wenst uit te sluiten ('rule-out' strategie), dient een bloedsuikergehalte van 70 mg/100 ml als afkappunt te worden aangehouden. Dan zullen echter ook veel niet-diabeten ziek worden verklaard. Het optimale afkappunt ligt ergens tussen deze beide waarden in.

Figuur 9.14 laat zien dat een afkappunt van 100 mg/100 ml ongeveer evenveel personen met een terecht-positieve als met een fout-positieve testuitslag oplevert (met andere woorden: de diagnostische waarde van een positieve testuitslag bedraagt circa 50%). Door het afkappunt te verhogen tot 120 mg/100 ml reduceert men het aantal fout-positieven flink, terwijl het aantal fout-negatieve testuitslagen verhoudingsgewijs weinig toeneemt. Op het eerste gezicht lijkt dit afkappunt dan ook een betere keuze.

Figuur 9.15 vormt een visuele ondersteuning van een eerder gesignaleerde wetmatigheid: het

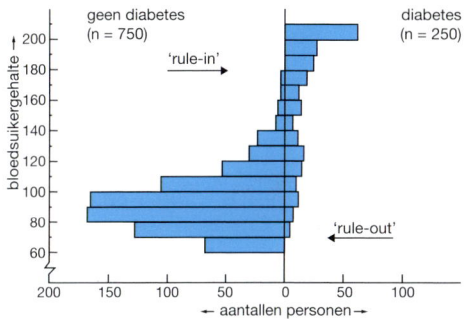

Figuur 9.13 Frequentieverdeling van personen met verschillende uitkomsten voor de bloedglucosetest onder diabeten respectievelijk niet-diabeten.

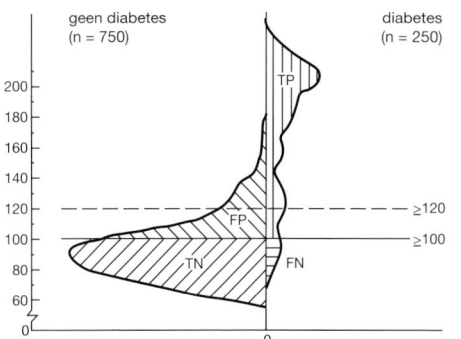

Figuur 9.14 Verdelingscurven van uitslagen van de bloedglucosetest voor diabeten en niet-diabeten (P(Z) = 25%).

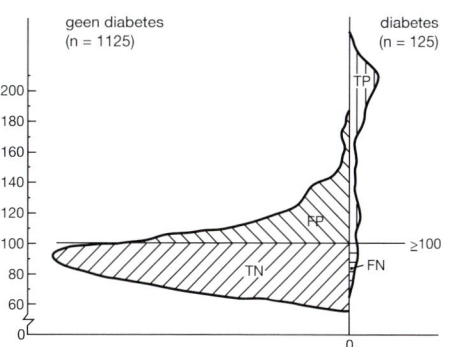

Figuur 9.15 Verdelingscurven van uitslagen van de bloedglucosetest voor diabeten en niet-diabeten (P(Z) = 10%).

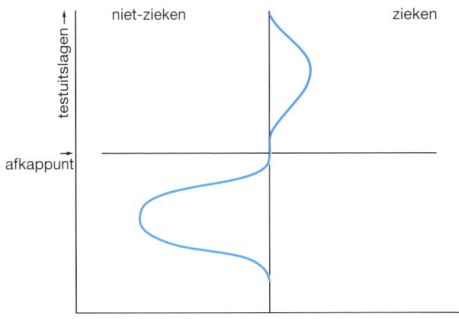

Figuur 9.16 Voorbeeld van een perfecte diagnostische test.

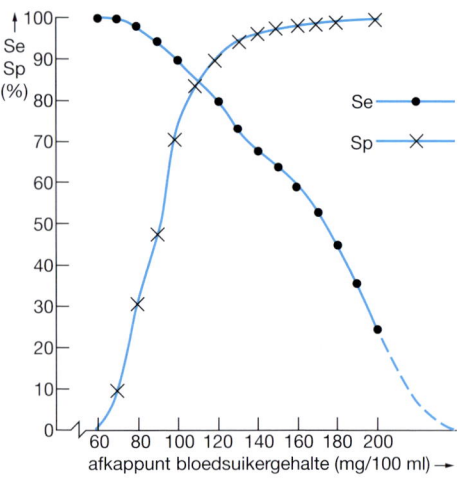

Figuur 9.17 Relatie tussen sensitiviteit en specificiteit bij verschillende afkappunten voor een positieve dan wel negatieve uitslag van de bloedglucosetest.

toepassen van de test in een populatie met een lager percentage zieken leidt tot een ongunstiger verhouding tussen het aantal terecht-positieven en het aantal fout-positieven (een lagere DW$^+$) en tot een gunstiger verhouding tussen het aantal terecht-negatieven en het aantal fout-negatieven (een hogere DW$^-$).

Op grond van de gepresenteerde figuren zal duidelijk zijn dat het niet mogelijk is een afkappunt aan te wijzen dat volledig discrimineert tussen diabeten en niet-diabeten (geen fout-positieven en geen fout-negatieven; 100% sensitiviteit en 100% specificiteit). De situatie van een perfecte test wordt weergegeven in figuur 9.16. Dan is er wel een afkappunt aan te wijzen dat diabeten en niet-diabeten perfect scheidt.

Gegeven een bepaalde testmethode kan men door te schuiven met het afkappunt nooit tegelijkertijd de sensitiviteit en de specificiteit verhogen. Het opvoeren van de sensitiviteit gaat ten koste van de specificiteit. Omgekeerd vraagt een toename van de specificiteit offers waar het de sensitiviteit betreft (zie figuur 9.17).

Wat moet bij de keuze van het afkappunt zwaarder wegen: een hoge sensitiviteit of een hoge specificiteit? Deze vraag is moeilijk in zijn algemeenheid te beantwoorden. De beslissing met betrekking tot het optimale afkappunt is arbitrair. Bij de afweging spelen met name de volgende twee overwegingen een rol:
– de consequenties die verbonden zijn aan een foutieve diagnose, hetzij fout-positief, hetzij fout-negatief;
– de prevalentie van de ziekte in de onderzochte populatie; deze is immers medebepalend voor de aantallen fout-positieve en fout-negatieve diagnosen.

Het gebruik van een sensitieve test is vooral geïndiceerd indien men geen enkel ziektegeval wil missen. Men kan bijvoorbeeld denken aan een ziekte die zonder behandeling slecht afloopt maar die, mits tijdig ontdekt, goed behandelbaar is (bijvoorbeeld de ziekte van Hodgkin of fenylketonurie). Een sensitieve test kan ook handig zijn om aan het begin van het diagnostische proces personen te elimineren die de ziekte in kwestie bijna zeker niet hebben (de personen met een negatieve testuitslag). Een sensitieve test geeft immers de meeste zekerheid in geval van een negatieve uitslag.

Een sensitieve test heeft echter als consequentie dat gezonde personen ten onrechte als 'ziek' gelabeld worden (stigmatisering). Dit is vooral een bezwaar wanneer de ingestelde vervolgdiagnostiek of -behandeling belastend en riskant is, en kan resulteren in fysieke, emotionele of financiële schade voor de betrokkenen. Een te sensitieve test leidt tot medische overconsumptie.

Uit het voorgaande is duidelijk dat de sensitiviteit en de specificiteit – en dus ook de likelihood ratio – variëren al naar gelang de keuze van het afkappunt van de test. De situatie is echter nog ingewikkelder. Ook bij een vast afkappunt kunnen de sensitiviteit en de specificiteit verschillende waarden aannemen, afhankelijk van de populatie waarin de test wordt toegepast. De medisch specialist zal doorgaans met ernstiger, en daardoor gemakkelijker te onderkennen, stadia van een bepaalde ziekte geconfronteerd worden dan de huisarts, enerzijds door de selectieprocedure, anderzijds doordat de ziekte zich in de loop van de tijd verder ontwikkelt. Denk bijvoorbeeld aan een knobbeltje in de borst van een vrouw, dat aanvankelijk nauwelijks te voelen is, of aan een ontstekingsproces in de eerste fase, dat nog niet de volledige lichaamsafweer in gang heeft gezet. De medisch specialist bevindt zich dus in een gunstiger uitgangspositie dan de huisarts en kan werken met een hogere sensitiviteit, bij gelijkblijvende vaardigheid in het hanteren en interpreteren van een diagnostische test. De specificiteit daarentegen zal lager uitvallen. Verondersteld wordt dat de likelihood ratio, in vergelijking met de sensitiviteit en de specificiteit, minder afhankelijk is van het deel van het ziektespectrum waaruit de patiënten afkomstig zijn.

9.6.3 VALIDITEIT IS AFHANKELIJK VAN DE PREVALENTIE

In het voorgaande is aangegeven dat de diagnostische waarde van een test sterk afhangt van de prevalentie. In deze paragraaf zullen we dat verband verder kwantificeren. In tabel 9.11 is berekend wat de diagnostische waarden (DW^+; DW^-) zijn van drie verschillende diagnostische tests (1: sensitiviteit = 0,90 en specificiteit = 0,70; 2: sensitiviteit = 0,80 en specificiteit = 0,90; 3: sensitiviteit = 0,70 en specificiteit = 0,60), die worden

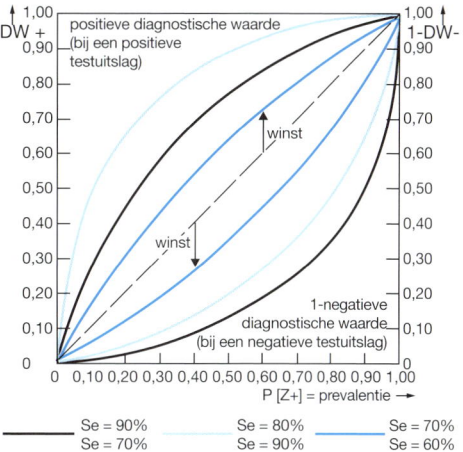

Figuur 9.18 Het effect van de prevalentie van de ziekte, alsmede de sensitiviteit en de specificiteit van een test op de positieve en negatieve diagnostische waarden van de testuitslag.

toegepast in populaties met verschillende ziekteprevalentie (P(Z)). De lezer kan deze waarden ook zelf uitrekenen, door bijvoorbeeld uit te gaan van een populatie van 10.000 personen.

In figuur 9.18 wordt het verband tussen de prevalentie van de ziekte, de sensitiviteit en specificiteit van de test en de diagnostische waarden van een positieve, respectievelijk negatieve testuitslag grafisch weergegeven. De diagonaal in de figuur geeft de situatie weer voor een test met een sensitiviteit en specificiteit van beide 50%. Van een dergelijke test wordt men niets wijzer: na de test weet men evenveel als ervoor. Duidelijk is dat

Tabel 9.11		\multicolumn{11}{l}{Positieve en negatieve diagnostische waarden (percentages) van een diagnostische test met variërende sensitiviteit (Se) en specificiteit (Sp) en bij toepassing in verschillende populaties}
	P(Z)	0,1%	0,5%	1,0%	5%	10%	25%	50%	75%	90%	95%	99%
Se 90%	DW^+	0,30	1,49	2,9	13,6	25,0	50,0	75,0	90,0	96,4	98,3	99,7
Sp 70%	DW^-	99,99	99,93	99,86	99,25	98,4	95,0	87,5	70,0	43,8	26,9	6,6
Se 80%	DW^+	0,79	0,79	7,5	29,3	47,1	72,7	88,9	96,0	98,6	99,4	99,9
Sp 90%	DW^-	99,98	99,98	99,78	98,84	97,6	93,1	81,8	60,0	33,3	19,2	4,4
Se 70%	DW^+	0,17	0,87	1,7	8,4	16,3	36,8	63,7	84,0	94,0	97,1	99,4
Sp 60%	DW^-	99,95	99,75	99,50	97,44	94,7	85,7	66,7	40,0	18,2	9,5	2,0

de diagnostische waarde van een positieve testuitslag toeneemt, naarmate de ziekte vaker voorkomt, en naarmate de sensitiviteit en de specificiteit hoger zijn. Wat verder opvalt, is dat de test de meeste aanvullende informatie oplevert in situaties waarin de ziekte frequent voorkomt (prevalentie = 20-80%). Een imperfecte test is doorgaans minder geschikt om een aandoening op te sporen in populaties waar deze aandoening zeldzaam is. Evenmin schiet men veel op met het loslaten van een dergelijke test op een populatie personen waarin vrijwel iedereen de aandoening heeft. De relevantie van de meeste diagnostische tests is het grootst bij toepassing van de test op indicatie, dat wil zeggen dat er aanwijzingen zijn dat de ziekte aanwezig is, maar dat deze aanwijzingen nog niet al te sterk zijn. De mate van zekerheid die men moet hebben over de aanwezigheid van een ziekte om op grond van de testuitslag therapeutisch ingrijpen te kunnen rechtvaardigen (de posterior kans), verschilt overigens van ziekte tot ziekte. Zij is onder meer afhankelijk van de ernst van de aandoening en van de risico's verbonden aan de therapie.

De onderlinge relatie tussen de predictieve waarde, de sensitiviteit, de specificiteit en de ziekteprevalentie kan, uitgaande van de gegeven definities:
- sensitiviteit = a / (a + c);
- specificiteit = d / (b + d);
- DW^+ = a / (a + b);
- DW^- = d / (c + d);
- P(Z) = (a + c) : (a + b + c + d);
- P($\bar{Z}$) = (b + d) : (a + b + c + d);

via eenvoudig rekenwerk in de volgende formules worden vertaald:

$$DW^+ = \frac{\text{sensitiviteit} \cdot P[Z]}{\text{sensitiviteit} \cdot P[Z] + (1 - Sp) \cdot (1 - P[Z])}$$

$$DW^- = \frac{\text{specificiteit} \cdot (1 - P[Z])}{(1 - Se) \cdot P[Z] + \text{specificiteit} \cdot (1 - P[Z])}$$

Een probleem is dat de informatie over de ziekteprevalentie in de groep waartoe een persoon behoort, vaak gebrekkig is. Een *sensitiviteitsanalyse* is dan op zijn plaats. Een dergelijke analyse komt er grofweg op neer dat men de DW^+ en de DW^- berekent voor verschillende prevalenties (prior kansen) tussen de grenswaarden die de range omsluiten waarbinnen de werkelijke prevalentie redelijkerwijs zal liggen. Vervolgens wordt nagegaan of de verkregen uitkomsten uitmonden in verschillende diagnostische of therapeutische beslissingen. Sensitiviteitsanalyse is in dit geval dus bedoeld om na te gaan hoe gevoelig het diagnostisch beleid is voor veranderingen in de aannames met betrekking tot het voorkomen van de ziekte in de onderzoekspopulatie. Sensitiviteitsanalyse kan ook bedoeld zijn om de consequenties van variërende aannames over de sensitiviteit en de specificiteit van een diagnostische test te onderzoeken.

9.7 Een kritische houding is extra van belang bij vroegdiagnostiek

Diagnostiek kan plaatsvinden op verschillende momenten in het beloop van een ziekte (zie hoofdstuk 1). Wanneer diagnostisch onderzoek zich richt op de identificatie van ziekte bij ogenschijnlijk gezonde individuen, spreekt men van *vroegdiagnostiek* of *screening*. Het initiatief tot dergelijk onderzoek berust meestal bij gezondheidszorgprofessionals. Hierbij kan het enerzijds gaan om de identificatie van voorstadia van een klinisch ziektebeeld (opsporing van presymptomatische ziekten; bijvoorbeeld celdysplasie als mogelijke aanwijzing voor een beginnend kankerproces, eiwit in de urine als aanwijzing voor een gebrekkig functioneren van de nieren). Anderzijds kan het gaan om de identificatie van risicofactoren die nauw geassocieerd zijn met de ontwikkeling van een bepaalde ziekte (bijvoorbeeld: hypercholesterolemie, hoge bloeddruk, roken). Vroegdiagnostiek beweegt zich aldus op het grensvlak van de preventieve en de curatieve geneeskunde.

Vroegdiagnostiek kan op verschillende manieren worden georganiseerd. Bevolkingsonderzoek is een vorm van vroegdiagnostiek waarbij grote, ongeselecteerde populaties op de aanwezigheid van bepaalde afwijkende eigenschappen worden onderzocht. Een voorbeeld is het nationaal bevolkingsonderzoek op borstkanker waarvoor in Nederland vrouwen van 50 tot 70 jaar iedere twee jaar worden uitgenodigd. Case-finding heeft een meer individueel en gericht karakter. Deze opsporingsstrategie impliceert dat de hulpverlener als initiatiefnemer een grote verantwoordelijkheid draagt voor de follow-up van abnormale testuitslagen. Een voorbeeld is een huisarts die oudere patiënten die op het spreekuur langskomen, vraagt de aanwezigheid van bloed bij de ontlasting te laten testen.

Aan de beslissing vroegdiagnostiek te propageren of zelfs te verplichten kunnen verschillende motieven ten grondslag liggen:
- bescherming van de onderzochte individuen zelf (diagnostiek en effectieve behandeling);
- bescherming van de omgeving van de onderzochte individuen (opsporing en uitsluiting, isolatie), bijvoorbeeld keuring van piloten, automobilisten, leraren, ziekenhuispersoneel of immigranten;
- eigenbelang van de screenende instantie, bijvoorbeeld verzekeringsmaatschappijen (toelatingskeuring) of bedrijven (aanstellingskeuring);
- vergaren van informatie als basiswaarde voor mogelijke vervolgmetingen, bijvoorbeeld registratieprocedure bij inschrijving in een huisartspraktijk of bij opname in een ziekenhuis.

Screening is er in Nederland in allerlei soorten en maten. Een voorbeeld uit het verleden is het bevolkingsonderzoek op tuberculose. Andere voorbeelden zijn het onderzoek op lichamelijke afwijkingen bij pasgeboren zuigelingen, het screeningsonderzoek op aangeboren stofwisselingsziekten (fenylketonurie, congenitale hypothyreoïdie), eveneens bij pasgeborenen, de periodieke controle op afwijkingen in gezichtsvermogen en gehoor en op andere lichamelijke of geestelijke groei- en ontwikkelingsstoornissen in het kader van de zuigelingen- en kleuterconsultatiebureaus en het schoolgeneeskundig onderzoek, periodieke controle van het hemoglobinegehalte bij zwangere vrouwen, periodiek geneeskundig onderzoek door bedrijven, overheidsinstellingen, verzekeringsmaatschappijen en sportmedische adviesbureaus, screening van 35-jarige mannen op risicofactoren voor hart- en vaatziekten, en de screening op borstkanker (palpatie, mammografie) en baarmoederhalskanker ('uitstrijkje') van vrouwen door huisartsen, medisch specialisten en gespecialiseerde screeningsbureaus.

Het initiëren van screening houdt de impliciete belofte in dat de gezondheidstoestand van de

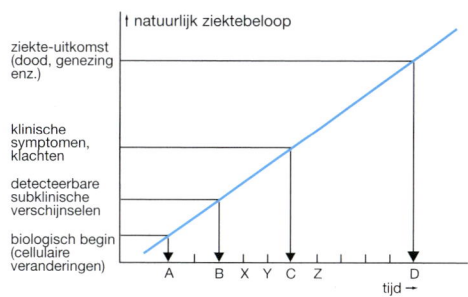

Figuur 9.19 Kritiek moment voor de effectiviteit van vroege diagnostiek in relatie tot het natuurlijke verloop van een ziekte.
A: Tijdstip van begin van de ziekte.
B: Tijdstip van de eerste detecteerbare subklinische verschijnselen.
C: Tijdstip van de eerste klinische symptomen.
Z: Gebruikelijke tijdstip van de klinische diagnose (naar aanleiding van klachten, symptomen enzovoort).
Y: Kritiek moment voor effectieve screening.
X: Feitelijk moment van screening (voorbeeld).
B – Z: Tijdsinterval waarbinnen screening mogelijk is.
B – Y: Tijdsinterval waarbinnen screening effectief is.
X – Z: Tijdsinterval corresponderend met vroegere diagnose van de ziekte als gevolg van het screeningsonderzoek ('lead time').

deelnemers in positieve zin zal worden bevorderd. Voor het gevoel van de meeste mensen kan vroege diagnostiek niet anders dan heilzaam zijn. Aan het standpunt dat screening per definitie zinvol is, ligt de veronderstelling ten grondslag dat ergens in het presymptomatische stadium van een ziekte een kritiek moment te onderkennen is waarop de ziekte of de voorbodes daarvan reeds detecteerbaar zijn en waarvoor geldt dat behandeling effectiever is dan op het moment waarop de ziekte klinisch manifest zou zijn geworden. In figuur 9.19 wordt grafisch weergegeven waar een dergelijk kritiek moment in het verloop van een ziekte gelegen is.

Indien het kritieke moment in de tijd voorafgaat aan het tijdstip van de eerste waarneembare subklinische verschijnselen (Y ligt links van B), is effectieve screening bij voorbaat uitgesloten. Indien Y aan X voorafgaat, is effectieve screening in principe mogelijk, maar zet de feitelijke screening geen zoden aan de dijk. In de praktijk van het screeningsonderzoek moet wel degelijk met deze laatste mogelijkheid rekening worden gehouden.

Om te beoordelen of screening in een gegeven context zinvol is, moeten de aard van de op te sporen ziekte, de behandelingsperspectieven en de kwaliteit van de beschikbare screeningstest in beschouwing worden genomen. Relevante toetsingscriteria zijn de volgende.

- De ernst en de gevolgen van de aandoening (mortaliteit, invaliderend karakter, ongemak, kosten). Vroegdiagnostiek is vooral dan relevant wanneer een ziekte normaal gesproken een fataal verloop heeft, maar alleen bij vroegtijdige onderkenning met een sisser afloopt.
- De frequentie van de aandoening. Screening wordt interessanter naarmate een aandoening vaker voorkomt (zie paragraaf 9.6.3). In feite is het niet de prevalentie van de klinische ziekte, maar de prevalentie van het subklinische, detecteerbare stadium van de ziekte die hier telt.
- De effectiviteit van de behandeling (vervolgdiagnostiek, therapie). Er moet een behandelmethode beschikbaar zijn die werkzaam is bij ziektegevallen die door middel van screening aan het licht zijn gekomen. Deze behandeling moet bovendien geaccepteerd worden door de personen met een positieve uitslag van de screeningstest. Deze eis wordt lastiger naarmate de ziekte zich sneller ontwikkelt. De tijdwinst die met de screening geboekt wordt (*lead time*, zie figuur 9.19) is dan immers kort. Dit is een van de redenen waarom bijvoorbeeld screening op longkanker met röntgenfoto's niet effectief lijkt te zijn.
- De veiligheid van de behandeling. De behandelmethode mag geen onaanvaardbare gezondheidsrisico's met zich meebrengen.
- De validiteit van de screeningstest. Een lage specificiteit gaat gepaard met veel fout-positieve diagnosen. Personen die een fout-positieve screeningsuitslag krijgen, lopen niet alleen een risico op belastend vervolgonderzoek of onnodige behandeling, maar kunnen ook ernstig psychisch belast worden. Een lage sensitiviteit daarentegen leidt tot valse geruststelling. Een gevolg kan zijn dat later optredende klinische verschijnselen vertraagd worden gepresenteerd.
- De veiligheid van de screeningstest. Aan de toepassing van de test mogen geen onaanvaardbare risico's verbonden zijn, te meer daar de doelgroep in meerderheid uit gezonde individuen bestaat.
- De belasting die de screeningstest met zich meebrengt. Zowel de consument als de hulpverlener is gebaat bij een simpele, goedkope testmethode, die in fysiek of emotioneel opzicht niet te belastend is.

Vaak wordt screening gepropageerd met als argument dat vroegtijdige onderkenning van een ziekte resulteert in een betere prognose (overlevingskans, ziekteduur enzovoort). Het is echter nog niet zo eenvoudig om deze claim via goed onderzoek cijfermatig te onderbouwen en wel om de volgende redenen.

- Personen die vrijwillig aan screeningsonderzoek deelnemen, zijn vaak meer gezondheidsbewust en hebben om die reden al een relatief gunstige prognose;
- Wanneer door screening de diagnose eerder gesteld wordt dan langs de weg van klachten en symptomen, mag men deze tijdwinst als zodanig niet als een verbetering van de prognose aanmerken. Een persoon die op basis van de screening twee jaar eerder gediagnosticeerd wordt en vervolgens nog zeven jaar leeft, heeft geen voordeel als zijn levensverwachting na een klinische diagnose nog vijf jaar zou zijn geweest. Deze kunstmatige voorsprong noemt men lead time (zie figuur 9.19). Bij de evaluatie van screening zal men voor deze 'lead time' moeten corrigeren.
- Patiënten bij wie de ziekte in kwestie zich langzaam ontwikkelt (bijvoorbeeld trage tumorgroei in geval van kanker), hebben meer kans om via screening ontdekt te worden dan patiënten met een onstuimig verlopend ziekteproces. Zij verkeren immers gedurende een relatief lange periode in het presymptomatisch stadium. Indien het klinisch stadium even lang duurt, hebben zij bovendien een gunstiger prognose, los van een eventueel screeningseffect. Screening resulteert dan in selectieve detectie van patiënten met een traag, relatief goedaardig ziektebeloop en daardoor een gunstige prognose. Men noemt dit verschijnsel *length bias*.

De snelheid waarmee een bepaalde aandoening zich ontwikkelt, is bepalend voor de optimale lengte van het screeningsinterval, dat wil zeggen:

de tijdsduur tussen twee opeenvolgende screeningsronden. Bij een snelle ontwikkeling heeft alleen frequent screenen zin.

Om bovenstaande redenen kan een valide beoordeling van de effectiviteit van een screeningstest alleen via een experimenteel (gerandomiseerd) evaluatieonderzoek worden verkregen. Degelijke studies zijn zeldzaam vanwege het grote aantal deelnemers dat ervoor nodig is en ook omdat het lastig is om een deel van de bevolking de screening te onthouden.

9.8 Prognostiek om het verloop van ziekte te beschrijven

Vraagstukken omtrent het te verwachten verloop van de aandoening wanneer men niet ingrijpt, zijn wezenlijk anders dan diagnostische vraagstukken. Toch hebben ze eenzelfde doel: informatie aandragen op basis waarvan beslissingen genomen kunnen worden (wel of niet behandelen bijvoorbeeld, en zo ja, welke behandeling) en informatie aandragen waarmee de patiënt zijn voordeel kan doen.

Het onderzoek naar prognostische vraagstukken vertoont veel gelijkenis met het diagnostische onderzoek zoals dat in de voorgaande paragrafen is beschreven. Het belangrijkste verschil is de tijdsdimensie. Prognostische vraagstukken zijn per definitie vraagstukken die gaan over veranderingen in de loop van de tijd, terwijl men bij diagnostisch onderzoek juist wil weten wat er op een bepaald moment aan de hand is.

9.8.1 PROGNOSTISCH ONDERZOEK VERGT HET VOLGEN VAN EEN COHORT

Om te onderzoeken wat de prognose is van een bepaalde aandoening of gezondheidstoestand bij een bepaalde patiënt, in termen van de kans op het ontwikkelen van een bepaalde uitkomst (overlijden, complicaties, genezing), zal men een populatie vergelijkbare patiënten moeten volgen om de incidentie van deze uitkomst te kunnen schatten. Hieruit leiden we af dat prognostisch onderzoek altijd het karakter heeft van een cohortonderzoek, waarbij het cohort bestaat uit personen met de aandoening of gezondheidstoestand waarvan men de prognose wil kennen. Dergelijk onderzoek wordt natuurlijk pas echt informatief wanneer van de leden van dat cohort bij de start van de follow-up allerlei gegevens zijn verzameld die met deze incidentie in verband gebracht kunnen worden. Het gaat daarbij om de prognostische determinanten. En zo komen we weer bij de bekende epidemiologische functie waarin in dit geval de incidentie van de uitkomst die men in de toekomst vreest of waarop men hoopt, wordt beschreven als functie van een serie prognostische determinanten:

$$Z = f(D_i)$$

Wanneer de uitkomstvariabele een ziektestadium is waarvan men de kans dat dit zich ontwikkelt (de incidentie) wil beschrijven, dan zal deze functie de vorm hebben van een logistische functie met een lineaire combinatie van determinanten D_i:

$$P(Z) = \frac{1}{1 + e^{-(b_0 + b_1 D_1 + b_2 D_2 + \ldots + b_k D_k)}}$$

Voor andersoortige uitkomsten (continue gezondheidskenmerken of overlevingsduur) gelden aangepaste modellen.

Casus 2.1 (hoofdstuk 2) (een vervolg op casus 1.7, hoofdstuk 1) geeft een voorbeeld van de toepassing van dit soort modellen op het voorspellen van zwangerschapskansen bij paren die in aanmerking wensen te komen voor in-vitrofertilisatie (ivf). Casus 9.4 geeft een voorbeeld van een *predictiemodel* dat ontwikkeld is voor het voorspellen van het risico op het ontwikkelen van diabetes.

Net als bij diagnostische functies kunnen in een prognostisch model verschillende determinanten worden onderscheiden: klachten en symptomen, uitslagen van (laboratorium- en andere) tests, en kenmerken van de personen in kwestie (leeftijd, geslacht, leefstijl). Het is wel van belang dat deze kenmerken betrekking hebben op de situatie aan het begin van de follow-up, anders gezegd: op het moment waarop de vraag naar de prognose zich voordoet.

In hoofdstuk 4 werden twee varianten van het cohortonderzoek beschreven, prospectief en historisch cohortonderzoek. Beide varianten kunnen in principe aangewend worden voor het verkrijgen van gegevens ten behoeve van een prognostische functie. In de praktijk zal echter vaak blijken dat allerlei determinanten die men in deze functie zou willen opnemen, in het verleden niet gemeten of vastgelegd zijn. Achteraf alsnog meten kan alleen wanneer men zeker weet dat de status van deze determinant niet is veranderd (geboortedatum, geslacht, DNA). Van klachten en symptomen kan natuurlijk achteraf niet meer worden nagegaan of ze aan het begin van de follow-up aanwezig waren, laat staan dat men alsnog de uitslag van een bloed- of urineparameter zou kunnen vaststellen. Tenzij er monsters zijn opgeslagen waarin deze bepalingen alsnog mogelijk zijn. Indien de determinanten die men wil onderzoeken in het verleden niet gemeten en vastgelegd zijn bij de patiënten waarvoor men nu een prognostische functie wil schatten, is men op prospectief onderzoek aangewezen.

Om een goede, correcte beschrijving te krijgen van de prognostisch-epidemiologische functie zullen alle determinanten en de uitkomst goed (valide en precies) en onafhankelijk van elkaar gemeten moeten worden. Bij het vaststellen van de uitkomst mag men zich dus niet, bewust of onbewust, laten beïnvloeden door kennis over de determinanten. Als men zich baseert op historische gegevens, geldt ook het omgekeerde, dat wil zeggen dat men zich bij het vaststellen van de determinanten niet mag laten leiden door kennis over de uitkomst.

Casus 9.4 Predictiemodellen voor diabetes

Over de waarde van risicofactoren en symptomen voor het voorspellen van de kans dat iemand een insulineonafhankelijke diabetes ontwikkelt, bestond veel controverse. Om die reden ontwikkelden Nederlandse onderzoekers een predictiemodel op basis van gegevens uit een groot longitudinaal onderzoek naar diabetes in Hoorn, nadat Amerikaanse onderzoekers voor dit doel ook al een predictiemodel hadden gepubliceerd, eveneens op basis van een grote representatieve steekproef van de (in dit geval Amerikaanse) bevolking. De predictoren die op basis van de statistische analyse geselecteerd werden voor het predictiemodel staan weergegeven in tabel 9.12.

De tabel laat zien dat de predictiemodellen van beide onderzoeken een duidelijke overlap vertonen wat betreft de geselecteerde factoren. Dit suggereert dat deze gemeenschappelijke factoren een belangrijke rol spelen bij het voorspellen van het ontstaan van diabetes mellitus. Wanneer echter het predictiemodel van het Amerikaanse onderzoek werd toegepast op de Nederlandse populatie, waren de resultaten van het model duidelijk minder goed dan in de Amerikaanse populatie. Voor het Amerikaanse predictiemodel, toegepast op de eigen Amerikaanse populatie, was de sensitiviteit 79% en de specificiteit 65%. Wanneer hetzelfde model werd toegepast op de Nederlandse populatie, was de sensitiviteit 72% en de specificiteit 55%. De verklaring hiervan moet gezocht worden in de neiging van het model tot 'overfitting' (zie paragraaf 9.8.3).

(Bron: Visser M. Predictiemodellen stellen vaak teleur. Ned Tijdschr Geneeskd 2001, 145: 1109-12.)

Tabel 9.12 Geselecteerde predictoren in twee verschillende populaties voor het ontwikkelen van een predictiemodel om een verhoogd risico vast te stellen op niet eerder gediagnosticeerde insulineonafhankelijke diabetes mellitus

predictor	Verenigde Staten	Hoorn
leeftijd	x	x
geslacht		x
gebruik van antihypertensiva		x
obesitas	x	x
lichamelijke inactiviteit	x	x
familieleden met diabetes mellitus	x	x
kind met geboortegewicht > 4 kg	x	
quetelet-index		x
vaak dorst hebben		x
pijn tijdens wandelen		x
kortademigheid tijdens wandelen		x

9.8.2 PROGNOSTISCHE DATA VOOR HET KWANTIFICEREN VAN HET PROGNOSTISCH MODEL

Bij de dataverzameling in het kader van een prognostisch onderzoek doen zich allerlei praktische problemen voor, bijvoorbeeld dat niet van alle leden van de onderzoekspopulatie een volledige follow-up verkregen kan worden (censurering) en dat niet van alle leden van het cohort bruikbare informatie over alle potentiële prognostische determinanten verkregen is (missing values). Stappen we hier overheen en gaan we ervan uit dat alle gegevens die nodig zijn voor het schatten van de epidemiologische functie eenmaal verzameld zijn, dan is de totstandkoming van het prognostisch model weer rechttoe rechtaan, en vergelijkbaar met de procedure die voor de diagnostische functie is beschreven. Men evalueert eerst iedere potentiële prognostische determinant afzonderlijk en vervolgens maakt men een multivariabel model waarin alle veelbelovende prognostische factoren zijn opgenomen. In de laatste fase gaat men dit model reduceren om een zo efficiënt mogelijk model te krijgen, dat toch nog goed de uitkomst kan voorspellen. Hierbij geldt als criterium dat een variabele uit het model weggelaten kan worden wanneer de prognostische waarde van het totale model niet noemenswaardig daalt door deze weglating. De prognostische waarde van het totale model leest men, net als bij diagnostisch onderzoek, af aan de AUC van de ROC-curve (zie paragraaf 9.5.5). Confounding en effectmodificatie zijn niet aan de orde bij het ontwikkelen van prognostische modellen. Het gaat immers om een beschrijving, die zich niet noodzakelijkerwijs tot causale relaties hoeft te beperken.

Net als bij diagnostische tests kan men ook van een kenmerk of test afzonderlijk de prognostische betekenis vaststellen. Geheel vergelijkbaar met de DOR (paragraaf 9.5.1) kan men een *prognostische odds ratio* (POR) berekenen, almede een likelihood ratio (zie paragraaf 9.5.2). Vanwege de aard van de vraagstelling is men uiteraard vooral geïnteresseerd in de prognostische waarde van een abnormale en een normale uitslag: PW^+ en PW^- (zie paragraaf 9.5.3). De berekeningen zijn vergelijkbaar, evenals de problemen die zich voordoen bij de interpretatie van deze parameters.

9.8.3 PAS OP VOOR OVERFITTING BIJ DE INTERPRETATIE VAN PROGNOSTISCHE MODELLEN

Bij het interpreteren van gegevens over de *prognostische waarde* (PW^+ en PW^-) moet men, net als bij de diagnostische waarde, erop bedacht zijn dat de PW sterk afhankelijk is van de samenstelling van de populatie waarop de prognostische test wordt toegepast. Een lagere incidentie van de te prognosticeren uitkomst leidt bij een gelijke validiteit van de prognostische testprocedure tot een lagere prognostische waarde van een abnormale testuitslag.

Wanneer men, zoals in dit hoofdstuk wordt aanbevolen, kiest voor een benadering waarin men alle relevante prognostische informatie bijeenbrengt in een multivariabel prognostisch model, dan dient men er wel op bedacht te zijn dat dit model vooral goed past bij de populatie waarin het model is geschat. De prognostische waarde van het model is doorgaans minder goed als men hetzelfde model toepast op een andere, vergelijkbare populatie. Dat geldt dus ook voor de populatie patiënten waarvoor men het model uiteindelijk wil gaan gebruiken. De reden voor deze overschatting van de prognostische waarde is, dat toevallige variatie in de verdeling van kenmerken in de populatie heeft bijgedragen tot de vorming van het oorspronkelijke model. Daarmee zullen de regressiecoëfficiënten in een andere populatie net weer iets anders zijn en zal men met het oorspronkelijke model een minder hoge prognostische waarde halen wanneer men het toepast op een nieuwe populatie. Dit probleem van *overfitting* van het model, dat groter is naarmate men meer prognostische determinanten telt en minder onderzoekspersonen ter beschikking heeft, lost men op door het aanvankelijke model te testen (te 'valideren') bij nieuwe populaties en de prognostische waarde opnieuw te bepalen. Als deze nagenoeg overeenkomt met de oorspronkelijke waarde, heeft het model kennelijk externe geldigheid en kan men het ook met een gerust hart toepassen bij patiënten waarvan men de prognose nog niet weet. Wijkt de prognostische waarde van het totale model sterk af van de oorspronkelijke waarde, dan kan men met behulp van de gegevens van de testpopulatie kijken of het model verbeterd kan worden. Daarna zal men het nieuwe model opnieuw moeten valideren in nieuwe populaties (zie ook casus 9.4).

9.9 Uit de voorbeelden blijkt hoe relevant en hoe lastig diagnostisch en prognostisch onderzoek kan zijn

Als afsluiting van dit hoofdstuk zullen wij, om de behandelde theorie te illustreren, nog twee casus presenteren met voorbeelden van evaluatieonderzoek op het gebied van de diagnostische epidemiologie. Casus 9.5 laat zien hoe een goed opgezette studie dankzij een onomstreden gouden standaard de zin (in dit geval de onzin) van een diagnostische test kan aantonen. Casus 9.6 illustreert dat het trekken van conclusies een stuk lastiger wordt als zo'n gouden standaard ontbreekt, maar dat ook dan uitspraken over de zin of onzin van een diagnostische test mogelijk zijn.

Casus 9.5 De diagnostische betekenis van iriscopie

Iriscopie wordt in de alternatieve geneeskunde toegepast als hulpmiddel bij de diagnostiek, op basis van de veronderstelling dat allerlei organen via zenuwbanen met het regenboogvlies van het oog (de iris) verbonden zijn en daarin geprojecteerd worden. Aandoeningen van de desbetreffende organen zouden tot uiting komen in specifieke veranderingen in bepaalde structuren van de iris. Het feit dat iriscopie goedkoop en weinig belastend is voor de patiënt – het enige wat nodig is, is goed licht en eventueel een vergrootglas – maakt deze techniek tot een uitermate aantrekkelijke diagnostische test. Volgens ingewijden behoren galstenen in een ontstoken galblaas tot de ziektebeelden die gemakkelijk zijn op te sporen met behulp van iriscopie. De galblaas zou geprojecteerd worden op een nauwkeurig omschreven plaats in het laterale onderkwadrant ('kwart voor acht') van de iris van het rechteroog. Stenen zouden zich manifesteren als donkere vlekjes, een

Tabel 9.13 Vergelijking diagnose iriscopisten met werkelijke klinische status

iriscopist A				iriscopisten A t/m E			
score iriscopist		wel galstenen	geen galstenen	score iriscopist		wel galstenen	geen galstenen
95%	⎫	3	5	95%	⎫	41	40
80%	⎬ +	10	7	80%	⎬ +	33	29
65%	⎭	6	6	65%	⎭	27	27
50%		0	0	50%		11	10
35%	⎫	6	8	35%	⎫	15	14
20%	⎬ –	6	9	20%	⎬ –	22	24
5%	⎭	8	4	5%	⎭	46	51
		39	39			195	195

P[Z] = 37 / 78 = 47%

% correcte diagnose = 40 / 78 = 51%

sensitiviteit = 19 / 39 = 49%

specificiteit = 21 / 39 = 54%

LR^+ = (19 / 39) / (18 / 39) = 1,06

LR^- = (20 / 39) / (21 / 39) = 0,95

P[Z] = 197 / 369 = 53%

% correcte diagnose = 190 / 369 = 51%

sensitiviteit = 101 / 184 = 55%

specificiteit = 89 / 185 = 48%

LR^+ = (101 / 184) / (96 / 185) = 1,06

LR^- = (83 / 184) / (89 / 185) = 0,94

Tabel 9.14	Overeenstemming tussen iriscopisten						
	iriscopist E						
iriscopist B	95%	80%	65%	50%	35%	20%	5%
95%	11	4	1	3	1	0	13
80%	1	1	0	0	0	1	2
65%	4	0	0	0	1	0	1
50%	0	0	0	0	0	0	0
35%	0	0	0	0	1	0	1
20%	0	0	0	0	0	0	0
5%	11	3	0	1	0	3	14

% waargenomen overeenstemming = [(22 +19) / 74] x 100% = 55,4%
% toevallige overeenstemming = [(19,95 + 16,95) / 74] x 100% = 49,9%
kappa = [(55,4 − 49,9) : (100,0 − 49,9)] x 100% = 11%

waargenomen overeenstemming			
	E		
	+	−	
+	22	19	41
B	14	19	33
−	36	38	74

verwachte overeenstemming op basis van toeval			
	E		
	+	−	
+	19,95	21,05	41	(36 x 41) / 74 = 19,95
B	16,05	16,95	33	(38 x 33) / 74 = 16,95
−	36	38	74

ontsteking van de galblaas als witte lijnen. Om de waarde van iriscopie als diagnostische test voor het opsporen van galstenen in de ontstoken galblaas te bestuderen, is een geblindeerd fase I-diagnostisch onderzoek opgezet. Er werden kleurendia's gemaakt van het rechteroog van 39 patiënten met galstenen in een ontstoken galblaas en 39 controlepersonen zonder galstenen. Deze dia's werden ter beoordeling voorgelegd aan vijf gerenommeerde Nederlandse iriscopisten. De iriscopisten stemden vooraf in met de beoordelingsprocedure en waren lovend over de kwaliteit van de stereo-opnamen van de ogen ('mooier dan in het echt').

De galsteenpatiënten in het onderzoek waren 14 mannen (gemiddelde leeftijd 60 jaar) en 25 vrouwen (gemiddelde leeftijd 48 jaar), die de volgende ochtend een galblaasoperatie zouden ondergaan wegens een opspelende galsteen. In alle gevallen was de galblaas ontstoken. De aanwezigheid van galstenen en van een ontste-

kingsproces werd achteraf bevestigd via de operatie en het hierop volgende histologisch onderzoek (de gouden standaard). De controlegroep bestond uit andere ziekenhuispatiënten met niet-verwante aandoeningen en uit vrijwilligers. Deze werden op leeftijd en geslacht gematcht met de galsteenpatiënten. Om de aanwezigheid van eventuele 'stille' galstenen uit te sluiten, werd bij alle controlepersonen de rechterbovenbuik echoscopisch onderzocht.

De stereokleurendia's van patiënten en controlepersonen werden in willekeurige volgorde aangeboden aan elk van de vijf iriscopisten. Er werd bij verteld dat 'een deel' van de personen op de foto's galstenen had. Er werd alleen informatie verstrekt over de leeftijd en het geslacht van alle onderzoekspersonen. Het onderzoek was dus 'blind'. De iriscopisten werd gevraagd de 78 dia's te beoordelen en aan te geven welke dia's behoren bij galsteenpatiënten en welke bij personen zonder galstenen. Tevens dienden ze aan te geven hoe zeker ze waren van hun zaak (5%, 20%, 35%, 50%, 65%, 80% of 95% kans op galblaaspathologie).

Het onderzoek leverde de volgende uitkomsten op. De in totaal 390 beoordelingen leidden 21 maal tot de uitspraak 'weet niet' (50% kans op galstenen). Indien deze beoordelingen buiten beschouwing worden gelaten en indien waarschijnlijkheidsscores van 5%, 20% en 35% als een negatieve testuitslag ('geen galstenen') en scores van 65%, 80% en 95% als een positieve testuitslag ('galstenen') worden opgevat, dan bedraagt de geschatte prevalentie van galstenen in de onderzoekspopulatie 53%. Deze komt goed overeen met de werkelijke prevalentie (50%). De vraag is echter of de diagnose 'galstenen' in de juiste gevallen werd gesteld. In tabel 9.13 worden de resultaten gepresenteerd van de beoordeling door een van de iriscopisten en van de beoordeling door alle iriscopisten samen. Om een indruk te krijgen van de validiteit van de beoordelingen zijn de sensitiviteit, de specificiteit en de likelihood ratio's berekend.

Uit de tabel blijkt dat de iriscopisten er weinig van terecht brachten. De diagnose 'galstenen' wordt bijna even vaak gesteld bij personen zónder als bij personen mét galstenen (LR^+ = 1,06). Het opgooien van een munt als diagnostisch criterium zou ongeveer hetzelfde resultaat opleveren. De iriscopisten B t/m E presteerden nauwelijks beter dan iriscopist A. De geschatte prevalentie varieerde van 0,47-0,59, het percentage correcte diagnosen van 47-60%, de sensitiviteit van 49-70%, de specificiteit van 41-54%, de LR^+ van 0,95-1,46 en de LR^- van 0,58-1,12. Het verschuiven van de afkappunten op de diagnostische schaal (5% en 20%: 'geen galstenen'; 35%, 50%, 65%: 'weet niet'; 80% en 95%: 'galstenen') gaf geen rooskleuriger beeld van de beoordelingskwaliteit. De iriscopisten zitten er dus vaak naast met hun diagnose. Beoordelen zij hun cliënten überhaupt op dezelfde manier? Om een idee te krijgen van de mate van overeenstemming tussen de iriscopisten, kunnen de scores van de iriscopisten paarsgewijs worden vergeleken. In tabel 9.14 worden de resultaten voor iriscopist B en iriscopist E vergeleken.

De kappa's voor alle tien beoordelaarparen varieerden van −0,06 tot 0,24. De gemiddelde kappa bedroeg 0,14. De mate van overeenstemming tussen de iriscopisten was dus gering.

(Bron: Knipschild PG. Looking for gall bladder disease in the patient's iris. BMJ 1988, 297: 1578-81.)

Casus 9.6 Röntgendiagnostiek bij lage-rugpijn

Lage-rugpijn is een veelvuldig voorkomende kwaal. Er kunnen tal van oorzaken aan ten grondslag liggen. De klachten berusten slechts zelden op afwijkingen in het benige deel van de lumbale wervelkolom. Om de klachten te doorgronden, om de juiste therapie te kiezen, of om de mate van arbeidsongeschiktheid vast te stellen, zijn een uitgebreide anamnese, een zorgvuldig lichamelijk onderzoek en bepaalde laboratoriumbepalingen noodzakelijk. In aanvulling hierop vindt, op aanvraag van de behandelend arts of de verzekeringsgeneeskundige, vaak een radiologisch onderzoek van de lumbale wervelkolom (LWK) plaats. In Nederland vinden jaarlijks bijna een halfmiljoen röntgenonderzoeken van de LWK plaats. Samen vormen deze onderzoeken een aanzienlijke kostenpost en zijn ze verantwoordelijk voor een forse stralenbelasting voor de onderzochte populatie. Bovendien hebben de onderzoeksuitkomsten – aanwezigheid dan wel afwezigheid van aantoonbare houdingsafwijkingen of degeneratieve afwijkingen van de LWK – zwaarwegende consequenties, niet in de laatste plaats op financieel-economisch gebied (behandeling, arbeidsongeschiktheidsuitkering enzovoort). Daar staat tegenover dat er gerede twijfels zijn gerezen over de vaak voetstoots aangenomen samenhang tussen de aanwezigheid van bepaalde klachten en de op de röntgenfoto geconstateerde afwijkingen.

Ondanks de massale toepassing is de waarde van het röntgenonderzoek van de LWK voor diagnostiek en prognose, de beoordeling van arbeids(on)geschiktheid, en de vaststelling van het ziekte- en invaliditeitsrisico nooit aangetoond. Om meer zicht te krijgen op de relevantie van diagnostische tests is enige jaren geleden een onderzoek verricht bij 536 poliklinische patiënten van 15 jaar en ouder, bij wie een röntgenonderzoek van de LWK (n = 327) of een intraveneus urogram (IVU; n = 209) was aangevraagd. De patiënten werd gevraagd informatie te verstrekken over onder andere het regelmatig optreden van lage-rugklachten in het lopende jaar (ja/nee),

Tabel 9.15 Relatie tussen röntgenologische bevindingen en anamnestische gegevens bij 536 patiënten bij wie een röntgenonderzoek van de LWK of een IVU is aangevraagd

bevindingen röntgen-onderzoek	frequentie lage-rugklachten		duur van arbeidsongeschiktheid		voorkomen en lokalisatie van de lage-rugklachten		
	geen of sporadisch (n = 270)	wekelijks of dagelijks (n = 266)	niet of kort (n = 210)	lang of blijvend (n = 59)	geen klachten (n = 174)	alleen lage-rugpijn (n = 111)	pijn in rug en been (n = 237)
scoliose	45%	53%	46%	60%	47%	48%	54%
spondylotische randwoekeringen	28%	27%					
– matig			12%	26%			
– met overbrugging			6%	15%			
dekplaatimpressies							
– lokaal	11%	12%					
– breed, inzakking	17%	16%					
spondylartrose	15%	24%	15%	13%	17%	14%	24%
discusdegeneratie L2-L5	33%	41%					
– matig			31%	29%	24%	26%	29%
– ernstig			5%	18%	4%	9%	10%
discusdegeneratie L5-S1	34%	39%					
– matig			26%	11%	14%	21%	23%
– ernstig			13%	15%	17%	8%	20%
spondylosis, waarschijnlijk en zeker	11%	15%					
ante- of retropositie							
– zonder spondylosis	8%	8%					
– matig					7%	8%	4%
– ernstig					6%	6%	6%
overgangswervel, asymmetrisch en (of) pseudoartrose	7%	6%					
bissectrice L5-S1 > 40°	25%	26%					
hoog sacrum, bekkenkam onder L5	25%	21%					

de frequentie van eventuele klachten (sporadisch/wekelijks/dagelijks), de lokalisatie van eventuele klachten (alleen laag in de rug/uitstralend naar een of beide benen), en de consequenties van eventuele klachten voor functie- en taakuitoefening (doorgewerkt/korter of langer dan een maand arbeidsongeschikt/blijvend arbeidsongeschikt). De röntgenfoto van de LWK en het IVU werden volgens het gangbare protocol vervaardigd. Alle foto's werden door twee onderzoekers op de aanwezigheid en ernst van bepaalde kenmerken beoordeeld.

De belangrijkste resultaten van het onderzoek zijn samengevat in tabel 9.15. Hieruit blijkt dat de meeste afwijkingen op de röntgenfoto even frequent voorkwamen bij patiënten die zelden of nooit rugklachten hadden als bij patiënten die vaak rugklachten hadden; bij patiënten met hooguit een korte periode van arbeidsongeschiktheid en bij patiënten met langdurige arbeidsongeschiktheid; bij patiënten zonder klachten, met alleen lage-rugpijn en met naar bil, heup of been uitstralende pijn.

Er werd dus geen verband gevonden tussen een groot aantal belangrijk geachte bevindingen en de aanwezigheid, de aard en de ernst van lage-rugklachten. Verder lijkt het erop dat het resultaat van het röntgenonderzoek van de LWK zelden de behandeling beïnvloedt, behalve in aanwezigheid van enkele specifieke ziektebeelden (tumor of metastase, traumatische afwijking, infectie, ziekte van Bechterew). Op basis van het onderzoek werd geconcludeerd dat bij acute rugpijn een röntgenonderzoek van de LWK niet routinematig, maar uitsluitend op indicatie dient plaats te vinden. De resultaten van een dergelijk onderzoek kunnen slechts in samenhang met de anamnese en de gegevens van ander onderzoek worden geïnterpreteerd, respectievelijk als basis voor behandelingsplan en prognosestelling worden gehanteerd.

(Bron: Sanders HWA. Klinische betekenis van degeneratieve afwijkingen van de lumbale wervelkolom en de consequenties van het aantonen ervan. Ned Tijdschr Geneeskd 1983, 127: 1374-77.)

Kernpunten

- Diagnostiek en prognostiek geven beschrijvende informatie die van belang is voor klinische besluitvorming.
- Reproduceerbaarheid en validiteit beschrijven de kwaliteit van diagnostische tests.
- Reproduceerbaarheid geeft de precisie van de testuitslag; validiteit geeft aan of de uitslag gemiddeld correct is.
- Voor de praktijk is vooral de diagnostische waarde van belang.
- Diagnostisch onderzoek is altijd prevalentieonderzoek, dus cross-sectioneel.
- Om de validiteit te kunnen schatten is een gouden standaard nodig.
- Voor diagnostisch onderzoek is het noodzakelijk dat de waarnemingen onafhankelijk zijn.
- Met de diagnostische functie kun je de optimale set van diagnostische factoren samenstellen.
- Er zijn verschillende maten voor de reproduceerbaarheid van diagnostische tests: het percentage overeenstemming en de kappa voor nominale testuitslagen; correlatie en grenzen van overeenstemming voor continue testuitslagen.
- Er zijn verschillende maten voor de validiteit van diagnostische tests; hiervan is de diagnostische odds ratio het meest direct afgeleid van de diagnostische functie.
- De likelihood ratio combineert informatie over de test bij zieken en niet-zieken.
- De diagnostische waarde geeft de kans op ziekte bij een bepaalde testuitslag.
- Sensitiviteit en specificiteit geven de kans op een bepaalde testuitslag bij zieken en niet-zieken.
- ROC-curven beschrijven het discriminerend vermogen van een test.
- Blijf kritisch bij diagnostische claims.
- Door tests te combineren en populaties te selecteren, kan de diagnostische procedure verbeteren.
- Bij een diagnostische test die meet op een continue schaal is de keuze van het afkappunt cruciaal.
- Een kritische houding is extra van belang bij vroegdiagnostiek.
- Prognostisch onderzoek beschrijft het verloop van de ziekte en vereist dat een cohort

> wordt gevolgd. Dit levert gegevens voor een kwantitatief prognostisch model.
> - Bij de interpretatie van prognostische modellen dient men beducht te zijn voor overfitting.
> - Praktijkvoorbeelden laten zien hoe relevant, maar ook hoe lastig diagnostisch en prognostisch onderzoek kan zijn.

Aanbevolen literatuur

Black ER, Bordley DR, Tape TG, Panzer RJ. Diagnostic strategies for common medical problems. 2nd ed. American College of Physicians. London: Royal Society of Medicine Press Ltd.; 1999.

Bland M. An introduction to medical statistics. New York: Oxford University Press; 1995.

Bossuyt PMM, Lijmer JG, Mol BW. Het toetsen van diagnostiek. Ned Tijdschr Geneeskd 1998, 142: 2345-7.

Fletcher RH, Fletcher SW. Clinical epidemiology: the essentials. 4th ed. Baltimore: Lippincott, Williams & Wilkins; 2005.

Gordis L. Epidemiology. 4th ed. Philadelphia: WB Saunders; 2009.

Grobbee DE, Hoes AW. Clinical epidemiology: Principles, methods, and applications for clinical research. London: Jones and Bartlett Publishers; 2009.

Haynes RB, Sackett DL, Guyatt GH, Tugwell P. Clinical epidemiology: How to do clinical practice research. 3rd ed. Philadelphia: Lippincott, Williams & Wilkins; 2006.

Holland WW, Stewart S. Screening in health care: Benefit or bane? London: The Nuffield Provincial Hospitals Trust; 1990.

McDowell I. Measuring health: A guide to rating scales and questionnaires. New York: Oxford University Press; 2006.

Miettinen OS, Caro JJ. Foundations of medical diagnosis: What actually are the parameters involved in Bayes' theorem? Stat Med 1994, 13: 201-9.

Streiner DL, Norman GR. Health measurement scales: A practical guide to their development and use. 4th ed. New York: Oxford University Press; 2008.

Vermeulen M. van 'likelihood'-ratio's en de regel van Bayes. Ned Tijdschr Geneeskd 2001, 145: 2421-4.

Opdrachten

9

1 Diagnostiek van koorts

Koorts is een gangbare ziektemanifestatie. Temperatuurverhoging is vaak de reactie van het menselijk lichaam op het doormaken van een infectie. Vooral bij ziekenhuispatiënten is men gespitst op het signaleren van koortsaanvallen. De lichaamstemperatuur wordt beschouwd als een belangrijke graadmeter voor de conditie van de patiënten. Het is dan ook gebruikelijk dat in het kader van de dagelijkse routine de temperatuur wordt opgenomen. Het meten van de temperatuur volgens de standaardmethode – met behulp van de koortsthermometer, onder de tong of anaal – is een nogal bewerkelijke procedure, vooral bij jonge kinderen. Men kan zich afvragen of het met de hand bevoelen van het voorhoofd van de patiënt (palpatie) niet evenveel informatie oplevert. Bovenstaand vraagstuk is onderzocht in een pediatrische kliniek. In het kader van de routinecontrole werd gedurende twee opeenvolgende maanden bij 1149 kinderen in de kliniek de temperatuur gemeten door middel van handoplegging. De kinderen varieerden in leeftijd van 0-18 jaar en werden aselect gekozen. De lichaamstemperatuur werd als volgt geregistreerd: geen koorts (< 38 °C); lichte koorts (38,0-38,9 °C); hoge koorts ($\geq$ 39,0 °C). De palpatie werd verricht door drie ervaren verpleegkundigen, die hiervoor geen speciale training of instructie hadden ontvangen. Na de palpatie werd bij dezelfde kinderen de lichaamstemperatuur met behulp van de koortsthermometer bepaald (aflezing in 0,1 °C; indeling in dezelfde categorieën als bij de palpatie; kinderen jonger dan 3,5 jaar: anaal, oudere kinderen: oraal). Van de 998 kinderen zonder koorts (uitslag thermometer) bestond op grond van de palpatie in 18 gevallen verdenking op lichte koorts en in 2 gevallen op hoge koorts. Van de 120 kinderen met een lichaamstemperatuur van 38,0-38,9 °C, volgens de thermometer, werden er 60 koortsvrij geacht en 10 verdacht van hoge koorts. En bij de 31 kinderen bij wie de thermometer $\geq$ 39,0 °C aanwees, werd in 1 geval via palpatie geen verhoging en in 2 gevallen lichte verhoging vastgesteld (zie tabel 9.16).

a Is palpatie een valide methode om kinderen met, respectievelijk zonder koorts te onderscheiden? En om kinderen met hoge koorts te identificeren?
b Bereken de diagnostische waarde van de diagnose 'koorts' op basis van palpatie. Bereken eveneens de diagnostische waarde van de diagnose 'geen hoge koorts' op basis van palpatie.
c Zou een herhaling van het onderzoek bij kinderen die het zuigelingen- of kleuterconsultatiebureau bezoeken, dan wel gezien worden door de schoolgezondheidsdienst, dezelfde conclusies ten aanzien van de palpatietechniek opleveren?

Tabel 9.16 Vergelijking van twee temperatuurmetingen bij 1149 kinderen (0-18 jaar), opgenomen in een ziekenhuis: V_1 = handoplegging door verpleegkundige, V_2 = koortsthermometer (oraal of anaal)

		V_2			
		38-	38,0-38,9	39+	totaal
V_1	38-	978	60	1	1039
	38,0-38,9	18	50	2	70
	39+	2	10	28	40
totaal		998	120	31	1149

d Stel dat bij elk van de kinderen door alle drie de verpleegkundigen onafhankelijk van elkaar palpatie zou zijn verricht, en dat twee van hen tot de beoordelingen gekomen zouden zijn zoals weergegeven in tabel 9.16.
   Probeer de mate van overeenstemming (reproduceerbaarheid) van deze beide verpleegkundigen in maat en getal uit te drukken.
e Men kan zich afvragen of het meten van de lichaamstemperatuur met behulp van een koortsthermometer een adequate methode is om ten tijde van een griepepidemie (influenza) snel personen die deze ziekte onder de leden hebben te identificeren. Om dit te onderzoeken wordt op het toppunt van een griepepidemie bij 500 kinderen die in een internaat verblijven, de lichaamstemperatuur gemeten. Bovendien wordt getracht bij deze kinderen het griepvirus te isoleren, een nogal bewerkelijke procedure. Bij 109 kinderen bleek het griepvirus aanwezig te zijn. De gemeten lichaamstemperaturen waren als volgt verdeeld over de kinderen met en zonder griep:

T (°C)	griep	geen griep
≤ 36,5	0	22
36,5–36,9	2	199
37,0–37,4	4	95
37,5–37,9	17	41
38,0–38,4	30	14
38,5–38,9	21	9
39,0–39,4	16	6
39,5–39,9	13	5
> 39,9	6	0
	109	391

Is de temperatuur een geschikte methode om grieppatiënten te identificeren? Wat is het beste afkappunt?
f *Zou de koortsmeter als screeningsinstrument buiten het eigenlijke griepseizoen even succesvol zijn?*
g Laten we terugkeren naar de palpatiemethode om koorts vast te stellen van vraag 1a. Neem aan dat van de totale onderzoeksgroep van 1149 kinderen 500 kinderen 12 jaar of ouder waren.

In deze leeftijdsgroep hadden volgens de thermometer 50 kinderen (10%) koorts. In deze groep bedroeg de sensitiviteit van de palpatiemethode 42% en de specificiteit 98%. Het lijkt waarschijnlijk dat oudere kinderen heel goed in staat zijn om zelf aan te geven of ze zich al dan niet koortsig voelen. Neem aan dat de sensitiviteit van deze zelfrapportagemethode 80% is, en de specificiteit 70% (kinderen hebben zelf eerder dan de verpleegkundige in de gaten wanneer er iets mis is, maar zijn anderzijds ook eerder geneigd te klagen wanneer er niets aan de hand is). Stel dat overwogen wordt de palpatiemethode (test 1) en de zelfrapportagemethode (test 2) in combinatie toe te passen om kinderen met koorts te identificeren. Er zijn twee alternatieve strategieën mogelijk:
1 palpatie bij alle kinderen toepassen. De diagnose 'koorts' wordt gesteld wanneer hetzij de verpleegkundige verhoging constateert, hetzij het kind zelf zich koortsig voelt (of beide uiteraard);
2 palpatie vindt alleen plaats bij kinderen die te kennen geven zich koortsig te voelen. Indien de verpleegkundige tot dezelfde bevinding komt, wordt de diagnose 'koorts' gesteld, anders niet.
   Wat kunt u zeggen over de validiteit van deze beide testcombinaties?

2 Screening op kanker en andere aandoeningen

In een Nederlandse plattelandsgemeente werd een aantal jaren geleden een screeningsonderzoek verricht dat bedoeld was om presymptomatische gevallen van colonkanker en rectumkanker op te sporen. Vooral de sterfte aan colonkanker is in ons land zorgwekkend. Alle inwoners van 40 jaar en ouder – circa 1000 personen – werden opgeroepen om aan het onderzoek deel te nemen. De respons bedroeg aanvankelijk 78%, maar kon na enige moeite verhoogd worden tot 82%. Het onderzoek werd uitgevoerd met behulp van de zogenaamde 'hemoccult' test. Grofweg komt deze test erop neer dat sportjes bloed in de ontlasting worden gedetecteerd wanneer wat ontlasting op een plaatje wordt gebracht onder toevoeging van een bepaald reagens. Bloed in de ontlasting kan wijzen op darmkanker. De test werd bij de deelnemers gedurende drie opeenvolgende dagen herhaald. Een positieve testuitslag bij minstens één gelegenheid was aanleiding voor het instellen van een uitgebreid vervolgonderzoek. De hemocculttest staat als zeer gevoelig te boek. Van de 830 personen in het onderzoek hadden er 18 minimaal één positieve testuitslag. Door middel van het vervolgonderzoek kwam uiteindelijk 1 geval van rectumkanker aan het licht. Enthousiast over hun ervaringen deden de onderzoekers de aanbeveling om screening op occult bloedverlies als routineprocedure op te nemen in het periodiek geneeskundig onderzoek voor 40-plussers. Enige tijd later werd het screeningsonderzoek elders op wat grotere schaal herhaald. De opkomst viel tegen (53%). Van de 7771 deelnemers hadden er 250 een positieve testuitslag. Uiteindelijk werden 17 gevallen van colon/rectumkanker gediagnosticeerd.

a Bent u van mening dat routinematige screening op colon- en rectumkanker met behulp van de hemocculttest wenselijk is?
b Bereken de sensitiviteit en de specificiteit van de hemocculttest in beide bovengenoemde onderzoeken.
c Zou u de hemocculttest aanbevelen voor mensen beneden de 40 jaar?
d Aannemende dat screening op colonkanker zinvol is, kan in dat geval volstaan worden met een eenmalig onderzoek?
e Probeer u een idee te vormen over de wenselijkheid van screening op een of meer andere aandoeningen, bijvoorbeeld longkanker, borstkanker, baarmoederhalskanker, hoge bloeddruk, hypercholesterolemie, erfelijke of teratogene aandoeningen bij de ongeboren vrucht, anemie (te laag hemoglobinegehalte) en ijzergebrek bij zwangeren enzovoort. Doe dit op basis van de – wellicht elementaire – kennis die u bezit over de desbetreffende aandoeningen en over de beschikbare screeningstest.
f Fenylketonurie (PKU) is een erfelijke stofwisselingsziekte die in Nederland bij circa 1:15.000 pasgeborenen voorkomt (circa 12 nieuwe gevallen per jaar). Hoewel de ziekte dus zeer zeldzaam is, worden toch alle pasgeboren baby's op PKU gescreend ('hielprik').
Waarom?

3 Prognose van de verstuikte enkel

In de praktijk van de gezondheidszorg bestaat grote behoefte aan relatief eenvoudige hulpmiddelen die inzicht geven in de prognose van bepaalde aandoeningen, zoals een verstuikte enkel. Een correcte inschatting van de prognose is een voorwaarde voor een effectief en efficiënt behandelingsbeleid.

In een onderzoek bij een reeks patiënten die zich – vooral op de maandagochtend – met een verstuikte enkel meldden bij de afdeling spoedeisende hulp van het Academisch Ziekenhuis Maastricht gingen De Bie et al. (1998) na of bepaalde gegevens (anamnestische gegevens, klachten, symptomen, resultaten van eenvoudige tests) geschikt zijn als ingrediënten voor een prognostisch-epidemiologische functie die het klinisch verloop van lateraal enkelbandletsel voorspelt. Gedurende een periode van drie maanden werden bij 35 patiënten met een vers enkelbandletsel gegevens verzameld, bij intake op de eerstehulppoli, en opnieuw na twee, vier en zes weken, om de mate en snelheid van herstel te meten. De beschikbare informatie was afkomstig van de eerstehulparts, de fysiotherapeut en de patiënt zelf. De volgende patiëntkenmerken werden geregistreerd: datum en tijdstip van het letselincident, datum en tijdstip van het eerste bezoek aan de ziekenhuispoli, aard van de activiteit die tot het letsel leidde, mate van zwelling van de enkel, optreden van spontane pijn, optreden van zogeheten 'kissing' pijn, eerdere enkelbandkwetsuren in het afgelopen jaar, stabiliteit van de enkel, en functionele beperkingen als gevolg van het enkelbandletsel. Ook werd bij de patiënt navraag gedaan naar de ernst van de pijn, de mogelijkheid om weer aan het werk of naar school te gaan, of te gaan sporten, en het niveau van ADL-activiteiten. Als onderdeel van de procedure werd tevens een röntgenfoto gemaakt. Verder werd de dienstdoende arts gevraagd bij intake een rapportcijfer te geven voor de ernst van het letsel (0-10 punten, met 0 als gunstigste score), de kans op herstel binnen twee, respectievelijk vier weken te voorspellen, en het aantal dagen te schatten voordat de patiënt weer aan het werk of naar school zou kunnen, en zou kunnen sporten. Bovendien verrichtte de fysiotherapeut bij intake, na twee weken, en na vier weken een palpatie- en/of stresstest ter identificatie van pijnpunten; 0-12 punten; 0 = geen drukpijn. Voor het meten van de functionele capaciteit werd een schaal van 0-100 gebruikt (0 = meest ongunstige score). In deze index waren de volgende aspecten verdisconteerd: pijn (0-35 punten), instabiliteit (0-25 punten), belastbaarheid van de enkel (gewicht kunnen nemen, (0-20 punten), zwelling (0-15 punten), en looppatroon (0-10 punten). Alle patiënten ondergingen dezelfde behandeling (aanleggen van een drukverband, later gevolgd door intapen (coumansbandage). Na twee, respectievelijk vier weken, werd bij elke patiënt vastgesteld of deze (voldoende) hersteld was. Van voldoende herstel was sprake indien aan twee criteria was voldaan: (1) een score > 75 op de functieschaal (0-100); (2) een score < 2 op de palpatie- en/of stresstest (0-12). Tabel 9.16 bevat voor de 35 patiënten in het onderzoek een selectie van de verkregen onderzoeksresultaten. De werkelijke onderzoeksresultaten zijn voor deze opdracht enigszins aangepast.

a Stel, de baseline functiescore (t=0) wordt gebruikt als enige predictor voor herstel van het enkelbandletsel na twee, respectievelijk vier weken. Hierbij wordt een functiescore van 35 als afkappunt gebruikt (> 35 punten: gunstige prognose voor herstel; ≤ 35: ongunstige prognose). Iemand met een functiescore van 35 punten of lager, kan redelijkerwijs niet meer lopen. De volgende combinatie van aspecten leidt bijvoorbeeld tot een totaalscore van 36: in staat zijn op een egaal oppervlak te lopen (10 punten), een tamelijk laag niveau van instabiliteit (10 punten), in staat zijn op één been te staan (10 punten), kunnen lopen, zij het enigszins hinkend (3 punten), niet te veel zwelling (3 punten).

Wat zijn de sensitiviteit, de specificiteit, en de diagnostische waarde van deze 'test' (functiescore ≤ 35) ten aanzien van de uitkomst 'uitblijven van herstel binnen twee weken'? En wat ten aanzien van de uitkomst 'uitblijven van herstel binnen vier weken'?

Stel dat een hoger afkappunt als indicator voor een gunstige prognose gehanteerd zou worden.

Wat zou dit voor consequenties hebben voor de sensitiviteit, de specificiteit en de diagnostische waarde?

Stel dat de functiescore wordt gebruikt als screeningstest om in de pauze van een voetbalwedstrijd na te gaan of spelers die tijdens de eerste helft een tik tegen de enkel hebben gehad, beter aan de kant kunnen worden gehouden dan wel met een gerust hart de wedstrijd kunnen vervolgen.

Wat kunt u zeggen over de diagnostische waarde van de functiescore in deze context?

b Om het herstel van acuut lateraal enkelbandletsel binnen vier weken te voorspellen blijkt een epidemiologische functie op basis van meerdere predictoren beter te voldoen dan uitsluitend de functiescore. Door middel van multivariabele logistische regressieanalyse worden verschillende predictiemodellen tegen het licht gehouden. Uiteindelijk valt de keuze op het volgende model, met een sensitiviteit van 81% en een specificiteit van 80%:

P (geen herstel na 4 weken) = 1 / (1 + exp – {–0,81 + 0,54 x rapportcijfer arts – 0,07 x functiescore (baseline) + 0,34 x palpatiescore (baseline)})

Wat is op grond van deze epidemiologische functie de kans op herstel binnen vier weken voor een patiënt met enkelbandletsel die zich bij de eerstehulppoli meldt met de gunstigste combinatie van predictoren? En wat voor een patiënt met de minst gunstige combinatie van predictoren?

c *Wat is op grond van de bij b genoemde prognostische epidemiologische functie het effect van 10 punten meer of minder op de functiescore? En wat is het effect van 1 punt meer of minder op het rapport van de arts? En wat van 1 punt meer of minder op de palpatiescore van de fysiotherapeut? Welke van de predictoren in het model lijkt er het meest toe te doen?*

d De voorspelling van de herstelkans zou verbeterd kunnen worden door tevens gebruik te maken van informatie afkomstig van beeldvormende technieken, bijvoorbeeld een computertomogram (CT-scan) of een echoscopie (meting op basis van ultrageluid). Met name een MRI-scan (MRI = magnetic resonance imaging) zou inzicht kunnen verschaffen in de omvang van de beschadiging van het enkelbandweefsel. MRI wordt vaak gebruikt als 'gouden standaard' in onderzoek naar de validiteit van minder geavanceerde diagnostische en prognostische hulpmiddelen.

De voorspelling van de herstelkans zou eveneens verbeterd kunnen worden door het bovenstaande model uit te breiden met interactietermen die de mate van onderlinge afhankelijkheid van de afzonderlijke predictoren in het model beschrijven. Zo werd een meer complex model beschreven met een sensitiviteit van 88% en een specificiteit van 87%.

Becommentarieer de suggestie om de eerder gepresenteerde prognostische epidemiologische functie uit te

Tabel 9.17 Onderzoek naar herstel bij enkelletsel

patiëntnummer	herstel na 2 weken[a]	herstel na 4 weken[b]	rapportcijfer van arts voor ernst van het letsel bij intake (t=0)[b]	functiescore bij intake in het onderzoek (t=0)[c]	score op palpatie/stresstest door fysiotherapeut bij intake (t=0)[d]
1	0	0	4	40	2
2	0	1	3	35	1
3	1	1	2	40	2
4	0	0	5	19	1
5	0	1	4	33	1
6	0	1	5	29	3
7	0	0	5	24	2
8	0	0	6	28	2
9	0	0	7	31	2
10	0	0	8	17	2
11	0	1	6	34	3
12	1	1	3	44	1
13	0	0	6	21	5
14	0	0	8	33	4
15	0	1	7	25	6
16	1	1	5	51	1
17	0	1	5	30	2
18	0	0	7	29	8
19	1	1	6	78	4
20	0	0	9	33	11
21	0	1	4	28	2
22	0	0	8	34	5
23	0	0	7	28	7
24	0	1	5	31	2
25	0	0	8	23	9
26	0	0	7	28	10
27	0	1	6	26	4
28	0	0	9	26	6
29	0	0	6	32	6
30	0	1	7	27	4
31	0	9	10	25	6

patiëntnummer	herstel na 2 weken[a]	herstel na 4 weken[b]	rapportcijfer van arts voor ernst van het letsel bij intake (t=0)[b]	functiescore bij intake in het onderzoek (t=0)[c]	score op palpatie/stresstest door fysiotherapeut bij intake (t=0)[d]
32	0	9	6	31	5
33	9	9	8	29	9
34	0	1	6	22	5
35	9	9	9	27	8

[a] 1 = hersteld, 0 = niet hersteld, 9 = ontbrekende waarde
[b] schaal: 0-10 (0 is de meest gunstige beoordeling)
[c] schaal: 0-100 (100 is de meest gunstige functiescore)
[d] schaal: 0-12 (0 is de meest gunstige score)

breiden met MRI-scanbevindingen, respectievelijk interacties tussen erkende predictoren.

(Bronnen:
Bie R de. Efficacy of 904 nm laser therapy in acute lateral ankle sprains. Dissertatie. Maastricht: University Press Maastricht; 1998. Ch. 4: The prognosis of ankle sprains, pp. 57-65.
Bie R de, Vet HC de, Wildenberg FA van den, Lenssen T, Knipschild PG. The prognosis of ankle sprains. Int J Sports Med 1997, 18: 285-9.)

Zie voor de antwoorden op de opdrachten: www.bsl.nl/epidemiologischonderzoek

10 Interventie

Leerdoelen

Na bestudering van dit hoofdstuk is de lezer in staat:
1 een epidemiologische functie te ontwerpen voor een concrete vraagstelling naar het effect van een interventie;
2 een beredeneerde keus te maken uit de volgende experimentele designs: parallelle groepen, cross-over, factorieel ontwerp, voor-navergelijking, N=1-trial;
3 een globale schets te geven van de opzet van een experiment met parallelle groepen;
4 het belang van randomisering en blindering aan te geven;
5 een globale schets te geven van de wijze waarop de gegevens van een experiment met parallelle groepen worden geanalyseerd;
6 een globale schets te geven van de opzet van onderzoek naar bijwerkingen van interventies.

10.1 Inleiding: onderzoek naar bedoelde effecten verschilt van dat naar onbedoelde effecten

De inspanningen van werkers in de gezondheidszorg zijn voor een groot deel gericht op het voorkomen en genezen van een scala van aandoeningen. Hoewel het doel van therapeutische en preventieve interventies over het algemeen duidelijk is, is lang niet altijd zeker of dit doel ook daadwerkelijk wordt bereikt. Bovendien zal men graag willen weten of het doel dankzij dan wel ondanks de ingestelde interventie is bereikt. Het betreft hier een bijzonder geval van de vraag naar oorzaak en gevolg die in hoofdstuk 6 al uitvoerig aan de orde was. Dit hoofdstuk gaat over onderzoek naar het effect van interventies die in het kader van de gezondheidszorg in de ruimste zin van het woord worden georganiseerd. Dergelijke interventies zijn in feite gerichte pogingen om het ontstaan van een aandoening te voorkomen of het verloop van de aandoening in gunstige zin te beïnvloeden. Een interventie grijpt dus aan op een of meer causale etiologische of prognostische factoren (zie paragraaf 1.2) en kan betrekking hebben op een voorziening, een leefregel, een medicamenteuze behandeling, een chirurgische ingreep, een vorm van psychotherapie of gezondheidsvoorlichting.

Interventieonderzoek richt zich primair op het bestuderen van het effect van interventies. Preventieve interventies, zoals vaccinatie of gezondheidsvoorlichting en -bevordering, claimen dat ze kunnen voorkomen dat ziekte ontstaat. Of die claim terecht is, zal met behulp van interventieonderzoek zichtbaar gemaakt moeten worden. Therapeutische interventies, zoals geneesmiddelen, fysiotherapie, chirurgie of bestraling, hebben tot doel de prognose van de ziekte in gunstige zin te beïnvloeden. In zekere zin geldt dit ook voor de verpleegkundige interventies en op revalidatie gerichte interventies, die zich vooral richten op het minimaliseren van de gevolgen van ziekte. In alle gevallen wordt getracht het instellen van de interventie te relateren aan veranderingen in een of meer uitkomstparameters. De interventie vormt zo een van de determinanten in de epidemiologische functie. Omdat men de verandering in de uitkomst causaal wil relateren aan de interventie zelf, zal men alle andere determinanten die invloed uitoefenen op de gezondheidsuitkomst ook in het onderzoek en dus ook in de epidemiologische functie moeten betrekken:

$$Z = f(D_i)$$

waarin D_1 de interventie is en D_2, D_3, ..., D_k staan voor de overige determinanten (confounders).

Op het eerste gezicht lijkt het onderzoeken van het effect van interventies dus niet anders dan het etiologisch onderzoek zoals dat in hoofdstuk 6 is beschreven. Toch is er een wezenlijk verschil. Etiologisch onderzoek richt zich per definitie op onderzoek naar onbedoelde effecten van blootstelling aan bepaalde determinanten. Onderzoek naar het effect van roken op longkanker bestudeert een van de onbedoelde effecten van roken. Hetzelfde geldt voor onderzoek naar het effect van chemische, fysieke of psychische belasting bij werknemers. Men is op zoek naar de onbedoelde effecten van deze arbeidsbelasting. Interventieonderzoek richt zich op het schatten van bedoelde effecten. Dat schept nieuwe methodologische problemen, waarbij we in dit hoofdstuk uitvoerig zullen stilstaan, namelijk dat het lastig is het effect van een interventie te scheiden van de indicatie voor de betreffende interventie. Voor dat doel wordt in dit hoofdstuk het *gerandomiseerd gecontroleerd experiment* (*randomized controlled trial*, RCT) geïntroduceerd.

Bijwerkingenonderzoek daarentegen is echter wel onderzoek naar onbedoelde effecten. Omdat dit type onderzoek reeds in hoofdstuk 6 aan bod kwam, volstaan we in dit hoofdstuk met een korte paragraaf over onderzoek naar bijwerkingen van interventies.

In interventieonderzoek is de centrale vraag óf de interventie werkt, niet hoe een eventuele werking tot stand komt. Inzicht in het werkingsmechanisme is derhalve niet het primaire doel van studie, hoewel inzicht hierin, op grond van bijvoorbeeld biomedisch of experimenteel psychologisch onderzoek, uiteraard van invloed zal zijn op de geloofwaardigheid van de geclaimde effecten. Voor het evalueren van het effect van een interventie is het op zichzelf voldoende dat er consensus bestaat over de aard van de beoogde uitkomst. Verschillende interventies waarop de claim rust dat ze bij een bepaalde groep personen hetzelfde effect sorteren, kunnen op dat punt met elkaar worden vergeleken, ongeacht eventuele verschillen in veronderstelde werkingsmechanismen of overige uitkomstparameters waarop effecten worden geclaimd.

Hieronder zal worden betoogd dat bij vraagstellingen naar de bedoelde effecten van (para)medische interventies de voorkeur dient te worden gegeven aan een experimentele aanpak (RCT). Het experiment is in hoofdstuk 4 al geïntroduceerd als een paradigma, een ideaalvoorbeeld. Voor onderzoek naar bedoelde effecten is het experiment veel meer dan een paradigma. Het is veelal de enige manier om van de bias af te komen die kenmerkend is voor onderzoek naar bedoelde effecten van interventies. Voor onderzoek naar zeldzame bijwerkingen van bepaalde behandelingen is een experiment vaak niet mogelijk, maar ook niet nodig, omdat de zojuist bedoelde specifieke vorm van bias (*confounding by indication*) niet optreedt. De methodologie van de RCT staat centraal in de rest van het hoofdstuk. De nadruk zal daarbij liggen op de verschillende theoretische en praktische keuzes waarvoor de onderzoeker zich geplaatst ziet. Een en ander zal worden geïllustreerd aan de hand van enkele voorbeelden die als casus in dit hoofdstuk zijn opgenomen. Naar verwachting zal het voor de lezer niet moeilijk zijn om zelf een groot aantal andere voorbeelden van interventieonderzoek binnen het eigen (toekomstige) werkterrein te bedenken.

Wanneer het gaat om een nieuw geneesmiddel, dan is het onderzoek naar de werkzaamheid en de veiligheid van dat middel strikt gereglementeerd. Men onderscheidt daarbij vier fasen van humaan interventieonderzoek, dus nadat allerlei in-vitro-experimenten en proefdierexperimenten zijn afgerond.

– Fase I-onderzoek, waarbij men kleine doses van het te testen product aan een beperkt aantal (gezonde) vrijwilligers toedient om de farmacokinetiek, -dynamiek en eventuele toxische effecten te bestuderen. Deze experimenten zijn vaak niet gerandomiseerd.
– Fase II-onderzoek, waarbij men bij kleine groepjes patiënten met de betreffende aandoening de werkzame dosis bepaalt. Ook kijkt men naar interacties met andere processen in het (zieke) lichaam. De opzet van de studies is kleinschalig. Doorgaans wordt er gerandomiseerd. De werkzaamheid wordt in de regel doorgaans niet overtuigend aangetoond, omdat

men zich in de regel richt op intermediaire uitkomsten.
- Fase III-onderzoek, een gerandomiseerd gecontroleerd experiment (de eigenlijke RCT) gericht op vaststelling van klinische effecten, strikt geprotocolleerd en met aanzienlijk meer proefpersonen dan in fase II.
- Fase IV-onderzoek, een systematische registratie van bijwerkingen na introductie van het desbetreffende medicijn op de markt (*post-marketing surveillance*).

Met interventieonderzoek wordt in dit hoofdstuk verwezen naar experimenteel onderzoek om de werkzaamheid van bepaalde interventies te bestuderen, dat wil zeggen: onderzoek waarbij mensen – patiënten veelal – een interventie ondergaan met het doel om de wetenschappelijke vraag naar het effect van de interventie te kunnen beantwoorden. Er zijn ook personen die ervoor pleiten voor het evalueren van de werkzaamheid van medische interventies, observationeel epidemiologisch onderzoek (met name cohortonderzoek of patiëntcontroleonderzoek) in te zetten. Hoewel er diverse voorbeelden beschreven zijn waarin de werkzaamheid van behandeling is aangetoond zonder dat er sprake is van een (gerandomiseerd) experiment, blijven dit toch uitzonderingen.

10.2 De vraag is altijd: welke interventie bij wie te vergelijken, en ten aanzien van welke effecten

Voordat men overgaat tot het opzetten van een interventieonderzoek, zal men zich eerst afvragen of de tijd rijp is voor een experiment waarbij de interventie op mensen (meestal patiënten) wordt getest. Voor het evalueren van een bepaalde interventie is er immers maar een beperkte periode waarin een experiment zowel zinvol als haalbaar is. Soms is het te vroeg voor een experiment, omdat er nog onvoldoende inzicht bestaat bij welke patiënten men de desbetreffende interventie in welke dosering en gedurende welke tijd het best zou kunnen geven. Soms zijn er twijfels over de veiligheid die eerst opgelost moeten worden. Soms is het echter te laat voor een experiment, omdat de desbetreffende interventie al op ruime schaal wordt toegepast, en artsen en patiënten (al dan niet terecht) het standpunt innemen dat het ethisch onjuist is om patiënten in het kader van een onderzoek de interventie te onthouden. Soms zijn er methodologische of praktische problemen die het uitvoeren van een interventieonderzoek in de weg staan.

Heeft men eenmaal besloten tot het opzetten en uitvoeren van een gerandomiseerd gecontroleerd experiment, dan is de centrale vraagstelling doorgaans of een bepaalde nieuwe interventie effectiever is dan geen behandeling, een placebo of een bestaande behandeling. Het gaat er hierbij niet alleen om of de nieuwe interventie beter werkt (*doeltreffendheid*), maar ook of de mate van verbetering de moeite waard is (*doelmatigheid*). Dit leidt tot een drietal vragen.

1 Welke interventies zullen met elkaar worden vergeleken? Veelal wordt een nieuwe interventie (een geneesmiddel of andersoortige behandeling) vergeleken met de tot dusver gebruikelijke behandeling. Zo wordt in casus 10.1 manuele therapie vergeleken met fysiotherapie en met (gecontinueerde) behandeling door de huisarts. De keuze van de te vergelijken interventies wordt gemaakt op basis van in de literatuur beschreven effecten van de diverse behandelingsmodaliteiten. Ook de frequentie waarmee de interventies in de gezondheidszorg worden toegepast, zullen deze keuze beïnvloeden. Uiteraard is het van belang om heel precies te beschrijven waaruit de te vergelijken interventies zijn opgebouwd, zodat de lezer geïnformeerd wordt welke interventies voor de eigen patiëntenzorg overwogen kunnen worden.

2 Bij wie zullen de interventies worden uitgevoerd? Het gaat hier om de keuze van het domein van het onderzoek. Voor welke categorie van patiënten wil dit onderzoek uitspraken doen? Deze keuze bepaalt de samenstelling van de onderzoekspopulatie en de criteria voor toelaatbaarheid (*inclusiecriteria*). Tevens dient te worden aangegeven uit welke bron de patiënten zullen worden betrokken. In casus 10.1 is bijvoorbeeld de onderzoekspopulatie beperkt tot patiënten die minstens zes weken niet-specifieke rug- en nekklachten hadden. Vaak worden ook restricties gesteld aan leeftijd, geslacht of andere prognostisch relevant geachte variabelen. Het is verstandig om het domein (en

daarmee de onderzoekspopulatie) zo homogeen mogelijk te kiezen, dat wil zeggen dat men binnen dit domein geen wezenlijke variatie verwacht in het effect van de interventies, want als het effect wel wezenlijk anders is voor subgroepen binnen het onderzoek, moet dat effect per subgroep worden gerapporteerd. Maar omdat de benodigde omvang van de onderzoekspopulatie voor de ongedeelde groep is berekend, schiet de precisie op subgroepniveau doorgaans tekort.

3 Welke zijn de relevante uitkomstmaten? De keuze van de te kiezen primaire *uitkomstmaat* wordt bepaald door de meest relevante claim die aan de te onderzoeken interventies verbonden is. Dit is niet per definitie de parameter die het meest objectief en met de grootste precisie kan worden vastgesteld. Zo kan kwaliteit van leven een belangrijker maat voor het effect van een vaatoperatie zijn dan bijvoorbeeld de mate waarin de vaten daadwerkelijk verwijd zijn. In casus 10.1 zijn pijn en ondervonden lichamelijke beperkingen in het dagelijks functioneren, evenals het – gestandaardiseerde en geblindeerde – oordeel van een deskundige over de restklachten, als belangrijkste uitkomstmaten gekozen. In de praktijk kiest men – ten onrechte – nog vaak niet voor de meest relevante maat, maar voor een maat die met grote precisie kan worden gemeten en dus meer kans op 'significantie' biedt.

Wanneer de probleemstelling, de te vergelijken interventies, de onderzoekspopulatie en de uitkomstmaten zijn vastgesteld, kan de omvang van de steekproef bepaald worden. Het aantal patiënten dat men in het onderzoek zal opnemen, hangt onder andere af van het kleinste verschil dat men nog relevant acht, de precisie van de meetinstrumenten voor het effect en van de statistische fouten die men nog acceptabel acht (i.c. de fout om een verschil in effect te missen en de fout om een interventie ten onrechte tot favoriet te verklaren). Allerlei formules en computerprogramma's kunnen bij deze steekproefomvangberekening behulpzaam zijn. Zie hiervoor de aanbevolen literatuur bij dit hoofdstuk en de websites waarnaar wordt verwezen op de website van dit boek.

De uitvoering van interventieonderzoek vereist een grondige voorbereiding en een strakke organisatie. De volgende punten verdienen daarbij bijzondere aandacht.
– Een volledig uitgewerkt onderzoeksprotocol waarin het hele draaiboek voor het onderzoek is beschreven. Belangrijke elementen uit de procedures dienen van tevoren te worden getest.
– Een zorgvuldig uitgedachte informed-consentprocedure. Het principe is dat patiënten kunnen beslissen over deelname na adequate informatie over het onderzoek te hebben ontvangen.
– Tijdig betrekken van de (para)medici die de interventies gaan uitvoeren. Alleen wanneer zij zich inzetten om de juiste patiënten te selecteren en de behandeling te geven die volgens protocol wordt voorgeschreven, zal het onderzoek kunnen slagen.

Casus 10.1 Effect van fysiotherapie en manuele therapie bij rug- en nekklachten

Langdurige rug- en nekklachten worden in de huisartspraktijk veelvuldig gepresenteerd, terwijl de etiologie en de pathogenese van deze klachten veelal niet bekend zijn. Er is voor deze grote groep patiënten een aantal verschillende behandelingen mogelijk, waarvan nog onvoldoende duidelijk is of en in welke mate deze werkzaam zijn. In het hier te bespreken onderzoek werd manuele therapie vergeleken met fysiotherapie en met (gecontinueerde) behandeling door de huisarts. Omdat van alle drie deze behandelingen de specifieke werkzaamheid nog onvoldoende vaststond, was het bovendien van belang om na te gaan of deze effectiever zijn dan een placebobehandeling. Het ging dus om een interventieonderzoek met zowel pragmatische als verklarende elementen (zie paragraaf 10.2.2).

Als domein voor het onderzoek werd gekozen voor patiënten die minstens zes weken niet-specifieke rug- en nekklachten (pijn en/of bewegingsbeperking) hadden. Met niet-specifiek wordt bedoeld dat geen evidente oorzaak (maligniteit, osteoporose en dergelijke) is aangetoond. Deze patiënten kwamen voor het onderzoek in aanmerking voor zover ze zich in een bepaalde periode vervoegden bij een van de aan het onderzoek participerende huisartsen in Limburg, die aan de hand van een gestandaardiseerd actief en passief bewegingsonderzoek de diagnose stelden. Als primaire uitkomstmaat werd gekozen voor pijn en ondervonden lichamelijke beperkingen in het dagelijks functioneren. Ook het gestandaardiseerde en geblindeerde oordeel van een deskundige over de resterende klachten werd als primaire uitkomstmaat meegenomen. Andere uitkomstparameters, zoals beweeglijkheid van de wervelkolom, werden meegenomen als secundaire uitkomstmaat. Voor het meten van effecten werd zo veel mogelijk gebruikgemaakt van scores op internationaal erkende en gestandaardiseerde meetinstrumenten. Indien deze niet voorhanden waren, werden de meetinstrumenten voor het onderzoek ontwikkeld en vooraf getest. Potentiële deelnemers kregen zowel mondeling als schriftelijk uitleg over het doel van het onderzoek en de opzet van het onderzoek. Ook werd in eenvoudige bewoordingen uitgelegd waarom een kwart van de patiënten, zonder dit zelf te weten, een placebobehandeling kreeg. De scores op de primaire en secundaire uitkomstmaten werden gedurende een jaar op gezette tijden vastgelegd.

(Bron: Koes BW, Bouter LM, Mameren H van, et al. Randomized clinical trial of manipulative therapy and physiotherapy for persistent back and neck complaints: Results of one year follow-up. BMJ 1992, 304: 601-5.)

10.2.1 HET WAARGENOMEN EFFECT IS DE OPTELSOM VAN HET SPECIFIEKE EFFECT, HET NATUURLIJKE VERLOOP, DE EXTERNE VARIABELEN EN DE MEETFOUT

Stel, een arts wordt geconsulteerd door een patiënt die al een aantal dagen last heeft van bepaalde klachten en symptomen die duiden op de aanwezigheid van ziekte X. De arts stelt een diagnose en geeft de patiënt vervolgens behandeling Y. Als de patiënt een week later weer helemaal de oude is, mag de arts dan concluderen dat Y dus een effectieve behandeling is voor ziekte X? Nee. In deze tijd van *evidence-based medicine* is een conclusie over de effectiviteit van een behandeling op basis van een of meer gevalsbeschrijvingen volstrekt onvoldoende. Zo'n gevalsbeschrijving kan hoogstens aanleiding zijn voor nader onderzoek. Alleen wanneer patiënten met een ongeneeslijke ziekte snel en volledig herstellen na een nieuwe behandeling, bijvoorbeeld iemand met een pijnlijke heupartrose die een nieuwe heup krijgt, mag men het waargenomen effect met een grote mate van zekerheid aan de voorafgaande behandeling toeschrijven, maar dat zijn uitzonderingen op de regel. Als iemand beter wordt na een behandeling, kan dat door die behandeling komen, maar er zijn ook andere verklaringen mogelijk. De interventie is immers slechts één van de determinanten van het waargenomen effect. Het waargenomen effect (WE) van een interventie is in principe opgebouwd uit vier verschillende onderdelen: het specifieke effect (SE) van de interventie, het natuurlijke verloop van de aandoening (NV), het effect van de externe variabelen (EV) die invloed uitoefenen op het effect en de meetfouten (MF) bij de effectmeting. In formule:

$$WE = SE + NV + EV + MF$$

Deze opsplitsing geldt zowel voor de experimentele groep (e), die de nieuwe behandeling krijgt, als voor de referentie- of controlegroep (c), die geen of een gebruikelijke behandeling krijgt. Het verschil in het waargenomen effect tussen beide groepen weerspiegelt de meerwaarde van de experimentele behandeling indien het natuurlijke verloop (NV), de externe variabelen (EV) en de meetfouten (MF) voor beide groepen gelijk zijn. In formule:

$$WE_e = SE_e + NV_e + EV_e + MF_e$$
$$WE_c = SE_c + NV_c + EV_c + MF_c$$
$$WE_e - WE_c = SE_e - SE_c$$

alleen indien: $NV_e = NV_c$
$EV_e = EV_c$
$MF_e = MF_c$

Uit het voorgaande wordt duidelijk dat zonder een geschikte referentiegroep een valide schatting van het specifieke effect van een interventie niet mogelijk is. We lopen elk van genoemde elementen van het waargenomen effect nog even langs.

Het specifieke effect (SE) van de interventie
Hier is het de onderzoeker om te doen. De neiging om een verbetering van het ziekteverloop bij een behandelde patiënt toe te schrijven aan de

behandeling (zoals in het voorbeeld aan het begin van deze paragraaf), suggereert dat men het specifieke effect rechtstreeks kan waarnemen. Helaas is deze veronderstelling in het algemeen onjuist, zoals uit het navolgende zal blijken.

Het natuurlijke verloop (NV) van de aandoening

Hoewel niet alle patiënten en (para)medici zich dit altijd ten volle lijken te realiseren, is er ook verbetering mogelijk zonder dat er van enige interventie sprake is. Wie bijvoorbeeld 'door zijn rug gaat', is meestal binnen een paar dagen weer beter, ook als er geen behandeling aan te pas komt. Een goed behandelde verkoudheid duurt een week, en zonder interventie zeven dagen. Ook chronisch zieken zoals astmapatiënten kennen perioden waarin de klachten toenemen (exacerbaties) en perioden waarin de klachten afnemen (remissies). Nadat de patiënt zich met ernstige klachten bij de dokter heeft gemeld, komt hij vaak vanzelf in een fase waarin het weer beter gaat, ook al krijgt hij tussentijds geen (effectieve) behandeling. Vanzelfsprekend behoort ook een verslechtering bij afwezigheid van interventie tot de mogelijkheden, al dan niet met fatale afloop of met een resterende functionele beperking. Het zal duidelijk zijn dat verschillen in natuurlijk verloop tussen de groepen patiënten die aan de in het onderzoek vergeleken interventies worden onderworpen, de waargenomen effecten in belangrijke mate zullen beïnvloeden. Het is daarom van groot belang dat de (gemiddelde) prognose van de patiënten bij elk van de te vergelijken interventies hetzelfde is.

De externe variabelen (EV) die het effect van de interventie beïnvloeden

Een waargenomen effect kan, behalve door de interventie, ook door één of meer andere determinanten worden beïnvloed. Deze externe variabelen kunnen als *confounder* van het effect van de interventie werkzaam zijn. Confounders zullen de grootte van het waargenomen effect beïnvloeden, maar indien ze gelijk verdeeld zijn over de onderzoeksgroepen, zal het verschil in waargenomen effect tussen de groepen er niet door worden vertekend. Externe variabelen kunnen al aanwezig zijn op het moment dat met de behandeling wordt begonnen. Vergelijkbaarheid van de experimentele en de referentiegroep op deze factoren is cruciaal. Verderop in dit hoofdstuk zal worden uiteengezet hoe dit in de opzet van het onderzoek of in de data-analyse kan worden bewerkstelligd.

Voorbeelden van externe variabelen zijn: leeftijd, geslacht, therapietrouw (compliance), klachtenduur, voorafgaande behandeling, en medicatie of therapie naast de onderzochte interventie. Voor een aantal aandoeningen is ook een invloed bekend van bepaalde leefgewoonten (zoals roken of alcoholgebruik bijvoorbeeld) op het beloop van de aandoening en daarmee op het waargenomen effect.

Onvergelijkbaarheid van externe variabelen kan ook pas ontstaan na het moment dat de behandeling is ingesteld, al dan niet tengevolge van de ingestelde behandeling. Voor deze externe factoren, die als het ware pas onderweg ontstaan, is de kwestie aanzienlijk gecompliceerder. Wanneer desbetreffende factor een intermediaire rol zou spelen in de route waarlangs de ingestelde therapie effect sorteert, en men zou voor onvergelijkbaarheid op deze factoren corrigeren, dan zou men onbedoeld ook corrigeren voor het specifieke effect van de interventie zelf. Zo zou deelname aan bedrijfsfitness tot een snelle verbetering van de cholesterolspiegel kunnen leiden, waardoor op termijn de cardiovasculaire morbiditeit en mortaliteit gunstig worden beïnvloed. Correctie voor verschillen in cholesterolspiegels die in de loop van het onderzoek ontstaan, zou dit specifieke effect (deels) maskeren.

Tot de externe variabelen behoort eveneens het zogenoemde *placebo-effect* van de behandeling. Hiermee wordt het fenomeen bedoeld dat iedere interventie, naast een eventueel specifiek effect, ook een aspecifiek effect heeft. Dit effect zal zich in pure vorm manifesteren bij patiënten die een placebogeneesmiddel of 'sham treatment' krijgen. Het gaat dan om een voor de patiënt geloofwaardige interventie waaruit, zonder dat de patiënt dat weet, het (veronderstelde) werkzame bestanddeel is weggelaten. Maar in principe bevatten alle interventies naast een specifieke component tevens een aspecifieke (placebo)component.

Hoewel over het werkingsmechanisme van het placebo-effect nog maar weinig bekend is, is het goed om te benadrukken dat de invloed ervan, ook op de meest 'harde' effectparameters, even 'echt' is als die van de specifieke componenten van de interventie. De grootte van het placebo-effect zal onder meer samenhangen met de overtuigingskracht van de therapeut, het vertrouwen van de patiënt, de prijs, kleur en smaak van het medicament (indien van toepassing) en vermoedelijk ook de aard van de aandoening en de gekozen uitkomstmaat.

De meetfouten (MF) bij de uitkomstmeting

Er kunnen bij het meten van de uitkomstparameters toevallige en systematische fouten binnensluipen. Wanneer de grootte en richting van de fouten samenhangen met de interventie, wanneer er met andere woorden sprake is van *differentiële misclassificatie* (zie paragraaf 5.3.1) treedt er onherstelbare bias op. Patiënten die een nieuwe behandeling krijgen, kunnen bijvoorbeeld aan de dokter vertellen dat het al een stuk beter gaat, louter om de dokter een plezier te doen. Differentiële misclassificatie treedt vooral op wanneer de uitkomstmeting subjectief is, en daarmee beïnvloedbaar door een voorkeur voor (of afkeer van) een van de te vergelijken behandelingen. Dit probleem kan worden ondervangen door de uitkomstmeting zo veel mogelijk te standaardiseren en ervoor te zorgen dat degene die de effectmeting verricht, niet weet welke interventie werd toegepast.

10.2.2 VERGELIJKING VAN INTERVENTIES: VERKLAREN OF BESLUITEN

Bij de invulling van de opzet van een interventieonderzoek is het gekozen perspectief van essentieel belang. De invalshoek van de behandelaar is de vraag: 'Hoe moet ik patiënten met deze aandoening behandelen?' De onderzoeker hanteert meestal een ander uitgangspunt: 'Hoe werkt deze nieuwe behandeling?' De eerste vraag leidt tot een zogeheten pragmatisch onderzoek, de tweede tot een verklarend onderzoek. In een *verklarend onderzoek* gaat het om het specifieke effect van het verondersteld werkzame bestanddeel van de desbetreffende interventie, een cruciaal gegeven om het werkingsmechanisme van de interventie te kunnen begrijpen. Om dat specifieke effect van het werkzame bestanddeel te demonstreren, is het noodzakelijk de experimentele behandeling te vergelijken met een placebo-interventie die in alles behalve dat werkzame bestanddeel gelijk is aan de experimentele behandeling. Een *pragmatisch onderzoek* richt zich echter op de voor de dagelijkse praktijk relevante vraag of de nieuwe interventie superieur is aan de reeds ingeburgerde behandelingen voor de desbetreffende indicatie. Veelal worden in dit kader twee of meer behandelingsstrategieën, elk bestaande uit verschillende elementen met elkaar vergeleken. Voor een vergelijking met een placebo-interventie is in een pragmatisch onderzoek geen plaats: dat is onzinnig omdat het in de praktijk geen realistische optie is. Bovendien is het in de pragmatische context tevens onnodig, omdat het er slechts om gaat de meerwaarde van de onderzochte behandeling vast te stellen. Pragmatische en verklarende onderzoeken verschillen ook in andere opzichten, bijvoorbeeld in de aard van de primaire uitkomsten aan de hand waarvan het behandelingseffect wordt vastgesteld. Uitkomstmaten in pragmatische onderzoeken zijn gericht op wat voor de patiënt relevant is (pijnreductie, verbetering kwaliteit van leven, enzovoort), terwijl men bij verklarende onderzoeken vooral geïnteresseerd is in effecten die uit oogpunt van pathofysiologie van belang zijn (tumorgrootte, bloeddruk enzovoort).

In de vorige paragraaf is uitgelegd dat het verschil in specifiek effect tussen de experimentele (e) en de referentie- of controlebehandeling (c) gelijk is aan het verschil in waargenomen effect, op voorwaarde dat het natuurlijke verloop, de invloed van externe factoren en de meetfouten bij de experimentele en de referentiegroep hetzelfde zijn.

Deze voorwaarde moet worden gerealiseerd door de onderzoeksopzet. De kans dat een dergelijke situatie van vergelijkbaarheid van natuurlijk verloop, externe varabelen en meetfout wordt gerealiseerd, is het grootst in een gerandomiseerd gecontroleerd experiment. Slechts bij uitzondering kan ook via een niet-gerandomiseerd experiment of via observationeel interventieonderzoek vergelijkbaarheid van groepen worden gerealiseerd op natuurlijk verloop, externe variabelen en meetfouten. Goede voorbeelden daarvan beperken zich feitelijk tot situaties waarin een groot effect kort na het instellen van een behandeling optreedt bij een ziekte die anders een dramatisch verloop zou hebben gekend. Tegenwoordig gaat het in de regel echter om claims over subtiele verschillen in effect. Dergelijke kleine verschillen kunnen gemakkelijk worden overschaduwd door vertekening als gevolg van een gebrekkige onderzoeksopzet. Omgekeerd zal in dergelijke gevallen een minder valide design ook kunnen leiden tot de constatering van een verschil in effectiviteit dat in werkelijkheid afwezig is. Interventieonderzoek dat niet als een gerandomiseerd gecontroleerd experiment is opgezet, wordt daarom tegenwoordig nauwelijks meer als bewijs voor effectiviteit geaccepteerd. Dat komt vooral doordat het ontbreken van controle over de determinanten aanleiding kan zijn tot een ernstige vertekening van de onderzoeksresultaten. In het gerandomiseerde gecontroleerd experiment wordt deze controle voornamelijk uitgeoefend met behulp van randomisering en blindering.

10.2.3 RANDOMISEREN OM EEN VERGELIJKBARE UITGANGSSITUATIE TE CREËREN

Cruciaal voor de geldigheid (interne validiteit) van interventieonderzoek is de wijze waarop de te vergelijken interventies aan de patiënten in het onderzoek worden toegewezen. De toewijzingsprocedure dient te resulteren in vergelijkbaarheid (wat betreft de prognose) van de groepen patiënten die aan de verschillende interventies worden blootgesteld.

Medici en paramedici willen patiënten zo goed mogelijk helpen en zullen dus voor hen de behandeling kiezen waarvan zij de meeste kans op succes verwachten. Ook de inschatting van de risico's van de behandeling zal daarbij een rol spelen. Een behandelaar zal in het kader van een interventieonderzoek wellicht (onbewust) geneigd zijn om de interventie van zijn of haar voorkeur aan patiënten met een relatief gunstige of relatief slechte prognose toe te wijzen. In dat geval treedt er een ernstige vertekening op van de onderzoeksresultaten: *confounding by indication*. Immers, verschillen in effect hangen nu niet meer alleen met de toegepaste interventie samen, maar ook met verschillen in prognose tussen patiënten die aan de verschillende interventies werden toegewezen. Van 'confounding by indication' is sprake in alle gevallen waarin de prognose de kans beïnvloedt om aan een bepaalde interventie te worden toegewezen. In het voorbeeld van casus 10.1 zou een dergelijke vertekening optreden wanneer huisartsen vooral die patiënten naar een manueel therapeut zouden verwijzen bij wie de rug- en nekklachten al langer bestaan en bij wie eerdere therapie zonder succes bleef. Het zal duidelijk zijn dat hier geen bewuste opzet in het spel behoeft te zijn; ook onbewust kan een ernstige vorm van 'confounding by indication' tot stand komen. De standaardoplossing voor dit probleem is het lot te laten beslissen over de toewijzing van de verschillende interventies. De voorkeuren van patiënten en (para)medici worden daarmee buitenspel gezet. Dit is de essentie van *randomisering*. Daarbij is het zaak zorgvuldig te bewaken dat de toewijzing ook werkelijk 'at random' plaatsvindt en dat op het moment van randomisering de toegewezen interventie onveranderbaar wordt vastgelegd. Dit wordt aangeduid met de term *allocation concealment*. Behalve het gelijkelijk distribueren en daarmee controleren van de determinanten die besloten liggen in het natuurlijke verloop (NV), bewerkstelligt de randomisering hetzelfde voor zowel de bekende als de onbekende externe variabelen (EV), althans voor zover deze reeds aanwezig zijn op het moment waarop de behandeling wordt toegewezen. Vertekening door externe factoren die later ontstaan (bijvoorbeeld therapietrouw en het ondergaan van co-interventies), mogelijk onder invloed van de toegewezen behandeling, kan door randomisatie uiteraard niet worden voorkomen. Ten slotte biedt randomiseren ook de mogelijkheid tot blindering (zie paragraaf 10.2.4), waarmee ook vergelijkbaarheid ten aanzien van meetfouten (MF) kan worden gerealiseerd.

Het is om deze redenen dat randomisering als een panacee voor potentiële vertekening wordt gepropageerd en kan worden opgevat als het meest essentiële bestanddeel van een gecontroleerd experiment. Het is echter een hardnekkig misverstand te menen dat randomisering garandeert dat de diverse determinanten ook daadwerkelijk gelijkelijk over de verschillende interventies verdeeld zullen zijn. Immers, ongelijke verdelingen kunnen nog wel degelijk (bij toeval) ontstaan. Vooral in onderzoeken met weinig patiënten kan een dergelijke ongelijke verdeling gemakkelijk optreden en voor grote problemen zorgen bij de analyse van de onderzoeksresultaten. Om erachter te komen of door een ongelukkige speling van het lot een dergelijke ongelijke verdeling ontstaan is, zal de verdeling na randomisatie van alle relevante prognostische variabelen beoordeeld moeten worden. Statistische toetsen hebben daarbij geen functie. Mocht voor een of meer variabelen een relevant verschil geconstateerd worden, dan zal voor dit verschil in de analysefase gecorrigeerd dienen te worden (zie paragraaf 5.3.2).

Als er gegronde redenen zijn om een ongelijke verdeling op een of meer variabelen te vrezen (vooral als het een sterke prognostische factor betreft in een experiment met relatief weinig patiënten), dan kan men het lot een handje helpen. Men deelt daartoe de patiënten in naar de categorieën van de betreffende prognostische factor en voert vervolgens per categorie (stratum) de randomisatie uit. Op deze manier zal de betreffende prognostische factor evenwichtig over de interventiegroepen worden verdeeld. In theorie is het mogelijk om door te gaan met prestratificatie voor combinaties van prognostische kenmerken totdat er in ieder stratum nog maar twee individuen beschikbaar zijn voor de loting (individuele matching).

Om praktische redenen is een dergelijke stratificatie vooraf slechts voor een beperkt aantal externe variabelen mogelijk. In de praktijk zal men dus zich tot *prestratificatie* voor enkele factoren beperken, gevolgd door *blockrandomisatie*. Daarmee wordt bedoeld dat na een vaststaand aantal ('block size' van bijvoorbeeld 4, 8 of 12) binnen het stratum steeds evenveel patiënten aan alle groepen ('at random') worden toegewezen. Daarbij is het zaak dat alleen de statisticus die het randomisatieschema maakt de *block size* kent. Anders weet de onderzoeker immers aan welke behandeling de laatste patiënt van het 'block' zal worden toegewezen, hetgeen strijdig is met het principe van 'allocation concealment'.

Wat betreft externe variabelen die men niet kent of niet heeft gemeten, en waarvoor men dus ook niet kan stratificeren (vooraf of achteraf), kan men niet anders dan aannemen dat de randomisatie voor een evenwichtige verdeling zorg draagt. Het is juist de randomisatie die er dan voor zorgt dat, gemiddeld genomen, vergelijkbaarheid voor deze onbekende confounders wordt gerealiseerd. Naarmate de onderzoekspopulatie groter is, zal dit ook steeds beter opgaan.

Het interventieonderzoek begint voor een patiënt in feite op het moment van randomisering. Het principe is: eenmaal gerandomiseerd, definitief in de onderzoekspopulatie. In feite is een gerandomiseerd gecontroleerd experiment een vorm van cohortonderzoek: de randomisatie is de gebeurtenis die het lidmaatschap van het cohort definieert (zie paragraaf 2.3). Dit heeft belangrijke repercussies voor de wijze waarop de gegevens, eenmaal verzameld, worden geanalyseerd. Het is van cruciaal belang dat de patiënt, wat er ook gebeurt, in de analyse wordt meegenomen als blootgesteld aan de interventie die bij de randomisering was toewezen, de interventie zoals bedoeld, ongeacht de feitelijk gerealiseerde interventie. In paragraaf 10.3.3 wordt dit verder uitgewerkt.

10.2.4 BLINDEREN OM VERGELIJKBAARHEID TOT HET EIND TOE VAST TE HOUDEN

Voor het causaal interpreteren van een verschil in waargenomen effecten van de interventies is het een voorwaarde dat zowel de invloed van de externe factoren als die van de meetfouten bij de verschillende interventies vergelijkbaar zijn (zie paragraaf 10.2.1). Aan deze voorwaarde is niet voldaan indien kennis over de aard van de toegewezen interventie van invloed is op de ontwikkeling van de externe factoren na de randomisatie of op de meetfouten. Het gaat hier met name om de mogelijkheid dat het placebo-effect zal verschillen voor de in het onderzoek opgenomen interventies. Als bijvoorbeeld de patiënt weet dat hij een 'nepbehandeling' krijgt, zal er geen placebo-effect meer kunnen optreden. Het gevolg is dat het placeboaandeel in de behandeling wordt onderschat. Een ander probleem ontstaat bijvoorbeeld wanneer de beoordelaar van de ziekte-uitkomst vooringenomen is ten aanzien van de te vergelijken interventies en wellicht daardoor de toestand van patiënten die behandeld zijn met zijn voorkeursinterventie rooskleuriger zal interpreteren. Ook dit zorgt voor vertekening van de onderzoeksresultaten. Het antwoord op deze potentiële vormen van vertekening is *blindering*. Daarbij gaat het erom te maskeren welke patiënt welke interventie krijgt. Idealiter wordt iedereen geblindeerd die de mogelijkheid heeft om door zijn of haar inbreng voor vertekening (differentiële meetfout) te zorgen: de patiënt, de behandelaar, degene die het effect vaststelt en degene die de gegevens analyseert. Om een artikel te kunnen schrijven moet uiteraard uiteindelijk, nadat de gegevens grotendeels zijn geanalyseerd, de code die verhult wie welke behandeling heeft gekregen wel worden verbroken. Volledige blindering is eigenlijk alleen mogelijk bij geneesmiddelenonderzoek, als men een nepgeneesmiddel heeft kunnen maken dat er net zo uitziet (en smaakt) als het werkzame middel, maar waarin het werkzame bestanddeel ontbreekt. Bij het onderzoeken van het effect van andere interventies zijn de mogelijkheden tot blindering doorgaans veel beperkter, maar met de nodige creativiteit ('sham'operaties, nepbestraling en zelfs neppsychotherapie) zijn talloze geloofwaardige placebo-interventies geconstrueerd. Wanneer blindering onmogelijk is, of blijkt te zijn mislukt, zal men in de discussie aannemelijk moeten maken dat de bevindingen niet verklaard kunnen worden door onvergelijkbaarheid in externe variabelen en/of meetfouten. Dat zal eenvoudiger zijn als de meting van het effect minder subjectief en meer gestandaardiseerd is. In casus 10.1 bijvoorbeeld is blindering van de behandelaar niet mogelijk. Blindering van degene die de data-analyse uitvoert wordt nog niet zo vaak toegepast, maar deze vorm van blindering blijkt tot verdere reductie van vertekening te kunnen leiden. Men maakt dan een gedetailleerd plan voor de data-analyse, en voert dit uit, voordat de blindering wordt verbroken. Pas als alle analysen zijn gedaan, wordt onthuld welke groep welke interventie kreeg.

Men moet zich realiseren dat randomisatie en het toepassen van interventies die in alles behalve het werkzame bestanddeel vergelijkbaar zijn, voorwaarden zijn om blindering te kunnen toepassen. Immers, als de patiënt zelf betrokken is bij de keuze van de interventie of opmerkt welke interventie is toegewezen, dan kan blinde waarneming van het effect alleen worden gerealiseerd als de patiënt absoluut geen rol speelt bij de waarnemingen (bijvoorbeeld bij foto's, laboratoriumuitslagen en dergelijke).

Over de vraag of voor pragmatisch onderzoek (zie paragraaf 10.2.2) blindering nodig is, zijn de meningen verdeeld. Voorstanders zeggen dat alleen dan de meerwaarde van de experimentele behandeling (ten opzichte van de standaardbehandeling) vastgesteld kan worden. Tegenstanders zeggen daarentegen dat externe effecten van de behandeling (inclusief het 'geloof' in het effect) nu eenmaal een inherent onderdeel zijn van een medische interventie en als zodanig mogen bijdragen aan schatting van de meerwaarde van de behandeling. Een in dit verband veelgehoorde uitspraak is: 'Een behandeling hoeft niet te werken, als hij maar helpt.'

10.2.5 VERGELIJKING BINNEN PATIËNTEN IS WELISWAAR EFFICIËNTER, MAAR NIET ALTIJD MEER VALIDE DAN VERGELIJKING TUSSEN PATIËNTEN

In het voorgaande is steeds uitgegaan van een onderzoeksopzet waarin patiënten (via randomisatie) worden ingedeeld in twee of meer interventiegroepen. Elke patiënt krijgt slechts één interventie toegewezen en draagt daarmee één keer bij aan het vaststellen van het effect. Een dergelijke opzet staat bekend als een *parallel design*. De impliciete veronderstelling is dat het verschil in ziekte-uitkomst tussen beide groepen een valide schatting geeft van het effect dat zou zijn opgetreden als men bij deze patiënten de ziekte-uitkomst na elk van beide interventies had kunnen vaststellen. Bij grote gerandomiseerde groepen lijkt dat een redelijke veronderstelling, maar bij kleinere trials kan toch sprake zijn van onvergelijkbare onderzoeksgroepen.

Wanneer de ziekte-uitkomst waarin men geïnteresseerd is reversibel is, bijvoorbeeld bij pijn of slapeloosheid, en men kan met de interventie (pijnstiller, slaapmiddel) relatief snel een effect bewerkstelligen, dan kan men ook de patiënten met zichzelf vergelijken door ze eerst de ene behandeling te geven en vervolgens de andere behandeling. Veel gezondheidsuitkomsten zijn echter niet reversibel. Wanneer de uitkomstparameter bijvoorbeeld sterfte, myocardinfarct of conceptie is, kunnen de patiënten bij wie deze gebeurtenis optrad, niet meer aan de volgende interventie worden onderworpen. Fundamenteler echter is het probleem dat men bij een dergelijk serieel design geen controle heeft over het effect van het natuurlijke verloop.

Een *cross-over trial* lijkt de voordelen van beide designs te combineren. In een cross-over trial bepaalt de randomisatie niet wie welke behandeling krijgt, maar in welke volgorde de interventies bij de desbetreffende patiënt worden uitgevoerd. Elke patiënt vormt zo de eigen referentie voor het effect van de verschillende behandelingen, en door de verschillende volgordes te vergelijken, kan men corrigeren voor het natuurlijke verloop. Deze efficiëntie komt ook in de bijbehorende statistische analyse tot uiting. Dientengevolge zijn voor een cross-overexperiment veel minder patiënten nodig dan voor een parallel design. Hoewel van de cross-overopzet dus een grote aantrekkingskracht uitgaat, en deze opzet in farmacologische kringen ook zeer populair is, leidt deze opzet slechts onder bepaalde voorwaarden tot een valide onderzoeksresultaat. Niet alleen moet het effect van de interventie snel optreden en reversibel zijn, maar ook mag het effect van de ene interventie niet doorwerken in de periode dat de andere interventie wordt toegepast (geen *carry-over effect*). Slechts zelden weet men zeker dat aan deze voorwaarden is voldaan. In feite is het grootste bezwaar bij een cross-over design de veronderstelling dat de patiënten in de tweede helft van het experiment nog steeds 'at random' over de onderzoeksgroepen zijn verdeeld. Het is zeer de vraag of in de praktijk aan deze veronderstelling wordt voldaan. Ten gevolge van de eerste behandeling kunnen er immers prognostische verschillen tussen de groepen ontstaan, bijvoorbeeld door selectieve uitval of doordat de ervaringen met de eerste behandeling de verwachting ten aanzien van de volgende behandeling selectief beïnvloeden.

10.2.6 FACTORIËLE DESIGNS BIEDEN DE MOGELIJKHEID INTERACTIE TE BESTUDEREN

Wanneer men bij één patiëntengroep het effect van twee interventies tegelijk wil bestuderen, dan biedt het zogeheten *factoriële design* daartoe de gelegenheid. Als beide interventies volledig onafhankelijk van elkaar zijn, dan kan dit design tot kostenbesparing leiden. Veel belangrijker echter is dat dit design de mogelijkheid biedt de interactie van beide behandelingen te bestuderen.

In de simpelste vorm, het twee-bij-twee factoriële design, worden de deelnemende patiënten gerandomiseerd over vier groepen: groep 1 krijgt beide behandelingen, de groepen 2 en 3 krijgen één van beide behandelingen en groep 4 krijgt geen van beide behandelingen. Het is zelfs mogelijk voor beide behandelingen een placebo toe te passen, en daarmee tevens blindering af te dwingen, zodat elke deelnemer twee interventies krijgt, waarvan er geen, één, of twee een specifiek effect kunnen sorteren.

De meerwaarde van de gecombineerde interventie kan worden vastgesteld door het effect in de vierde groep (ten opzichte van groep 1) te vergelijken met wat men zou verwachten op grond van de som van de afzonderlijke effecten (groep 2 en 3 ten opzichte van groep 1). Is het gecombineerde effect wezenlijk verschillend (hoger of lager) dan de som van de afzonderlijke effecten, dan is er sprake van interactie. Interactie, ook wel effectmodificatie genoemd, betekent in dit geval dat de sterkte van het effect van de ene interventie afhangt van de vraag of tegelijkertijd ook de andere interventie wordt toegepast (zie paragraaf 5.5.5).

10.2.7 EEN GERANDOMISEERD GECONTROLEERD EXPERIMENT BIJ ÉÉN PATIËNT IS SOMS MOGELIJK, MAAR NAUWELIJKS GENERALISEERBAAR

Hoewel het resultaat van een gerandomiseerd gecontroleerd experiment aangeeft welke van de vergeleken behandelingen gemiddeld genomen het meest succesvol is, kan men toch in situaties terechtkomen waarin men wil testen welke behandeling bij een specifieke individuele patiënt het beste resultaat geeft. Zulke situaties treden bijvoorbeeld op wanneer patiënten met bepaalde kenmerken zijn uitgesloten van het verrichte interventieonderzoek, of wanneer de beschikbare resultaten geen eenduidige conclusies hebben opgeleverd. Wanneer het dan om een uitkomst gaat die reversibel is en de behandelingen relatief snel effect sorteren, kan men bij een individuele patiënt met de behandelingsalternatieven gaan experimenteren, door in willekeurige (random) volgorde beide interventies uit te proberen en de effecten te vergelijken.

Deze opzet lijkt op die van een cross-over trial (zie paragraaf 10.2.5), met dien verstande dat er geen controle is in de tijd, maar in plaats daarvan een herhaald veranderen van de behandelingsvolgorde. Het is zaak om de behandelepisoden vaak genoeg te herhalen om met voldoende zekerheid een conclusie te kunnen trekken. Om met een *N=1-trial* het effect van een behandeling bij een individuele patiënt te kunnen vaststellen, moet dus ook worden voldaan aan de drie voorwaarden die gelden voor het uitvoeren van een 'gewoon' experiment met een 'cross-over' design: de aandoening dient chronisch te zijn en de toestand van de patiënt relatief stabiel; het beoogde effect van de behandeling, indien aanwezig, moet vrij snel zichtbaar worden; en ten slotte dient dit effect na het staken van elke behandeling weer snel geheel te verdwijnen.

Hoewel net als in een therapeutisch experiment een 'informed consent' noodzakelijk is, is het grote voordeel van de N=1-trial dat de patiënt zélf rechtstreeks bij de resultaten gebaat is. Omdat N=1-trials tot doel hebben de effectiviteit van een behandeling voor een individuele patiënt te bestuderen, en er dus geen primaire ambitie is om het resultaat te extrapoleren naar andere patiënten, valt dit type onderzoek in de categorie particularistisch onderzoek (zie paragraaf 4.1.2). Toch zal het vaak moeilijk zijn om de verleiding te weerstaan zich af te vragen wat de uitkomsten van een N=1-trial betekenen voor vergelijkbare patiënten. Om die reden worden resultaten van sommige N=1-trials ook gepubliceerd, vooral wanneer er nog geen of onvoldoende therapeutische experimenten zijn verricht. Dergelijke rapportages zijn vooral informatief wanneer er een aantal N=1-trials is verricht met een overeenkomstige vraagstelling en opzet. Daarnaast kunnen N=1-trials een rol spelen bij het genereren van hypothesen, zoals case-reports dat doen voor etiologisch onderzoek. Ten slotte kunnen de ervaringen opgedaan met N=1-trials gebruikt worden om de eigenlijke therapeutische experimenten vorm te geven.

10.3 De analyse van data uit experimenteel onderzoek richt zich op een valide schatting van het effect

Zodra de gegevens bij de deelnemers aan het experiment eenmaal verzameld zijn, dienen deze zo met elkaar in verband gebracht te worden dat een valide en precieze schatting van het (relatieve) effect van de behandeling wordt verkregen. Het is daarbij zaak om de methodologische verworvenheden van de opzet van het experiment (vergelijkbaarheid van natuurlijk verloop, van externe variabelen en van meetfouten) te bewaren en zelfs te versterken waar dat mogelijk is. Uitgangspunt voor de gegevensanalyse is de epidemiologische functie waarin de kans op een bepaalde gezondheidsuitkomst is uitgezet als functie van de interventie en eventuele andere determinanten van het effect.

10.3.1 KWANTIFICEREN VAN HET EFFECT VERONDERSTELT DAT OOK DE PRECISIE WORDT GEËXPLICITEERD

Om het effect van een interventie te kunnen schatten, heeft men vooraf bepaald aan welk(e) kenmerk(en) het effect zal worden afgelezen. Dit zijn maten die relevant zijn voor het gezondheidsprobleem dat aan de orde is: de uitkomst die met de interventie wordt beoogd.

Vervolgens heeft men, eveneens vooraf, bepaald welk moment of welke momenten voor de uitkomstmeting het meest relevant zijn. Voor alle aldus te meten effecten zijn in het onderzoek gestandaardiseerde meetinstrumenten gebruikt. Afhankelijk van de aard van de uitkomstvariabele zal men het effect schatten als een verschil in, of ratio van proporties of als een verschil in gemiddelden tussen de interventiegroepen. Van dit effect (attributief risico, relatief risico, verschil van gemiddelden, enzovoort, zie hoofdstuk 3) presenteert men een schatting met het bijbehorende betrouwbaarheidsinterval. Eventueel past men een statistische toets toe om na te gaan wat de kans op het gevonden (of een groter) effect is, als er in werkelijkheid geen effect is (zie paragraaf 5.2.2). Voor de details van de berekeningen en de varianten die in de verschillende designs nodig zijn, wordt verwezen naar de gangbare statistische handboeken (zie de literatuurlijst aan het eind van dit hoofdstuk).

10.3.2 HET SUCCES VAN RANDOMISATIE MOET WORDEN GECONTROLEERD EN EVENTUEEL GECORRIGEERD

Van de externe variabelen (EV) waarvan het bestaan bekend was en die in het kader van het onderzoek zijn gemeten, kan men achteraf in de analyse nagaan in hoeverre deze evenwichtig over de interventiegroepen waren verdeeld. Mocht er onverhoopt sprake zijn van een ongelijke verdeling van dergelijke determinanten, dan kan in de data-analyse voor de resulterende *confounding* worden gecorrigeerd. Hiervoor zijn in paragraaf 5.3.2 enkele methoden beschreven, aangeduid als 'gestratificeerde analyse' en 'multivariabele regressie'. In het voorbeeld van casus 10.1 zouden door toeval bij de randomisering meer mannen aan de fysiotherapie en meer vrouwen aan de manuele therapie kunnen zijn toebedeeld. Wanneer nu tevens kan worden aangenomen dat rug- en nekklachten bij vrouwen sneller genezen, zal er sprake zijn van vertekening. Omdat de desbetreffende determinant bekend is en voor alle patiënten in het onderzoek is vastgesteld, is in dit geval correctie met behulp van een gestratificeerde analyse mogelijk. Dit houdt in dat het effect van de bestudeerde interventies eerst voor vrouwen en mannen afzonderlijk zal worden berekend. Vervolgens wordt dan over deze twee strata een (gewogen) gemiddeld effect berekend. Voor de – onbekende of bekende – externe variabelen (confounders) die niet gemeten zijn, is stratificatie in de analyse uiteraard niet mogelijk. Men moet dan maar hopen dat de randomisatie zijn werk goed gedaan heeft voor deze variabelen.

Men moet het probleem van onvergelijkbaarheid van groepen ten aanzien van externe variabelen niet verwarren met het belang te zoeken naar verschil in effect tussen subgroepen. Als dergelijke verschillen bestaan (*effectmodificatie*, zie paragraaf 5.5.5), dan zal men dit ook in de rapportage tot uiting willen laten komen door voor elke subgroep apart een effect, met bijbehorend betrouwbaarheidsinterval, te presenteren. Doorgaans hebben interventieonderzoeken echter niet voldoende onderzoekspersonen om dergelijke verschillen in effecten van het toeval te kunnen onderscheiden.

10.3.3 WAT TE DOEN MET PATIËNTEN DIE NIET CONFORM PROTOCOL ZIJN BEHANDELD?

Bij de opzet van het experiment is op het moment van de randomisatie aan iedere patiënt een interventie toegewezen. Van een aantal patiënten zal blijken dat ze toch niet (volledig) de interventie hebben ontvangen die hen was toegewezen. Sommige patiënten bleken bijvoorbeeld toch te ziek om geopereerd te worden, andere patiënten slikten hun medicijn niet of hielden zich anderszins niet aan de voorschriften. Voor de analyse van de gegevens kan men nu twee kanten op.
– Men kiest voor een *intention-to-treatanalyse* waarbij iedere patiënt, of hij nu wel of niet daadwerkelijk behandeld is, in de analyse wordt meegenomen als behorende bij de interventie die via de randomisatie was toewezen.
– Men kiest voor een *per-protocolanalyse* waarbij de patiënten alleen worden meegenomen in de analyse als ze de behandeling daadwerkelijk (en volledig) hebben ontvangen. Het zal duidelijk zijn dat de per-protocolbenadering kan leiden tot serieuze vertekening van de onderzoeksresultaten en in feite de voordelen van randomiseren weer deels tenietdoet. Zo zou bijvoorbeeld de situatie kunnen ontstaan dat de therapietrouw bij behandeling A geringer is dan bij behandeling B, omdat behandeling A bij een aantal patiënten de klachten niet wegneemt. Als nu degenen die de behandeling staakten niet in de analyse worden betrokken, ontstaat een vertekening van de onderzoeksresultaten waarbij het effect van behandeling A wordt overschat.

Voorwaarde om onderzoekspersonen te kunnen meenemen in de intention-to-treatanalyse en/of de per-protocolanalyse, is wel dat voldoende follow-upgegevens beschikbaar zijn. Als er te veel patiënten zijn uitgevallen of er te veel gegevens ontbreken in het databestand komen andere analysen in beeld. Hierbij worden ontbrekende gegevens aangevuld op basis van bepaalde aannames (*imputatie*). Dergelijke analysen en de interpretatie ervan vallen buiten het bestek van dit boek.

10.3.4 SEQUENTIËLE ANALYSEN OM TEGEMOET TE KOMEN AAN ONGEDULDIGE ONDERZOEKERS

Een onderzoeker die leiding geeft aan een gerandomiseerd gecontroleerd experiment heeft vele redenen om gedurende de fase van gegevensverzameling alvast de beschikbare gegevens te willen analyseren. De belangrijkste reden is dat men het experiment misschien wel zou willen stoppen als men halverwege al aan de resultaten zou kunnen aflezen welke interventie de beste is. In plaats van nog meer patiënten aan het (kennelijk) minder effectieve behandelingsalternatief bloot te stellen, kan men alle volgende patiënten de gebleken betere behandeling bieden. Het lijkt zelfs ethisch onverantwoord om meer patiënten in een experiment te laten deelnemen dan nodig is om het antwoord op de oorspronkelijke vraag te verkrijgen. Hoewel deze redenering plausibel is, schuilt er een groot gevaar in: wanneer men aan het begin van het experiment stopt omdat men wat betere resultaten boekt in de ene groep dan in de andere groep, zal men niet kunnen ontdekken of dit aanvankelijke effect slechts op toeval berust. Veelvuldig statistisch toetsen leidt inderdaad tot een onaanvaardbaar risico op 'valse significantie', dat wil zeggen dat men op grond van de statistische toets concludeert dat er een reëel verschil is, terwijl het verschil in werkelijkheid op toeval berust. Wanneer men kiest voor een benadering waarin men de analyse richt op een effectschatting met voldoende precisie (dat wil zeggen: een voldoende klein betrouwbaarheidsinterval), dan is dit gevaar een stuk kleiner, maar niet afwezig.

Het hierboven beschreven dilemma, dat men niet te lang wil doorgaan met experimenteren om patiënten niet onnodig te belasten met een minder effectieve therapie of eventuele onvoorziene schadelijke bijwerkingen (zie paragraaf 10.4), maar dat men ook niet te snel wil stoppen op grond van toevallige verschillen, heeft geleid tot speciale procedures voor *sequentiële analyse*. Hierbij berekent men van tevoren voor een specifieke trial welke statistische grenzen overschreden moeten zijn om tussentijds het besluit te kunnen nemen het experiment te stoppen. De grenzen zijn zo gekozen dat het toeval nog maar een beperkte rol kan spelen. Een variant van deze methode is dat men vooraf besluit tot een *interimanalyse*, bijvoorbeeld nadat de helft van de onderzoekspopulatie de belangrijkste uitkomstmeting heeft ondergaan. Daar horen – ook weer vooraf vastgelegde – afspraken bij die aangeven bij welke uitkomsten van deze interimanalyse het onderzoek zal worden gestaakt omdat het effect reeds is aangetoond of verwaarloosbaar klein is. Het voordeel van dergelijke procedures is, dat men bij een onverwacht groot effect (ten gunste van één van beide behandelingen) toch de mogelijkheid heeft het onderzoek te staken, zonder in de valkuil van de 'valse significanties' te vallen. Voor de specifieke details van deze procedures wordt verwezen naar de statistische handboeken voor de analyse van gerandomiseerde gecontroleerde experimenten (zie de aanbevolen literatuur bij dit hoofdstuk).

10.4 Experimenten zijn onmogelijk en onnodig voor onderzoek naar onbedoelde effecten

Het gerandomiseerd gecontroleerd experiment is in dit hoofdstuk gepresenteerd als de beste vorm van onderzoek om bedoelde effecten van interventies te kunnen schatten, vooral omdat het de mogelijkheid biedt de specifieke effecten van een interventie te onderscheiden van de effecten van natuurlijk verloop, externe variabelen en meetfouten. Het spreekt voor zich dat een experimentele opzet niet mogelijk is bij het onderzoek naar onbedoelde effecten (bijwerkingen) van interventies. Het is immers ethisch niet verantwoord om patiënten bloot te stellen aan een experimentele behandeling wanneer men gegronde reden heeft aan te nemen dat deze schadelijker is dan een andere interventie. Ook praktische redenen kunnen een experimentele opzet verhinderen, zoals het geval is bij onderzoek naar zeldzame ernstige *bijwerkingen* waarbij gigantische aantallen patiënten in het onderzoek opgenomen zouden moeten worden. Het feit dat in een gerandomiseerd gecontroleerd experiment geen ernstige bijwerkingen zijn gevonden, zegt dan ook niet veel over de veiligheid van de interventie.

Gelukkig blijkt een experimentele opzet ook niet vereist te zijn voor het onderzoek naar onbedoelde effecten, omdat het probleem van 'confounding by indication' (zie paragraaf 10.1) niet speelt bij dit type vraagstellingen. De indicatie om een bepaalde interventie toe te passen, wordt immers primair bepaald door de mogelijkheid van betreffende behandeling om de prognose gunstig te beïnvloeden, niet om een bepaalde bijwerking te bewerkstelligen. Op deze regel zijn uitzonderingen – denk aan de situatie dat men een bepaalde behandeling bewust vermijdt omdat men een allergische reactie vreest – maar in die situaties zijn de bijwerkingen doorgaans bekend en geen onderwerp meer van wetenschappelijk onderzoek.

Tegen deze achtergrond behoort het onderzoek naar bijwerkingen van medische interventies tot de categorie van het onderzoek naar determinanten voor het ontstaan en verloop van ziekte: etiologisch onderzoek, zoals beschreven in hoofdstuk 6. Daarmee is ook duidelijk dat bijwerkingenonderzoek met dezelfde problematiek te kampen heeft als (ander) onderzoek naar oorzaken voor het ontstaan van ziekte (met name vertekening door confounding, door selectiebias en door informatiebias), maar deze problemen zijn, anders dan het probleem van 'confounding by indication', zowel principieel als praktisch oplosbaar in niet-experimenteel onderzoek. Deze paragraaf kan derhalve kort zijn, omdat vrijwel in alles teruggegrepen kan worden op de hoofdstukken 4, 5 en 6. Enkele specifieke aspecten van het bijwerkingenonderzoek zullen hierna kort de revue passeren. Eerst volgt nog een korte uiteenzetting over de typen bijwerkingen die onderscheiden kunnen worden en die elk een eigen aanpak vragen om opgespoord te worden.

10.4.1 BIJWERKINGEN ZIJN ER IN SOORTEN

Geneesmiddelen zijn per definitie giftige stoffen die tot doel hebben bepaalde aspecten van het metabolisme te verstoren. Uiteraard is de hele ontwikkeling van geneesmiddelen erop gericht, die middelen te kiezen die selectief op het ziekteproces aangrijpen, zonder andere vitale functies te beïnvloeden. Dit lukt maar ten dele. Altijd zal er sprake zijn van onbedoelde effecten: *bijwerkingen*. Een enkele keer zijn deze onbedoelde effecten gunstig, maar doorgaans zijn ze niet alleen onbedoeld, maar ook schadelijk. Hoewel het vermijden van bijwerkingen altijd een inherent onderdeel is geweest van de ontwikkeling en evaluatie van geneesmiddelen, is de zoektocht ernaar sterk geïntensiveerd na de thalidomideaffaire (softenon), waarbij moeders die dit middel tijdens de zwangerschap gebruikt hadden, kinderen zonder ledematen kregen.

Er worden verschillende typen bijwerkingen onderscheiden:
- Type A-bijwerkingen zijn voorspelbaar op grond van het werkingsmechanisme van een geneesmiddel. Type A-bijwerkingen komen in het algemeen relatief vaak voor, vooral bij hogere doses. Daardoor zullen type A-bijwerkingen doorgaans snel ontdekt worden, bijvoorbeeld nog voor het geneesmiddel bij proefpersonen getest wordt. Haaruitval bij oncochemotherapeutica is een voorbeeld van een type A-bijwerking.
- Type B-bijwerkingen zijn niet voorspelbaar en zeldzaam. Daardoor worden ze in het algemeen pas ontdekt na het op de markt brengen van het geneesmiddel. Hierop richten zich de fase IV-studies (post-marketing surveillance). De aangeboren ledemaatafwijking bij kinderen van zwangere thalidomidegebruiksters is een voorbeeld van een type B-bijwerking. Het optreden van vaginacarcinoom bij dochters van vrouwen die aan het eind van de zwangerschap diëthylstilbestrol (DES) slikten als weeënremmer, is een ander bekend voorbeeld.
- Type C-bijwerkingen zijn doorgaans ook zeldzaam, maar min of meer voorspelbaar. Het gaat hierbij om geneesmiddelen die de ernst van de aandoening waarvoor ze verstrekt zijn, verergeren in plaats van verminderen. Omdat het lastig is onderscheid te maken tussen het effect van de onderliggende ziekte en het effect van het geneesmiddel, zijn type C-bijwerkingen erg moeilijk te detecteren. Ze komen doorgaans pas aan het licht in grote fase III-trials. Een voorbeeld van een type C-bijwerking is de verhoogde kans op ernstige astma en astmasterfte bij astmapatiënten die vanwege hun astma bepaalde luchtwegverwijders (fenoterol) kregen.

Uit het voorgaande zal duidelijk zijn dat voor het opsporen en aantonen van de diverse typen bijwerkingen een verschillende aanpak vereist is. Type A- en type C-bijwerkingen kunnen voor een belangrijk deel beredeneerd worden. Dit leidt tot specifieke hypothesen, die gericht onderzocht kunnen worden. Type B-bijwerkingen veronderstellen vooral oplettendheid van patiënt en behandelaar en ongerichte, systematische monitoring van behandelde patiënten.

10.4.2 POST-MARKETING SURVEILLANCE OM BIJWERKINGEN TE SIGNALEREN; COHORT- EN PATIËNTCONTROLE-ONDERZOEK OM HYPOTHESEN TE TOETSEN

De meest voorkomende bijwerkingen zijn doorgaans ontdekt voordat geneesmiddelen regulier bij patiënten worden toegepast. Dit leidt in veel gevallen tot het staken van onderzoek naar het geneesmiddel. Het gaat daarbij om de ervaringen in fase I- en fase II-onderzoek en experimentele toepassing van de interventie buiten onderzoeksverband (off-label use). Voor de epidemiologisch onderzoeker resteert een kleine fractie van veelal onvoorspelbare bijwerkingen met een lage incidentie.

Opmerkzaamheid van patiënt en behandelaar blijkt vaak aanleiding om een mogelijke relatie te veronderstellen tussen de klachten en symptomen van de betreffende patiënt en het gebruik van een bepaald geneesmiddel. Wanneer de behandelaar dit vermoeden van een bijwerking rapporteert in een tijdschrift, noemen we dit een *case-report*. Behandelaars worden geacht de bijwerking (of het vermoeden daarvan) te rapporteren aan een Landelijke stichting voor Registratie van Bijwerkingen (LAREB) en/of de fabrikant van het betreffende middel. Deze meldingen worden systematisch geëvalueerd en vergeleken met andere rapportages in binnen- en buitenland teneinde direct (via de Inspectie voor de Geneesmiddelen) te kunnen ingrijpen in het behandelcircuit, wanneer het signaal tot serieuze verdenking leidt. Het is duidelijk dat het systematisch verzamelen en ordenen van spontane meldingen over vermeende bijwerkingen alleen kan met middelen die al geregistreerd en toegelaten zijn op de markt. Men noemt deze activiteit (fase IV-trial), verplicht voor elk geneesmiddel in de eerste jaren na registratie, dan ook *post-marketing surveillance* (PMS).

Heeft men hypothesen over mogelijke causale relaties tussen het gebruik van een specifiek geneesmiddel en het optreden van bepaalde gezondheidseffecten, dan ligt het voor de hand deze te toetsen met een van de daartoe geëigende vormen van etiologisch onderzoek: cohortonderzoek en patiëntcontroleonderzoek. Vanwege het zeldzame karakter van de meeste bijwerkingen ligt een patiëntcontroleonderzoek het meest voor de hand, maar ook voor cohortonderzoek is soms plaats. Zo is er in Nederland een regionale registratie van alle apotheekverstrekkingen (gerangschikt naar persoon en op datum), die gekoppeld kan worden aan de registratie van ziekenhuisopnamen. Dit biedt de mogelijkheid om specifieke hypothesen over een verhoogde frequentie van bepaalde aandoeningen (bijwerkingen) bij patiënten die bepaalde geneesmiddelen gebruiken te toetsen. Ook de registratie van apotheekverstrekkingen zelf biedt overigens al beperkte mogelijkheden voor dergelijk onderzoek, omdat de consumptie van bepaalde geneesmiddelen soms gebruikt kan worden als een benadering van de aanwezigheid van een bepaalde ziekte. Door het gebruik (eigenlijk: de verstrekking) van geneesmiddel A te koppelen aan nieuwe recepten voor gebruik van geneesmiddel B in de periode daarna, kan de geloofwaardigheid van specifieke hypothesen over bepaalde bijwerkingen bestudeerd worden bij grote aantallen gebruikers. Ook de analyses die men doet op de databestanden van de PMS zullen doorgaans het karakter hebben van een cohortonderzoek.

Alle mogelijkheden en beperkingen die in hoofdstuk 4 genoemd zijn bij het cohortonderzoek en het patiëntcontroleonderzoek zijn ook hier van toepassing. Kortheidshalve verwijzen wij naar dit hoofdstuk.

10.5 Uit de voorbeelden blijkt het brede toepassingsgebied van het gerandomiseerde gecontroleerde experiment

Onder gepubliceerde voorbeelden van interventieonderzoek worden grote verschillen aangetroffen in de grondigheid waarmee de experimentele principes werden uitgevoerd. Soms is het zonneklaar dat de onderzoekers faalden op het elementaire niveau van een adequate randomisering, of dat de blindering mislukte. In andere gevallen wijkt men af van het intention-to-treat-principe of gaat het onderzoek mank aan slechtgekozen insluitcriteria. Op vrijwel ieder interventieonderzoek is wel iets aan te merken. Veelal gaat het om kleine schoonheidsfoutjes die de (interne) validiteit (waarschijnlijk) niet bedreigen, soms zijn het desastreuze blunders. In deze laatste paragraaf van dit hoofdstuk passeert een aantal casus met voorbeelden van experimenteel interventieonderzoek de revue. Deze casus beslaan een aantal verschillende interventietypen: geneesmiddelen (casus 10.2), operaties (casus 10.3), leefstijladvisering (casus 10.4), dieet (casus 10.5) en preventieve voorzieningen (casus 10.6, 10.7 en 10.8). In casus 10.1 is reeds een voorbeeld van een evaluatie van een fysiotherapeutische behandeling gegeven. De casus zijn voor het merendeel afkomstig van Nederlandse onderzoekers en hebben slechts het doel de lezer een beeld te geven van het brede toepassingsgebied van het gerandomiseerde gecontroleerde experiment. Van een uitputtende bespreking van de verschillende studies kan in het bestek van dit boek uiteraard geen sprake zijn.

Casus 10.2 Lidocaïne bij vermoedelijk hartinfarct

De eerste uren na een hartinfarct zijn bijzonder riskant. Vooral ritmestoornissen kunnen de aanleiding zijn voor het snel en onregelmatig samentrekken van de kamers van het hart (ventrikelfibrillatie) en een uiteindelijke hartstilstand. Wanneer vervolgens reanimatie door hartmassage of elektrische stimulatie uitblijft, heeft dit de dood ten gevolg. Lidocaïne kan mogelijk dergelijke ritmestoornissen voorkomen. Daarom werd in een grootschalig onderzoek (Amsterdam Lidocaïne Intervention Trial) nagegaan, wat het effect is van intramusculaire toediening tijdens het transport naar het ziekenhuis. Het onderzoek werd uitgevoerd door de ambulancediensten die in de regio Amsterdam patiënten naar vijftien verschillende ziekenhuizen vervoeren. In een periode van bijna drie jaar werden ruim 6000 patiënten met een vermoedelijk hartinfarct getransporteerd. Na randomisatie kreeg de helft van hen lidocaïne geïnjecteerd. Uitgesloten werden onder andere patiënten bij wie de huisarts dit al had gedaan, bij wie de hartfrequentie lager was dan 45 slagen per minuut, of bij wie reanimatie vanwege ventrikelfibrillatie al voor de randomisatie werd verricht. Vanwege de tijdsdruk en de toestand van de patiënten werd er geen informed consent gevraagd. De patiënten werden geïnjecteerd met een automatische injectiespuit, waarbij deze zonder naald en zonder vloeistof was voor de controlegroep. De bemanning van de ambulance kon dit pas zien na het toedienen van de (schijn)injectie. In slechts 32% van de gerandomiseerde patiënten werd achteraf de diagnose acuut myocardinfarct gesteld. Er bestond op dit punt een gering verschil tussen de lidocaïnegroep (34%) en de controlegroep (31%). De auteurs betogen dat dit wellicht komt door een invloed van lidocaïne op de concentratie van het enzym creatinekinase in het bloedplasma, op grond waarvan de diagnose veelal werd gesteld. Geblindeerde analyse van de elektrocardiogrammen (ecg), gemaakt bij opname en na 24 uur in het ziekenhuis, liet geen verschil zien in de frequentie van acuut myocardinfarct tussen de onderzoeksgroepen. De belangrijkste uitkomstmaat was het optreden van ventrikelfibrillatie in het eerste uur na randomisatie. Hiertoe werd bij iedere patiënt vanaf het moment dat deze in de ambulance lag (een halve minuut vóór het moment van randomisatie) een uur lang het ecg geregistreerd. In de lidocaïnegroep trad ventrikelfibrillatie op bij 8 patiënten; in de controlegroep waren het er 17. Wanneer pas werd gekeken vanaf 15 minuten, als de bloedspiegel van lidocaïne op een adequaat niveau is gekomen, ging het om respectievelijk 2 versus 12 patiënten. Omdat deze patiënten over het algemeen in de ambulance met succes door middel van elektrische stimulatie werden gereanimeerd, werd er geen verschil in sterfte tussen de onderzoeksgroepen gevonden. Een en ander is weergegeven in tabel 10.1.

Tabel 10.1 Ventrikelfibrillatie (VF) binnen 15 minuten en tussen 15 en 60 minuten na randomisatie, alsmede het aantal (potentiële) sterfgevallen

	lidocaïne	controle	p-waarde
	(N = 2987)	(N = 3037)	
VF < 15 min.	6	5	NS
15 min. < VF < 60 min.	2	12	< 0,01
totaal	8	17	0,08
VF en niet overleden	6	15	0,05
VF en overleden	2	2	NS
geen VF, wel overleden	17	19	NS
totaal*	25	36	NS

* Aantal overleden patiënten plus de patiënten met VF die met succes werden gereanimeerd.

De onderzoeksresultaten lieten tevens zien dat lidocaïne met succes een optredende te snelle hartfrequentie (tachycardie) kan verlagen. De auteurs concluderen dat lidocaïne toegediend vlak na een vermoedelijk myocardinfarct ventrikelfibrillatie kan voorkomen. Vooral in situaties waarin elektrische defibrillatie niet mogelijk is, wordt een snelle injectie van lidocaïne door de patiënt zelf, de huisarts of een paramedicus aanbevolen.

(Bron: Koster RW, Dunning AJ. Intramuscular lidocaine for prevention of lethal arrhythmias in the prehospitalization phase of myocardial infarction. N Engl J Med 1985, 313: 1105-10.)

Casus 10.3 Verwijderen van verstandskiezen

Het verwijderen van de verstandskiezen is geen sinecure, met name vanwege de pijnklachten die optreden nadat de verdoving is uitgewerkt. Traditioneel werd voor de bestrijding van deze klachten vaak paracetamol (1000 mg) voorgeschreven, maar tegenwoordig zijn andere pijnstillers (NSAID's) ook populair. Omdat onvoldoende duidelijk was of NSAID's inderdaad beter zijn voor pijnbestrijding in vergelijking met paracetamol, werden 40 patiënten waarbij de onderverstandskiezen zowel aan de linker- als aan de rechterzijde verwijderd zouden worden, gevraagd deel te nemen aan een onderzoek naar de effecten van beide middelen. Omdat dergelijke ingrepen vaak in twee sessies worden uitgevoerd (eerst de ene kant en dan de andere kant) werd in dit onderzoek gekozen voor een cross-overopzet. Een tweede reden is dat pijn een subjectief begrip is en sterk fluctueert tussen patiënten. Door voor een cross-overdesign te kiezen, vormen deelnemende patiënten als het ware hun eigen controlegroep en is men af van mogelijk verschillen tussen patiënten. Na de eerste ingreep kregen de deelnemers afhankelijk van de randomisatie pijnstilling in de vorm van een NSAID of een paracetamol; en bij de tweede ingreep kreeg de groep die de NSAID had gekregen paracetamol, terwijl de paracetamolgroep pijnbestrijding kreeg in de vorm van NSAID's. Van de 40 deelnemers vielen er 4 uit. Twee kwamen na de eerste ingreep niet meer opdagen voor de tweede ingreep, één kreeg een ontsteking van de wond en één had zich niet aan het medicatieprotocol gehouden.

Uitkomstmaten waren pijn, gemeten op een 100 mm visueel analoge schaal en zwelling, gemeten met behulp van een gezichtsboog die volumetrische veranderingen in het gezicht kan detecteren. Er werd geen statistisch significant verschil gevonden tussen paracetamol en NSAID met betrekking tot de acute postoperatieve pijn en de postoperatieve zwelling.

(Bron: Bjørnsson GA, Haanæs HR, Skoglund LA. A randomized, double-blind crossover trial of paracetamol 1000 mg four times daily vs ibuprofen 600 mg: effect on swelling and other postoperative events after third molar surgery. Br J Clin Pharmacol 2003, (55): 405-412.)

Casus 10.4 Operatie bij colonkanker

Kanker aan de dikke darm (colon) komt relatief vaak voor. Een operatie waarbij het gezwel, een stuk darmweefsel alsmede bloed- en lymfevaten worden verwijderd, is de beste behandeling. Het gevaar bestaat echter dat bij een dergelijke operatie een aantal tumorcellen loslaten en via een bloed- of lymfevat elders in het lichaam een uitzaaiing (metastase) veroorzaken. Om die reden is in de jaren vijftig de zogenaamde techniek van 'no-touch isolation' ontwikkeld. Hierbij wordt eerst een aantal bloed- en lymfevaten afgebonden en doorgesneden, alvorens men de tumor palpeert om de uitgebreidheid te beoordelen.

Omdat onvoldoende duidelijk was of deze methode inderdaad beter is dan de conventionele benadering, werd onderzoek verricht in acht Nederlandse ziekenhuizen over een periode van twee jaar. Daarbij werden 304 patiënten gerandomiseerd over de 'no-touch isolation' en de conventionele operatietechniek. De randomisatie vond geruime tijd voor de operatie plaats, omdat bij toepassing van 'no-touch isolation' een chirurg uit de universiteitskliniek kwam toezien op de adequate uitvoering. Hierdoor stond voor de patiënten op het moment van randomisatie nog niet vast of ze aan alle toelatingscriteria voldeden. Tijdens en na de operatie werden 68 patiënten aan de trial onttrokken vanwege levermetastase (22), vergevorderde tumorgroei (26), aanwezigheid van meer tumoren (8) of afwezigheid van maligniteit (12). Deze patiënten waren ongeveer gelijk verdeeld over beide behandelgroepen. De belangrijkste uitkomstmaten waren sterfte en terugkeer van de aandoening. De vijfjaarsoverleving voor de 'no-touch isolation'-groep en de conventionele groep was respectievelijk 64% en 61%. Dit verschil was niet statistisch significant, ook niet na correctie voor sterfte ten gevolge van andere oorzaken. Ook wat betreft het terugkeren van de ziekte werd geen statistisch significant verschil gevonden. Wel leek het erop dat na 'no-touch isolation' minder vaak levermetastasen werden gevonden en dat deze ook pas later optraden, maar ook dit verschil was niet statistisch significant (zie figuur 10.1). De onderzoeker komt tot de conclusie dat 'no-touch isolation' aanbeveling verdient, omdat daarbij de sterfte en het percentage terugkeer van de ziekte in ieder geval niet hoger zijn en er aanwijzingen zijn, vooral voor bepaalde subgroepen patiënten, dat de prognose na 'no-touch isolation' iets gunstiger

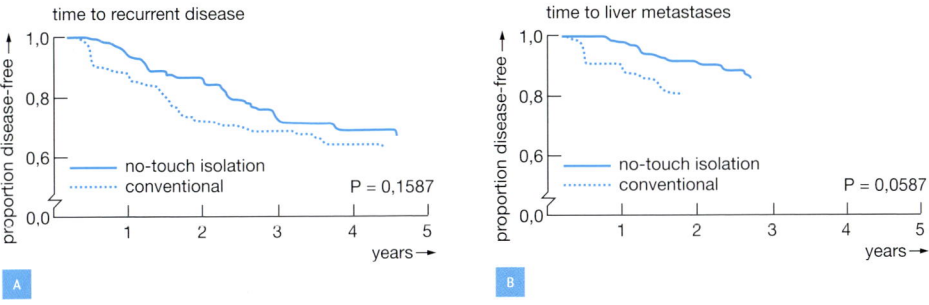

Figuur 10.1 Terugkeer van de aandoening en ontstaan van levermetastasen in de periode na de operatie in de twee behandelgroepen.

is. Men kan zich afvragen of dit advies, bij afwezigheid van een significant effect en in lijn met de overtuiging waarmee de onderzoeker aan het project begon, wel gerechtvaardigd is.

(Bron: Wiggers T, Jeekel J, Arends JW et al. No-touch isolation technique in colon cancer: A controlled prospective trial. Brit J Surg 1988:409-15.)

Casus 10.5 Zoutgebruik en de bloeddruk van zuigelingen

Het denkbeeld dat zoutgebruik een belangrijke determinant is van de bloeddruk is al oud. Uit onderzoek blijkt dat een te hoge bloeddruk vaak met succes door beperking van het zoutgebruik kan worden bestreden. Observationeel onderzoek naar de relatie tussen de bloeddruk en het zoutgebruik onder de algemene bevolking kan deze relatie veelal niet aantonen, wellicht vooral doordat het zoutgebruik zo moeilijk meetbaar is. In een experimentele context is het echter mogelijk om het zoutgebruik zelf te manipuleren.

In 1980 werden in Zoetermeer 476 pasgeboren zuigelingen 'at random' verdeeld in twee groepen. De onderzoeksgroep bestond uit ruim 70% van alle poliklinische en thuisbevallingen in die periode. Ouders werden in de 7e maand van de zwangerschap benaderd voor het onderzoek. Behalve borstvoeding ontvingen de zuigelingen gedurende de eerste zes maanden uitsluitend voedsel dat gratis door de onderzoekers beschikbaar werd gesteld. De groep met een zoutarm dieet kreeg ongeveer een derde van de hoeveelheid zout binnen die de onderzoeksgroep met normale voeding binnenkreeg. Het zoutgehalte van de urine van de zuigelingen in de zoutarme groep was gemiddeld de helft van dat in de groep met een normaal dieet. De twee onderzoeksgroepen waren vergelijkbaar voor de volgende risicofactoren: lengte en gewicht bij de geboorte, leeftijd van de moeder, bloeddruk van de ouders en roken van de moeder tijdens de zwangerschap. De bloeddruk werd in de loop van een halfjaar zevenmaal gemeten door dezelfde, daartoe speciaal getrainde verpleegkundige met nauwkeurige apparatuur. Zowel de verpleegkundige als de ouders waren niet op de hoogte van de groep waarin de zuigeling was ingedeeld. In figuur 10.2 zijn de metingen voor beide onderzoeksgroepen weergegeven.

Ongeveer 10% van de ouders bleek aan het eind van de onderzoeksperiode afgeweken te zijn van het onderzoeksprotocol. In de analyse is het intention-to-treatprincipe gevolgd. Bovendien is het verschil in bloeddruk met behulp van multipele regressieanalyse gecorrigeerd voor onder meer de (kleine) verschillen in bloeddruk in de eerste week, alsmede voor lengte en gewicht bij de geboorte. Na een halfjaar was de systolische bloeddruk in de zoutarme groep 2,1 mm Hg lager. De auteurs betogen dat dit kleine verschil behalve statistisch significant ook relevant is, omdat de verwachting is dat dit verschil met de leeftijd nog zal toenemen. Bovendien is het geëxtrapoleerde effect van een verschil in bloeddruk van 2-3 mm Hg voor 1-jarigen naar latere leeftijd van dezelfde orde van grootte als wat behandeling met bloeddrukverlagende middelen oplevert. n de in het onderzoek gevonden dosis-effectrelatie in de tijd zien de onderzoekers een extra aanwijzing dat het verband tussen zoutgebruik en bloeddruk causaal is.

(Bron: Hofman A, Hazebroek A, Valkenburg HA. A randomized trial of sodium intake and blood pressure in newborn infants. JAMA 1983,250: 370-3.)

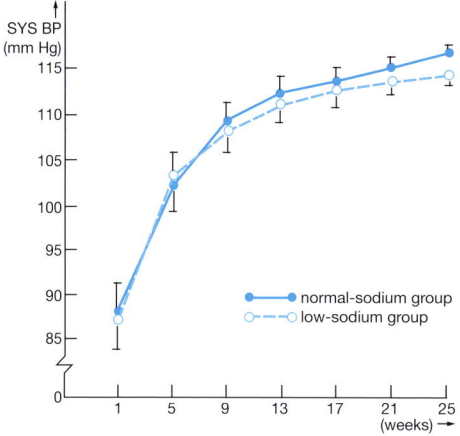

Figuur 10.2 Systolische bloeddruk (+ 1 standaardfout) van kinderen met een dieet met normaal en laag zoutgehalte.

Casus 10.6 Stoppen met roken

Stoppen met roken is uiterst kosteneffectief. Met name vanuit een geneeskundig perspectief. Helaas lukt het niet iedereen om langdurig met roken te stoppen en veel rokers vallen weer terug in hun gewoonten. Het gebruik van zogenaamde nicotinevervangers maakt de kans op een succesvolle stoppoging tweemaal zo groot, maar er zijn ook andere producten op de markt, zoals varenicline (een nicotineagonist) en bupropion en nortriptyline (antidepressiva). Men veronderstelt dat de werking berust op het reduceren van de psychologische en somatische symptomen die optreden bij het stoppen met roken. Er zijn aanwijzingen dat bij gelijktijdig gebruik van nicotinevervangers en antidepressivum nortriptyline er mogelijkerwijs een complementair effect zou kunnen optreden.

Uit een aantal klinieken die zich richten op het stoppen met roken werden 901 patiënten gerecruteerd en gerandomiseerd in twee groepen. De ene groep kreeg gedurende 12 maanden nortriptyline en een placebo, de andere groep kreeg gedurende 12 maanden nortriptyline en nicotinevervangers. De medicatie in beide groepen was op het oog identiek en noch de patiënten, noch de medewerkers van de studies wisten welke patiënten welke medicatie kregen (dubbelblinde opzet). Alle patiënten mochten net zoveel stoppen-met-rokengespreksgroepen volgen als zij nodig achtten. De belangrijkste (primaire) uitkomstmaat was een geslaagde stoppoging tot 6 maanden na aanvang van de studie. Secundaire uitkomstmaten waren onder andere een geslaagde stoppen-met-rokenpoging na 12 maanden, drang om te willen roken en verandering in het humeur. Of de deelnemers daadwerkelijk gestopt waren, werd gecontroleerd door een speekselmonster te laten analyseren. In de nortriptylinegroep trad een aantal bijwerkingen op: droge mond en constipatie. Het gecombineerd gebruik van nortriptyline en nicotinevervangers bleek niet tot significant meer succesvolle stoppogingen te leiden dan alleen het gebruik van nicotinevervangers. De auteurs concluderen dat mede gelet op de bijwerkingen het routinematig voorschrijven van nortriptyline bij nicotinevervangers niet verstandig is.

(Bron Aveyard P, Johnson C, Fillingham S, Parsons A, Murphy M. Nortriptyline plus nicotine replacement versus placebos plus nicotine replacement for smoking cessation: pragmatic randomised controlled trial. BMJ 2008, 336: 1223-1227.)

Casus 10.7 Vaccinatie tegen middenoorontsteking

Na enkele heel grote populatietrials bij 40.000 zuigelingen naar het effect van vaccinatie met pneumokokkenconjugaatvaccin (PCV) ter preventie van middenoorontsteking in het tweede levensjaar, gingen Nederlandse onderzoekers na of dit vaccin ook nieuwe middenoorontstekingen zou kunnen voorkomen bij oudere kinderen die heel veel last hebben van deze aandoening. In een dubbelblind gerandomiseerd experiment werden 383 kinderen tussen 1 en 7 jaar geïncludeerd, die in het daaraan voorafgaande jaar ten minste twee keer een middenoorontsteking hadden gehad. De randomisatie werd uitgevoerd in vier strata gebaseerd op leeftijd (jonger of ouder dan 24 maanden) en het aantal doorgemaakte middenoorontstekingen (2-3 of minstens 4 episoden). De interventiegroep kreeg een 7-valent PCV, gevolgd door een 23-valent pneumokokkenpolysaccharidevaccin om een langduriger effect te realiseren. De controlegroep kreeg een vaccin tegen hepatitis (waarvan bekend is dat het geen invloed uitoefent op het middenoor). Alle kinderen werden 18 maanden gevolgd en alle nieuwe episoden van middenoorontsteking werden geregistreerd. Van middenoorvloeistof en keeluitstrijkjes werden kweken gemaakt om de nog aanwezige bacteriestammen vast te kunnen stellen.

Uit de resultaten bleek, na een intention-to-treatanalyse, een relatief risico van 1,25 met een 95%-BI van 0,99-1,57. Dat betekent dat het aantal middenoorontstekingen in de PCV-groep zeker niet was afgenomen. Er leek zelfs sprake van een toename in de interventiegroep. Uit de kweken bleek dat weliswaar de specifieke pneumokokkenstammen waartegen het PCV (en het boostervaccin) zich richten, waren verdwenen in de interventiegroep, maar dat alle bindingsplaatsen in de keelholte direct bezet waren door bacteriestammen waartegen het vaccin niet gericht was. Op grond van dit onderzoek concluderen de onderzoekers dat het geen zin heeft kinderen die veel last hebben van middenoorontstekingen te vaccineren als men wil voorkomen dat er nieuwe infecties optreden. Dit is een fraai voorbeeld van een experiment dat onverwachte resultaten oplevert, die men op grond van biologische proeven niet had kunnen voorspellen.

(Bron: Veenhoven R, Bogaert D, Uiterwaal C, Brouwe C, Kiezebrink H, Bruin J, et al. Effect of conjugate pneumococcal vaccine followed by polysaccharide pneumococcal vaccine on recurrent acute otitis media: A randomized study. Lancet 2003, 361: 2189-95.)

Casus 10.8 Preventief huisbezoek bij ouderen

De bevolking van westerse landen is langzaam aan het vergrijzen. Vooral de alleroudsten stijgen absoluut en relatief in aantal. Hierdoor wordt in toenemende mate een beroep gedaan op de gezondheidszorg. Opname in het ziekenhuis of het verpleeghuis hangt soms samen met sociale problemen of een inadequate onderkenning en behandeling van medische problemen. Preventie hiervan zou de 'quality of life' ten goede komen en wellicht de opnamefrequentie en zelfs de mortaliteit kunnen verlagen. In 1980-1983 is in een buitenwijk van Kopenhagen daarom een gerandomiseerd experiment verricht naar het effect van preventief huisbezoek door wijkverpleegkundigen. Een groep 75-plussers (N = 285) ontving in deze periode iedere drie maanden een bezoek van een half tot anderhalf uur, en men kon bovendien altijd telefonisch contact zoeken en om een extra bezoek vragen. Centraal stond het opbouwen van een vertrouwensrelatie, het inventariseren van medische en sociale behoeften en het zo nodig adviserend en coördinerend optreden. De ouderen deden hieraan massaal mee (respons 95%) en na afloop gaf 87% aan zeer tevreden te zijn over de preventieve huisbezoeken. De even grote controlegroep werd pas benaderd in de laatste maanden van de studie met de vraag of men achteraf toestemming wilde geven voor deelname. Van de inmiddels overleden ouderen en degenen die in een verpleeghuis werden opgenomen, werden de gegevens zonder informed consent in de analyse betrokken. In de interventiegroep was zowel het aantal ziekenhuisopnamen (219 versus 271) als het aantal ligdagen (4884 versus 6442) in de periode van drie jaar lager. Voor het aantal opnamen in het verpleeghuis en de frequentie van het bezoek aan de huisarts werden geen significante verschillen gevonden. In de interventiegroep werd vooral meer gebruik gemaakt van gezinshulp en werden meer hulpmiddelen verstrekt en veranderingen in huis aangebracht. De sterfte in de interventiegroep was statistisch significant lager dan in de controlegroep (zie tabel 10.2). De auteurs besluiten met de conclusie dat het preventief huisbezoek effectief is en de ouderen helpt om zo lang mogelijk thuis te blijven.

Tabel 10.2	Aantal overleden patiënten per groep en de kans om te overlijden per half jaar			
halfjaar	interventiegroep overleden	%	controlegroep overleden	%
1	14	4,9%	14	4,9%
2	9	3,3%	8	2,9%
3	10	3,4%	12	4,6%
4	7	4,0%	15	6,0%
5	7	2,9%	17	7,2%
6	7	3,0%	9	4,2%
totaal	56	3,6%	75	4,2%

(Bron: Hendriksen C, Lund F, Strømgard E. Consequences of assessment and intervention among elderly people. BMJ 1984, 289: 1522-4.)

Kernpunten

- Interventieonderzoek naar bedoelde effecten verschilt wezenlijk van dat naar onbedoelde effecten.
- De vraag is altijd welke interventie men bij wie moet vergelijken ten aanzien van welke uitkomsten.
- Het waargenomen effect is de optelsom van het specifieke effect, het natuurlijke verloop, de invloed van externe variabelen en de meetfout.
- Er zijn twee verschillende redenen om interventies te willen vergelijken: verklaren of besluiten over toepassing.
- Met randomiseren creëer je een vergelijkbare uitgangssituatie voor behandelgroepen die je wilt vergelijken.
- Met blinderen probeer je de vergelijkbaarheid tot het eind toe vast te houden.
- Vergelijking binnen patiënten is weliswaar efficiënter, maar niet altijd meer valide dan vergelijking tussen patiënten.
- Factoriële designs bieden de mogelijkheid interactie te bestuderen.
- Ook bij één patiënt kan men een gerandomiseerd gecontroleerd experiment doen, maar de waarde ervan is voor andere patiënten uiterst beperkt.
- De analyse van gegevens uit experimenteel onderzoek richt zich op het verkrijgen van een valide effectschatting.
- Kwantificeren van het effect veronderstelt dat ook de precisie wordt geëxpliciteerd.
- Het succes van randomisatie moet achteraf worden gecontroleerd en zo nodig gecorrigeerd.
- Gegevens van patiënten die zich niet conform protocol zijn behandeld, moeten toch worden meegenomen.
- Ongeduldige onderzoekers betalen voor sequentiële analysen een prijs.
- Voor onderzoek naar ernstige bijwerkingen zijn experimenten onmogelijk en onnodig.
- Er zijn verschillende typen bijwerkingen.
- Met post-marketing surveillance kan men bijwerkingen signaleren, maar men heeft cohort- en patiëntcontroleonderzoek nodig om de signalen te toetsen.
- Het toepassingsgebied van het gerandomiseerde experiment is enorm breed.

Aanbevolen literatuur

Algra A, Graaf Y van der. Pragmatische en pathofysiologische trials: Een kwestie van vraagstelling. Ned Tijdschr Geneeskd 1999, 143: 514-7.
Friedman LM, Furberg C, DeMets DL. Fundamentals of clinical trials. 3rd ed. New York: Springer; 1999.
Grobbee DE, Hoes AW. Clinical epidemiology: principles, methods and applications for clinical research. London: Jones and Bartlett Publishers; 2009.
Hofman A, Grobbee DE, Lubsen J. Klinische epidemiologie. 2nd ed. Utrecht: Wetenschappelijke uitgeverij Bunge; 2002.
Jadad AR, Enkin M. Randomized controlled trials: Questions, answers, musings. 2nd ed. London: BMJ Publishing Group; 2007.
Knipschild PG. De noodzaak van randomiseren en blinderen in therapeutisch onderzoek. Ned Tijdschr Geneeskd 2000, 144: 1826-8.
Maynard A, Chalmers I. Non-random reflections on health services research. London: BMJ Publishing Group; 1997.
Muir Gray JA. Evidence-based health care: How to make health policy and management decisions. New York: Churchill Livingstone; 1997.
Offringa M, Assendelft WJJ, Scholten RJPM. Inleiding in evidence-based medicine: Klinisch handelen gebaseerd op bewijsmateriaal. 2e druk. Houten/Antwerpen: Bohn Stafleu van Loghum; 2003.
Piantadosi S. Clinical trials: A methodologic perspective. 2nd ed. New York: Wiley; 2005.
Sackett DL, Richardson WS, Rosenberg W, Haynes RB. Evidence-based medicine: How to practice & teach EBM. 2nd ed. New York: Churchill Livingstone; 2000.
Spilker B, editor. Quality of life and pharmacoeconomics in clinical trials. Philadelphia: Lippincott-Raven Press; 1996.
Staquet MJ, Hays RD, Fayers PM, editors. Quality of life assessment in clinical trials: Methods and practice. New York: Oxford University Press; 1998.
Weiss NS. Clinical epidemiology: The study of the outcome of illness. 3rd ed. New York: Oxford University Press; 2006.
Zielhuis GA. Randomisatie als middel tegen verstoring door indicatie. Ned Tijdschr Geneeskd 2000, 144: 1528-31.

Opdrachten

1 Stel, u wilt het onderzoek (N = 480) uitvoeren dat in casus 10.1 als voorbeeld is gebruikt. U wilt het onderzoek uitvoeren in vier verschillende regio's.
   Geef aan hoe u de randomisatieprocedure laat verlopen als u vooraf wilt stratificeren voor de vier regio's, leeftijd in drie categorieën en geslacht.

2 In een therapeutisch experiment wordt het effect van rust en behandeling met ultrageluid (UG) vergeleken bij lage-rugpijnpatiënten. In het onderzoeksverslag treft u vier tabellen aan, hier samengevat in tabel 10.3.

Tabel 10.3	Therapeutische resultaten van rust en ultrageluid		
tabel		UG	rust
A	pijn afgenomen	70	60
	pijn gelijk of toegenomen	30	40
B	man	30	60
	vrouw	70	40
C	mannen		
	pijn afgenomen	15	30
	pijn gelijk of toegenomen	15	30
D	vrouwen		
	pijn afgenomen	55	30
	pijn gelijk of toegenomen	15	10

   a Wat is de relatie tussen tabellen A, C en D?
   b Wat maakt u op uit tabel B?
   c Is er sprake van confounding door geslacht?
   d Bereken zowel de ruwe als de voor confounding gecorrigeerde relatieve en attributieve risico's.

3 Stel dat de onderzoeksgroepen beschreven in casus 10.2 wel van elkaar zouden verschillen qua percentage myocardinfarcten.
   Hoe zou u de daardoor veroorzaakte vertekening noemen? Leg uit hoe dit de onderzoeksresultaten zou hebben beïnvloed.

4 Heeft men zich in de trial naar de operatietechniek bij coloncarcinoom (casus 10.3) aan het 'intention-to-treat' principe gehouden? Geef hierop een toelichting.

5 Wat zal het gevolg zijn van het 'intention-to-treat'-principe, zoals gehanteerd in de analyse van het onderzoek dat in casus 10.5 is beschreven?

6 In casus 10.8 is de bestudeerde interventie een voorziening, namelijk het preventief huisbezoek door wijkverpleegkundigen. Dergelijke trials naar de effectiviteit van voorzieningen zijn relatief weinig gedaan. Een recent voorbeeld is een vergelijkend onderzoek naar de effectiviteit van verschillende vormen van zorg ten behoeve van patiënten met gewrichtsreuma en als gevolg daarvan toenemende lichamelijke beperkingen. De deelnemers aan dit onderzoek werden op random basis toegewezen aan drie verschillende vormen van zorg: zorg door een speciaal hiervoor opgeleide, gespecialiseerde verpleegkundige ('clinical nurse specialist') versus zorg door een multidisciplinair team van hulpverleners, hetzij intramuraal, hetzij op basis van dagbehandeling.
   Bestudeer de bijbehorende publicatie grondig en vat beknopt samen hoe dit onderzoek was opgezet en wat de belangrijkste uitkomsten waren.

(Bron: Tijhuis GJ, Zwinderman AH, Hazes JMW, Van den Hout WB, Breedveld FC, Vliet Vlieland TPM. A randomized comparison of care provided by a clinical nurse specialist, an inpatient team, and a day patient team in rheumatoid arthritis. Arthritis & Rheumatism (Arthritis Care & Research) 2002, 47: 525-31.)

Zie voor de antwoorden op de opdrachten:
www.bsl.nl/epidemiologischonderzoek

Register

aannemelijkheidcoëfficiënt	254
abstract onderzoek	81
additief model	160
admission rate bias	132
adoptie- en migratieonderzoek	192
afhankelijke variabele	173
agreement	242
allocation concealment	298
analytische epidemiologie	16
antagonisme	154, 160
associatiematen	17, 60
attack-rates	219
attributief risico	58, 60
attributief-risicopercentage	66
attributieve proportie voor de totale populatie	67
attributieve proportie voor geëxponeerden	66
attrition	90
attrition bias	128
basaal reproductiegetal	211, 229
basispopulatie	88, 100, 157
Bayes, regel van	258
Berkson's fallacy	102, 132
beschrijvende epidemiologie	16, 22
besmettelijke ziekten	210
besmettelijkheid	210
besmetting van persoon tot persoon	219
betrouwbaarheid	111
betrouwbaarheidsinterval	123
bias	18
bijwerkingen	304, 305
biobank	206
biologische plausibiliteit	179
Bland-Altman plot	252
blinderen	90, 94, 102, 299
block size	299
blockrandomisatie	151, 299
bloedverwantencontrolegroep	102
bron	157
brutoassociatie	138
brutosterftecijfer	43
carry-over effect	92, 301
case-cohort	98
case-report	306
casusdefinitie	214
causaal web	173
causaliteit	169, 173
causaliteitscriteria	178
Center for Disease Control and Prevention	
(CDC)	211
Centrum voor Infectieziekten Bestrijding (CIB)	211
clusterrandomisatie	91
clusters	227
Cohen's kappa	111
cohort	35, 87, 94
cohortonderzoek	86, 93
cohorttijd	36
compliance bias	132
conceptuele definitie	121
conceptuele schaal	121
confoundercorrectie	183
confounding	17, 56, 84, 95, 136, 175, 296, 302
confounding by indication	145, 292, 298
consistentie	111, 180, 242
contamination bias	132
contrast	83, 96
correlatiecoëfficiënt	70, 251
counseling, genetische	206
counterfactuals	84, 145, 180
Cox proportional hazards model	63
criteriumvaliditeit	244
cross-over trial	92, 300
cross-sectioneel onderzoek	86, 104
cumulatieve incidentie	39, 60
cumulatieve-incidentieratio	61
cumulative incidence difference	61
deductie	21
determinant	16, 55, 56, 173
deterministische transmissiemodellen	227
diagnostisch onderzoek	238
diagnostische factoren	14
diagnostische functie	248
diagnostische odds ratio (DOR)	253
diagnostische waarde	243, 255
differentiële misclassificatie	94, 132, 199, 297
directe associatie	199
disability-adjusted life-years	47
disequilibrium mapping	203
doelmatigheid	293
doeltreffendheid	293
domein	156
dosis-effectrelatie	180
dosis-responsrelatie	94
dwarsdoorsnedeonderzoek	86, 104
dynamische populatie	36, 87, 94
dynamische transmissiemodellen	227
ecologisch onderzoek	86, 108

ecologische valkuil	108, 154
effect	57
effectief reproductiegetal	229
effectmodificatie	17, 56, 159, 175, 178, 200, 303
efficiëntie	19, 83, 84, 95
empirische cyclus	20
empirische definitie	121
empirische schaal	121
endemie	14
enquête	50
epidemie	14, 209
epidemiologische breuk	15
epidemiologische functie	17, 31
epidemische curve	218
etiologisch model	171
etiologische factor	173
etiologische factoren	14
etiologische fractie	66
etiologische fractie (EF)	67
European Center for Disease Prevention and Control	211
evidence-based medicine	295
exclusiecriteria	88
experimenteel onderzoek	86
externe validiteit	85, 156
factorieel design	92, 301
familiaire clustering	192
familiecohortonderzoek	191, 192
fitness	190
gastheer	210
gemiddelde	48
generaliseerbaarheid	85, 156
genetisch associatieonderzoek	198, 199
genomic control	201
genoomwijd associatieonderzoek (GWA-onderzoek)	204
geografisch-correlatieonderzoek	86, 108
Geografische Informatie Systemen (GIS)	215
gerandomiseerd gecontroleerd experiment	292
gestandaardiseerd sterftecijfer	43
gestratificeerde analyse	151
gezondheidsindicator	33
gezondheidsstatistiek	42, 49
gezondheidsvoorlichting	185
gezondheidszorgregistraties	212
gouden standaard	111, 244
grenzen van overeenkomst	111
groepsimmuniteit	230
groepsmatching	146
hanteerbaarheid	121
Hawthorne-effect	155
hazard rate	63
hazard ratio	63
healthy worker effect	132
herhaalbaarheid	111
herinneringsbias	101
historisch cohortonderzoek	86, 96, 99
hypothese	21
imputatie	303
incidence density difference	61
incidentie	15, 35, 39
incidentiedichtheid	41, 60
inclusiecriteria	88, 293
incubatieperiode	210
indirecte associatie	199
individueel onderzoek	86
individuele matching	89, 146
inductie	20
infectieziektebestrijding	212
infectieziektenepidemiologie	210
inferentie	83
informatiebias	132
informed consent	88
intention-to-treatanalyse	303
interactie	153, 175, 200
interimanalyse	304
interne validiteit	83, 85
interpercentielspreiding	48
interventieonderzoek	291
interwaarnemervariatie	111
intra-class correlation coefficient	252
intrawaarnemervariatie	111
kappa	251
klinisch verloop	24
klinische trial	88
koppelingsanalyse	195
kwaliteit van leven	34
laboratoriumonderzoek	222
latentieperiode	210
leeftijdspecifieke sterftecijfer	43
length bias	274
letaliteitspercentage	45
levensverwachting	46
life-timeprevalentie	38
likelihood ratio	254
limits of agreement	252
lineaire regressie	48, 56
linkage	197
linkage disequilibrium	199, 202
LOD-score	197
logaritmische regressiefunctie	57
logistische regressie	57, 58, 153
loglineaire model	153
longitudinaal	104
longitudinaal onderzoek	86, 107
Mantel-Haenszel-schatting	152
matchen	145, 146
mediaan	48
meetfout	239
meldingsplicht	212
membership bias	132
mendeliaanse randomisatie	205
micro-array	191, 199
migrantenonderzoek	109
misclassificatie	132
modellen	227
modus	48
monogenetische afwijking	190
mortaliteit	41, 42

multicausaliteit	171
multifactorieel	190
multiplicatief model	160
multivariabele regressieanalyse	145, 152
mutatie	190
N=1-trial	92, 301
natuurlijk verloop	23
nauwkeurigheid	111
nested case-control study	65, 96
niet-experimenteel onderzoek	86
non-compliance	90
non-differentiële misclassificatie	133
non-respondent bias	132
noodzakelijke oorzaak	174
normale verdeling	48
noveltyeffect	155
number needed to treat	61
observationeel onderzoek	86
odds ratio	59, 63
onafhankelijke variabelen	173
onderzoeksdesign	79
onderzoekspopulatie	83, 157
onderzoeksvraagstelling	80
oorzaakspecifieke sterfte	45
operationalisatie	121
overdrachtskansen	221
overeenstemming	111
overeenstemming, grenzen	252
overfitting	277
overlevingcurve	46, 63
overlevingskans	46
overlevingspercentage	46
panelonderzoek	50
parallel design	300
parallelle test	265
particularistisch onderzoek	81
patiëntcontroleonderzoek	86, 99
patiëntenserie	109
peilstations	50
penetrantie	190
percentage overeenstemming	111, 249
periodeprevalentie	38
per-protocolanalyse	303
placebo-effect	155, 296
placebo-interventie	89
plausibiliteit	179
plotselinge uitbraak	209
polymorfisme	190
populatieattributief risico (PAR)	67
populatieattributief risicopercentage (PAR%)	67
populatiecontrolegroep	101
populatiestratificatie	200
posterior kans	243
post-marketing surveillance	293, 306
potential impact fraction	67
potentiële invloedfractie	67, 186
power	125
pragmatisch onderzoek	297
precisie	18, 111, 122
predictiemodel	275
prestratificatie	89, 145, 299
prevalentie	35, 38
preventie	185
preventieparadox	68, 186
preventieve trial	88, 91
primaire preventie	185
prior kans	243
prognostisch onderzoek	238
prognostische factoren	14, 24, 170
prognostische odds ratio (POR)	277
prognostische stratificatie	170
prognostische waarde	277
proportional hazards model	153
proportionele sterftecijfer	45
prospectief cohortonderzoek	87
publicatiebias	154
puntbronuitbraak	219
p-waarde	124
Pygmalioneffect	155
quality-adjusted life-years	47
randomisatie	89, 145, 298
randomized controlled trial (RCT)	86, 88, 292
range	48
rate ratio	61
recall bias	136, 220
recombinatiefractie	196
referral bias	132
regel van Bayes	258
registratieplicht	49
regressie naar het gemiddelde	154
regressiecoëfficiënt	53, 70
relatief risico	58, 61, 66
reliability	242
repeatability	242
representativiteit	82
reproduceerbaarheid	110, 121, 241, 242
responsief	110
restrictie	88, 145, 146
Rijksinstituut voor Volksgezondheid en Milieuhygiëne (RIVM)	211
risico	41
risicofactoren	170
risicostratificatie	170
risicoverschil	61
risk difference	61
risk ratio	61
ROC-curve	261
sampling error	123
screening	272
screening, genetische	206
secundaire attack-rate	211
secundaire preventie	185
selectie	100, 159
selectiebias	94, 127, 159
selectieve non-respons	101
selectieve uitval	90
sensitiviteit	259
sensitiviteitsanalyse	177, 272
sentinel systemen	212
sequentiële analyse	304

serietests	265
sibling-TDT-design	202
sickness	33
simultane vergelijking	91
SLIR-model	228
sociale-wenselijkheidseffect	155
specificiteit	260
spiegelsituatie	84, 145
standaarddeviatie	48
standaardfout	123
standaardisatie	43, 145
standard error	123
standardized mean difference	69
standardized mortality ratio	44
statistische toets	124
steekproef	82, 123
steekproefgrootte	125
sterfte	42
sterkte risicofactor	178
stratificatie	145, 151
stratum	138
stratumspecifieke associatie	138
surveillance	211
survey	104
syndroomsurveillance	214
synergisme	154, 160
tagging single nucleotide polymorfismen (tagSNP's)	199
tertiaire preventie	185
tijdstrendonderzoek	86, 108
tijdsvolgorde	85
transmissie/disequilibriumtest (TDT)	201
transmissiekans	211
transversaal onderzoek	86, 104
triodesign	201
tweelingonderzoek	109, 192, 193
type-I- of alfafout	125
type-II- of bètafout	125
uitbraakmanagementteam	223
uitkomstmaat	294
validiteit	18, 110, 121, 122, 126, 243
variabele	172
vergelijkbaarheid	89
verklarend onderzoek	297
verklarende epidemiologie	22
verloop	33
voldoende oorzaak	174
volunteer bias	132
voormeting	89
voor-navergelijking	91, 108
vriendencontrolegroep	102
vroegdiagnostiek	272
withdrawal bias	132
ziekenhuiscontrolegroep	101
ziektecluster	211
ziektetransmissiekans	228